H.-J. Obert · D. Pöhlau

Beta-Interferon – 3. Auflage

D1720729

Springer

Berlin
Heidelberg
New York
Barcelona
Hongkong
London
Mailand
Paris
Singapur
Tokio

H.-J. Obert · D. Pöhlau

Beta-Interferon

Schwerpunkt Multiple Sklerose

3. Auflage

Mit 52 Abbildungen und 24 Tabellen

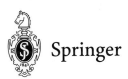 Springer

Dr. Hans-Joachim Obert
Adolf-Gröber-Straße 12
88471 Laupheim

Dr. med. Dieter Pöhlau
Chefarzt der Sauerlandklinik Hachen
Siepenstraße 44
59846 Sundern

ISBN 3-540-67210-9 Springer-Verlag Berlin Heidelberg New York

Die Deutsche Bibliothek-CIP-Einheitsaufnahme

Obert, Hans-Joachim:
Beta-Interferon : Schwerpunkt multiple Sklerose / Hans-Joachim Obert ;
Dieter Pöhlau. – 3. Aufl.. – Berlin ; Heidelberg ; New York ;
Barcelona ; Hongkong ; London ; Mailand ; Paris ; Singapur ; Tokio :
Springer, 2000
  ISBN 3-540-67210-9

Springer-Verlag ist ein Unternehmen der Fachverlagsgruppe BertelsmannSpringer
© Springer-Verlag Berlin Heidelberg 2000
Printed in Germany

Satz: Cicero Lasersatz, Dinkelscherben
Einbandherstellung: Struve & Partner, Heidelberg
Gedruckt auf säurefreiem Papier   SPIN: 10724193   18/3134   5 4 3 2 1 0

Vorwort zur dritten Auflage

Diener einer Sache

Die Monographie von Hans-Joachim Obert zu Beta-Interferon und dessen Rolle bei der Therapie der multiplen Sklerose erlebt seit 1995, nunmehr zusammen mit Dieter Pöhlau als Koautor, ihre dritte, völlig überarbeitete Auflage. Dies und die Tatsache, daß die vorhergehenden Auflagen beide innerhalb weniger Monate vergriffen waren, zeigt, welchen Stellenwert das Buch in der praktischen neurologischen Arbeit einnimmt. Es hat mit seinem umfassend gefächerten Angebot von aktuellen Erkenntnissen in den vergangenen Jahren Fachärzten der Neurologie, niedergelassenen Ärzten, wissenschaftlich Tätigen, beratenden Pharmazeuten und nicht zuletzt den betroffenen aufgeklärten Patienten gedient und diente gleichzeitig der Sache selbst, Interferon-beta als immunmodulierendes Prinzip zu erklären und zu verankern.

»Dienen« im heutigen Verständnis des Wortes, gilt verbreitet als eine eher nachgeordnete Tätigkeit, die es, wo möglich, zu vermeiden gilt. Stattdessen bedient man sich lieber seiner Hilfsmittel, um zu verdienen, statt dienen zu müssen. Ganz im Gegensatz zu einer solchen Haltung ist H.-J. Obert auch in der 3. Auflage seiner Monographie der stille Diener geblieben: Indem er sich seiner Sache über mehr als zwei Jahrzehnte konsequent widmete, hat er gelernt, sie zu beherrschen. So ist er als Diener einer Sache deren unbestrittener Herr zugleich und es dürfte kaum einen zweiten geben, der in seiner Weise darüber schreiben könnte.

Aber der Weg dahin war steinig. Als H.-J. Obert 1978 im Bundesministerium für Forschung und Technologie die Initialzündung für die Förderung der industriellen und klinischen Interferonforschung in der Bundesrepublik Deutschland gab, hat er wahrscheinlich nicht geahnt, daß ihn dieses Thema bis zum heutigen Tag in ganz unterschiedlichen Funktionen fesseln sollte. Unwiderstehlich wurde für ihn die Thematik, als er den vertrauten und sicheren Hort des Ministerums aufgab, um nunmehr, im rauhen

Klima eines mittelständigen Unternehmens, Verantwortung zu übernehmen für die innovative Weiterentwicklung zuerst zellbiologisch und dann gentechnisch hergestellter Interferone, einschließlich ihrer klinischen Erprobung und Zulassung als Medikamente. Die vergleichsweise bescheidenen Mittel ließen keine großen finanziellen Sprünge zu, und es galt, Mitstreiter vor allem durch die eigene Begeisterung für die Sache zu gewinnen. Um zu überzeugen, mußte er Tag für Tag sein eigener Missionar sein. Auch als er immer mehr klinische Erfolge erzielte, hielt er sich bescheiden, eben als ein Diener einer Sache, im Hintergrund und überließ es anderen, im ersten Glied hervorzutreten.

Er war es schließlich, der im Bunde mit Johann Friedrich von Eichborn und wenigen anderen, die Fäden knüpfte für eine deutsch-amerikanische Kooperation vor allem mit Lawrence Jacobs in Buffalo, N.Y., der als erster natürliches Interferon-beta durch intrathekale Injektion in den Rückenmarkskanal zur Behandlung der Multiplen Sklerose erfolgreich eingesetzt hatte. Diese Kooperation führte zu den heutigen Protokollen zur Behandlung der multiplen Sklerose mit rekombinantem Interferon-beta durch subkutane oder intramuskuläre Injektionen. Was er als erster als praktikabel und wirksam propagiert hatte, konnte er dadurch schlüssig nachweisen. H.-J. Obert mußte als Naturwissenschaftler und Pharmakologe lernen, mit dem so ganz anderen Volk der Kliniker umzugehen, um schließlich deren Hochachtung zu erringen. Er mußte auch die Härte der Machtkämpfe erfahren, in denen Unternehmen mit wenig Rücksicht um Einfluß und Gewinn kämpfen. Aber derartiges ist mehr zwischen als in den Zeilen der Monographie zu finden. Sie zeichnet sich von der ersten bis zur letzten Seite durch große Prägnanz und Sachlichkeit in der Darlegung der Anwendungsgebiete von Interferon-beta mit Schwerpunkt Multiple Sklerose aus und zwar einschließlich ihrer historischen Entwicklung, was dem Werk eine besondere Dynamik verleiht.

Was einzelne wissenschaftliche Disziplinen zum heutigen Stand des Wissens beigetragen haben, angefangen von der Biochemie nebst Gentechnik, über die spezielle Zytologie, die Immunologie, die Pharmakologie und Toxikologie bis zur klinischen Forschung, es wurde gründlich recherchiert und gut dosiert dem zentralen Thema der Multiplen Sklerose zugeordnet. Man lernt insbesondere zu verstehen, wie schwierig es ist, gute klinische Studien anzulegen, wie sie zu bewerten und von qualitativ weniger guten zu unterscheiden sind. Auf diese Weise wird ein ungemein breites

Wissen vermittelt, Ärzten und Patienten wird zu einem gemeinsamen Wortschatz verholfen, was Therapieentscheidungen erleichtern dürfte. Aber auch ein Forscher oder einfach ein neugieriger Mensch kommt auf seine Kosten. So gelingt dem Werk etwas, was heute eher selten ist. Es ist eine gelungene Sprachbrücke zwischen ganz verschiedenen Kulturen unserer Gesellschaft und dabei doch immer korrekt.

Zurück zum Dienen; im Dienste seiner Sache und sich treu bleibend, hat H.-J. Obert als Koautor Dieter Pöhlau gewonnen, einen spezialisierten jungen und trotzdem erfahrenen Wissenschaftler und Universitätskliniker, heute Leiter einer Spezialklinik für Kranke mit multipler Sklerose. Dieser jüngste Schritt wird künftigen Auflagen des Buches, die auf diesem sich stürmisch fortentwickelnden Gebiet immer wieder nötig sein werden, weiteren Auftrieb geben und schließlich den Fortbestand des Werkes sichern helfen.

Fragen werden auch in der jetzt vorliegenden Auflage offen bleiben, aber die Autoren lassen durch mich wissen, daß sie diese den Lesern gerne nach bestem Wissen beantworten wollen.

Max-Planck-Institut　　　　　　*Peter Hans Hofschneider*
für Biochemie
Martinsried, im Oktober 1999

Vorwort zur zweiten Auflage

Seit Erscheinen der ersten Auflage dieses Buches hat sich auf dem Gebiet der medikamentösen Behandlung der MS Erfreuliches getan. Die Entwicklung, klinische Prüfung und Herstellung neuer Medikamente hat Fortschritte gemacht. Der Wert schon seit längerer Zeit verfügbarer Medikamente für kombinierte Behandlungen ist Arzt und Patient wieder bewußt geworden. Kurz gesagt, endlich ist Bewegung in dieses seit vielen Jahren fortschrittsarme Gebiet gekommen. Die Möglichkeiten, die sich heute medikamentös bei der Behandlung der MS bieten, müssen weiter diskutiert und abgewogen, die Chance, durch Kombination von verschiedenen Prinzipien zur Verbesserung der Therapie der MS zu kommen, genutzt werden.

Die 1. Auflage meines Buches war schon nach kurzer Zeit vergriffen. Die wohlwollenden, aber auch die kritischen Kommentare, die ich von vielen Seiten erfahren durfte, die große Nachfrage, die immer noch anhält, die jüngsten bedeutenden Veränderungen auf dem Feld des β-Interferons und Anfragen zur Vergabe von Übersetzungsrechten in andere Sprachen haben mich dazu ermuntert, eine 2. völlig überarbeitete Auflage des Buches über β-Interferon bei MS zu schreiben. Ich habe mich bemüht, ohne den Rahmen zu sprengen, insbesondere das Gebiet der Gentechnologie genauer darzustellen und auch andere neuere Therapien, insoweit sie in einem Verhältnis zu β-Interferon stehen, kurz zu erwähnen. Auch ist der Katalog von Fragen, die im Laufe der zurückliegenden Monate an mich gestellt worden sind, länger geworden. Redundanzen im vorliegenden Buch, die dem Leser sicher auffallen werden, sind beabsichtigt. Sie sollen es ermöglichen, Kapitel auch einzeln zu studieren, ohne der Gesamtaussage verlustig zu gehen.

Ich danke dem Springer-Verlag und allen mir zur Seite gestandenen Freunden für ihre Hilfe und überreiche hiermit das Buch allen hoffentlich auch weiterhin interessierten Lesern, denen ich versichere, daß ich jede an mich gestellte

Frage zu Interferon gerne und nach bestem Wissen beantworten werde.

Laupheim, im Juli 1996   *Hans-Joachim Obert*

Vorwort zur ersten Auflage

Seit meiner ersten Begegnung mit Interferon-beta im Jahre 1978, als mich das Bundesministerium für Forschung und Technologie damit beauftragte, klinische Studien mit diesem soeben in nennenswerter Menge hergestellten Stoff vorzubereiten und durchzuführen, hat mich Interferon-beta bei meiner Arbeit bis heute begleitet.

In den Jahren nach 1978 entstand die international umfangreichste Dokumentation zum klinischen Einsatz von Interferon. Die frühen Studien befaßten sich mit osteogenem Sarkom (Winkler 1983) und Neuroblastom (Berthold 1984) unter natürlichem Interferon-beta. Es folgten zahlreiche weitere klinische Studien, das erste wirksame und praktikable Therapieschema für ein Interferon, das Interferonbeta, zur Behandlung des disseminierenden Herpes zoster und der adulten und juvenilen Virusenzephalitis wurde erarbeitet. Die Arzneimittelzulassung für Interferon-beta, gleichzeitig die weltweit erste Zulassung eines Interferons, war ein weiterer Meilenstein. Danach ergab sich eine Kooperation mit einer japanischen Firma, unter anderem auch in der klinischen Prüfung eines rekombinanten, aus Escherichia coli (E. coli) gewonnenen Interferon-beta, und schließlich die Entwicklung und klinische Prüfung von rekombinantem Interferon-beta aus CHO-Zellen, die vorbereitende Arbeit zum ersten Einsatz dieses rekombinanten Interferon-beta bei MS und der Entwurf und die Durchsetzung einer MS Studie zusammen mit deutschen Partnern und Lawrence Jacobs in Buffalo.

Ab Mitte 1993 führten die Publikationen über in den USA durchgeführten klinischen Studien mit Interferon-beta bei MS dazu, bei Ärzten und Patienten Erwartungen zu wecken, ohne daß die Substanz verfügbar gewesen wäre. Anfang 1994 habe ich mich deshalb entschlossen, meine Erfahrungen und mein Wissen über Interferon-beta den betroffenen Patienten und deren Ärzten zur Verfügung zu stellen und diese Lücke zu schließen.

Dem großen Bedarf nach Information, den ich inzwischen in zahlreichen Gesprächen erfahren habe, soll dieses

Buch Rechnung tragen. Vor der Abfassung habe ich diejenigen Firmen, von denen mir bekannt ist, daß sie Interferon-beta selbst herstellen, gebeten, mir nicht publizierte Daten und Informationen zur Verfügung zu stellen. So gesammelte Fakten und bereits publizierte Daten habe ich hier zusammengestellt.

Mit diesem Buch knüpfe ich an das erste von mir 1981 verfaßte über Interferon an (Bundesminister Forschung u. Technologie 1981). Die vorliegende Fassung ist denjenigen gewidmet, die diese Erfahrungen benötigen.

Fresach, im Dezember 1994   *Hans-Joachim Obert*

Inhaltsverzeichnis

Interferone –
eine unsystematische Substanzgruppe

Interferone in Deutschland – ein Rückblick

In den 70er und 80er Jahren waren deutsche Firmen führend in der Entwicklung, Herstellung und klinischen Prüfung von Interferonen, insbesondere von Interferon-beta. Zu nennen sind hier die heute schon fast vergessenen Aktivitäten der Behring Werke in Marburg, der Dr. Karl Thomae GmbH in Biberach, der Dr. Rentschler GmbH & Co, Laupheim, und der Bioferon, biochemische Substanzen GmbH in Laupheim. Bedeutsam zu erwähnen ist die Förderung der Interferonforschung durch die Bundesrepublik Deutschland. In den Jahren 1972 bis 1988 flossen 50 Millionen DM an Fördermitteln des Bundesministers für Forschung und Technologie in diese Entwicklungen. Die Förderung erfolgte international. So wurden zunächst in Deutschland und wenig später in Israel parallel Projekte zur Herstellung und Erprobung von Interferon-beta unterstützt. Sowohl die Ergebnisse der Forschung in Deutschland als auch die in Israel kommen heute dem deutschen und dem internationalen Gesundheitswesen zugute. Bei genauer Betrachtung der geschichtlichen Entwicklungen ist festzustellen: Fünf von sechs bislang entwickelten Interferon-beta-Präparaten stammen letztlich aus den vom Bundesminister für Forschung und Technologie (BMFT) geförderten Projekten zur Entwicklung von Interferon-beta. Es sind dies die beiden natürlichen Beta-Interferone Fiblaferon®, Rentschler, Deutschland, sowie Frone®, Ares-Serono, Schweiz, und alle drei als Arzneimittel zugelassenen Interferon-beta-Präparate aus CHO-Zellen, Rebif®, Ares-Serono, Schweiz, Avonex®, Biogen Inc, USA und das jetzt als Beneferon® benannte Präparat der Firma Rentschler. Es liegt hier ein Beispiel vor für eine der wirklich erfolgreichen öffentlichen Förderungen von praxisrelevanter, medizinischer Forschung. Lediglich das aus E. coli stammende Präparat Betaferon®, Schering, Deutschland, hat zu der Förderung des Bundesministers für Forschung und Technologie keinen Bezug. Betaferon®/Betaseron® ist in den USA entwickelt und klinisch geprüft und danach von der Schering AG erworben worden. Der BMFT hat aus guten

Gründen ausschließlich das natürliche Interferon-beta und die in Säugetierzellen exprimierten, rekombinanten Beta-Interferone gefördert.

Ähnlich verhält es sich mit dem Einsatz von Interferon-beta bei MS. Die ersten klinischen Versuche zur Behandlung der Encephalomyelitis disseminata mit der antiviral wirkenden Substanz Interferon-beta fanden in den USA statt. Ohne die damals bereits mit Hilfe des deutschen Bundesministers für Forschung und Technologie im industriellen Maßstab laufende Produktion von rekombinantem Interferon-beta aus Säugetierzellen und ohne die Bereitschaft der deutschen Firmen Bioferon GmbH, Laupheim, und Asta-Pharma, Frankfurt/Main, dieses Präparat für die erste große klinische Studie Lawrence Jacobs, Buffalo, USA, kostenlos zur Verfügung zu stellen, hätte die Indikation multiple Sklerose für Interferon-beta das Licht der Welt entweder nicht oder erst sehr viel später erblickt. Dazu muß man wissen, daß der Behandlungsplan für die erste erfolgreich abgeschlossene, große klinische Prüfung in diesem Indikationsgebiet, die mit dem aus E. coli stammenden Interferon-Mutein IFN-beta 1b, eine Kopie des Prüfplans von L. Jacobs darstellt.

Zusammenfassend bleibt festzuhalten, daß außer in Deutschland und in Israel das Interferon-beta über Jahrzehnte hinweg so gut wie keine Beachtung gefunden hat, verglichen mit dem ihm verwandten Interferon-alpha. Von der umfangreichen Förderung durch die Bundesrepublik Deutschland und von den wissenschaftlichen Leistungen israelischer und deutscher Forscher und Firmen profitieren heute alle, die sich mit Interferon-beta bei MS befassen; die Wiege des Interferon-beta und die Stätte der Geburtshilfe der Indikation multiple Sklerose stehen in der Bundesrepublik Deutschland.

Humane Interferone

Mehrere IFN-β bei Tieren

Ist im folgenden von Interferon-beta die Rede, so ist damit das menschliche Interferon-beta gemeint. Dieses ist aber nicht das einzige Interferon-beta oder besser, nicht das einzige Interferon vom Typ »beta«, das uns bekannt ist. In jedem Wirbeltier kommt vermutlich mindestens ein Interferon vom Typ »beta« vor; das Rind beispielsweise verfügt über drei verschiedene Beta-Interferone. Von einigen Wirbeltieren, z. B. vom Huhn, wissen wir genaueres. Das Interferon-beta des Haushuhns ist sogar das erste beschriebene Interferon überhaupt. Bei der Entdeckung durch Isaacs u. Lindenmann (1957) wurde es bekanntgemacht als ein Prinzip, das, ausgehend von Zellen des

Hühneramnions, mit infizierenden Viren »interferiert«, die Ausbreitung von Viren hemmt, also antiviral wirksam ist. So wurde das Hühnerinterferon namengebend für die ganze Interferonfamilie. Der Hintergrund für dieses kleine Verwirrspiel ist der Umstand, daß Interferone zwar in allen höheren Tieren vorkommen, daß einige auch miteinander vom Molekülbau her verwandt sind, sich aber doch so weit unterscheiden, daß jedes ein eigenständiges Wirkprinzip darstellt und ein Interferon aus einer Tierart nicht oder nur sehr eng begrenzt in einer anderen Tierart Wirkungen zeigt.

Interferone sind eine sehr alte Gruppe von Proteinen. Stammesgeschichtlich betrachtet ist das Interferon-beta wohl das älteste (DeGrado 1982). Zu den menschlichen Interferonen zählen über 30 verschiedenen Proteine und Glykoproteine. Sie werden alle von menschlichen Zellen auch natürlicherweise gebildet (Dinarello 1987; Galvani 1988), hinzu kommen noch gentechnisch, gegenüber dem natürlichen Vorbild veränderte Interferone.

Alle Interferone entfalten ihre Wirkung weitgehend artspezifisch, wobei dem Interferon-gamma die ausgeprägteste, den Alpha-Interferonen die geringste Artspezifität zukommt. Menschliche Interferone wirken also nur beim Menschen uneingeschränkt, eingeschränkt wirksam sind sie beim Menschenaffen (Schellekens 1981) und vereinzelt bei anderen, mit dem Menschen phylogenetisch nicht nahe verwandten Säugetieren. Tierversuche oder Versuche mit tierischen Zellen lassen deshalb praktisch keine zuverlässigen Rückschlüsse auf die Wirksamkeit menschlicher Interferone beim Menschen zu. Auch die Aussagekraft von Untersuchungen mit tierischen Interferonen bei der entsprechenden Tierart ist für die Verhältnisse bei anderen Tieren oder beim Menschen nur zur Bildung von Hypothesen geeignet (Hilfenhaus 1981; Cantell 1983). Interferone kommen nicht permanent in nennenswerten Mengen im Organismus vor. Vielmehr treten sie nur dann auf, wenn ihre Bildung durch eingedrungene Erreger wie Viren oder deren Bruchstücke oder durch Teile von Nukleinsäuren, auch synthetisch hergestellte, oder durch Mitogene und ihnen verwandte Substanzen, auf jeden Fall aber exogen induziert wird.

Im Vordergrund der Wirkungen und definierend für die Zugehörigkeit einer Substanz zu den Interferonen steht die antivirale Wirkung. Zahlreiche molekulare Mechanismen tragen in ihrer Summe zum antiviralen Geschehen bei. Eine mit Viren infizierte Zelle bildet offenbar Interferone, die dann an anderen, noch nicht infizierten Zellen Wirkungen entfalten, die einer Virusvermehrung entgegenwirken. So wird die Anheftung

Artspezifität

Exogene Induktion

Antiviral wirksam

Keine Virus-spezifität

von Viren an der Zellmembran erschwert, es werden Gene aktiviert, welche die Replikation der DNA hemmen, mRNA abbauen und damit die Proteinsynthese in virusbefallenen Zellen unterbinden. Daneben aktivieren Interferone natürliche Killerzellen, die selektiv virusbefallene Zellen abtöten. Außerdem induzieren Interferone auf der Oberfläche von gesunden Zellen die Ausbildung von bestimmten Rezeptoren, den MHC-Klasse-I-Proteinen, und erhöhen damit die Resistenz der Zellen. Die antivirale Aktivität richtet sich nicht nur gegen eine Auswahl von Viren. Vielmehr konnte, zumindest bei korrekter Versuchsanlage, außerhalb des menschlichen Körpers, *in vitro*, antivirale Aktivität humaner Interferone gegen alle bisher untersuchten humanpathogenen Viren nachgewiesen werden. Den Interferonen fehlt also die Virusspezifität. Etwas erschwert wird die Analyse des antiviralen Effekts im Organismus selbst, also *in vivo*, dadurch, daß eine offensichtlich virushemmende klinische Wirkung von Interferon nur bei akut verlaufenden Infektionen zu sehen ist, nicht oder seltener dagegen bei chronisch verlaufenden Infektionen. Die Gründe hierfür sind mannigfaltig. Ein Grund liegt darin, daß bei chronisch verlaufenden Infektionen wie den Hepatitisformen das Erbmaterial der Viren in das Genom der Wirtszelle integriert wird und dort für Interferone nur schwer oder gar nicht mehr angreifbar ist. Ein anderer Grund kann die hohe spontane Variabilität von Viren sein, wie sie sich beim HIV zeigt. Häufig wird gleichzeitig mit der antiviralen Aktivität der Interferone eine übergreifende antiparasitäre Wirkung genannt, obwohl deren Hintergrund noch wenig geklärt ist. Erst nach der Beschreibung der antiviralen Aktivität wurde gefunden, daß alle Interferone eine breite Palette an weiteren Wirkungen entfalten. Sie wirken ausgeprägt antiproliferativ, hindern also Zellen daran, sich zu teilen. Besonders auffällig tritt diese teilungshemmende Eigenschaft naturgemäß bei sich schnell teilenden Geweben in Erscheinung. So werden neben natürlicherweise sich schnell teilenden Zellen wie Haarfollikelzellen oder spermatogenen Zellen eine ganze Reihe maligne entartete Zellen, Krebszellen, im Wachstum gehemmt. Der entscheidende Mechanismus scheint hier die Fähigkeit von Interferonen zu sein, den Zellteilungszyklus in einer bestimmten Phase, dem Übergang von der G_1- zur G_2-Phase anzuhalten. Daneben spielen Veränderungen an der Zellmembran, Änderungen an der Struktur des Zytoskeletts und die Modulation von Wachstumsfaktoren eine Rolle.

Antiparasitär

Antiproliferativ wirksam

Immunmodulation

Eine meist separat aufgeführte Eigenschaft der Interferone ist deren immunmodulierende Wirkung. Tatsächlich überlappt diese aber in Teilen mit der antiviralen Wirksamkeit. Zu den immunmodulatorischen Effekten zählen die Induktion verschiedener Zytokine, die Aktivierung von Makrophagen und Lymphozyten und die Induktion von MHC -Klasse-I- und -II- Antigenen. Die Immunmodulation wird bei der Beeinflussung der MS durch Interferon-beta ausgenützt. Eine weitere, noch nicht endgültig erforschte Eigenschaft der Interferone ist ihre zelldifferenzierende Aktivität. Sie überlappt mit anderen Wirkungen. Der Begriff Differenzierung erfordert eine Erklärung. Während des Heranwachsens eines höheren Organismus sind zunächst alle Zellen gleichwertig; aus jeder Stammzelle kann ein vollwertiger Organismus werden, wie das bei eineiigen Zwillingen geschieht. Im Laufe der Embryonalentwicklung schlagen die Zellen dann jedoch unterschiedliche Wege ein, sie differenzieren und werden etwa zu Leberzellen oder Nervenzellen. Krebszellen, entartete oder maligne Zellen, fallen aber wieder in einen frühen Entwicklungszustand zurück, sie entdifferenzieren. Dadurch erhalten sie die Fähigkeit, unkontrolliert zu wachsen, ohne eine Funktion im jeweiligen Organ, in dem dieser Tumor heranwächst, zu erfüllen. Interferone stimulieren die Zelldifferenzierung, unter ihrem Einfluß können maligne entartete, entdifferenzierte Zellen wieder zu normalen Körperzellen differenzieren, der maligne Phänotyp wird reversibel (Ball 1984; Fisher 1985; Hattori 1983). Hierbei sind der Einfluß auf endokrine Wachstumsfaktoren, die Hemmung oder die Induktion von Onkogenen und die Modulation der Expression tumorassoziierter Antigene von Bedeutung.

Zelldifferenzierung

Die Bezeichung »Interferon« ist vom Grundsatz her systematisch überholt. Als Interferone sind solche Stoffe des Körpers bezeichnet worden, deren gemeinsames Merkmal die antivirale Aktivität ist, ohne Rücksicht auf ihren molekularen Bau. Über die unten näher besprochenen vier Interferonfamilien »Alpha, Beta, Gamma und Omega« hinaus, werden, entsprechend eines Beschlusses der für die Benennung solcher Stoffe zuständigen Nomenklaturkommission, keine weiteren Substanzen mehr als Interferone ausgewiesen. Vielmehr gehören die Interferone von der Benennungssystematik her zu den Zytokinen. Sobald heutzutage ein Wirkprinzip entdeckt wird, ohne daß die damit assoziierte Substanz genauer bekannt ist, erhält das Wirkprinzip eine Bezeichnung als »Faktor«, dem die beobachtete Wirkung des Faktors vorangestellt wird. Als Beispiel seien aufgeführt der »*B-Zell-Differenzierungs-Faktor* (»B cell differentiation factor-ε«, BCDF-ε) oder der »*Mast-Zell-Wachstums-Faktor 2* (»mast cell growth factor 2«, MCGF-2) oder der »*Thymozyten-Wachstums-Faktor*« (»thymocyte growth factor«, THCGF). Ist die chemische Struktur eines Faktors aufgeklärt, kennt man das Gen, das dafür kodiert, und kann die Substanz selbst gentechnisch hergestellt werden, so wird sie als

Interferon – ein überholter Begriff

Interleukin, mit einer fortlaufenden arabischen Nummer als Suffix, bezeichnet und den Zytokinen zugeordnet. Dadurch sollen ähnlich komplizierte Benennungen wie bei den Interferonen (S. 15) zukünftig vermieden werden. Lediglich die zum Zeitpunkt der Einführung der neuen Nomenklatur bereits benannten und in ihren Wirkungen gut bekannten Interferone durften ihre historisch überkommenen bisherigen Bezeichnungen aus geschichtlichen Gründen beibehalten. Die oben beispielhaft angeführten »Faktoren« konnten übrigens allesamt der Substanz Interleukin 4 (IL-4) zugeordnet werden.

Die gebräuchlichste ursprüngliche Nomenklatur der menschlichen Interferone lehnt sich an die bevorzugten Produzentenzellen beim Menschen an: Leukozyten-Interferon, Fibroblasten-Interferon, Lymphozyten-Interferon (Tabelle 1). Heute werden die Interferone nach ihren antigenen Eigenschaften benannt (Vilcek 1984) als: Interferon-alpha, Interferon-beta, Interferon-gamma oder Interferon-omega. Aus der menschlichen Alpha-Interferonfamilie sind derzeit 25 verschiedene menschliche Gene bekannt, die für Alpha-Interferone kodieren. Davon sind neun Gene sog. Pseudogene von untergeordneter Bedeutung. Dies bedeutet, es gibt theoretisch mindestens 25 verschiedene Alpha-Interferone. Dagegen kommt beim *Ein einziges* Menschen natürlicherweise nur ein Interferon-beta-Gen und *humanes IFN-β* deshalb ein einziges Interferon-beta vor. Ebenso ist es, mit Einschränkungen, beim Interferon-gamma (S. 12). Ein lange diskutiertes zweites Interferon-beta (IFN-β2) reiht sich heute als Interleukin-6 in die lange Reihe der Lymphokine ein. Interferon-beta ist nicht das einzige Interferon des menschlichen Organismus. Wir unterscheiden vielmehr vier Klassen, alpha-, beta-, gamma- und omega-Interferone.

Tabelle 1. Vergleich humaner Interferone

Gängige Bezeichnung:	α-Interferon	β-Interferon	γ-Interferon
Ältere Bezeichnung:	Leukozyten-interferon	Fibroblasten-interferon	Immuninterferon
Veraltete Abkürzungen:	Typ-I-Interferon	Typ-I-Interferon	Typ-II-Interferon
Subtypen	Zirka 25	1	1
Induktion	Viren	Doppelstrang-RNS	T-Zell-Mitogene
Aminosäuren	150–172	166 (165)	146 (143)
Homologie zu IFN-α	80–100%	30%	Zufällig
Strukturgen	Chromosom 9	Chromosom 9	Chromosom 12
Rezeptorgen	Chromosom 21	Chromosom 21 + ?	Chromosom 6

Interferon-alpha

Interferon-alpha ist die zusammenfassende Bezeichnung für wenigstens 25 verschiedene gegen Viren, also antiviral wirkende Proteine. Dementsprechend sind die Baupläne für alle diese Substanzen auf 25 verschiedene Gene verteilt. Wissenschaftlich ausgedrückt: 25 verschiedene Gene kodieren für 25 als Interferon-alpha bezeichnete Eiweiße. Es handelt sich also um eine Interferonfamilie innerhalb der Interferon-alpha-Klasse. Synonyme im engeren Sinn für Interferon-alpha sind die Bezeichnungen (Tabelle 1):

Synonyme

- *Leukozyteninterferon:* Der Name nimmt Bezug auf die hauptsächlichen Produzentenzellen, die weißen Blutkörperchen oder Leukozyten.
- *B-Zell-Interferon:* B-Zellen oder B-Lymphozyten galten unter den weißen Blutkörperchen als die Hauptquelle für Interferon-alpha.
- *Buffy coat interferon:* Beim Zentrifugieren zur Trennung von Blutspenden in ihre zellulären und flüssigen Bestandteile sammeln sich die weißen Blutkörperchen, die zur Herstellung von natürlichem Interferon-alpha abgetrennt und gesammelt wurden, in einer eng umgrenzten Zone, die als »buffy coat« bezeichnet wird.
- *pH2-stabiles Interferon:* Das Interferon-alpha ist, im Gegensatz zum Interferon-gamma, in sehr saurer Umgebung, was durch die Bezeichnung »pH2« genau bestimmt wird, stabil.

Keine strengen Synonyme sind die Bezeichnungen *Lymphoblasten-Interferon* oder *lymphoblastoides Interferon*. Aus Hybridzellen, Bindegewebszellen verschmolzen mit Lymphoblasten, das sind aktivierte, hochgradig stoffwechselaktive Lymphozyten, läßt sich ebenfalls Interferon-alpha gewinnen. Dieses enthält jedoch einen von Präparation zu Präparation variablen Anteil an Interferon-beta. Die bekannteste dieser Zellinie ist die »Namalwa«, sie bringt das *Namalwa-Interferon* hervor. Die Produktionszelle wurde nach dem Namen der Spenderin der Lymphoblaste benannt. Auch die in älterer Literatur noch gebräuchliche Bezeichnung »*endogenous pyrogen*« oder EP, die eine damals noch nicht näher identifizierbare, Fieber auslösende Aktivität beschreibt, ist großenteils auf Interferon-alpha zurückzuführen. Die einzelnen Mitglieder der Interferon-alpha-Familie haben 70–90% ihrer Aminosäuren an identischen Positionen liegend. Gemeinsam mit dem Interferon-beta wurden die Alpha-Interferone auch als *Typ I-Interferone* zusammengefaßt. Zwischen Interferon-alpha und Interferon-beta besteht eine Homologie von etwa 30%.

Moleküle

Die einzelnen Mitglieder der Interferon-alpha-Familie unterscheiden sich oft nur in wenigen Positionen der Aminosäurekette des Proteins (s. dazu S. 21). Sie sind zwischen 156–172 Aminosäuren lang und weisen stets ein gleichartiges, konservatives Mittelstück zwischen den Aminosäuren 115 und 151 auf. Die aminoterminalen Enden der Aminosäurekette sind sehr variabel. Das karboxyterminale Ende ist bei einigen Vertretern um bis zu 10 Aminosäuren verkürzt.

Schwefelbrücken bestehen normalerweise zwischen den Cysteinen an den Positionen 1/98 und 29/138. Die letztere ist wichtig für die biologische Aktivität, die erstere kann schadlos entfallen. Alle Alpha-Interferone enthalten eine Asparaginsäure, die mit Zuckerresten versehen ist oder zumindest damit versehen werden kann. Inwieweit im Organismus diese für Funktionsproteine wichtige Glykosylierung besteht, ist noch nicht endgültig klar.

Die für Interferon-alpha kodierenden Gene liegen alle in enger Nachbarschaft auf einem Chromosom mit der Bezeichnung 9p22. Alle Gene können auch exprimiert werden. Tatsächlich werden aber unter normalen Bedingungen 3 Subtypen gebildet, sie werden als α1, α2 und α4 bezeichnet (s. S. 15). Die ersten beiden werden zur Verwendung als Arzneimittel auch gentechnisch hergestellt. Die Gene für Interferon-alpha sind ungewöhnlich gebaut, sie enthalten keine Intronsequenzen (s. S. 31). Bei den Interferon-alpha-Genen unterscheiden wir 2 Klassen. Diejenigen der Klasse 1 kodieren für Alpha-Interferone der Kettenlängen zwischen 156 und 166 Aminosäuren, diejenigen der Klasse 2 für Alpha-Interferone der Kettenlänge 172 Aminosäuren.

Wirkungen

Die Alpha-Interferone zeigen alle die gleichen biologischen Wirkungen, diese allerdings in unterschiedlicher Stärke. Sie wirken gegen eingedrungene Viren oder andere Erreger, also **antiviral** oder allgemeiner **antiparasitär**. Sie hemmen das Wachstum sich schnell teilender Gewebe, wirken also **antiproliferativ**. Tumorzellen werden in ihrem Wachstum gehemmt, tumorassoziierte Antigene auf der Zelloberfläche vermehrt gebildet. Darüber hinaus sind sie **immunmodulierend**. Die massenhafte Ausreifung von B-Zellen, die B-Zell-Proliferation, wird gehemmt, wodurch die Bildung von Antikörpern eingeschränkt wird, auch scheint die Aktivierung von natürlichen Killerzellen (NK-Zellen) im Vordergrund zu stehen (s. Abb. 50, S. 251). Das humane Interferon-alpha ist nicht streng speziesspezifisch wirksam, es zeigt auch biologische Effekte in der Maus und im Rind. Nach Kontakt von Interferon-alpha mit einem spezifischen Zelloberflächenrezeptor werden eine Reihe von Genen aktiviert, die sehr spezifische DNA-Sequenzbereiche (s. S. 29) aufweisen, die sog. »Interferon-α-stimulated response elements« (ISRE), so wird unter dem Einfluß von Interferon-alpha ganz gezielt die Transkription bestimmter Gene aktiviert.

Klinischer Einsatz

Es gibt inzwischen zahlreiche klinische Einsatzgebiete für Interferon-alpha, insbesondere auf dem Gebiet der Krebstherapie (Rosenberg 1989; Atzpodien 1990). Interferon-alpha gilt als Standardtherapie bei Haarzell-Leukämie (Quesada 1987), dort bessert es die Knochenmarks- und Blutparameter. Bei der chronisch myeloischen Leukämie (CML) sind in der Regel Remissionen und vereinzelt sogar ein Verschwinden der für das Philadelphia-Chromosom positiven Zellen aus dem Knochenmark (Gutterman 1988; Niederle u. von Wussow 1990) zu erreichen. Beim disseminierten Kaposi-Sarkom kann etwa ein Drittel bis die Hälfte der behandelten Patienten in Remission kommen, Basaliome und Kondylome können vollständig verschwinden, beim malignen Melanom erweist sich die Kombination mit Dacarbazin (DTIC), beim metastasierenden Nierenzell-Karzinom eine mit Vinblastin und beim nichtkleinzelligen Lungenkarzinom eine mit Ifosfamid als erfolgreich (Lind 1991). Bei der Behandlung der chronisch aktiven Hepatitis B sowohl bei Erwachsenen als auch bei Kindern (Ruiz-Moreno 1991), sofern sie nicht länger als 2 Jahre besteht, gilt Interferon-alpha ebenfalls als Therapie der Wahl.

Indikationen für Interferon-beta

Beim Menschen ist nur ein einziges Interferon-beta bekannt; natürlicherweise kommen keine unterschiedlichen Typen vor, allerdings unterscheidet sich das aus Bakterien gentechnisch gewonnene Interferon-beta von dem natürlichen des menschlichen Organismus und ebenso von den Beta-Interferonen, die gentechnisch aus Säugetierzellen erzeugt werden (s. S. 38). Die Homologie in der Größenordnung von 30% mit Interferon-alpha erlaubt es, die Substanzen als Typ-I-Interferone zusammenzufassen. Da dieses Buch ohnehin den Schwerpunkt Interferon-beta hat, ist das folgende Kapitel mehr des systematischen Aufbaus wegen eingefügt. Trotzdem sollen einige Informationen gegeben werden, die in den folgenden Text nicht aufgenommen worden sind. Es folgen hier einige Anmerkungen zu Synonymen, zum allgemeinen Vorkommen, zur Struktur auf der DNA-Ebene und, nach allgemeinen theoretischen Überlegungen, zur klinischen Anwendung des Interferon-beta, kurz die klinischen Einsatzgebiete außerhalb der MS.

Synonyme

Biosynthese

Rezeptoren

Klinik

Für das Interferon-beta sind nur wenige Synonyme und diese nur in der frühen Literatur gebräuchlich gewesen. *Fibroblasten-Interferon* wird es genannt, weil es zunächst aus menschlichen Zellen, die Bindegewebe bilden, den Fibroblasten, isoliert worden ist. Daraus leiten sich dann die Abkürzungen Fi-Interferon oder F-Interferon ab. Aufgrund seiner hohen Säurestabilität wird es auch *pH2-stabiles Interferon* genannt. Auch heute gilt noch, Interferon-beta wird vorwiegend von Fibroblasten biosynthetisiert. Epitheliale Zellen sind jedoch in eingeschränktem Maße ebenfalls in der Lage, es zu produzieren. Interferon-beta ist nicht ständig im menschlichen Körper vorhanden. Seine Synthese muß vielmehr induziert werden. Auch bei der Herstellung von natürlichem Interferon-beta muß eine Induktion erfolgen; sie kann geschehen durch Viren, verschiedene Mikroorganismen, doppelsträngige DNA oder durch künstlich erzeugte Nukleinsäuren, die keinerlei genetische Information tragen (sog. »nonsense DNA«) und deshalb anders als z. B. Viren nicht pathogen sind. Interferon-beta bindet an denselben Zellrezeptor wie Interferon-alpha. Das Wirkspektrum der beiden Interferone ist deshalb auch sehr ähnlich. Allerdings ist ein zweiter, für das Interferon-beta spezifischer Rezeptor beschrieben. Interferon-beta soll das stammesgeschichtlich ältere Interferon sein.

Alle bisher durchgeführten Untersuchungen belegen, daß allen derzeit verfügbaren Präparationen mit rekombinantem Interferon-beta die gleichen Wirkqualitäten zukommen wie dem natürlichen Interferon-beta im Körper. Es kann deshalb angenommen werden, daß die bislang für Interferon-beta geprüften Indikationen prinzipiell für eine Behandlung mit Interferon-beta jeglicher bekannter Provenienz in Frage kommen. Relevante Unterschiede zwischen den Interferon-beta-Präparaten liegen nicht in ihrer klinischen Wirksamkeit. Vielmehr ist der Molekülaufbau der Wirksubstanzen verschieden und die Präparate unterscheiden sich bezüglich ihrer Handhabbarkeit. Der Molekülbau hat Auswirkungen auf die Metabolisierung im Körper, auf die notwendigerweise zuzuführende Menge der Substanz und auf Qualität und Quantität der auftretenden Nebenwirkungen sowie die Ausbildung von Antikörpern, die in der Langzeittherapie einen Behandlungserfolg gefährden können. Ein Grund für eine stärkere Ausprägung von Nebenwirkungen oder die Provokation von Antikörpern durch einzelne Interferon-beta-Präparate liegt weniger in der Primärstruktur, also dem Aminosäure-Rückgrat des Interferon-beta begründet, als vielmehr in seiner Sekundärstruktur und der unterschiedlichen Zuckerung des Proteins. Ein anderer Grund liegt in der Zubereitung des jeweiligen Arzneimittelpräparates.

Hier sind vor allem die Reinigungsmethoden zu nennen. Es ist bekannt, daß nur teilweise gereinigte Präparate stets eine sehr hohe Rate an Antikörpern zur Folge haben, die nahe 100% liegt (Fierlbeck 1994) mit zudem extrem hohen Antikörpertitern (Garbe, pers. Mitteilung).

Als gesicherte Indikationen für Interferon-beta können gelten: *Akute virale Infektionen:*
- Virusenzephalitis (Gehirn- und Gehirnhautentzündung) bei Erwachsenen und Kindern,
- Viruspneumonie (Lungenentzündung), insbesondere Masern- pneumonie,
- Herpes zoster (Gürtelrose), die disseminierende Form unter Immunsuppression,
- Zoster oticus, Zoster ophtalmicus (Kopfbeteiligung der Gür- telrose), Zosterneuralgie,
- Windpocken,
- Herpes keratitis,
- Innenohrschwerhörigkeit,
- seltene Viruserkrankungen wie Tollwut.

Chronische Virusinfektionen:
- Hepatitis B und C (Gelbsucht),
- Papillom-Virus-Tumoren wie
- Verruca vulgaris (gemeine Warzen, generalisierte Formen),
- Verruca plana juvenilis (Hautpapeln),
- Condylomata acuminata (Feigwarzen),
- rezidivierende Herpes-simplex-Infektionen (HSV1 und HSV2).

Maligne Erkrankungen:
- Nasopharynx-Karzinom,
- malignes Melanom,
- nichtkleinzelliges Bronchialkarzinom,
- Hauttumoren oder -metastasen aller Entitäten einschließlich Kaposi-Sarkom,
- Haarzell-Leukämie.

Immunologische und autoimmunologische Störungen:
- Multiple Sklerose.

Gesicherte Indikationen

Als mögliche Indikationen kommen in Frage:
Chronische Virusinfekte:
- Myokarditis,
- Zytomegalovirusinfektionen,
- Mollusca contagiosa,
- Epstein-Barr-Virus-assoziierte Erkrankungen,
- Larynxpapillom.

Mögliche Indikationen

Maligne Erkrankungen:
– chronisch myeloische Leukämie,
– hormonabhängige Tumoren, Brustkrebs,
– Zervixkarzinom, zervikale intraepitheliale Neoplasien,
– Gehirntumoren, Glioblastome.
Erkrankungen mit immunologischer Komponente:
– amyotrophe Lateralsklerose,
– Adrenoleukodystrophie,
– Psoriasis,
– M. Crohn.

Interferon-gamma

Molekülbau

Zwar heißt es, von Interferon-gamma sei beim Menschen nur ein einziges bekannt. Das gilt aber nur mit Einschränkungen. Es gibt nämlich von diesem Molekül mindestens sechs Varianten. Sie unterscheiden sich durch unterschiedlich lange karboxyterminale Enden (S. 20). Alle diese Varianten zeigen nach heutigem Wissen die gleiche biologische Aktivität. Es ist möglich, daß sie sekundär, während der Reinigung des Proteins entstehen, wobei bestimmte Enzyme, Peptidasen, den Aminosäurestrang an unterschiedlichen Stellen spalten. Natürliches Interferon-gamma liegt in der Regel als Dimer, das ist eine Zusammenlagerung zweier Einzelmoleküle, vor. In den menschlichen Zellen wird das Interferon-gamma mit 166 Aminosäuren biosynthetisiert. Das natürliche, im Serum vorliegende Protein ist aber nur noch 146 Aminosäuren lang und trägt zwei Zuckerreste, welche die biologische Aktivität aber nicht zu beeinflussen scheinen. Natürliches, glykosyliertes Interferon-gamma und nichtglykosyliertes, aus Bakterien gentechnisch hergestelltes Interferon-gamma unterscheiden sich zwar in ihrer Oberflächenladung, bisher konnte aber noch kein signifikanter Unterschied in der Wirksamkeit festgestellt werden. Die Zuckerketten sind unterschiedlich gebaut, weshalb bei biochemischen Trennverfahren zweierlei Gamma-Interferone auftreten, eines mit dem Molekulargewicht von 20 Kda und ein zweites mit 25 Kda. Historische Synonyme für Interferon-gamma sind vielfältig. Die häufigsten sind:

Synonyme

Immuninterferon: weil es von immunkompetenten weißen Blutzellen gebildet wird;

Typ II Interferon: weil es von den beiden Typ-I-Interferonen, den Alpha-Interferonen und dem Interferon-beta in seiner Aminosäurekette so stark abweicht, daß an der vergleichbaren Aminosäureposition nur zufälligerweise die gleiche Aminosäure steht. Interferon-gamma und Interferon-alpha

bzw. Interferon-beta sind chemisch und abstammungs-
mäßig, phylogenetisch, nicht miteinander verwandt;

Antigen-induziertes Interferon oder *Mitogen-induziertes Interferon:* Beide Bezeichnungen beziehen sich auf die Induktion
der Biosynthese des Interferon-gamma durch Stimulation
der Erzeugerzellen (s. unten);

pH2-labiles Interferon: weil es, im Gegensatz zu den Typ-I-
Interferonen im stark sauren Milieu chemisch nicht stabil ist;

Makrophagen-aktivierender Faktor (MAF): weil es unter vielen anderen Wirkungen, es tritt pleiotrop in Erscheinung,
auch eine bestimmte Form weißer Blutzellen, die großen
Freßzellen oder Makrophagen (s. S. 246 und S. 284) zur
Sekretion von Tumor-Nekrose-Faktor (TNF-α), von Granulo-
zyten-stimulierendem Faktor (G-CSF) und Makrophagen-
stimulierenden Faktoren (M-CSF) anregt;

T-Zell-ersetzender Faktor (»*T-cell replacing factor, TRF*«): da
bei Anwesenheit von Interferon-gamma die Antikörpersynthese aus B-Lymphozyten auch dann ablaufen kann, wenn
nicht gleichzeitig T-Lymphozyten anwesend sind (vergleiche S. 61), die T-Zellen also durch einen nicht näher bekannten »Faktor« ersetzt werden können.

Biosynthese

Interferon-gamma wird bevorzugt von immunologisch akti-
ven Zellen synthetisiert; so von den B-Zellen – sie produzieren
Antikörper –, den T-Zellen – sie bewerkstelligen die Erkennung von eingedrungenen Erregern und unterstützen die B-
Zellen bei der Antikörperproduktion – und den natürlichen
Killerzellen, die artfremdes Gewebe ohne Stimulation erken-
nen und eliminieren können (s. S. 256). Das Gen, das für
Interferon-gamma kodiert, befindet sich auf Chromosom 12
(Naylor 1983). Mehrere Rezeptoren auf den Oberflächen unterschiedlicher Zellen können Interferon-gamma binden. Definitionsgemäß zeigt auch Interferon-gamma *antivirale Aktivität*, diese jedoch in weit geringerem Maße als die Typ-I-
Interferone. Dagegen ist die *antiproliferative Wirksamkeit* bei
Interferon-gamma besser ausgeprägt. Die Hauptwirkung des
Interferon-gamma sind jedoch seine vielfältigen *immunmodu-
lierenden Eigenschaften* (Vilcek 1985), von denen nur einige
hier erwähnt werden sollen (s. auch S. 203). Interferon-gamma
wirkt synergistisch mit IL-1 und IL-2, es ist mitverantwortlich
für die Expression von IL-2 Rezeptoren auf T-Lymphozyten,
Interferon-gamma hemmt das Wachstum von B-Zellen und
damit das Ausbilden von Antikörpern insbesondere der Typen
IgG und IgE. Interferon-gamma induziert MHC-Klasse-II-
Moleküle auf Makrophagen und dendritischen Zellen und
MHC-Klasse-I- und -Klasse-II-Moleküle auf anderen, somati-

*Biochemische
Wirkungen*

schen Zellen. Monozyten und Makrophagen werden durch Interferon-gamma zur Freisetzung von hochreaktiven Sauerstoffradikalen, zur Bildung von Tumor-Nekrose-Faktor (TNF-α) und koloniestimulierenden Faktoren angeregt. Die Expression von Interferon-gamma im Pankreas kann im Tierversuch zur Manifestation eines Diabetes vom Autoimmuntyp führen (Sarvetnick 1988).

Klinischer Einsatz   Für zwei Indikationen ist Interferon-gamma als Arzneimittel zugelassen, das Präparat Imukin® für die Behandlung der septischen Granulomatose, einer seltenen Erkrankung des Kindesalters, und das Präparat Gammaferon® zur Behandlung der chronischen Polyarthritis (Obert u. Brzoska 1989a, b). Aus nichtmedizinischen Gründen steht leider das in großen, plazebokontrollierten klinischen Studien geprüfte und als wirksam erkannte Gammaferon® (Lemmel 1987, 1988) zur Behandlung der chronischen Polyarthritis mit Interferon-gamma in Deutschland heute nicht mehr zur Verfügung. Die Herstellerfirma Biogen, Cambridge, USA, stellt das Arzneimittel aus wirtschaftlichen Gründen nicht mehr zur Verfügung und die Firma Boehringer Ingelheim, Deutschland, hat die Patentrechte an sich gezogen, ohne ihr Arzneimittel für diese Indikation zuzulassen.

Interferon-omega

Neben Alpha-, Beta- und Interferon-gamma gibt es noch ein als Interferon-omega bezeichnetes Interferon (Hauptmann u. Swetly 1985). Es wird ebenfalls im menschlichen Organismus gebildet. Im Grunde genommen gehört das Interferon-omega zu der Alpha-Interferon-Familie (Adolf 1990). Es hat sich stammesgeschichtlich jedoch schon sehr früh von einem hypothetischen Ur-Interferon-alpha getrennt, zeigt einen hohen Grad an Homologie mit einer Reihe von Alpha-Interferonen, bindet an dieselben Rezeptoren (Flores 1991) wie Interferon-alpha oder Interferon-beta und wird deshalb häufig nicht gesondert ausgewiesen. Jedoch erreicht die Divergenz des Interferon-omega einen so hohen Grad gegenüber den Alpha-Interferonen (Adolf 1987), daß es auch getrennt als vierte Klasse der Interferone klassifiziert werden kann. Interferon-omega spielt bis heute therapeutisch keine Rolle. Seine klinische Entwicklung wird auch nicht deshalb vorangetrieben, weil es gegenüber den bekannten Alpha-Interferonen therapeutische Vorteile böte, sondern weil es bei seiner Entdeckung patentrechtlich noch nicht geschützt war, von den sehr übergreifenden Patenten zu Interferon-alpha nicht erfaßt wurde und deshalb noch industrielle Verwertungsmöglichkeiten bietet.

Verwirrende Nomenklatur

Die wissenschaftlich korrekte Benennung eines Interferons ist kompliziert. Dazu beigetragen haben die unterschiedlichen Klassen von Interferonen, die zahlreichen Mitglieder der immer noch wachsenden Alpha-Interferonfamilie und die Beschreibung der Substanzen in zahlreichen experimentell relevanten Tieren. Hinzu kam, daß Interferone frühzeitig gentechnisch analysiert und in ganz unterschiedlichen Mikroorganismen hergestellt werden konnten, was wiederum die Notwendigkeit der Unterscheidung der einzelnen Varianten mit sich brachte. Darüber hinaus fehlte für lange Zeit eine einheitliche Nomenklatur bei allen ohnehin erst seit wenigen Jahren bekannten Lymphokinen, Monokinen (diese Begriffe sind inzwischen wieder aus der Mode gekommen) und Zytokinen. In die Benennung der meisten Proteine aus Molekularbiologie, Immunologie oder Gentechnik hat die Arbeit der einschlägigen Nomenklaturkommissionen inzwischen Klarheit gebracht, nur dem Interferon sind seine bandwurmartigen Abkürzungen geblieben. Als systematischen Überblick haben wir dieses Kapitel eingefügt.

Die wissenschaftlich gebräuchliche Abkürzung für »Interferon« lautet *IFN* oder seltener *Ifn*; auf Mißverständnissen dagegen beruhen die Abkürzungen INF oder Inf. Interferone kommen bei allen Wirbeltieren, einschließlich der Fische vor. Grundsätzlich unterscheiden wir 4 Klassen von Interferonen. Sie werden entsprechend ihren biochemischen Eigenschaften unterschieden und mit griechischen Buchstaben bezeichnet. Diese kleinen griechischen Buchstaben werden hinter die Abkürzung IFN, stets mit einem Bindestrich von dieser getrennt, gesetzt (*IFN-α, IFN-β, IFN-γ, IFN-ω*). Stehen keine griechischen Buchstaben zur Verfügung, will ein Autor diese der leichteren Lesbarkeit halber nicht benutzen, oder, was vorkommt, kann ein Naturwissenschaftler keine griechischen Buchstaben lesen, so können die griechischen Bezeichnungen auch ausgeschrieben werden (*Interferon-beta*). Die Form Beta Interferon wird meist verwendet, wenn grammatikalisch ein Plural angezeigt ist. Verwendet man die Abkürzung IFN, so hat sich eingebürgert, den in lateinischer Schrift gesetzten griechischen Buchstaben dahinter anzufügen (*IFN-beta*).

Wir kehren zurück zur korrekten Schreibweise. Um unterscheiden zu können, welches Interferon aus welchem Lebewesen, einer Tierart oder dem Menschen beschrieben wird, erhält es in der wissenschaftlichen Literatur einen abgekürzten Zusatz, der in lateinischer Sprache die Gattung des Lebewesens bezeichnet. Für Interferon aus dem Menschen wird für »human« die Abkürzung »hu« oder, weniger korrekt, »Hu« verwendet, für Interferon aus der Maus »mu« oder »Mu« für »murin«, für solches aus dem Rind »bo/Bo« für »bovin« und so weiter. Die wissenschaftlich korrekte Bezeichnung für menschliches IFN-β würde, soweit bisher besprochen, also *hu IFN-β* lauten. Betrachtet man in einem Lebewesen die Interferone, so kann es innerhalb einer Interferonfamilie mehrere eng miteinander verwandte Substanzen geben. Sie werden unterschieden durch eine fortlaufende arabische Zahl, eingefügt hinter dem griechischen Buchstaben: *hu IFN-β1*. Soll ausgedrückt werden, daß ein beschriebenes Interferon aus einer natürlichen, also gentechnisch nicht veränderten Körperzelle eines Organismus stammt, so wird zwischen die Bezeichnung der biologischen Art und der Abkürzung IFN der Buchstabe »n« als Abkürzung für »natürlich« eingefügt. Im Falle der Herstellung mit gentechnischen Methoden wird der Buchstabe »r« für rekombinant eingefügt: *hu nIFN-β1, hu rIFN-β1*. Gentechnisch hergestellte Interferone erhalten zusätzlich als Suffix einen kleinen lateinischen Buchstaben. Das Suffix »a« drückt aus, daß die gentechnisch hergestellte Substanz dieselbe Primärstruktur aufweist wie die natürliche. Die Bezeichnung für ein gentechnisch hergestelltes, mit dem natürlichen menschlichen Vorbild identisches Interferon-beta, wie es aus Säugerzellen, die das menschliche Gen für hu IFN-b enthalten, gewonnen werden kann, lautet somit: *hu rIFN-β1a*. Wird ein Interferon gegenüber dem natürlichen Vorbild gentechnisch verändert, so erhält es zeitlich gestaffelt ein fortlaufendes Suffix. Das in Bakterien hergestellte Interferon-beta, das sich an mehreren Stellen vom natürlichen unterscheidet, heißt deshalb: *hu rIFN-β1b*. Vor allem in der angelsächsischen Literatur ist auch die Form *rIFN β-1a; rIFN β-1b* anzutreffen.

Gelegentlich in der Literatur angeführte weitere Interferonfamilien wie das Tau-Interferon (IFN-t), sind für den Menschen nicht relevant. Das »bo nIFN-τ1«, wie es richtig heißen müßte, kommt beispielsweise nur im Rind (Taurus) vor.

Interferon-beta – eine Substanz stellt sich vor

Bau des Moleküls

Interferon-beta ist ein Eiweiß. In Abb. 1 ist das Modell zweier Beta-Interferone dargestellt. Das natürliche Molekül, wie es im Körper gebildet wird, besteht aus einer Kette von 166 Aminosäuren. Die Aminosäurekette beginnt am N-terminalen oder aminoterminalen Anfang. Er ist in Abbildung 1 durch ein N gekennzeichnet. Die Kette endet am C-terminalen oder karboxyterminalen Ende, mit einem C bezeichnet. Die Aminosäurekette ist in fünf parallel verlaufenden, spiralförmigen Ketten, Alpha-Helices angeordnet. Jede einzelne Alpha-Helix *Alpha-Helix* ist mit der folgenden durch Bänder von Aminosäuren verbunden. Diese bandartigen Strukturen werden als »loops« bezeichnet. Das Molekulargewicht des natürlichen Interferon-beta beträgt um 20 Kda, was einem mittelschweren Protein *Molgewicht* entspricht. Das Molekül ist glykosyliert. An der Position 80 liegt die Aminosäure Asparagin (Asn; N). Asparagin hat eine Bindungsstelle zu Zuckermolekülen und kann so langkettige Zuckerreste anlagern. Der angelagerte Zucker macht etwa 20% *Glykosylierung* des gesamten Molekulargewichtes aus. So beeinflußt dieser große Zuckeranteil nicht unerheblich das Molekulargewicht des Interferon-beta-Moleküls. Das Aminosäureskelett alleine hat ein Molekulargewicht von 18.000 Dalton, das glykosylierte Molekül dagegen ein Gewicht von etwa 23.000 Dalton, das ganz exakte Gewicht des Moleküls ist abhängig von der Zusammensetzung der Zucker. An den Positionen 17, 31 und 141 liegt je ein Cystein, eine Aminosäure, die ein Schwefelatom enthält. Schwefelatome sind für die intermolekulare Bindung und *Schwefelbrücken* damit für die dreidimensionale Form des Moleküls bedeutsam (Hosoi 1988).

Das für Interferon-beta kodierende Gen ist 777 bp (Basen- *IFN-β-Gen* paare) lang und auf dem Chromosom 9p22 lokalisiert (Taniguchi 1980). Es liegt nahe bei den Genorten, dem Gencluster, für Alpha-Interferone. Wie die Interferon-alpha-Gene hat auch das Interferon-beta-Gen keine Intron-Sequenzen (s. S. 31). Interferon-beta bindet an denselben Zellrezeptor wie Interferon-alpha, ein eigener, für Interferon-beta spezifischer

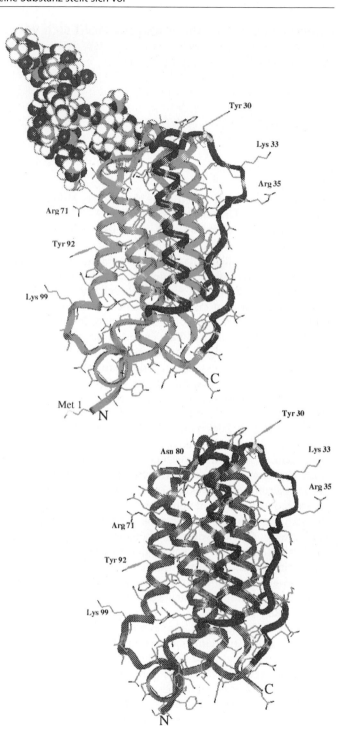

Abb. 1. Molekülmodell des natürlichen oder IFN-beta 1a mit Glykosylierung (*oben*) und das aus E. coli gewonnene IFN-beta 1b ohne Zuckerrest (*unten*); *N* Beginn, *C* Ende der Aminosäurekette. Einzelne Aminosäuren sind bezeichnet

Rezeptor ist beschrieben. Im Wirkspektrum gibt es wichtige Unterschiede. Interferon-beta ist im Gegensatz zu Interferon-alpha kaum neurotoxisch (Prange 1994), eignet sich somit besser für den Einsatz bei neurologischen Indikationen. Anders als Interferon-alpha ist Interferon-beta streng speziesspezifisch wirksam. Das heißt, Interferon-beta aus Tieren wirkt nicht beim Menschen und umgekehrt. Ausnahmen, mit Einschränkungen, bestehen nur bei den uns nahe verwandten Menschenaffen.

Interferon-beta – ein Protein

Proteine oder Eiweiße sind die wichtigsten Bau-, Struktur- und Regulationsmoleküle des Körpers. Zucker oder Fette können, beispielsweise bei chronischer Unterernährung, bis zu einem Minimum abgebaut werden, Eiweiße dagegen sind absolut unverzichtbar für die Körperfunktion aller Lebewesen. Eiweiße bestehen aus Aminosäuren. Wie der Name ausdrückt, besitzt eine Aminosäure zwei charakteristische funktionale Gruppen, eine Amino- und eine Säure-Gruppe. Aminosäuren sind prinzipiell einfache Bausteine mit einem zentralem Kohlenstoffatom (C) und vier angehängten Seitengruppen, der Aminogruppe (NH_2), der Karbonsäuregruppe (COOH), einem einzelnen Wasserstoffatom (H) und einer Position (R), an der weitere Wasserstoffatome oder die Kohlenstoffe von anderen, mitunter kompliziert gebauten Molekülen angehängt sein können (s. Abb. 3).

Aminosäuren

Aminosäuren können in der soeben beschriebenen elektrisch neutralen Form, in einer elektropositiven oder einer elektronegativen Form vorliegen. Man bezeichnet sie auch als polarisiert, weil sie in einem Magnetfeld oder im Spannungsfeld eines elektrischen Gleichstroms zu den jeweils gegensätzlich geladenen Polen wandern. Zur Polarisierung lagert entweder die Aminogruppe in festgelegter Häufigkeit ein zusätzliches, elektropositiv geladenes Wasserstoffion ($H^\oplus$) an und wird zu Ammonium ($^\oplus NH_3$). Damit verleiht es der ganzen Aminosäure eine positive elektrische Ladung. Alternativ, aber nicht gleichzeitig, kann die Karbonsäuregruppe ihren Wasserstoff abgeben, dissoziieren, und wird zur Karboxylgruppe (COO^-). Insgesamt kommen im menschlichen Organismus 20 der 22 verschiedenen Aminosäuren vor. Sie werden traditionell und verständlich mit 3 Buchstaben abgekürzt. Neuerdings wird, vor allem in wissenschaftlichen Abhandlungen, nur noch ein 1-Buchstaben-Symbol verwendet (Tabelle 2). Einen Sonderfall stellt die Aminosäure Cys dar. Sie enthält ein Schwefelatom (S)

Elektrische Ladung

Schwefelbrücken

Tabelle 2. Abkürzungen für Aminosäuren in der Biochemie

Aminosäure	Drei-Buchstaben-Kürzel	Ein-Buchstaben-Symbol
Alanin	Ala	A
Arginin	Arbeitsgruppe	R
Asparagin	Asn	N
Aspartat	Asp	D
Asparaginsäure	Asx	B
Cystein	Cys	C
Glutamin	Gln	Q
Glutaminsäure	Glu	E
Glutaminige Säure	Glx	Z
Glycin	Gly	G
Histidin	His	H
Isoleucin	Ile	I
Leucin	Leu	L
Lysin	Lys	K
Methionin	Met	M
Phenylalanin	Phe	F
Prolin	Pro	P
Serin	Ser	S
Threonin	Thr	T
Tryptophan	Trp	W
Tyrosin	Tyr	Y
Valin	Val	V

in Form eines Schwefelwasserstoffs (SH) als Rest an Position R. Dieses Schwefelatom kann mit dem Schwefelatom eines anderen Cys eine feste Bindung, eine Schwefelbrücke (Cys-S-S-Cys), bilden. Schwefelbrücken in einer Kette von Aminosäure zwingen das Eiweiß in eine bestimmte räumliche Struktur (Abb. 2).

Peptidbindung

Zwischen der Aminogruppe (NH_2) und der Karbonsäuregruppe (COOH) zweier Aminosäuren kann sich eine charakteristische und feste Verbindung bilden, die Peptidbindung (Abb. 3). Diese Bindung kann allerdings im Reagenzglas nur schwer vollzogen werden, da die dafür notwendigen speziellen Formen der Aminosäuren, die undissoziierten, unpolaren Formen, in wäßriger Lösung nur selten vorliegen. Biochemisch, im lebenden Organismus, geschieht diese Peptidbindung dagegen relativ einfach, da bestimmte Enzyme die notwendigen Voraussetzungen schaffen. Aus einzelnen Aminosäuren bilden sich so Aminosäureketten, die Peptide. Zwei Aminosäuren bilden ein Dipeptid, drei ein Tripeptid, acht ein Oktapeptid, mehr als 10 Aminosäuren bilden Oligopeptide. Bis zu einer Kettenlänge von 100 Aminosäuren sprechen wir

Eiweiße

von einem Polypeptid. Die Polypeptide leiten dann über zu den Proteinen oder Eiweißen, die einige hundert oder tausend Aminosäuren enthalten können. Die Aminogruppe (NH_2) ist stets der Anfang eines Proteins, die Karbonylgruppe (COOH) das Ende.

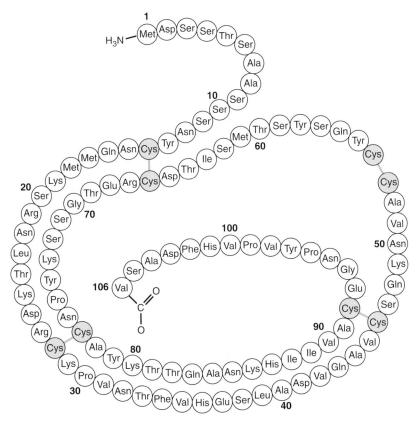

Abb. 2. Hypothetisches Polypeptid als Kette von Aminosäuren mit N-terminalem Anfang und C-terminalem Ende. Jede zehnte Aminosäure ist numeriert. Die Cysteine mit Schwefelbrücken sind hervorgehoben

Die Abfolge der einzelnen Bausteine der Aminosäurekette des Polypeptids, seine Primärstruktur, ist im Erbmaterial in den Chromosomen innerhalb eines Gens festgelegt und bleibt immer dieselbe. Die Aminosäuresequenz des Interferon-beta gibt Tabelle 3 wieder. Durch Schwefelbrücken (Cys-S-S-Cys) kann eine Aminosäurekette an bestimmten Punkten fest aneinandergeklebt werden kann. Durch diesen Brückenschlag und durch sog. Wasserstoffbrücken erhält das lange, fadenförmige Molekül eine zweidimensional gefaltete Struktur, die wir als Sekundärstruktur bezeichnen. Liegen mehrere Cys in einer Aminosäurekette, so hat jedes Schwefelatom eines Cys mehrere Möglichkeiten, mit anderen Cys Schwefelbrücken zu bilden. Es resultieren aus ein und derselben Aminosäurekette durch Faltung unterschiedlich räumlich angeordnete Eiweiße. Häufig

Primärstruktur

Sekundärstruktur

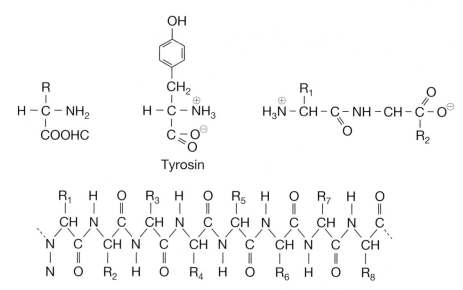

Abb. 3. Einfaches Schema einer Aminosäure (*links oben*) und die Aminosäure Tryptophan mit einem kompliziert gebauten Rest (*R; oben Mitte*). Zwei mittels Peptidbindung zum Dipeptid verknüpfte Aminosäuren (*oben rechts*). Eine Kette von Aminosäuren, durch Peptidbindungen miteinander zu einem Protein verknüpft (*unten*)

Tabelle 3. Die Aminosäuresequenz des natürlichen und des Interferon-β 1a. Wichtige Aminosäuren sind hervorgehoben

1	*Met*-Ser -Tyr-Asn-Leu-Leu-Gly-Phe-Leu -Gln	10
11	Arg-Ser -Ser -Asn-Phe-Gln-*Cys*-Gln-Lys-Leu	20
21	Leu-Trp-Gln-Leu-Asn-Gly-Arg-Leu-Glu-Tyr	30
31	*Cys*-Leu-Lys-Asp-Arg-Met-Asn-Phe-Asp-Ile	40
41	Pro-Glu-Glu-Ile -Lys-Gln-Leu-Gln-Gln-Phe	50
51	Gln-Lys-Glu-Asp-Ala-Ala-Leu-Thr-Ile -Tyr	60
61	Glu-Met-Leu-Gln-Asn-Ile -Phe-Ala-Ile -Phe	70
71	Arg-Gln-Asp -Ser -Ser -Ser -Thr-Gly-Trp-*Asn*	80
81	Glu-Thr-Ile -Val-Glu-Asn-Leu-Leu-Ala-Asn	90
91	Val-Tyr-His-Gln-Ile -Asn-His-Leu-Lys-Thr	100
101	Val-Leu-Glu-Glu-Lys-Leu-Glu-Lys-Glu-Asp	110
111	Phe-Thr-Arg-Gly-Lys-Leu-Met-Ser -Ser -Leu	120
121	His-Leu-Lys-Arg-Tyr-Tyr-Gly-Arg-Ile -Leu	130
131	His -Tyr-Leu-Lys-Ala-Lys-Glu-Tyr-Ser -His	140
141	*Cys*-Ala-Trp-Thr-Ile -Val-Arg-Val-Glu-Ile	150
151	Leu-Arg-Asn-Phe-Tyr-Phe-Ile -Asn-Arg-Leu	160
161	Thr-Gly-Tyr-Leu-Arg-Asn	166

führt nur eine einzige der Möglichkeiten der Molekülfaltung zu einem biologisch aktiven Protein. Bei der Biosynthese in höheren Zellen wird die Bindungsstelle von strengen räumlich angeordneten Enzymkomplexen (Chaperons) vorgegeben, wodurch jedes Eiweißmolekül eine charakteristische Sekundärstruktur erhält. Niedere Zellen wie Bakterien, die zur gentechnischen Herstellung von Proteinen Verwendung finden, können die verschiedenen Cys-Reste nicht differenzieren, sie bilden die Schwefelbrücken statistisch gleich verteilt zwischen den verschiedenen Cys-Aminosäuren. Dadurch faltet sich das gentechnisch in Bakterien exprimierte Protein zufällig richtig oder falsch. Nur mit einer korrekten Faltung aber wird ein Protein zu einem funktionsfähigen Wirkstoff. In höheren Zellen (Säugetierzellen, menschliche Zellen) sorgen Chaperons dafür, daß ein in seine zweidimensionale Sekundärstruktur gefaltetes Eiweiß eine dreidimensionale räumliche Struktur erhält. Diese bezeichnet man als Tertiärstruktur des Proteins. Niedere Zellen wie Bakterien sind wiederum zu einer kontrollierten Herstellung der Tertiärstruktur nur eingeschränkt fähig. Lagern sich zwei oder drei gleiche Proteine aneinander, so sprechen wir von Dimeren oder Trimeren. Allgemein bezeichnet man solche Zusammenlagerungen zu Polymeren als Quartärstruktur oder als Quartenärstruktur. Polymere von IFN-β sind biologisch inaktiv. Bei in Bakterien gentechnologisch hergestellten Proteinen sind Polymere wesentlich häufiger als bei natürlichen oder in Säugetierzellen gentechnisch produzierten Proteinen.

Tertiärstruktur

Quartärstruktur

Proteine übernehmen im Körper vielfältige Aufgaben. Sie geben dem Körper seine Struktur (Strukturproteine), führen seine Bewegungen aus (Bewegungsproteine, Myosin und Aktin), transportieren Stoffe wie Eisen (Transferrin) oder Sauerstoff (Hämoglobin), stimulieren Nervenimpulse beispielsweise beim Sehvorgang (Rhodopsin), bauen Strukturen und Nährstoffe auf und ab (Enzyme), dienen als Botenstoffe zur Übermittlung bestimmter Befehle (Hormone, Lymphokine), ermöglichen die Reizleitung (Myelin) oder sind Bestandteile des Immunsystems (Antikörper, Zytokine, Zellrezeptoren).

Funktionen der Proteine

Interferon-beta ist glykosyliert

Die meisten Funktionsproteine des Körpers sind nicht reine Eiweiße, sondern mit einer Zuckerkette versehene Glykoproteine. Zur Herstellung eines Glykoproteins werden die Eiweiße unmittelbar nach ihrer Biosynthese in der Zelle, posttranslational (s. S. 33), modifiziert, indem ihnen ein Zucker angehängt wird. Diesen Vorgang nennen wir Glykosylierung. Eine solche Modifikation kann nur unmittelbar nach der Proteinbiosynthese in der Zelle erfolgen. Eine nachträgliche korrekte Glykosylierung ist nicht möglich. Die Rolle der Zuckerketten an den Funktionsproteinen wird zunehmend

Funktionsproteine sind Glykoproteine

aufgeklärt. Möglicherweise enthalten die Zuckerketten im Zusammenspiel mit Lektinen wichtige Informationen für den Stoffwechsel. Trotzdem kann bei vielen Glykoproteinen dem spezifischen Zucker des Moleküls bisher keine biologische Funktion zugeordnet werden. Grundsätzliche Funktionen der Zucker aller Glykoproteine sind aber bekannt, insbesondere gilt die Funktion des Zuckerrestes beim Interferon-beta heute weitgehend als geklärt (Toone 1994; Rudd 1994; Feizi 1994; Odenakker 1993; s. S. 18).

Bedeutung der Glykosylierung

Die Zuckerreste spielen eine Rolle für die Wasserlöslichkeit eines Proteins. Dadurch bedingt bestimmen sie die Ausprägung der spezifischen Aktivität, das ist die biologische Aktivität, die einer definierten Masse, also beispielsweise einem µg, eines Wirkstoffes zukommt. Sie beeinflussen die Immunogenität, das ist die Neigung zur Ausbildung von neutralisierenden Antikörpern, die die biologische Aktivität mindern oder verhindern. Sie sind bedeutsam für die Länge der biologischen Halbwertszeit (Stryer 1988; Rademacher 1988), der Zeit, die vergeht, bis die Hälfte eines Wirkstoffes abgebaut worden ist. Auch gibt es Hinweise darauf, daß die Zuckermoleküle die biologische Verfügbarkeit verbessern und die Ausprägung von schweren Nebenwirkungen verringern. Insgesamt bedeutet das, Zucker bestimmen die Geschwindigkeit der Metabolisierung, des Transports im Gewebe und im Blut, den Grad der Wirksamkeit im Organismus sowie die biologische Aktivität und ihre Aktivitätsdauer (Damm 1995). Sie spielen bei der Bereitschaft des Körpers eine Rolle, neutralisierende Antikörper zu bilden. Weiterhin bietet Zuckerung einen Schutz gegen zu schnellen Abbau in Körperflüssigkeiten.

Beispiele

Im folgenden seien einige Beispiele für die Bedeutung der Glykosylierung aufgeführt. Bei Erythropoetin, einem Stimulator für die Blutbildung, verschwindet die biologische Aktivität fast völlig, wenn der Zuckerrest, ein N-glykosidisch gebundenes Oligosaccharid, abgespalten wird (Takeuchi 1990). Der Gerinnungshemmstoff t-PA (»tissue plasminogen activator«) kommt in zwei verschiedenen Glykosylierungsformen vor. Diese unterscheiden sich dadurch, daß entweder eine oder zwei Zuckerketten am Molekül angeheftet sind. Sind beide Zuckerketten vorhanden, so hat das Molekül seine normale biologische Aktivität. Fehlt aber der an der Aminosäure Asparagin an Position 184 angeheftete Zucker, so steigt die biologische Aktivität um die Hälfte an (Witwer 1989). Menschen der Blutgruppe o fehlen aufgrund einer Genmutation in der Zuckerkette eines Enzyms, einer bestimmten Glykosyltransferase, die Zuckerbausteine Galaktose und N-Azetylgalaktosamin. Dies führt zu einem Defekt des Enzyms und zu der

Mangelmutante »o« im ABo-Blutgruppensystem (Yamamoto 1990).

Natürliches, humanes Interferon-beta ist glykosyliert. Das Protein trägt an einer definierten Position, der Aminosäure Asparagin an Aminosäureposition 80 kompliziert gebaute, Zuckermoleküle und Sialinsäuren (Abb. 4). Die Zucker sind mittels Kernmagnetresonanztechnik (MRT) und Massenspektroskopie analysiert (Conrad 1987). Verschiedene natürliche Zellklone synthetisieren unterschiedliche Zuckerketten. Beim natürlichen Interferon-beta bilden daher unterschiedliche Zucker den Kohlenhydratanteil.

Zucker bei IFN-β

Die Glykosylierung ist also *nicht homogen.* Auch unterschiedliche CHO-Zellen (s. S. 38) können unterschiedliche Zucker synthetisieren (Conrad 1987). In Abbildung 4 wird dargestellt, daß der linke Teil des Zuckermoleküls entweder aus zwei parallel laufenden Zuckerketten oder aus drei parallel laufenden Ketten bestehen kann. Diese Ketten ragen wie kleine Antennen vom Zuckermolekül weg in die Umgebung hinein. Man bezeichnet die Zucker deshalb auch als diantennäre oder triantennäre Zucker. Triantennäre Zucker gelten als höher antigen, es bilden sich gegen ein Eiweiß, das solche Zucker trägt, eher Antikörper als gegen ein solches mit diantennären Zuckern. Beim aus CHO-Zellen stammenden Interferon-beta 1a sind die Zucker wesentlich homogener gestaltet als beim natürlichen Interferon-beta, d. h. es kommen weniger unterschiedliche Zuckermoleküle vor. Abbildung 4 gibt einen Überblick über die relative Verteilung der wichtigsten Zucker bei natürlichem und aus CHO-Zellen stammenden Interferonbeta 1a.

Inhomogene Glykosylierung

Zucker und Sialinsäure sind ausgeprägt elektromagnetisch polarisierte, wasserliebende, hydrophile, Moleküle. Besitzt ein Protein wie Interferon-beta einen solchen Kohlenhydrat-Sialinsäure-Anteil, so verleiht dieser dem Protein ebenfalls eine starke Polarisierung und Hydrophilie. Diese Eigenschaft beeinflußt die Löslichkeit und die Stabilität des Proteins und damit auch seine Pharmakokinetik und Pharmakodynamik. Diese Verhältnisse sind in Abbildung 5 dargestellt. Betrachten wir zunächst das natürliche Molekül des IFN-β 1a, oben auf der Abbildung. Die elektroneutralen Bereiche, im Bild weiß erscheinend, können wir vernachlässigen, sie spielen für unsere Betrachtung keine Rolle. Der unten nach links herausragende Zuckeranteil des Interferon-beta 1a ist deutlich elektronegativ geladen, zu erkennen an der roten Färbung. Am gegenüberliegenden Pol des Proteins liegt ein zweiter Schwerpunkt elektronegativer Ladung, ebenfalls nach unten weisend. Dazwischen liegt eine zusammenhängende positive Ladungsvertei-

Bedeutung des Zuckers

Elektrische Oberflächenladung

Zucker	Fibroblastenzelle	CHO-Zelle

```
NeuAc α2 → 3 Gal β1 → 4 GlcNAc β1 → 2 Man α1
                                           ↘6
                                             Man β1 → 4 R + R'          >70%    >95%
                                           ↗3
NeuAc α2 → 3 Gal β1 → 4 GlcNAc β1 → 2 Man α1


Gal β1 → 4 GlcNAc β1 → 2 Man α1
                             ↘6
                               Man β1 → 4 R                            <10%    <3%
                             ↗3
Gal β1 → 4 GlcNAc β1 → 3 Gal β1 → 4 GlcNAc β1 → 2 Man α1


Gal β1 → 4 GlcNAc β1
                    ↘6
                      Man α1
                    ↗2      ↘6
                          (3)↘6
Gal β1 → 4 GlcNAc β1        Man α2 → 1 Man β1 → 4 R + R'                <15%    <3%
                          (6)↗3
Gal β1 → 4 GlcNAc β1 → 2 Man α1
```

R = GlcNAc β1 → 4 (Fuc α1 → 6) GlcNAc
R' = GlcNAc β1 → 4 GlcNAc

Abb. 4. Relativer Anteil der Oligosacharide im Molekül des natürlichen (Fibroblastenzelle) und des rekombinierten Interferon-beta 1a (CHO-Zelle)
R = GlcNAc β1 → 4 (Fuc α1 → 6) GlcNAc; R' = GlcNAc β1 → 4 GlcNAc

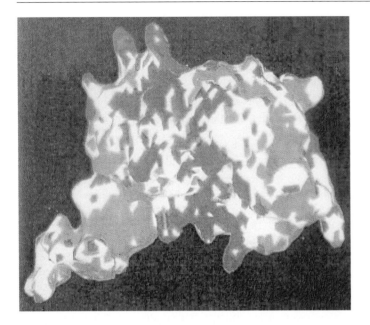

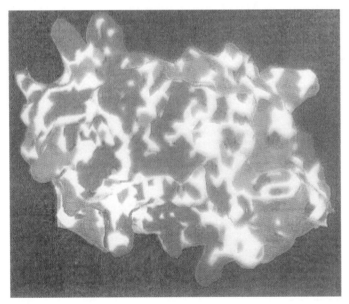

Abb. 5. Darstellung der elektrischen Oberflächenladung des natürlichen und des glykosylierten Interferon-beta 1a (*oben*) und die des aus Bakterien stammenden, nicht glykosylierten Interferon-beta 1b (*unten*). *Rot*: elektronegativ; *blau*: elektropositiv; *weiß*: elektroneutral

lung, deren Schwerpunkt aber oben und nicht unten liegt. Das Überwiegen negativer Ladung im unteren Teil des Interferon-beta 1a und der positiven im oberen bewirkt, daß dem gesamten unteren Teil des Moleküls eine Elektronegativität zukommt, dem oberen Teil des Moleküls aber eine Elektropositivität. Das IFN-β 1a repräsentiert insgesamt ein Molekül mit zwei entgegengesetzt geladenen Polen, einen elektrischen Dipol. Unten in Abbildung 5 ist die Ladungsverteilung bei dem aus dem Bakterium E. coli hergestellten Interferon-beta 1b wiedergegeben. Hier liegen, auf den ersten Blick scheinbar entsprechend den soeben betrachteten Verhältnissen, von links nach rechts abfolgend, eine negative, eine positive und wieder eine negative Ladung nebeneinander. Der Unterschied ist, daß bei IFN-β 1a zwischen den beiden negativen Ladungen und dem Schwerpunkt der positiven Ladung ein stumpfer Winkel besteht. Beim IFN-β 1b dagegen liegt die Verteilung der Schwerpunkte auf einer waagrechten Linie, es kann dadurch kein Dipol entstehen. Alle Stoffwechselvorgänge des Körpers spielen sich in wäßrigem Medium ab. Das uns bekannte Leben ist nur im Wasser oder unter wäßrigen Bedingungen möglich. Nur solche Stoffe, die in Wasser löslich sind oder in Wasser löslich gemacht werden können, kann der Körper ge- und verbrauchen. Da es eine Reihe wasserabweisender, hydrophober, Aminosäuren gibt, sind Eiweiße von Natur aus nicht oder nur schlecht wasserlöslich. Unter Ausnutzung der Dipolarisierung eines Proteins durch Glykosylierung gelingt es, die Wasserunlöslichkeit von Proteinen zu überwinden. Das Wassermolekül besteht aus Sauerstoff (chemisches Symbol: O) und zwei Wasserstoffen (chemisches Symbol: H). Der Sauerstoff ist negativ und der Wasserstoff positiv geladen. Da beide Wasserstoffe räumlich in dieselbe Richtung vom Sauerstoff weg weisen, ist auch Wasser ein elektrischer Dipol. Zwei Dipole aber verkalten sich wie zwei Magnete. Sie lagern sich mit ihren entgegengesetzten Polen fest aneinander, was dazu führt, daß das glykosylierte Interferon-beta 1a von einer geschlossenen und mächtigen Wasserhülle umgeben, hydratisiert, wird. Das Interferon-beta 1a wird dadurch wasserlöslich. Dem Interferon-beta 1b fehlt die Hydrathülle weitgehend. Es kann deshalb seine Funktion im Stoffwechsel des Körpers nicht so leicht erfüllen wie das natürliche oder das aus CHO-Zellen (s. S. 38) gentechnisch gewonnene Interferon-beta 1a.

Die natürlichen menschlichen Alpha-Interferone galten lange als eine Gruppe von Proteinen, die nicht glykosyliert seien, deren Aminosäureketten also keine Zuckermoleküle trügen. In den letzten Jahren werden aber zunehmend Alpha-Interferone beschrieben, die nur irrtümlicherweise bisher als

Dipolcharakter

Wasserlöslichkeit von IFN-β 1a

Zucker bei Interferon-α

nicht glykosyliert galten, aber nativ im Körper glykosyliert sind. Natürliches, humanes Interferon-gamma ist stets ein Glykoprotein. Die auf dem Markt befindlichen Präparate aber beinhalten alle rekombinantes, nicht glykosyliertes Interferon-gamma aus dem Bakterium E. coli. Inwieweit die Glykosylierung bei Interferon-gamma eine Rolle spielt, ist ungeklärt. Nach bisherigen Befunden wirkt glykosyliertes und nicht glykosyliertes Interferon-gamma gleichartig.

Zucker bei Interferon-γ

Natürliches Interferon-beta aus menschlichen Zellen gewonnen, war bis 1993 wichtig zur Behandlung von Viruserkrankungen, systemischen Krebserkrankungen und Malignomen. Heute spielt es weder in der Grundlagenforschung noch in der Therapie mehr eine Rolle. Es wurde abgelöst von gentechnisch hergestellten Substanzen. Diese haben Vorteile. Sie können in großer Menge und hoher Reinheit bereitgestellt werden. Dadurch wird der Einsatz in einem so gewaltigen Indikationsgebiet wie der Encephalomyelitis disseminata möglich. Auch die Therapiekosten konnten durch den Einsatz von gentechnisch hergestellten Interferon-beta-Arzneimitteln wesentlich gesenkt werden. Zwar sind auch diese nicht gerade billig, eine Jahrestherapie mit gentechnisch hergestelltem Interferon-beta kostet etwa 30.000 DM. Ein Vergleich mit den 500.000 DM, welche die entsprechende Therapie mit einem natürlichen Interferon-beta kosten würde, rückt die Relationen jedoch wieder zurecht.

Rekombinante Proteine – teuer?

Notwendige genetische Grundlagen

Der Träger aller Informationen zum Aufbau von Struktur- und Funktionsproteinen ist ein Molekül auf den Chromosomen im Zellkern jeder Zelle, die Desoxyribonukleinsäure (DNS, englisch DNA). Grundbaustein der DNA ist das Nukleotid bestehend aus einer Base, einem Zucker und einer Phosphorsäuregruppe. Diese Grundelemente bilden lange Stränge. Je zwei Nukleotidstränge entsprechen einander und sind molekularbiologisch sich ergänzend aufgebaut. Sie sind spiralig umeinander gewunden. Man spricht von einer Doppelhelix, wobei ähnlich einer Strickleiter Zucker (Desoxyribose) und Phosphatgruppen die Holme, und die Basen, den einen mit dem anderen Holm verbindend, die Sprossen der Strickleiter bilden (Abb. 6). Die Schrift der DNA wird als genetischer Code bezeichnet. Er ist universell, gültig bei niedrigen und höheren Organismen. Ein Stück der DNA wird in jedem beliebigen Organismus in dieselbe funktionelle Struktur umgewandelt, gleichgültig aus welchem Organismus sie ursprünglich stammt.

DNA und Nukleotid

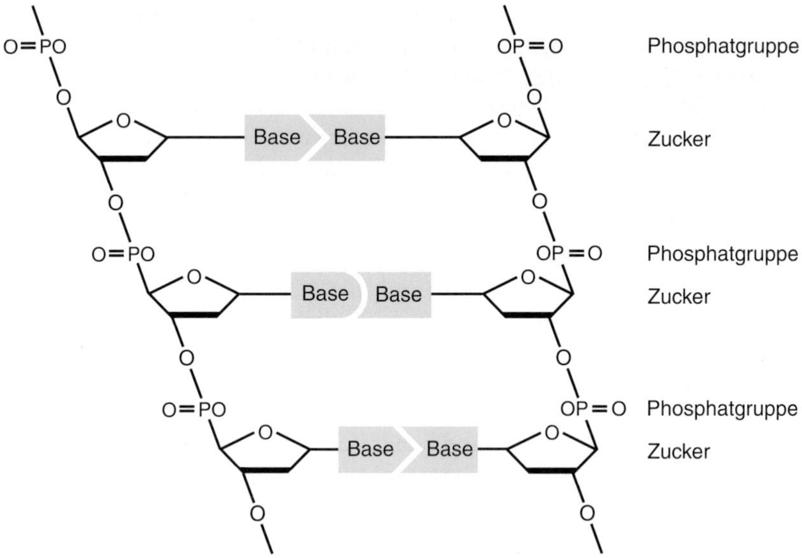

Abb. 6. Strickleiter-Struktur der DNA. Phosphatgruppen und Zucker (Desoxyribose) bilden die Holme, die komplementären Basen (Guanin/Cytosin; Adenin/Thymidin) die Sprossen

Basenpaare

Vier Basen spielen in der DNA eine Rolle, je 2 Purinbasen (Adenin [A] und Guanin [G]) und 2 Pyrimidinbasen (Thymin [T] und Cytosin [C]). Purin und Pyrimidinbasen ergänzen sich chemisch so, daß jeweils nur eine bestimmte Purinbase (A bzw. G) zu einer bestimmten Pyrimidinbase (T bzw. C) paßt und sich nur an diesen Partner bindet. Diese fixe Paarung komplementärer Basen ist die Grundlage zur unveränderten Bewahrung der genetischen Information bei der Teilung von Zellen. Die Anordnung oder Sequenz der Basenpaare bestimmt die Abfolge des Aufbaus einer Aminosäurekette während der Proteinbiosynthese. Die Anzahl der Basenpaare, die das Muster eines einzigen Proteins vorgeben, für ein einziges Protein kodieren, es spezifizieren, sind Teil eines Gens.

Gen und Genom

Jedes Gen, besonders ausgeprägt bei höheren Organismen ist dual angelegt, besteht also aus zwei funktionellen Anteilen: Regionen, die Genprodukte spezifizieren, und Kontrollregionen, welche die Ablesung des Gens und die Proteinbiosynthese steuern. Darüber hinaus liegen in den Genen noch vielfache Kopien von DNA, deren Bedeutung unklar ist. Der Mensch besitzt nach gängiger Schätzung 70.000 bis 80.000, nach anderen Schätzungen 120.000 bis 200.000 Gene. Die Länge eines Gens wird in Anzahl Basenpaaren (bp) angegeben. Zwischen den einzelnen Genen liegen große Zwischenräume, die wesentlich länger sind als die Gene selbst. Beim Menschen machen die Zwischenräume etwa 97% aus, ihre Funktion ist unbekannt. Die Gesamtheit aller Gene und Zwischenräume ist das Genom. Das Genom wird bei jeder Zellteilung und auch bei jeder Bildung von Tochterorganismen weitergegeben. Dabei unterscheiden wir drei wichtige Schritte:

- *Replikation*, die Reproduktion einer identischen Kopie, die Verdoppelung der gesamten DNA zur Weitergabe an eine neue Zelle;
- *Transkription*, die Anfertigung eines Abdrucks eines bestimmten Gens, vergleichbar mit einem Negativ des Originals, um einen Bauplan für ein Protein zu gewinnen;
- *Translation*, die Schaffung des Proteins nach der Vorlage des Negativabdrucks aus der Transkription.

Replikation

Während der Replikation lösen sich die beiden umeinander gewundenen Nukleotidstränge der DNA voneinander und werden wieder ergänzt, indem sich die jeweils komplementären Basen anlagern und deren Zucker und Phosphatgruppen einen neuen Holm der Strickleiter bilden. Der Vorgang wird von einem Enzym gesteuert das DNA-Polymerase heißt. Ist die Replikation abgeschlossen, so liegen statt einem jetzt zwei völlig identische Nukleotidstränge vor. Jeder dieser Tochterstränge enthält eine Hälfte des ursprünglichen Elternstrangs (Abb. 7). So kann die Erbinformation auf eine Tochterzelle oder im Falle der Entstehung einer Keimzelle auf einen Tochterorganismus weitergegeben werden.

Transkription

Die Transkription dient der Vorbereitung der Synthese eines Proteins (Abb. 8). Ein Gen kodiert jeweils für ein bestimmtes Protein. Die meisten eukaryontischen Strukturgene bestehen aus kodierenden Bereichen, den Exons, und dazwischengeschalteten nichtkodierenden Bereichen, den Introns. Um einen Abdruck von einem Gen zu erhalten, wird das Gen umgeschrieben, transkribiert. Dazu wird eine andere Schrift benutzt als in der DNA. Die neue Schrift verwendet die Ribonukleinsäure (RNS oder englisch RNA). Die RNA unterscheidet sich von der DNA nur geringfügig, aber hinreichend, um mit ihr nicht verwechselt zu werden. Die RNA beinhaltet als Zucker statt Desoxyribose die Ribose und statt der Base Thymin (T) die Base Uracil (U). Die Länge eines transkribierten RNA-Stranges ist gleich der des abgeschriebenen DNA-Stranges. Diese so entstandene Form der RNA wird auf die Reise geschickt vom Zellkern, in dem die beschriebenen Vorgänge bisher abgelaufen sind, in das den Kern umgebende Zellplasma, wo die Synthese der Proteine stattfindet. Deshalb wird diese RNA als Boten- oder messenger-RNA (mRNA) bezeich-

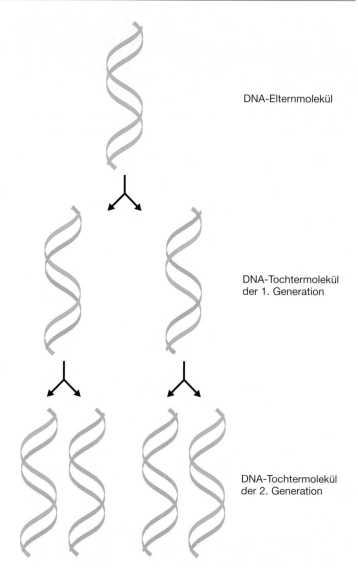

DNA-Elternmolekül

DNA-Tochtermolekül
der 1. Generation

DNA-Tochtermolekül
der 2. Generation

Abb. 7. Replikation eines DNA-Moleküls. Aus dem ursprünglichen Elternmolekül (*oben*) bilden sich durch Verdoppelung Tochtermoleküle der ersten Generation (*Mitte*), der zweiten Generation (*unten*) usw.

net. Die Transkription startet nicht irgendwo, sondern stets an einem bestimmten Startsequenzmotiv, einem kurzen Teil des Nukleotidstrangs, der den Beginn eines bestimmten, genau umrissenen Gens anzeigt. Dieses Motiv wird als Promotor bezeichnet. Ebenso endet die Transkription nicht irgendwo,

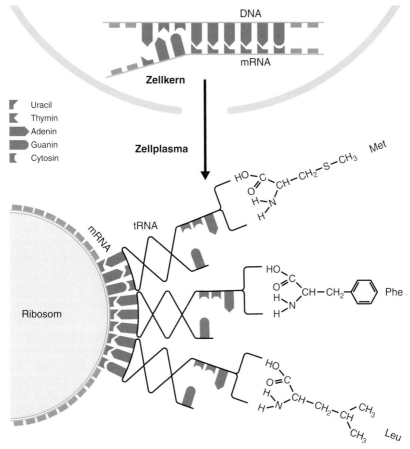

Abb. 8. Transkription und Translation. Die Information der aufgetrennten DNA im Zellkern wird in eine Boten-RNA (mRNA) umgeschrieben (Transkription). Die mRNA wandert in das Zellplasma, wird an Ribosomen abgelesen und in Proteine umgesetzt (Translation)

sondern an der Stelle, die durch ein Endsequenzmotiv bezeichnet wird. Dieses heißt Terminationskodon oder Terminator. Nach der Transkription werden die Introns herausgeschnitten und die Exons in der richtigen Reihenfolge verknüpft. Im Zellplasma wird die mRNA wieder zurückübersetzt in die ursprüngliche Bedeutung der Aneinanderreihung von Aminosäuren. Dazu verbindet sich die mRNA mit sehr kleinen Zellbestandteilen, den Ribosomen (Abb. 8). Diese hat man oft als Proteinstrickmaschinen bezeichnet. Sie bestehen ebenfalls aus einer Form der RNA, der ribosomalen oder rRNA. Zur Synthese des Proteins transportiert eine weitere RNA, die

Translation

Transfer-RNA (tRNA) Aminosäuren als Bausteine heran, die nach dem Muster, das die mRNA vorgibt, zu Proteinen aneinandergereiht werden.

Neukombination von Genen

Wirtszellen nehmen fremde Gene auf

Mit den Methoden der Gentechnologie werden Proteine hergestellt, indem man ein Gen, das für ein gewünschtes Protein kodiert, aus einer Herkunftszelle herausschneidet und das so isolierte Gen in eine Wirtszelle (Host) einbringt. Den Vorgang bezeichnet man als Neukombination von Genen, die Technik als rekombinante Technologie. Die Wirtszelle liest das neu eingebrachte Fremdgen normal ab und synthetisiert das erwünschte Protein. Die Methode ist dann interessant, wenn mit der originären Synthese nicht oder nicht genügend des gewünschten Eiweißes gewonnen werden kann. Ein gutes Beispiel sind die Interferone. Sie wirken nur in dem Organismus, aus dem sie stammen, menschliches Interferon wirkt nur im Menschen, Mausinterferon nur in der Maus usw. Aus nicht gentechnisch veränderten menschlichen Zellen, die man in Zellkultur hält, lassen sich durchaus Interferone gewinnen. Dieses Verfahren wird auch heute noch vereinzelt angewandt. Die entstehenden Produkte nennen wir »natürliches Interferon«. Das Verfahren ist aber aufwendig, es müssen im Laufe der Zeit »hektarweise« menschliche Zellen in Kultur gehalten werden. Die Zellen wachsen sehr langsam, die Ausbeute ist gering, das Produkt entsprechend teuer. Wie läßt sich das Problem lösen? Man bringt das Gen, das für ein menschliches Interferon kodiert, in eine schneller wachsende und einfacher zu kultivierende, nicht menschliche Zelle. Dort wird es vervielfacht, amplifiziert, und die Host-Zelle bildet fortlaufend große Mengen des gewünschten Interferons. Menschliche Zellen können als Host-Zellen bisher nicht genutzt werden. Sie erkennen amplifizierte menschliche Gene als überzählig und eliminieren sie wieder.

Genübertragung

Welches ist nun das Prinzip der Technik der Neukombination von Genen? Puristisch betrachtet beinhaltet die Konstruktion einer Zellinie, die sich zur Produktion therapeutisch nutzbarer, menschlicher Proteine in großem Maßstab eignet, drei Schritte:

– Das entsprechende Gen wird in reiner Form isoliert, dies wird als *DNA-Klonierung* bezeichnet.
– Die klonierte DNA wird mit regulatorischen Genelementen versehen, die zur Erkennung durch die Wirtszelle dienen und eine Produktion im großen Maßstab ermöglichen. Das Ergebnis des Vorgangs wird als *Expression* bezeichnet.

– Das erhaltene rekombinierte Genprodukt wird in eine Wirtszelle eingebracht. Der Vorgang heißt *Transformation* oder Transfektion.

Das ganze Verfahren ist hochkomplex, im folgenden soll es, stark vereinfacht nahegebracht werden. Enzyme spielen bei dem Prozeß eine zentrale Rolle, sie sind das Handwerkszeug der Gentechnologen. Aus Bakterien isolierte, Restriktionsenzyme oder *Restriktionsendonukleasen* erkennen spezifisch bestimmte Stellen im Nukleotidstrang. Die Molekularbiologie verfügt inzwischen über einige Dutzend solcher Enzyme, von denen jedes den Nukleotidstrang an einer anderen, ganz bestimmt gebauten Stelle spaltet. Eine häufig verwendete Endonuklease EcoR1 beispielsweise spaltet Orte auf dem Nukleotidstrang, die Adenin- und Thymin-Basen in folgender Sequenz aufweisen:

$$
\begin{array}{cccccc}
\text{G} & \text{A} & \text{A} & \text{T} & \text{T} & \text{C} \\
\text{C} & \text{T} & \text{T} & \text{A} & \text{A} & \text{G}
\end{array}
$$

Die beiden entstandenen aufgeschnittenen Enden haben das Bedürfnis, sich mit dem entsprechenden, komplementären Ende wieder zu verkleben. Man nennt sie deshalb »*klebende Enden*« oder »sticky ends«. Die Voraussetzung für die Verklebung des Zell-Genoms mit einem fremden, neu eingebrachten Gen ist prinzipell geschaffen, wenn beide von derselben Endonuklease gespalten wurden und die gleichen klebenden Enden aufweisen. Zusammengebracht werden klebende Enden von den *DNA-Polymerasen*. Der Vorgang der Verklebung wird von einem verbindenden Enzym vollendet, einer *DNA-Ligase*. Ein weiteres wichtiges Enzym ist die *Reverse Transkriptase*, sie ist fähig, DNA direkt von der RNA-Kopie abzulesen und zu synthetisieren. Das Enzym geht dabei sozusagen rückwärts zu Werke, deshalb sein Name. Die erhaltene, kopierte DNA wird als »copy-DNA (*cDNA*)« bezeichnet.

Wie gelangen die menschlichen Gene in ihre Wirtszelle, oder wissenschaftlicher gefragt, wie bewirkt man den als *Transfektion* bezeichneten Vorgang? Man benutzt kleine genetische Einheiten (Abb. 9), die gezielt in Zellen einwandern können, Vektoren oder Genfähren. Dies sind entweder einfach gebaute Genome von nichthumanpathogenen Viren oder kleine, ringförmige Gene aus Bakterien, die *Plasmide*. Sie haben die Fähigkeit, sich unabhängig von zellulären Chromosomen vermehren zu können und es macht keinen Unterschied, ob sie etwas mehr oder etwas weniger Erbmaterial transportieren. Der ausgewählte Vektor wird mittels der Endonukleasen auf-

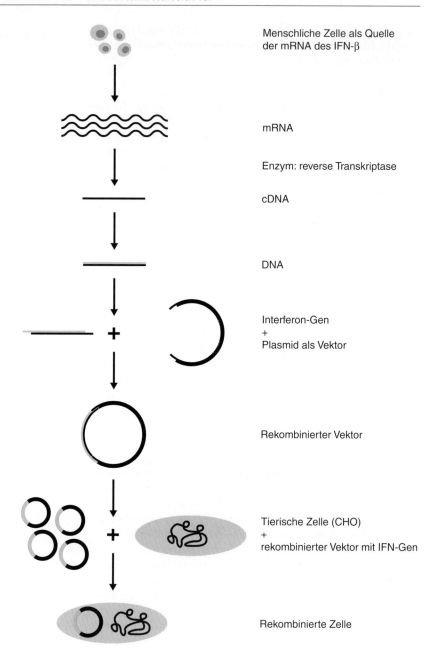

Menschliche Zelle als Quelle der mRNA des IFN-β

mRNA

Enzym: reverse Transkriptase

cDNA

DNA

Interferon-Gen
+
Plasmid als Vektor

Rekombinierter Vektor

Tierische Zelle (CHO)
+
rekombinierter Vektor mit IFN-Gen

Rekombinierte Zelle

Abb. 9. Schematische Darstellung der Rekombination von Genen. (Erklärung der Abkürzungen im Text)

getrennt. Gleichzeitig regt man eine menschlichen Zelle zur vermehrten Synthese des gewünschten Proteins an (Induktion). Die induzierte Zelle bildet aktuell vermehrt die mRNA des gewünschten Proteins. Diese wird isoliert und gereinigt. Mittels reverser Transkriptase wird die mRNA zu cDNA umgeschrieben. Nach Verdoppelung und Behandlung mit der betreffenden Endonuklease weist diese ebenfalls »sticky ends« auf. Da nun sowohl der Vektor als auch das Gen über passende »sticky ends« verfügen, können diese enzymatisch miteinander verbunden werden.

Diese Neu- oder Rekombination von Genen gab der ganzen Technologie den Namen. Der Vektor trägt nun als integrierten Anteil das zu übertragende Gen und schleust es in die Wirtszelle ein, nachdem die Zellwand mit einer Salzlösung durchgängig oder permeabel gemacht wurde. Selbstverständlich ist dieser Vorgang nicht bei allen Zellen, die in Kontakt mit dem veränderten Vektor gebracht werden, erfolgreich. Deshalb muß man noch Vorsorge treffen, daß diejenigen Zellen, die erfolgreich transfiziert wurden, auch wiedergefunden werden. Deshalb wird mit dem gewünschten Produktionsgen zusammen ein weiteres Gen übertragen, an dem man die entsprechenden Zellen wiedererkennen kann. Solche *Selektionsmarker* können Gene sein, die Zellen gegen Antibiotika resistent machen oder die bewirken, daß eine Zelle auch dann wachsen kann, wenn man ihr einen bestimmten Nährstoff, der normalerweise zwingend zum Wachstum benötigt wird, nicht zur Verfügung stellt. Im ersten Fall unterdrückt ein Antibiotikum alle diejenigen Zellen, die das fremde Gen mit dem angehängten Selektionsgen nicht aufgenommen haben. Die erfolgreich transfizierten Zellen wachsen dagegen heran. Sie enthalten eben, angekoppelt an das zu übertragende Fremdgen, das Selektionsgen, dank dessen sie gegen das zur Zellkultur hinzugegebene Antibiotikum resistent geworden sind. Im zweiten Fall wird ein Wachstumsfaktor, häufig Folsäure, den Zellen vorenthalten. Die nicht transfizierten Zellen verhungern, die erfolgreich transfizierten können aufgrund des Selektionsgens auch ohne den Wachstumsfaktor leben.

Als Wirtszellen für rekombinierte Gene kommen niedrige Organismen wie Bakterien und Hefen in Frage oder Zellen von Säugetieren. Für die Herstellung von Interferon-beta werden Bakterien oder Säugerzellen herangezogen. Bakterien stellen eine niedrig organisierte Form von Lebewesen dar. Sie enthalten keinen echten Zellkern, sondern nur einen Vorläufer, weshalb sie als Prokaryonten bezeichnet werden. Von den Bakterien werden Sicherheitsstämme, biologische Sicherheitsmaßnahmen beispielsweise des Darmbakteriums Escherichia

Rekombination von Genen

Wirtszellen für IFN-β

Bakterien

coli (E. coli) benutzt. Es war lange Jahre das wichtigste Versuchsobjekt der Gentechnologen. Die Technologie der Herstellung von Eiweißen in Bakterien ist die ältere Form der rekombinanten Technologie, sie gilt für das klassische Interferon-beta als überholt, weil sich das Genprodukt in einer vom natürlichen Molekül abweichenden Art und Weise faltet. Dadurch besitzt es bis zu 10fach weniger biologische Aktivität (Mark 1984). Zur Erhöhung der biologischen Aktivität muß das Produktionsgen nachträglich verändert werden. Bakterien verfügen nicht über die Ausstattung mit Enzymen und Chaperons, die für die Herstellung naturidentischer Proteine notwendig ist. Sicher ist, daß das klassische E.-coli-Interferon-beta schlecht wasserlöslich ist und sich biologisch nicht aktive Dimere und Polymere vermehrt bilden (Utsumi 1987). Der Vorteil der Herstellung in Bakterien ist deren kurze Generationszeit. Ein Bakterium verdoppelt sich innerhalb von 20 Minuten. Über Nacht entstehen so 10^{12} Zellen, das sind 12.000 Milliarden.

Säugetierzellen

Die Herstellung von Interferon- beta in Säugerzellen bietet dagegen den Vorteil, daß diese, anders als die niedrigen Organismen, über die gesamte Enzymausstattung verfügen, die auch den menschlichen Körper auszeichnet. Sie können deshalb menschliche Proteine absolut identisch mit den Modellsubstanzen herstellen, insbesondere glykosylieren sie Proteine. Grundsätzlich können alle Säugerzellen zur Herstellung von Interferon-beta benutzt werden, in der Entwicklung waren beispielsweise Zellen der Maus. Durchgesetzt hat sich aber die Technologie mit der sog. CHO-Zelle. CHO ist die Abkürzung für Chinese Hamster Ovary. Die Zelle stammt

CHO-Zelle

aus dem Ovar des chinesischen Hamsters. Sie ist eine normale Körperzelle, keine Eizelle, wie oft behauptet wird. Mit einer Eizelle könnte keine Produktion von Fremdeiweißen aufgebaut werden. Eizellen sind haploid, beherbergen also nur einen einfachen Chromosomensatz und sind nicht mehr teilungsfähig. Heute ist die CHO-Zelle die Standardzelle für die Produktion von Eiweißen als Arzneimittel mit rekombinanter Technologie. Die Produktion verläuft allerdings langsamer. Zu dem, was E. coli in einer Nacht schafft, benötigt CHO zwei Wochen.

Rekombinantes IFN-β

Die Herstellung von Interferonen war in den frühen 80er Jahren die erste praktische Nutzanwendung der noch brandneuen Gentechnologie. Im Dezember 1980 hat Charles Weissmann an der ETH Zürich das Interferon-alpha als erstes

Tabelle 4. Beispiele für gentechnisch hergestellte und zugelassene Arzneimittel

Produkt	Zulassungsjahr	Hersteller
Humaninsulin	1982	Ely Lilly
Somatotropin	1985	Genentech
Hepatitis-B-Impfstoff	1986	Merck
Interferon-α 2a	1986	Hoffmann-La-Roche
Interferon-α 2b	1986	Schering-Plough
MAB-CD3	1986	Ortho-biotech
tPA	1987	Genentech
Somatotropin	1987	Ely Lilly
Interferon-γ 1a	1988	Bioferon
Interferon-α n3	1989	Interferon Sciences
Hepatitis-B-Impfstoff	1989	SmithKine Beecham
Erythropoetin-α	1989	Amgen
hGH	1989	Ares-Serono
Erythropoetin-α	1990	Ortho-biotech
G-CSF	1991	Amgen
GM-CSF	1991	Immunex
GM-CSF	1991	Hoechst-Roussel
Interleukin 2	1992	Chiron/Cetus
Faktor VIII	1992	Baxter
Interferon-β 1a	1993	Ares-Serono
Interferon-β 1b	1993	Berlex
Interferon-β 1a	1996	Biogen
FSH	1996	Ares-Serono
Interferon-β 1a	1998	Ares-Serono

gentechnisch hergestelltes Interferon zur Expression gebracht. Heute sind fast 50 rekombinante Substanzen als Arzneimittel zugelassen. Eine Auswahl zeigt Tabelle 4.

nIFN-β und rIFN-β

Die Wirksamkeit und Verträglichkeit aller gentechnisch hergestellten Beta-Interferone muß sich an denen der natürlichen Substanz messen. Wirksamkeit und Verträglichkeit der derzeit verfügbaren gentechnisch erzeugten Beta-Interferone sind immer gleich denen des natürlichen, wenn die Struktur der gentechnisch erzeugten Moleküle nicht zu weit vom natürlichen Vorbild entfernt ist. Bei physikochemisch identischen Molekülen zeigen Messungen der biologischen Aktivität und die Untersuchung biologischer Wirkungen in humanen Zellkulturen oder an dem Menschen entnommenen Blutzellen, ob ein gentechnisch gewonnenes Interferon pharmakologisch ein ähnliches Wirkprofil aufweist wie das natürliche Vorbild und ob deshalb auch im Organismus identische Wirksamkeit erwartet werden kann. Es ist bei der Herstellung von Interferon-beta zu unterscheiden zwischen zwei Methoden. Der Herstellung von menschlichen Proteinen in Prokaryonten, Organismen, die keinen echten Zellkern besitzen wie z. B. Bakterien, und der in Eurkaryonten, das sind Zellen höherer Organismen mit echtem Zellkern. Mit der älteren Methode, der Fermentation von gentechnisch veränderten

Ältere Herstellmethode: Bakterien

Bakterien, gewinnt man derzeit ein biologisch wenig aktives, thermolabiles Interferon, das in seinem Bau mit dem natürlichen Interferon-beta nicht identisch ist und dem die natürlichen Zuckerketten fehlen (Mark 1984). Bakterien schleusen das ihnen stammesgeschichtlich fremde Interferon nicht aus ihren Zellen aus. Sie lagern es in speziellen Depots ab, den Einschlußkörperchen oder *»inclusion bodies«*. Bakterien und »inclusion bodies« müssen aufgebrochen werden. Deshalb weist das Ergebnis der Bakterienfermentation eine Belastung durch Bakterienproteine auf. Allerdings muß erwähnt werden, daß durch gezielte gentechnische Veränderungen (s. unten) ein Interferon-beta aus E. coli erzeugt werden kann, das nicht hydrophob, sehr thermostabil und hochgradig biologisch wirksam ist und dessen Genprodukt nicht mehr in »inclusion bodies« gefangen bleibt (Otto 1998).

Das gegen MS eingesetzte, in Bakterien (E. coli) hergestellte Beta-Interferon hat die oben angeführten Nachteile in ausgeprägtem Maße aufgewiesen (Mark 1984). Um dem Molekül eine bessere Baustruktur zu verleihen, mußte der Wirkstoff nachträglich umgebaut werden. Ein solches mutiertes Molekül (IFN-β 1b) wird auch als Mutein-Interferon bezeichnet (Larocca 1989). Drei Eigenschaften waren für die unvorteilhaften Eigenschaften des aus den Bakterien isolierten Moleküls verantwortlich: die fehlende Glykosylierung, die Hydrophobie und die aberrante Faltung zur Sekundärstruktur. Diese inkorrekte Faltung ist bedingt durch eine biologisch nicht adäquate Schwefelbrücken-Bildung innerhalb des Moleküls. Interferon-beta enthält dreimal die Aminosäure Cystein (Cys). Cys kann mit jedem anderen Cys eine Schwefelbrücke bilden. Die Cysteine im Beta-Interferon besetzen die Positionen 17, 31 und 141 im Polypeptid. Im aktiven Beta-Interferon-Molekül verbinden sich die Cysteine 31 und 141 und bilden so die Grundlage zur korrekten Faltung des Polypeptids. Cys 17 bleibt unverbunden. In E. coli verbindet sich aber gerade dieses Cys 17 bevorzugt mit einer der beiden anderen Cys. Dadurch kann kein biologisch aktives Interferon-beta zustande kommen. Um dem abzuhelfen, mußte Cys 17 durch eine andere Aminosäure, das Serin (Ser), ersetzt werden. Erst dann verbindet sich Cys 31 mit Cys 141 und die beschriebenen Mängel werden, wenn auch nicht ganz aufgehoben, so doch stark gemildert.

Protein-Design   Die Nachteile des bisher aus Bakterien hergestellten Interferon-beta vermeiden moderne Methoden gentechnischer Veränderung des Interferon-beta-Moleküls. Dabei werden Aminosäuren gegen andere ausgetauscht und so nachteilige Eigenschaften schrittweise in gewünschte verändert. Die Methode wird als Protein-Design bezeichnet. Bei Aminosäuren können wir zwischen gering und besser wasserlöslichen unterscheiden. Gering wasserlöslich sind beispielsweise die Aminosäuren Phenylalanin (Phe; F) oder Leucin (Leu; L). Diese Aminosäuren kommen im Interferon-beta-Molekül häufig vor (s. Tabelle 3, S. 22). Sie sind nach der Außenseite des Moleküls hin orientiert und am dem Zuckerrest gegenüberliegenden Pol des Moleküls konzentriert (s. Abb. 1, S. 18). Dadurch erhält dieser einen hydrophoben, wasserabweisenden Charakter. Bei der Methode des Austauschs hydrophober Aminosäuren gegen hydrophile, dem sog »*hydrophobic engineering aproach*«, werden die Aminosäuren gegen Serin (Ser; S) gentechnisch ausgewechselt. Beim IFN-β 1c beispielsweise werden 8 der hydrophoben Aminosäuren ausgetauscht. Es entsteht ein durchgehend elektrisch negativ geladenes Molekül, das die Anlagerung des Wassermoleküls duldet, d. h. wasserlöslich geworden ist (Otto 1998). Die genannten Nachteile weist eine jüngere, technisch anspruchsvolle Methode nicht auf: die Herstellung von menschlichem Interferon-beta aus eukaryontischen Zellen mit echtem Zellkern. Die Technik der Kultur von rekombinierten Säugerzellen führt zu einem in jeder Beziehung naturidentischen, humanen Interferon-beta, die biologische Aktivität ist von vornherein hoch. Primär-, Sekundär- und Tertiärstrukturen des so gewonnenen Proteins stimmen mit denen des natürlichen Interferons überein. Die notwendigen Zuckerketten werden dem Interferonmolekül in der CHO-Zelle in natürlicher Form an der dafür vorgesehenen Position 80, einem Asparagin, der Aminosäurekette, angelagert. Gentechnisch aus einer definierten CHO-Zelle hergestelltes Interferon-beta trägt eine sehr homogene Zuckerung ganz überwiegend bestehend aus einem einheitlichen Zuckerrest. Die posttranslationale Glykosylierung (s. S. 33) von Proteinen ist eines der ganz aktuell bearbeiteten, medizinisch und ökonomisch bedeutenden Fragen bei der gentechnischen, rekombinanten Herstellung von Funktionsproteinen; beeinflußt doch die Zuckerung die Stabilität der verwendeten Zellinien, die Lebensdauer der biosynthetisierten Produkte und ihre Wasserlöslichkeit. Diese Faktoren wiederum legen medizinisch relevante Variable fest wie Resorptionseigenschaften der Wirkstoffe, ihre Verteilung im Körper, ihre Fähigkeit, vom Zielorgan erkannt zu werden, und die Ausbildung neutralisierender Antikörper. Ökonomisch bedeutsam ist die höhere Produktionsrate glykosylierter Proteine, die Möglichkeit, in großen Volumina zu arbeiten und die einfachere Reinigung der Endprodukte. Säugerzellen sezernieren das hergestellte Interferon-beta ins Zellkulturmedium, sie müssen deshalb nicht aufgebrochen werden. Aus Säugerzellen gewonnenes

Jüngere Methode:
Säugerzellen

Interferon-beta ist thermostabil. Es kann unbeschadet ohne Kühlung transportiert und aufbewahrt werden. Allerdings soll es vorsichtshalber kühl lagern. Bei Arzneimitteln ist als feiner Unterschied zu beachten, Lagerung betrifft den Groß- und Einzelhandel, Aufbewahrung den Verbraucher.

Vorteile rekombinierter Proteine

Die Vorteile beider Formen der gentechnischen Herstellung von Interferon-beta sind die nach der Reinigung erzielte hohe Reinheit von > 99 %, die unbegrenzte Verfügbarkeit und die daraus resultierenden niedrigeren Kosten gegenüber natürlichem Interferon-beta. Eine Übersicht über derzeit hergestellte bzw. klinisch geprüfte natürliche und gentechnische Interferone gibt Tabelle 5.

Herausforderung:
Inhaltsangaben für IFN-β-Präparate

Fragestellung

Die objektive Quantifizierung einer Interferonmenge ist nach wie vor eines der nicht zufriedenstellend gelösten Probleme

Tabelle 5. Klinisch geprüfte Interferone in Europa

Typ	Name	Hersteller	Produktions-zelle	Anmerkung
α-Interferon	Roferon-A	Hoffman La-Roche	E.-coli-Bakterium	rIFN-α 2a; Lys Position 23
	Intron-A	Essex	E.-coli-Bakterium	rIFN-α 2b; Arg Position 23
	Wellferon	Wellcome	Lympho-blastoid	nIFN-α-nl, ca. 20 IFN-α-Typen
	Alphaferon	Rentschler	Leukozyten	nIFN-α, ca. 20 IFN-α-Typen
β-Interferon	Rebif®	Serono	CHO	rIFN-β 1a
	Beneferon®	Rentschler	CHO	rIFN-β 1a
	Avonex®	Biogen	CHO	rIFN-β 1a
	Betaferon®	Schering	E.-coli-Bakterium	rIFN-β 1b, Ser Position 17; Met (–)
	Frone	Serono	FS4	nIFN-β, >90% rein
	Fiblaferon	Rentschler	FS4	nIFN-β, <20% rein
γ-Interferon	Gamma-feron[a]	Rentschler	E.-coli-Bakterium	rIFN-γ 1a
	Imufor-Gamma	Boehringer Ingelheim	E.-coli-Bakterium	rIFN-γ 1b, Cys-Tyr-Cys (–)
	Immuneron	Biogen	E.-coli-Bakterium	rIFN-γ 1a

[a] Ab September 1996 nicht mehr erhältlich.

bei der Bewertung dieser Wirkstoffe. Dies gilt aktuell auch für alle Interferon-beta-Präparate. Die ursprünglichen Hersteller von Beta-Interferonen in Israel, Italien, Japan und Deutschland haben, um die Einheitlichkeit der Mengenangaben annähernd sicherzustellen, ihr Produkt regelmäßig in international anerkannten, unabhängigen Zentrallabors auf seinen Inhalt prüfen lassen. Außerdem führten sie ständig wiederholte Kalibrierung oder Eichung ihres Laborstandards an dem offiziellen Standardpräparat der amerikanischen Gesundheitsbehörden (NIH) oder der Weltgesundheitsorganisation (WHO) durch. Darüber hinaus haben sie untereinander blinde, d. h. nicht mit der Mengenangabe des Inhalts ausgezeichnete Prüfpräparate zur gegenseitigen Testung ausgetauscht. So konnte über viele Jahre hinweg einigermaßen sichergestellt werden, daß die Inhaltsangaben in IU für Interferonpräparate international um nicht wesentlich mehr als 15% schwankte. Seit Interferon-beta kommerziell eine große Bedeutung zukommt, hat man sich nicht mehr an diese bewährte Methode gehalten. Statt dessen werden heute unterschiedliche Testmethoden ohne hinreichende Prüfung eingesetzt. Es ist deshalb recht schwierig geworden, Inhaltsangaben für die verschiedenen Interferon-beta-Präparate auf ihre Richtigkeit hin einzuschätzen. Antonetti et al. (1997) schlagen vor, statt der bisher üblichen Angaben in IU die Mengenangabe in µg zu verwenden. Dies ist für natürliches Interferon-beta und für Interferon-beta 1a auch ohne weiteres möglich. Für diese Präparate gilt, 11 µg Interferon-beta entsprechen 3 MIU. Für Interferon-beta 1b dagegen, bei dem eine andere Relation zwischen der biologischen Aktivität (angegeben in MIU) und der Masse (angegeben in µg) besteht, ist diese Art der Angabe wenig aussagekräftig. Eine gute Übersicht gibt Gruber (1998).

Bei Interferon-beta 1b sind es zwei Faktoren, die den *Vergleichbarkeit* Vergleich der Masse (µg) oder den der biologischen Aktivität (MIU) des Interferon-beta 1b mit denjenigen des Interferon-beta 1a unmöglich machen. Zum einen haben die Eiweißmoleküle des Interferon-beta 1b in großem Ausmaß die Neigung, sich fest aneinander zu binden, es entsteht aus zwei biologisch aktiven Monomeren ein biologisch nicht mehr aktives Dimer. Interferon-beta 1a hat diese Neigung kaum. Ein biochemischer, antikörpergebundener Assay (ELISA) bestimmt für solche Dimere eine Masse von zwei Molekülen. Der antivirale Zellassay bestimmt aber für das Dimer keine biologische Aktivität. Zum anderen sind die Eiweißmoleküle des Interferon-beta 1b so gebaut, daß sie sich nur geringgradig mit einer Wasserhülle umgeben, deshalb nicht oder nur eingeschränkt wasserlöslich sind. Wasserlöslichkeit aber ist die Voraussetzung für den reibungslosen Ablauf des Stoffwechsels im Körper. Um entsprechende Wirkungen im Organismus zu erzielen, muß von Interferon-beta 1b 10mal mehr angewandt werden als von Interferon-beta 1a. Die Einzeldose des Interferon-beta 1b enthält folgerichtig 250 µg Interferon, was 8 MIU entspricht. Da die MIU-Angaben für Interferon-beta 1b an einem anderen internationalen Standard gemessen werden, entsprechen sie zusätzlich nicht denen für Interferon-beta 1a, was einen Vergleich vollends unmöglich macht.

Spezifische Aktivität

Zu den beiden Angaben Masse (g) und Aktivität (IU) kommt noch eine dritte hinzu, die spezifische Aktivität. Eine Flasche Interferon enthält Bruchteile eines Gramms, etwa 22 µg Interferon, was einer bestimmten Anzahl Einheiten oder Units (U) entspricht. Die 22 µg Interferon entsprechen 6×10^6 IU, das sind 6 Millionen Internationale Einheiten (MIU). Die spezifische Aktivität ist der Quotient aus biologischer Aktivität und der Masse. Letztendlich ist das ein Maß für die Reinheit der Substanz. An die Herstellung eines Rohextraktes aus Zell- oder Bakterienkulturen, der neben vielen anderen Stoffen und zahlreichen Proteinen auch Interferon-beta enthält, schließt sich ein Reinigungsprozeß an, in dem so viele Begleitstoffe wie technisch möglich entfernt werden. Die spezifische Aktivität beschreibt das Ergebnis dieser Reinigung. Sie wird angegeben als biologische Aktivität bezogen auf eine definierte Menge Eiweiß. Beispielsweise besagt die Angabe, die spezifische Aktivität eines Interferon-beta-Präparates betrage 1×10^7 IU/mg Protein, daß nach Abschluß des Reinigungsprozesses in einem Milligramm (mg) des Proteingemisches 10 Millionen Internationale Einheiten (IU) Interferon-beta enthalten sind. Je nach Reinigungsaufwand kann der Wert für die spezifische Aktivität theoretisch eine nach oben nicht begrenzte Größe annehmen. Bei der Fertigung des Fertigpräparates muß aus Stabilitätsgründen wieder Protein, meist humanes Serum-Albumin hinzugegeben werden. Deshalb kann die ursprüngliche spezifische Aktivität eines Interferon-beta-Präparates nicht mehr ohne weiteres nachvollzogen werden. Der Verbraucher ist meist auf die Angaben des Herstellers angewiesen.

Bestimmungs-methoden

Zur Bestimmung einer Interferonmenge können zwei grundsätzlich verschiedene Methoden verwendet werden. Zum einen zellfreie, enzymatische bzw. antikörperbindende biochemische oder nuklearbiologische Testmethoden, biochemische Assays wie ELISA oder RIA, zum anderen Zellassays mit Zählung lebender Zellen in menschlichen bzw. tierischen Zellkulturen. Bei biochemischen Assays binden spezifische Antikörper an ganz genau definierte Strukturen oder Epitope des zu messenden Moleküls, unabhängig von dessen vorhandener oder fehlender biologischen Wirksamkeit. Sie messen also im vorliegenden Falle die Zahl vorhandener Interferonmoleküle, unabhängig von ihrer biologischen Aktivität. Zellassays dagegen bestimmen die biologische Aktivität unabhängig von der Anzahl der vorhandenen Interferonmoleküle. Da sich die biologische Aktivität von Interferonmolekülen mit den physikochemischen Bedingungen erheblich ändern kann, ist der biologische Zellassay für therapeutische Fragestellungen aussagekräftiger.

Bis Ende der 70er Jahre existierte für Interferon-beta kein offizielles Standardpräparat. Die Beta-Interferone wurden nach einem Standard für natürliches Interferon-alpha vom Cantell-Typ bestimmt, was keine korrekten Mengenangaben für Interferon-beta ermöglichte. Anfang der 80er Jahre war dann ein erster Standard für Interferon-beta beim NIH erarbeitet (G-023-902-527). Er wurde von allen Herstellern benutzt. Durch unglückliche Umstände gingen dem NIH alle verfügbaren Standardpräparationen verloren. Die laborinternen Standards entwickelten für Jahre ein Eigenleben, wodurch es sehr erschwert war, im internationalen Austausch die korrekten Mengen einzuhalten. Den Maßstab für die Beta-Interferonmenge bildet heute ein Standardpräparat der amerikanischen Gesundheitsbehörde NIH oder der WHO. Es kann erworben werden. Die Katalognummer dieses Standards ist Gb-023-902-531. Der Standard wurde in den 80er Jahren aus natürlichem menschlichen Interferon-beta zubereitet. Dieses wurde in den 70er Jahren in Deutschland durch die Firma Dr. Rentschler ursprünglich für den klinischen Einsatz hergestellt. Es handelt sich dabei um das erste weltweit großtechnisch hergestellte Interferon-beta. Es wurde im Auftrag der amerikanischen Regierung produziert und an das NIH geliefert. Allerdings wurde es wegen seiner sehr geringen spezifischen Aktivität dann doch nie am Menschen angewandt. Gerade wegen seiner geringen Reinheit war es zur Herstellung eines Internationalen Standards für Interferon-beta hervorragend geeignet. Es ist nämlich praktisch endlos stabil, eine der wichtigen Voraussetzungen für ein Standardpräparat. Das Standardpräparat enthält neben natürlichem Interferon-beta noch andere Zytokine, darunter auch Interleukin 6. Diese Verunreinigungen durch Zytokine machen den gegenwärtigen internationalen Standard für hochgereinigte Interferone wenig brauchbar. Deshalb wurde für rekombinantes Interferon-beta 1b ein spezifischer internationaler Standard hergestellt.

Zur Bestimmung von Interferon-beta werden sehr unterschiedliche Zellassays verwendet. Einige sind weit verbreitet,

Offizielles Standardpräparat

Wertung von Mengenangaben

international gut validiert und zuverlässig. Andere sind schwierig zu handhaben und erfordern viel Erfahrung. Nach wie vor werden Abweichungen bis zu 15% toleriert. Nur nach Angabe des Testsystems ist durch den Fachmann abschätzbar, ob eine angegebene Menge Interferon einigermaßen zuverlässig bestimmt ist. Angaben niedriger Interferonmengen bei In-vitro-Untersuchungen sind immer nur in ein und demselben laborspezifischen Bezugssystem gültig. Durch Vielfachmessungen in spezialisierten Labors können niedrige Konzentrationen im Bereich von etwa 2 IU statistisch gesichert werden. Werden in Publikationen über klinische Anwendungen von Interferonen Bruchteile von 1 Million Einheiten angegeben, so kann immer davon ausgegangen werden, daß es sich um errechnete Zahlen, nicht aber um gemessene Werte handelt. Die Angabe, ein Patient habe 0,9 oder 1,6 Mio. Einheiten Interferon erhalten, ist in dieser Genauigkeit klinisch nicht relevant. Allenfalls die Angabe 1 Mio. oder 1,5 Mio. können als gültig akzeptiert werden.

Durchführung des Zellassays

Die Bestimmung der biologischen Aktivität erfolgt über den Nachweis der antiviralen Aktivität von Interferonen. Viren vermehren sich in einer lebenden Zelle solange, bis die Wirtszelle zerstört ist; dies nennt man den zytopathischen Effekt. Die freigesetzten Viren befallen dann neue, bisher noch nicht infizierte Zellen. Interferone vom Typ I schützen noch nicht befallene, gesunde Zellen vor dem Angriff eines Virus. Um eine einzelne Zelle gegen das Eindringen von Viren zu schützen, reicht ein einziges Molekül des Interferon-beta aus. Zur Bestimmung des zytopathischen Effekts werden sog. Zellkultur-Mikrotiterplatten verwendet. Diese umfassen 96 Vertiefungen, sozusagen kleine Reagenzgläser, in waagerechten und senkrechten Reihen. Als Test- oder Zielzellen kann jede menschliche Zelle dienen. Häufig werden Amnion-WISH-Zellen oder humane Fibroblasten, als Testviren häufig murine Enzephalomyokarditis-Viren verwendet. In jedem Test werden Kontrollen mitgeführt.

Am ersten Tag wird in jedes Loch der Mikrotiterplatte eine definierte Menge der Zielzellen gegeben. Sie wachsen am Boden des Loches fest und formen einen gleichmäßigen, einschichtigen Zellrasen. Haben die Zellen die ihnen zur Verfügung stehende Fläche ausgefüllt, hemmen sie sich gegenseitig am weiteren Wachstum. Dann erfolgt die Zugabe derjenigen Probe, welche die zu messende Interferonmenge enthält. Von Loch zu Loch in vertikaler Richtung wird diese Probe 1:2 verdünnt, es entsteht eine Verdünnungsreihe. Am Tag danach wird eine definierte Virusmenge zugegeben. Die Viren dringen in diejenigen Zellen ein, die nicht durch Interferon geschützt sind, vermehren sich auf Kosten der Zelle und zerstören, lysieren diese. Zellen, die mit mindestens einem Molekül Interferon in Berührung gekommen sind, bleiben gegen den Virusangriff geschützt, werden nicht lysiert und überleben. Die überlebenden Zellen färbt ein Vital-Farbstoff, z. B. Trypanblau, der nur lebende Zellen zu färben vermag Nach Fixierung werden die Zellen gewaschen und mit einem normalen Mikroskop begutachtet. Durch Viren abgetötete Zellen erscheinen als weiße Flecken, Plaques, zwischen den vor dem Fixieren noch lebenden und deshalb blau angefärbten Zellen. Diejenige Interferonverdünnung, unter deren Einfluß gerade die Hälfte der Zellen überlebt hat, enthielt eine einzige Internationale Einheit Interferon-beta. Als Kontrollen werden routinemäßig mitgeführt: eine vertikale Reihe Zielzellen ohne Interferon- und ohne Viruszugabe, eine zweite Reihe Zielzellen ohne Interferon, aber mit Viruszugabe und eine dritte Reihe mit einem am internationalen Standard kalibrierten laborinternen Standard. Diese Kontrollen zeigen die regelrechte Durchführung des Assays an.

Aufgrund der Beschreibung wird klar, daß die apparativen, physikalischen, chemischen, biologischen und personellen Bedingungen eines solchen Assays über lange Zeit konstant gehalten werden müssen, um einigermaßen zuverlässige Werte ermitteln zu können. Auch wird klar, daß routiniertes Können erforderlich ist, um von Test zu Test vergleichbare Werte zu erreichen. Nur ständige interne und externe Kontrollen gewährleisten ein gleichbleibendes Niveau der Durchführung. Nur durch wiederholte Bestimmungen wird die notwendige Exaktheit erreicht. Trotz allem Können und aller Sorgfalt muß eine bestimmte Abweichung der gemessenen Werte toleriert werden. Übergenaue Angaben von Interferonmengen müssen irreführend sein. Diese komplizierte, aufwendige und trotz allem recht ungenaue Methode wird benutzt, weil nur sie biologisch aktives, also im menschlichen Organismus voraussichtlich wirksames Interferon-beta, von biologisch inaktivem, nicht wirksamem zu unterscheiden vermag. Dies vermögen einfachere, schnellere und weniger kostenintensive molekularbiochemische Testmethoden nicht zuverlässig zu leisten. Der Nachteil des biologischen Assays liegt darin, daß er andere, auch antiviral wirksame, nicht jedoch an Interferon-beta gebundene Prinzipien in den Meßproben ebenfalls positiv als Interferon erfaßt.

Randbedingungen des Assays

Eine Internationale Einheit (IU) eines Interferons ist diejenige Menge, welche die Hälfte der Zellen einer definierten Zellkultur vor der Lyse durch ein Virus bewahrt (Steward II 1981). Das bedeutet, wenn auf eine Zellkultur erst Interferon

Definition der Internationalen Einheit

und dann eine Lösung mit zerstörenden Viren gegeben wird und die Hälfte der Zellen diesen Virusangriff überlebt, so hat auf die Zellkultur 1 IU Interferon eingewirkt. Die im folgenden vorgestellten pharmakokinetischen Untersuchungen wurden sämtlich mittels Plaque-Reduktionstests (Dake 1976) durchgeführt. Die Testzellen waren WISH-Amnionzellen, die Testviren murine Enzephalomyokarditis-Viren.

Pharmazeutische Angaben zu den IFN-beta-Präparaten

In diesem Kapitel stellen wir kurzgefaßt die pharmazeutischen Angaben aus den Packungsbeilagen derjenigen Präparate zusammen, die derzeit zur Behandlung der Encephalomyelitis disseminata als Arzneimittel zugelassen sind. Die Angaben sind nicht identisch mit dem Wortlaut der offiziellen Texte, sondern auf die wichtigsten Angaben konzentriert, leicht verständlich gefaßt und, wo nötig, kommentiert. Auf den Unterschied zwischen »Lagerung« – das betreibt der Handel, wenn er ein Präparat vorrätig hält – und »Aufbewahrung« – was der Verbraucher macht, wenn er ein Medikament zu Hause hat – sei hingewiesen. Die jüngst zugelassenen Präparate stehen am Anfang. In den Jahren 1994 und 1995 wechselten die Interferon-beta-Präparate ihre herkömmlichen Warenzeichen. Die verwirrenden Verhältnisse seien kurz dargelegt (Tabelle 6). Bis 1994 trug das von Jacobs geprüfte Interferon-beta 1a, hergestellt bis 1993 von der deutschen Firma Bioferon GmbH, danach von der Firma Dr. Rentschler GmbH, den Markennamen Betaferon®. Die Firma Biogen Inc. verfügte bis dahin über kein eigenes Interferon-beta-Präparat. Das Interferon-beta-1b-Präparat der Firma Schering AG, Berlin, trug den Namen Betaseron®. Da der Handelsname Betaseron® aber die Rechte der ebenfalls marktbeteiligten Firma Ares Serono, Genf, unzulässig berührte, mußte das Präparat Betaseron® von Schering umbenannt werden. Schering kaufte der Firma Rentschler den Markennamen Betaferon® ab. Er wird seitdem

Tabelle 6. Markennamen rekombinanter Interferon-beta-Präparate von 1990 bis 1999

Hersteller	IFN-Typ	Markenname bis 1994/95	Markenname aktuell
Ares Serono	IFN-β 1a	Rebif®	Rebif®
Bioferon GmbH	IFN-β 1a	Betaferon®	Beneferon®
Biogen Inc.	IFN-β 1a	÷	Avonex®
Schering AG	IFN-β 1b	Betaseron®	Betaferon®

für das aus E. coli gewonnene Interferon-beta 1b von Schering benutzt. Das heutige Präparat Avonex® der Biogen ist eine Neubenennung.

CHO-Interferon-beta-Präparate

Rebif®

Das Präparat Rebif® wird in 2 Stärken angeboten, mit 22 μg oder mit 44 μg Inhalt. Beide Stärken werden im folgenden gemeinsam behandelt.

– *Bezeichnung:* Rebif® 22 μg/Rebif® 44-μg -Injektionslösung.
– *Hilfsstoffe:* Mannitol, menschliches Serumalbumin, Natriumazetat, Essigsäure, Natriumhydroxid, Wasser für Injektionszwecke.
– *Darreichungsform:* gebrauchsfertige Spritzen mit Injektionslösung zu 22 μg oder 44 μg.
– *Haltbarkeit:* Sie beträgt 24 Monate. Rebif® ist nicht kühlpflichtig, soll jedoch kühl gelagert werden.
– *Anwendungsgebiet:* Zur Behandlung gehfähiger Patienten mit schubförmig remittierender MS, mit mindestens 2 Schüben in den zurückliegenden beiden Jahren.
– *Wirkungen:* Rebif® verringert Häufigkeit und Schwere klinischer Schübe, es verlangsamt das Fortschreiten der Progression.
– *Dosierung:* Rebif® wird bei Behandlungsbeginn einschleichend, später dreimal in der Woche subkutan injiziert. Die Dosierung ist dann 3mal 22 μg oder 3mal 44 μg Interferon-beta 1a.
– *Gegenanzeigen:* Rebif® darf bei Kindern unter 16 Jahren, bei Schwangeren und während der Stillzeit, bei Patienten mit schweren Depressionen oder bei Epileptikern, deren Anfallsleiden nicht ausreichend therapiert werden kann, nicht angewendet werden.
– *Vorsichtsmaßnahmen:* Patienten mit Herzerkrankungen wie Angina pectoris, dekompensierter Herzinsuffizienz oder Arrhythmien sind zu Beginn der Behandlung sorgfältig zu überwachen. Die Injektionen sind unter aseptischen Bedingungen vorzunehmen und die Injektionsstelle ist bei jeder Injektion zu wechseln, um Hautreaktionen vorzubeugen. Interferone haben eine abortive Wirkung, die Patientinnen sind darüber zu informieren. Das Differentialblutbild, die Leberenzyme und die Nierenfunktionswerte sind zu überwachen. Während der Behandlung mit Rebif® ist auf eine effektive Schwangerschaftsverhütung zu achten.

Nach Bekanntwerden einer Schwangerschaft ist Rebif® abzusetzen. Antiepileptika und Antidepressiva sollen mit Vorsicht angewendet werden. Die Verkehrstüchtigkeit und die Bedienung von Maschinen kann beeinträchtigt werden.

– **Nebenwirkungen:** Zu Beginn der Behandlung können grippeähnliche Symptome wie Muskelschmerz, Fieber, Gelenkschmerz, Schüttelfrost, Müdigkeit, Kopfschmerz oder Übelkeit auftreten. Diese Symptome lassen im Verlauf der Behandlung nach. Leichte und sich zurückbildende Reaktionen an der Injektionsstelle sind häufig, Nekrosen selten. Weniger häufig wurden Durchfall, Appetitlosigkeit, Erbrechen, Schlaflosigkeit, Schwindel, Angstzustände, Hautausschlag, Gefäßerweiterungen oder Herzklopfen beobachtet. Krampfanfälle, Herzarrhythmien, Depressionen, Selbstmord oder Persönlichkeitsveränderungen wurden zwar nicht bei Rebif®, wohl aber bei anderen Interferonen des Typ I beobachtet und können deshalb für Rebif® nicht mit Sicherheit ausgeschlossen werden.

Bei den labormedizinischen Parametern können ein Rückgang der weißen Blutkörperchen (Leukopenie), insbesondere der Lymphozyten (Lymphopenie) sowie der Thrombozyten (Thrombopenie) auftreten. Die Werte für die Leberenzyme (ALT, AST, AP und Gamma-GT) können absinken. Alle Abweichungen der labormedizinischen Werte sind in der Regel nicht behandlungsbedürftig und bilden sich wieder zurück.

Bei etwa 24% der Patienten unter einer Wochendosis von 66 μg und bei etwa 13% derjenigen unter einer Wochendosis von 132 μg Rebif® treten während der Behandlung neutralisierende Antikörper auf.

– **Hersteller:** Serono Pharma GmbH, Landshuterstr. 19, 85716 Unterschleißheim, Telefon 089-32 156-0

Anmerkungen. Zur subkutanen Selbstinjektion bietet der Hersteller eine kostenlose Injektionshilfe an, die in Kombination mit den Fertigspritzen der Präparate eine einfache Handhabung ermöglicht (Lesaux 1999). Die Ausbietung zweier verschiedener Stärken von Rebif®, jeweils zugelassen für die dreimal wöchentliche Injektion, macht dieses Präparat besonders flexibel bei der Individualisierung des Therapieschemas.

Avonex®

– **Hilfsstoffe:** menschliches Serumalbumin, Natriumdihydrogenphosphat, Natriumhydrogenphosphat, Natriumchlorid.

– *Darreichungsform:* Pulver, Lösungsmittel und Injektions-
spritze zur Zubereitung der Injektionslösung.

– *Haltbarkeit:* Sie beträgt 18 Monate, es besteht keine Kühlpflicht, kühl lagern.

– *Anwendungsgebiet:* zur Behandlung gehfähiger Patienten
mit schubförmiger MS, mit mindestens 2 Schüben in den
zurückliegenden drei Jahren und ohne kontinuierliches
Fortschreiten der MS zwischen den Schüben.

– *Wirkungen:* Avonex® verlangsamt das Fortschreiten der
Progression und verringert die Häufigkeit klinischer Schübe.

– *Dosierung:* Avonex® wird einmal in der Woche intramuskulär injiziert. Die Dosierung beträgt 30 µg Interferon-beta
1a.

– *Gegenanzeigen:* Avonex® soll bei Kindern unter 16 Jahren,
bei schwangeren Patientinnen und während der Stillzeit, bei
Patienten mit schweren Depressionen oder bei Epileptikern,
deren Anfallsleiden nicht ausreichend therapiert werden
kann, nicht angewendet werden.

– *Vorsichtsmaßnahmen:* Patienten mit Herzerkrankungen wie
Angina pectoris, dekompensierte Herzinsuffizienz oder
Arrhythmien sind zu Beginn der Behandlung sorgfältig zu
überwachen. Interferone haben eine abortive Wirkung, die
Patientinnen sind darüber zu informieren. Differentialblutbild, Leberenzyme und Nierenfunktion sind zu überwachen. Während der Behandlung mit Avonex® ist auf eine
effektive Schwangerschaftsverhütung zu achten. Nach
Bekanntwerden einer Schwangerschaft ist Avonex® abzusetzen. Bei Blutbildungsstörungen ist Vorsicht geboten. Die
Verkehrstüchtigkeit und die Bedienung von Maschinen kann
beeinträchtigt werden.

– *Nebenwirkungen:* Die häufigsten Nebenwirkungen sind
grippeähnliche Symptome wie Muskelschmerz, Fieber,
Gelenkschmerz, Schüttelfrost, Müdigkeit, Kopfschmerz oder
Übelkeit. Diese Symptome treten vermehrt zu Beginn der
Behandlung auf und lassen in deren Verlauf nach. Weitere
Nebenwirkungen sind Reaktionen an der Injektionsstelle,
Durchfall, Appetitlosigkeit, Erbrechen, Schlaflosigkeit,
Schwindel, Angstzustände, Hautausschlag, Gefäßerweite-
rungen oder Herzklopfen. Über Krampfanfälle, Herzarrhyth-
mien, Depressionen und Selbstmord wurde berichtet.
Bei den labormedizinischen Parametern können auftreten:
Rückgang der weißen Blutkörperchen (Leukopenie), insbe-
sondere der Lymphozyten (Lymphopenie) oder der neutro-
philen Zellen (Neutropenie) sowie der Thrombozyten
(Thrombopenie). Die Werte für die Leberenzyme (ALT, AST)
können absinken, Nierenwerte (Kreatinin, Harnstickstoff,

Kalium) können ansteigen. Die Abweichungen der labormedizinischen Werte sind in der Regel nicht behandlungsbedürftig. Bei etwa 20% der Patienten treten während der Behandlung neutralisierende Antikörper auf.

- *Hersteller:* Biogen GmbH, Carl-Zeiss-Ring 6, 85737 Ismaning, Telefon 0130-72 54 54

Anmerkungen. Da für Avonex® nur eine Stärke von 30 µg für eine einmalig wöchentliche Injektion zugelassen ist, kann dieses Präparat nur eingeschränkt für individuell zugeschnittene Therapien verwendet werden. Eine notwendige Dosiserhöhung kann nicht ausgeführt werden. Intramuskuläre Injektionen sind, auch von medizinischem Personal, nur unter Aufsicht eines Arztes zu verabreichen.

E.-coli-Interferon-beta-Präparat

Betaferon®

Hilfsstoffe: humanes Serumalbumin, Glukose.
- *Darreichungsform:* Trockensubstanz zur Lösung in 1 ml Lösungsmittel als s.c.-Injektion und Natriumchloridlösung als Lösungsmittel.
- *Haltbarkeit:* 18 Monate bei 2–8°C; das Präparat ist kühlpflichtig bei Lagerung und Aufbewahrung.
- *Anwendungsgebiet:* Zur Behandlung der MS mit schubförmigem Verlauf bei Patienten, die noch ohne Hilfe gehfähig sind, sowie zur Behandlung der sekundär progredienten MS.
- *Wirkungen:* Reduktion der Frequenz und Schwere der klinischen Schübe, der Krankenhausaufenthalte und Verlängerung des schubfreien Intervalls.
- *Dosierung:* 250 µg, was gelöst 8 MIU Interferon-beta 1b entspricht (Referenzstandard für Interferon-beta 1b) werden in 1 ml Lösungsmittel jeden 2. Tag subkutan injiziert.
- *Gegenanzeigen:* Betaferon® soll bei schwangeren Patientinnen und während der Stillzeit, bei Patienten mit schweren Depressionen oder bei Epileptikern, deren Anfallsleiden nicht ausreichend therapiert werden kann, sowie bei Patienten mit Leberinsuffizienz nicht angewendet werden.
- *Vorsichtsmaßnahmen:* Möglicherweise kann es zu depressiven Störungen mit Selbstmordneigung kommen. Bei Patienten mit Neigung zu Anfallsleiden oder solchen, die mit Antidepressiva behandelt werden, sowie bei Patienten mit Blutbildungsstörungen (Myelosuppression) sollte Betaferon® mit Vorsicht angewendet werden, das Differential-

blutbild und die Leberenzyme sollen regelmäßig kontrolliert werden. Frauen im gebärfähigen Alter sollten eine geeignete Schwangerschaftsverhütung betreiben. Die Verkehrstüchtigkeit und die Bedienung von Maschinen kann beeinträchtigt werden.

– *Nebenwirkungen:* Häufig treten Reaktionen an der Injektionsstelle wie Entzündungen, Schmerzen, Überempfindlichkeiten und Nekrosen auf. Ebenfalls häufig sind grippeartige Symptome wie Fieber, Schüttelfrost, Muskelschmerz, Unwohlsein oder Schwitzen. Es können starke Überempfindlichkeitsreaktionen wie Bronchospasmen, Anaphylaxie und Urtikaria auftreten. Bei Frauen vor der Menopause kann es zu Menstruationsstörungen kommen. Zentralnervöse Nebenwirkungen wie Depressionen, Angstzustände, emotionale Labilität, Persönlichkeitsstörungen, Krampfanfälle, Selbstmordversuche und Verwirrung wurden beobachtet. Es kann zum Rückgang der Zahl weißer Blutkörperchen, insbesondere der Lymphozyten und der neutrophilen Granulozyten kommen. Die Leberenzyme und die Harnsäurewerte können ansteigen, die Serumkalziumwerte absinken. Bei schwangeren Patientinnen sind Spontanaborte beobachtet worden. Bei etwa 38% der Patienten treten während der Behandlung neutralisierende Antikörper auf.

– *Hersteller:* Schering AG, 13342 Berlin; Telefon 030-468-0

Wirkhypothese für Interferon-β bei MS

Was ist der Unterschied zwischen einer Tatsache, einer Theorie und einer Hypothese? Für den normalen Sprachumgang sind die Definitionen klar. Eine Tatsache ist nachprüfbar und real existent, eine Theorie ist eine gedankliche, logische Kette von Tatsachen, deren verbindende Glieder nicht bewiesen sind, eine Hypothese ist eine unbewiesene Annahme. Warum diese semantischen Betrachtungen? Sie sollen ins Gedächtnis rufen, daß die Bedeutung der Begriffe Tatsache, Theorie und Hypothese in der Sprache der Naturwissenschaften und Medizin anders definiert sind. Sie sollen klarstellen, was mit »Wirkhypothese für Interferon-beta bei MS« gemeint ist. In den Naturwissenschaften gibt es keine Tatsachen. Die Anschauung von Vorgängen und Zuständen wird immer abhängig von den z. Z. verfügbaren Erkenntnis- und Meßmethoden gesehen. Methoden ändern sich, neue, feinere stehen zur Verfügung, die Offensichtlichkeit und Anschauung eines Vorgangs oder eines Zustandes verändert sich damit ebenfalls. Den Platz der Tatsache nimmt in der Natur-

Theorie oder Hypothese

wissenschaft die Theorie ein. Eine Theorie beschreibt etwas in der Weise, wie wir es messen, erfassen oder erkennen. Eine Hypothese tritt im naturwissenschaftlichen Begriffssystem an die Stelle der Theorie. Die Hypothese beschreibt heute bekannte Erkenntnisse über einen Gegenstand, bringt diese in eine logische Abfolge und sagt gleichzeitig aus, daß die Beschreibung unvollständig ist, sich an der Betrachtung also aller Voraussicht nach irgendwann etwas ändern wird und daß Glieder in der logischen Kette noch fehlen.

Die MS ist eine entzündliche Erkrankung des zentralen Nervensystems, sie entsteht auf einer noch nicht im Detail bekannten, schwachen genetischen Disposition (s. S. 58). Histologische und pathologische Anzeichen weisen auf eine fortschreitende, immunvermittelte Demyelinisierung unter Beteiligung der Lymphozyten (s. S. 254) und Makrophagen (s. S. 255) hin (Prineas u. Graham 1981; Prineas 1984). Es verdichten sich Hinweise, daß das zentrale pathologische Ereignis ein mit dem Autoimmunprozeß und der Entzündungsreaktion zusammenhängender, vom Anfang der Krankheit an ununterbrochen fortschreitender, irreversibler Verlust von Nervengewebe, insbesondere von Axonen und Myelin ist (Raine 1989; Hsie 1993; Davie 1995; Raine 1997; Trapp 1998). Derzeit vollzieht sich also eine Ergänzung der Grundlagen zur Pathogenese der MS. Wir handeln dies als »Paradigmenwandel« in einem besonderen Kapitel ab (s. S. 63). Inwieweit die MS ein Sammelbegriff für pathogenetisch unterschiedliche Erkrankungen mit lediglich gleicher Endstrecke, der Demyelinisierung, ist, wird diskutiert.

Die derzeitige Hypothese zur Wirkungen von Interferon-beta bei MS gibt Tabelle 7 vereinfacht wieder. Bei der Einschätzung dessen, was Interferon-beta in der Therapie der MS praktisch leisten kann, ist zu unterscheiden zwischen seinen Wirkungen während der primären immunologischen Vorbereitung des pathologischen Prozesses und denen während des fortschreitenden Krankheitsprozesses. Die Vorbereitung der Entstehung spielt sich im wesentlichen außerhalb des Raumes des zentralen Nervensystems, in den lymphatischen Organen und im Blut ab. In dieser Phase der Ätiologie wird in der Regel kein Interferon-beta als Therapeutikum eingesetzt. Erst nach einer Manifestation, und da auch relativ spät, wenn bereits zahlreiche der unten skizzierten Zyklen abgelaufen sind, wird Interferon-beta angewandt. Erst ab diesem Zeitpunkt können die beschriebenen Wirkungsmechanismen des exogenen Interferon-beta in das Krankheitsgeschehen eingreifen. Die einzelnen Schritte werden im folgenden Text erläutert In Klammern fett gesetzte Zahlen und Buchstaben

Tabelle 7. Schematische Übersicht der Wirkungen von IFN-β bei multipler Sklerose

Pathologischer Ablauf	Wirkung von Interferon-beta
-1- Beliebiges Pathogen triggert den Autoimmunprozeß ⇓	
-2- Mφ prozessieren das Pathogen und präsentieren AG-Fragmente ⇓ ⇐	*-A-* IFN-β vermindert die primäre-T-Zell-Aktivierung
-3- T-Zelle erkennt AG-MHC (HLA)-Komplex; primäre T-Zell-Aktivierung; T-Zelle proliferiert und bildet Klone ⇓ ⇐	*-B-* IFN-β hemmt die Expression von Adhäsionsmolekülen
-4- Aktivierte T-Zellen wandern im Körper, exprimieren Adhäsionsmoleküle und binden an Gefäßwände der Blut-Hirn-Schranke ⇓ ⇐	*-C-* IFN-β »down«-reguliert Expression von Adhäsionsmolekülen; verhindert den Durchtritt der T-Zellen durch die BBB
-5- Aktivierte T-Zellen durchdringen die Blut-Hirn-Schranke ⇓	
-6- Aktivierte T-Zellen bilden Zytokine, diese aktivieren Mikrogliazellen im zentralen Nervensystem ⇓	
-7- Mikroglia prozessieren und präsentieren Myelinbruchstücke ⇓ ⇐	*-D-* IFN-β verhindert die Bildung von MHC-Klasse-II-Molekülen; damit die sekundäre T-Zell-Aktivierung
-8- Peripher gegen Myelin sensibilisierte T-Zellen binden an MHC-Komplex der Mikroglia und werden sekundär aktiviert ⇓ ⇐	*-E-* IFN-β hemmt die sekundäre T-Zell-Proliferation
-9- Aktive T-Zellen proliferieren und schütten vermehrt Zytokine aus ⇓ ⇐	*-F-* IFN-β verhindert Bildung von MHC-Klasse-II-Molekülen und hemmt Produktion von Interferon-γ und TNF-α; Entzündungshemmung
-10- Zytokine erhöhen AG-Präsentation der Mikroglia, erhöhte T-Zellaktivierung und Produktion proinflammatorischer Zytokine (IFN-γ, TNF-α) ⇓ ⇐	*-G-* IFN-β blockiert Metalloproteinasen und Chemokine, verhindert BBB-Permeabilität
-11- Proinflammatorische Zytokine entzünden die BBB; diese wird permeabel; Mφ, aktive T-Zellen,	

B-Zellen, Antikörper, Komplementfaktoren gelangen in das zentrale
Nervensystem
⇓   ⇐

-H- IFN-β induziert immunmodulierende Zytokine (IL-10, TGF-β);
steigert T-Zell-Suppressor-Aktivität

-12- T-Zellen im ZNS stimulieren
B-Zellen zur AK-Bildung
⇓

-13- AK binden an Myelin und
Oligodendrozyten; AK ziehen Mφ an
⇓   ⇐

-I- IFN-β behindert Ausschüttung
von TNF-α;dämpft den Mφ-Angriff
auf die Myelinscheide

-14- Mφ greifen die Myelinscheide an;
TNF-α greift Oligodendrozyten an
⇓

-15- AK ziehen Komplementfaktoren
an, diese ziehen Mφ an, die Myelin
zerstören und die BBB attackieren
⇓

-16- Myelinscheide wird zerstört,
Reizleitung behindert
⇓

-17- Freiliegende Axone bilden
K⊕-Kanäle aus, Reizleitung wird
erschwert
⇓   ⇐

-K- IFN-β hemmt Entzündung

-18- Mφ und proinflammatorische
Zytokine unterhalten am ungeschützten Axon eine Entzündung
⇓

-19- Axon wird unterbrochen, distaler
Teil stirbt ab

Abkürzungen: *AG* Antigen; *AK* Antikörper; *Mφ* Makrophage; *MHC* Main Histocompatibility Complex (Haupthistokompatibilitätskomplex); *HLA* Humanes Leukozyten-Antigen, entspricht MHC; *BBB* Blut-Hirn-Schranke; *ZNS* Zentralnervensystem; *APC* Antigenpräsentierende Zellen; *TGF* »T cell growth factor« (T-Zell-Wachstumsfaktor).

Grundannahme

beziehen sich auf die entsprechenden Schritte in Tabelle 7. Zu
den Grundlagen s. S. 250ff..

Es besteht kein Zweifel mehr: Das Immunsystem spielt die
entscheidende Rolle bei Pathogenese und Verlauf der MS. Die
Suche nach einer spezifischen Anormalität bei MS Patienten
oder nach einem spezifischen Antigen, gegen das sich die
Immunreaktion im Sinne einer klassischen Autoimmunerkrankung richtet, ist ergebnislos geblieben (McFarland
1995). Es ist seit über hundert Jahren bekannt, daß die MS eine
entzündliche Erkrankung des Zentralnervensystems ist, bei
der es zu einer fokalen Zerstörung von Myelinscheiden
kommt (Charcot 1868). Wir gehen davon aus, daß antigenspezifische Zellen, die Hirnbestandteile erkennen, die *conditio
sine qua non* für die Entstehung einer MS sind. Das
Vorhandensein solcher autoreaktiver Zellen führt jedoch

nicht notwendigerweise zur MS. Lymphozyten, die gegen verschiedene Myelinbestandteile gerichtet sind, finden sich im Blut von Gesunden genauso wie im Blut von MS-Patienten (Martin 1992). Es muß also bei Gesunden Kontrollmechanismen geben, die verhindern, daß diese T- und B-Zellen ihr autoaggressives Potential nutzen. Die auch bei Gesunden vorhandenen autoreaktiven Zellen müssen aktiviert werden, um pathogen zu werden. So finden sich im peripheren Blut von MS-Patienten vermehrt aktivierte T-Zellen, die sich gegen Myelinbestandteile richteten (Zhang 1994). Die Pathogenese der MS stellt man sich vereinfacht so vor: T-Lymphozyten können mittels ihres T-Zell-Rezeptors Antigene aus dem Zentralnervensystem erkennen. Die Zellen dringen durch die Blut-Hirn-Schranke in das ZNS ein, vermehren sich dort (expandieren klonal) und starten dann eine Entzündungskaskade, die sich nach der Immunattacke teilweise selbst wieder limitiert.

Viren (insbesondere neurotrope Erreger wie das Herpes-Virus) oder andere Krankheitserreger (Pathogene), beispielsweise, neuerdings diskutiert, die bakterienähnlichen Chlamydien, stehen in Verdacht, bei der Entstehung der MS eine Rolle zu spielen. Sie sind aber nicht deren Auslöser. Vielmehr können sie die folgenden immunvermittelten Prozesse anstoßen, triggern (-1-), weil sie auf ihrer Oberfläche oder in sich Bausteine tragen, deren molekularer Bau Eiweißen aus der Myelinscheide ähnelt, diese sozusagen nachahmt. Wir sprechen dabei auch von molekularer Mimikri. Da zwei Drittel aller MS-Schübe im Zusammenhang mit viralen Infekten auftreten, erscheint es möglich, wenngleich noch unbewiesen, daß antivirale Effekte von Interferon einen Beitrag zur Schubreduktion leisten.

Viren oder andere Erreger stellen Antigene (Ag) dar, die das Immunsystem zu bekämpfen versucht. Dazu werden sie von Makrophagen (Mφ), den Freßzellen (s. S. 252), eingefangen, in deren Zelleib aufgenommen und in Bausteine zerlegt, prozessiert (-2-). Während dieser Prozessierung bilden sich in den Makrophagen Moleküle, die MHC-Klasse-II-Moleküle (s. S. 262) (MHC: »main histicompatibility complex« oder Haupt-Histokompatibilitäts-Komplex). Beim Menschen wird das entsprechende System als HLA (Humanes Leukozyten-Antigen) bezeichnet. Jedes MHC-Molekül ergreift ein Bruchstück der abgebauten Antigene und transportiert es zur Zelloberfläche. Dort verankern sich die MHC-Moleküle und strecken die Pathogen-Bausteine nach außen, präsentieren sie gewissermaßen. Makrophagen gehören deshalb zu den antigenpräsentierenden Zellen.

Im Serum zirkulieren zahlreiche T-Lymphozyten (s. S. 260). Auf ihrer Oberfläche trägt jede dieser T-Zellen eine Vielzahl von Rezeptoren, die T-Zell-Rezeptoren (TZR). Mit ihrer Hilfe können T-Zellen den durch Makrophagen präsentierten Antigen-MHC-Komplex erkennen (-3-). Zumindest zunächst ist jede dieser Zellen auf ein ganz spezifisch gebautes Protein- oder Antigenbruchstück spezialisiert. Nur dieses erkennt die T-Zelle, denn es paßt genau zu ihrem TZR, ist zu ihm komplementär. Der TZR kontaktiert ein MHC-Molekül mit dem angelagerten Antigen (AG). Die drei Komponenten bilden den trimolekularen Komplex »MHC/AG/TZR«. Dadurch wird die beteiligte T-Lymphozyte aktiviert (s. S. 264). Der vergleichbare Vorgang wiederholt sich später nochmals innerhalb des ZNS, weshalb die hier geschehene Aktivierung als die primäre bezeichnet wird. Die aktivierte einzelne T-Zelle beginnt sich massenhaft zu teilen, sie proliferiert. Alle aus den Teilungen resultierenden Tochterzellen stammen von ein und derselben Zelle ab, sie sind deshalb ein Klon, und tragen alle denselben TZR. Die Teilung wird durch Interleukin-2 (IL-2) angeregt, das die T-Zellen während ihrer Teilung ausschütten. Die aktivierten T-Zellen machen sich auf den Weg durch den Körper, stets auf der Suche nach dem für sie komplementären Antigen, sie zirkulieren im Serum. Die T-Zellen spielen für die MS eine herausragende Rolle. Ihren Namen haben diese Zellen davon, daß sie im Thymus ihre Prägung erfahren. Diese Zellen können nach Oberflächenmolekülen weiter differenziert werden. Solche Oberflächenmoleküle werden gemäß einer internatonalen Klassifikation (CD: »cluster of differentiation«) durchnummeriert. Für die MS haben vor allem die CD4-positiven Zellen (CD4+) eine Bedeutung, sie werden auch T-Helferzellen genannt.

An dieser Stelle soll auf eine genetische Prädisposition für die Entstehung der MS hingewiesen werden. Da es vom MHC-Molekül abhängt, welche Aminosäuresequenzen dem T-Zell-Rezeptor dargeboten werden, ist es naheliegend, daß es eine genetische Prädisposition bei Autoimmunerkrankungen gibt. Für die MS ist gut belegt, daß das Risiko, an MS zu erkranken, von genetischen Markern abhängt (Epplen 1997). So ist bei den Personen, die das sog. HLA-DR2-Merkmal tragen, das Risiko

IFN-β hemmt primäre T-Zellaktivierung (A)

erhöht, an MS zu erkranken. Die Fähigkeit der Makrophagen, MHC-Moleküle auszubilden, wird durch IFN-β gemindert (-A-). Dadurch wird die Möglichkeit, Bruchstücke des Pathogens zu präsentieren, eingeschränkt. Es sinkt so die Chance, ein einem Myelinbaustein ähnliches Antigenbruchstück zu präsentieren Außerdem hemmt IFN-β die Sekretion von IL-2 durch die T-Lymphozyten (s. S. 260) und so deren Proliferation. Insgesamt wird die primäre T-Zellaktivierung durch Interferon-beta eingeschränkt oder unterbunden.

Aktivierte T-Lymphozyten setzen die Zytokine Lymphotoxin und Interferon-gamma frei. Diese bewirken die Ausbildung von Adhäsionsmolekülen (-*4*-) auf der inneren Oberfläche der Epithelzellen feiner Blutgefäße am zentralen Nervensystem. Gleichzeitig bilden T-Zellen auf ihrer Zelloberfläche komplementäre Adhäsionsmoleküle. Durch das Zusammenspiel dieser Anheftungsmoleküle können sich die T-Lymphozyten an der Innenseite von Blutgefäßen verankern. IFN-β reguliert die Ausbildung von Adhäsionsmolekülen auf den T-Zellen und die Ausschüttung von Zytokinen herunter (»down regulation«; -*B*-). Das Andocken aktivierter T-Zellen an der Wand von Blutgefäßen wird durch erschwert. Gleichzeitig wird auch die Neubildung (Expression) von Adhäsionsmolekülen an der inneren Wand der Arteriolen und der fein verzweigten Kapillaren heruntergeregelt (s. S. 276). Die Bindung der T-Zellen an die innere Oberfläche der Kapillaren erlaubt es, die Blut-Hirn-Schranke aktiv zu überwinden (-*5*-). Die Blut-Hirn-Schranke sorgt dafür, daß im Zentralnervensystem ein konstantes Milieu herrscht, anders als im zirkulierenden Blut, wo, z. B. durch Aufnahme von Wasser und verschiedenen Molekülen aus dem Verdauungstrakt, stärkere Milieuschwankungen vorliegen. Die Blut-Hirn-Schranke ist eine Lipoidschranke, die hydrophile Moleküle, auch kleine, weitgehend zurückhält, lipophile Moleküle bis ca. 500 da Molekulargewicht aber mühelos durchläßt. Das Eindringen aktivierter T-Zellen in das Zentralnervensystem auf der Suche nach ihrem passenden Antigen gilt als der zentrale Vorgang bei der Auslösung einer MS. Durch die Störung des Zusammenspiels der Adhäsionsmoleküle auf den T-Zellen und der inneren Wand der Gefäße verhindert Interferon-beta das Eindringen der aktivierten T-Zellen in das Gehirn (-*C*-; s. S. 280).

Im ZNS geben die T-Zellen weiterhin Zytokine ab. Insbesondere Interferon-gamma soll hier eine prominente Rolle spielen. Die Zytokine wirken auf Mikrogliazellen ein. Der Einfluß der T-Zell-Zytokine bewirkt die Umwandlung inaktiver Mikrogliazellen zu aktiven, antigenpräsentierenden Zellen (-*6*-). Mikrogliazellen gehören zur den Monozyten (s. S. 246), sie sind die Makrophagen des ZNS. Wie Makrophagen nehmen auch sie Proteine auf, prozessieren und präsentieren sie. Hierzu dienen MHC-Moleküle der Mikrogliazellen. Durch Zytokine aktivierte Mikroglia werden zu antigenpräsentierenden Zellen, sie können Bruchstücke des normalen Myelins um- oder abbauen (-*7*-) und den T-Zellen darbieten. Sofern im peripheren Blut bereits gegen myelinähnliche Strukturen pri-

IFN-β hemmt Expression von Adhäsionsmolekülen (B)

IFN-β verhindert Passage durch die BBB (C)

mär aktivierte, autoreaktive T-Zellen (-*3*-) ins ZNS immigriert sind und dort auf die von Mikrogliazellen präsentierten echten Myelinbruchstücke treffen, werden sie gegen diese erneut, sekundär, aktiviert (-*8*-). Interferon-beta reguliert die Expression von MHC-Klasse-II-Molekülen herunter (-*D*-; vgl. -*A*-). Es werden weniger oder keine solchen Moleküle mehr ausgebildet. Damit wird die Fähigkeit der Mikroglia zur Präsentation von Myelinbruchstücken reduziert oder unterbunden.

IFN-β verhindert Bildung von MHC-Klasse II (D)

Die sekundär aktivierte T-Zelle beginnt IL-2 zu bilden. Den Stimulus über IL-2 benötigt die T-Zelle zur raschen Proliferation, wobei ein Zellklon entsteht. Die proliferierten T-Zellen erkennen fälschlicherweise Teile der Myelinscheide als fremde, anzugreifende Eindringlinge. Der Abbau der Myelinscheide nimmt seinen Anfang. Durch die Hemmung der Freisetzung von IL-2 (-*E*-) und anderer proinflammatorischer Zytokine hemmt Interferon-beta die massenhafte Entstehung von agressiven T-Zellen. Außerdem schütten aktivierte und proliferierte T-Zellen vermehrt proinflammatorische Zytokine, insbesondere wiederum Interferon-gamma aus (-*9*-). Basierend auf Tierversuchen werden die Zytokine in zwei Klassen eingeteilt: In
– entzündungsfördernde, proinflammatorische »TH1-Zytokine« wie Interleukin-2, Interferon-gamma oder Tumor-Nekrose-Faktor-alpha und
– gegenregulatorische »TH2-Zytokine« wie Interleukin-10.

IFN-β hemmt sekundäre T-Zell-proliferation (E)

Die Zytokine aus den T-Zellen (-*9*-) bewirken darüber hinaus eine zusätzlich vermehrte Expression von MHC-Molekülen auf der Oberfläche der Mikrogliazellen. Dadurch wird deren Fähigkeit, den T-Zellen gegenüber Antigene zu präsentieren, nochmals gesteigert. Dies löst einen zyklisch sich wiederholenden Vorgang aus. Erhöhte Antigenpräsentation führt erneut zu einer vermehrten Ausschüttung von proinflammatorischen Zytokinen durch die T-Zellen (-*10*-), besonders von Interferon-gamma und TNF-α. TNF-α gilt als Substanz, welche die Oligodendrozyten, für den Aufbau der Myelinscheide verantwortliche Zellen, angreift. Es entsteht eine lokale Entzündung im zentralen Nervensystem, die sich selbst unterhält. Interferon-beta vermindert die Bildung von MHC-Klasse-II-Molekülen und die Bildung und Ausschüttung proinflammatorischer Zytokine durch die aktivierten T-Zellen. Dies führt zu einer Unterdrückung der Entzündungsreaktion (-*F*-).

IFN-β hemmt die Entzündungs-reaktion

Aus der lokalen Entzündungsreaktion stammende Stoffe (-*10*-) schädigen die Blut-Hirn-Schranke (BBB), sie entzündet sich und wird permeabel, durchlässig für eine Reihe von Zellen und Substanzen aus der peripheren Blutbahn (-*11*-). B-

Lymphozyten, im zentralen Nervensystem sonst nicht anzutreffen, gelangen jetzt dorthin. Weitere, bereits in der peripheren Blutbahn gegen Komponenten des Myelins aktivierte T-Zellen dringen ein, verstärken und wiederholen die aufgezeigten Reaktionen (ab -5-). Aktivierte T-Zellen helfen den B-Zellen bei der Bildung ihrer Antikörper. Periphere Makrophagen gelangen ins ZNS. Sie spielen eine wesentliche Rolle beim Angriff auf die Myelinscheide der Nervenfasern, die Axone. Zusammen mit dem T- und B-Zellen sind sie für die Unterhaltung der Entzündungsreaktion am Axon verantwortlich. Faktoren des Komplementsystems gelangen ins ZNS. Das Komplementsystem ist sowohl ein Bestandteil des angeborenen Immunsystems als auch der adaptiv erworbenen Immunantwort (s. S. 245). Die Permeabilisierung der Blut-Hirn-Schranke kann durch Interferon-beta verhindert werden. Es inaktiviert Chemokine (Proteine, die Makrophagen zum Ort einer Entzündung locken) und es blockiert Metalloproteinasen (-G-), die von Bedeutung sind für den Durchtritt von Zellen oder großen Molekülen durch die Blut-Hirn-Schranke. Die Blut-Hirn-Schranke wird so abgedichtet.

IFN-β hemmt BBB-Permeabilität

Aufgrund der Entzündungsreaktion neu ins ZNS eingedrungene T-Zellen ermöglichen den ebenfalls neu eingewanderten B-Zellen die Antikörperbildung (s. S. 256). Antikörper sind an den Attacken gegen die Myelinscheide beteiligt (-12-). Da die T-Zellen den B-Zellen sozusagen behilflich sind, Antikörper in großer Menge zu exprimieren, nennt man sie auch T-Helferzellen. Die Kaskade gegenseitiger Stimulation zum Angriff auf die Myelinscheide (-10-) kann gebremst werden. CD8+-zytotoxische T-Zellen sind dazu in der Lage. Interferon-beta induziert immunmodulierende Zytokine (IL-10, TGF-β) und stimuliert so die zytotoxischen T-Zellen (-H-). Diese Lymphozyten tragen auf ihrer Zelloberfläche Rezeptoren des Typs CD8 (s. S. 261). Sie vermögen eine ganze Reihe immunologischer Suppressionsreaktionen zu vermitteln.

IFN-β steigert T-Zell-Suppressor-Aktivität (H)

B-Zellen tragen auf ihrer Zelloberfläche Rezeptoren zur Erkennung spezieller Proteinbruchstücke, der Antigene. Darunter können auch solche sein, die aus dem Abbau des Myelin stammen. Trifft eine B-Zelle auf die für sie passenden Antigene aus dem Myelin, so wird die B-Zelle aktiviert, sie proliferiert und bildet, mit Hilfe der T-Helferzellen, eine große Menge dieser Rezeptoren. Sie verlassen die Zelle und flottieren als Antikörper vom Typ Immunglobulin G (IgG; s. S. 257). Antikörper ziehen Makrophagen richtiggehend an. Sie heften sich an die passenden Strukturen von Myelinscheide und Oligodendrozyten (-13-) und markieren diese so für einen Angriff durch die Makrophagen. Diese erkennen die von den

Antikörpern markierten Stellen auf dem Myelin, brechen Teile heraus, nehmen sie auf und prozessieren sie. Makrophagen sezernieren TNF-α frei. Eigentlich ist lokal von Makrophagen freigesetztes TNF-α für die Bekämpfung von eingedrungenen Erregern vorgesehen, weil es entzündliche Reaktionen unterhält. Im ZNS übernimmt es aber eine ganze Reihe anderer Funktionen. Es wird zum Induktor für die Expression von MHC-II-Molekülen auf Mikrogliazellen. Daneben führt es einerseits direkt zu einer Demyelinisierung, andererseits induziert es den apoptotischen Zelltod von Oligodentrozyten und deren Vorläuferzellen, die in der Lage wären, demyelinsierte Axone zu remyelinisieren. Außerdem stimuliert TNF-α die Proliferation von Astrozyten, die zur Narbenbildung führt (-*14*-). Durch die Behandlung mit IFN-β wird die Freisetzung von TNF-α behindert und die Angriffslust der Makrophagen gedämpft (-*1*-), wahrscheinlich vor allem über den Antagonismus zum Interferon-γ, dieses Zytokin wurde früher auch als »Makrophagen-aktivierender Faktor« bezeichnet.

IFN-β dämpft Angriff der Makrophagen

Antikörper locken Komplementfaktoren an (-*15*-). Komplementfaktoren (s. S. 248) wiederum ziehen Makrophagen an, die Myelin zerstören. Auch sollen Komplementfaktoren direkt toxisch gegen Oligodendrozyten und Myelin wirken und die Blut-Hirn-Schranke angreifen. Das Ergebnis der Kaskade einander bedingender Stimulationen der beteiligten Zellen und Stoffe ist die Demyelinisierung von Axonen im ZNS (-*16*-). Dadurch wird die Reizleitung zunächst behindert, später unterbrochen. Die Demyelinisierung kann bei begrenzten, kleinen Schäden zunächst ausgeglichen werden durch den Sicherheitsspielraum, den die saltatorische Reizleitung bietet (s. S. 290). Eine demyelinisierte Strecke von wenigen Millimetern kann übersprungen werden. Demyelinisierte Axone können von den zuständigen Oligodendrozyten in begrenztem Maße wieder remyelinisiert werden.

Ein weiterer Grund für die schlechtere Erregungsleitung durch entzündete Nerven ist die Produktion von freien Radikalen z. B. freien Stickstoffradikalen (kurz: No_x genannt), die konzentrationsabhängig zu einer Verschlechterung der Reizleitung führen. Hinzu kommt als weiterer Vorgang die entzündliche Schädigung des demyelinisierten Axons. Zunächst werden Kalium/Natriumkanälchen wieder gebildet (Perezo 1999), die normalerweise durch das Myelin verdeckt waren (-*17*-). Sie sind Teil von Transportmechanismen für Kaliumionen, die eine Rolle bei der Reizleitung spielen. Durch die jetzt freiliegenden Kaliumkanälchen kommt es zu einem permanenten Einstrom von Kaliumionen in den Nerv und damit zu dessen Unerregbarkeit.

Makrophagen und proinflammatorische Zytokine unterhalten am ungeschützten Axon eine Entzündung (*-18-*). Die Entzündung schädigt das Axon zunehmend. Es bricht an der Entzündungsstelle. Proximal, zum Zelleib hin, treibt das Axon durch Zustrom gelöster Bestandteile des Nerven (axonaler Fluß) knopfartig auf, der distale Teil stirbt ab und wird von Freßzellen beseitigt. Damit wird die Reizleitung irreversibel unterbrochen (*-19-*). Über die oben diskutierten Mechanismen (*-H-*, *-I-*) kann Interferon-beta die Entzündung am demyelinisierten Axon dämpfen oder beseitigen (*-K-*).

IFN-β hemmt die Entzündungsreaktion (K)

Paradigmenwandel bei MS und ihrer Therapie

Der Begriff »Paradigmenwechsel« ist modern geworden. Was ist eigentlich ein Paradigma? Der Begriff stammt aus der griechischen Philosophie, wonach es für alle Dinge ein Urabbild, meist göttlicher Gründung, gibt, das Paradigma. Es ist unveränderlich und dient den Sterblichen zur Orientierung. In der Rhetorik, der Lehre der Sprachkunst, bezeichnet der Begriff später ein als Beleg oder Widerleg geeignetes Beispiel, eine typische Begebenheit. Heute ist es gebräuchlich für ein Denkmuster zur Erklärung für die Richtigkeit von Hypothesen, hier der Arbeitshypothese (s. S. 53) zur Entstehung der multiplen Sklerose. Aufgrund neuer Arbeiten zur Pathophysiologie werden in der Mitte des vorvergangenen Jahrhunderts in Europa bereits bekannte Ergebnisse zur anatomisch physiologischen Grundlage der MS wieder diskutiert. Dies führt endlich zu einer breiten Akzeptanz der Ergänzung unserer Ansichten über Entstehung und Behandlung der MS. Die laufenden Diskussionen und neuen Hypothesen sind hier mit dem Begriff »Wandel der Paradigmen« belegt (Tabelle 8).

Paradigma

Kurz zusammengefaßt beschreibt der Paradigmenwandel in der MS die Änderung unserer Anschauung zur Entstehung dieser Krankheit, zu ihrer aktuellen klinischen Manifestation und zum Wert der paraklinischen Befunde. Daraus abgeleitet werden Konsequenzen für eine Änderung des therapeutischen Vorgehens mit Interferon-beta. Nicht mehr Demyelinisierung steht beim Krankheitsbild im Vordergrund, sondern stetig andauernde Entzündung an demyelinisierten Teilen der Nervenfasern, was zur Durchtrennung der Fasern und damit zum irreversiblen Verlust von Nervengewebe führt. Mit der Dämpfung der Entzündung durch den Einsatz von Interferonbeta soll der Verlust leitenden Nervengewebes verzögert werden. Dazu soll Interferon-beta so früh wie angezeigt und eine höhere Dosis verwendet werden.

Tabelle 8. Der Paradigmenwandel in der multiplen Sklerose

Bisher gültige Hypothese	Zukünftige Hypothese
Pathologie/Pathophysiologie Entzündliche, demyelinisierende Erkrankung des ZNS mit autoimmuner Komponente	Entzündlicher Untergang der Myelinscheide mit irreversiblem Verlust von Axonen
Krankheitsaktivität Zeitlich unterschiedliche Aktivität mit klinisch stillen Phasen	Hohe und gleichbleibende Aktivität von Anfang an, ohne stille Phasen
Korrelation MRT/Klinik Keine Korrelation zwischen MRT-Aktivität und klinischem Bild	Korrelation zwischen MRT-Aktivität und irreversibler neuronaler Zerstörung
Therapiebeginn Nach Erreichen einer gewissen Aktivität	So früh wie möglich
IFN-β-Dosierung Die optimale IFN-β-Dosis ist unbekannt	IFN-β wirkt dosisabhängig, therapeutische Dosis so hoch wie individuell möglich
IFN-β-Applikationsmodus Die optimale Applikationsfrequenz ist nicht definiert	Eine höhere Applikationsfrequenz führt zu einer besseren Pharmakodynamik
Eignung der Interferone Alle Interferon-Präparate sind zur Therapie der MS gleich geeignet	Therapeutische Anforderungen werden von den Präparaten unterschiedlich gut erfüllt
Therapieempfehlungen Schubförmig remittierende MS nach 2 Schüben, im Alter bis 55 Jahre, Behinderung ≤ 5,5 EDSS (US NMSS 1984)	Schubförmige und progrediente MS, ohne Einschränkung (US NMSS 1998)

Erweiterung zur Pathogenese

Krankheitsbild

Die MS ist eine chronisch entzündliche Erkrankung des ZNS. Sie verläuft in Schüben oder chronisch progredient. Die Hälfte der schubförmigen Verläufe geht später in sekundär chronische über. Eine genetische Diposition ist gegeben (s. S. 58), aber sie ist schwach. Ausgehend von einer Virusinfektion entwickelt sich eine Fehlprogrammierung von T-Lymphozyten, die das körpereigene Myelin im ZNS angreifen, falls sie die Blut-Hirn-Schranke überwinden können. Inzidenz und Prävalenz der MS werden in einem breiten Korridor angegeben. Im Mittel rechnen wir mit 100.000 Kanken in Deutschland, hinzu kommen die nicht diagnostizierten Fälle. Die Rate gutartiger Verläufe liegt, je nach Definition, bei 10% oder auch darüber. Noch 20 Jahre nach Diagnose sind über ein Drittel der Kranken erwerbstätig. Nur 10–15% der Patienten erreichen ein

Behinderung, die einen Rollstuhl nötig macht. Bei etwa 10% ist die MS primär schnell progredient.

MS ist eine Störung an den Leitungsbahnen von Nervenzellen. Entsprechend sind die im MRI des Kopfes sichtbaren Herde, die sog. Plaques, auch überwiegend in der myelinreichen, überwiegend Leitungsbahnen enthaltenden weißen Substanz des ZNS lokalisiert. Die elektrische Erregung, welche Perzeption und Koordination bei Aufnahme von Umwelteinflüssen über die Sinnesorgane (sensible Fähigkeiten), geistige Verarbeitung der Eindrücke und das Denken (kognitive Fähigkeiten), Ausführung von willkürlichen Bewegungen (motorische Fähigkeiten) und unwillkürliche Funktionen innerer Organe (vegetative Fähigkeiten) ermöglicht, ist unterbrochen. Bislang galt die MS vorwiegend als eine entzündliche Erkrankung des ZNS, wobei die Entzündung zur Auflösung der Myelinscheide um die erregungsleitenden Nervenfasern führt. Dieser Vorgang wird *Demyelinisierung* genannt. Die Demyelinisierung führt zu einer Verlangsamung der Erregungsleitung, wie sie bei evozierten Potentialen gemessen werden kann. Neben der Leitungsverlangsamung sind auch intermittierende und dauerhafte Leitungsblöcke sowie eine erhöhte Erregbarkeit für die gestörte Impulsleitung verantwortlich.

Hypothese zur Pathophysiologie

Die Demyelinisierung wird bisher als der zentrale Prozeß angesehen, der die Nervenleitfähigkeit unterbindet, zur sensiblen, kognitiven, motorischen und vegetativen Behinderung und zu psychischer Beeinträchtigung führt. Die Demyelinisierung besitzt eine autoimmune Komponente, weil die Entzündung durch einen immunologischen Vorgang ausgelöst wird, der sich gegen das körpereigene Myelin richtet. Entzündungszellen, die T-Lymphozyten, die Makrophagen und die Mikrogliazellen zerstören die Myelinhülle der Axone und schädigen myelinbildende Oligodendrozyten. Die skizzierte Hypothese zur Entstehung des neuronalen Defizits bei MS gilt nach wie vor. Sie muß aber ergänzt werden durch einen ebenso wichtigen pathophysiologischen Prozeß. Vor über 100 Jahren ist in europäischen Publikationen veröffentlicht worden, daß im Verlauf der Erkrankung das Volumen des zentralen Nervengewebes abnimmt (Charcot 1868) und daß neben der Abnahme der Myelinmasse der Verlust von Nervenfasern dabei eine Rolle spielt (Ferguson 1997; Lassmann 1991, 1995). Eine gute Übersicht geben Kornek und Lassmann (1999). Die Histologie beim entzündlichen Untergang der Myelinscheide und dem damit verbundenen irreversiblen Verlust von Axonen konnte soeben optisch eindrucksvoll dargestellt werden (Trapp 1998). Von 11 verstorbenen MS-Patienten und 4

Ergänzung der Hypothese

Gesunden wurde Gewebe aus dem ZNS entnommen. Die Krankheitsdauer der MS lag zwischen 2 Wochen und 27 Jahren. Es wurden 47 demyelinisierte Läsionen identifiziert, von denen 14 aktiv und 33 chronisch aktiv waren. Bei einer aktiven Läsion ist der Entzündungsprozeß in vollem Gange. Sie zeichnet sich deshalb aus durch zahlreiche Makrophagen, in deren Zellkörper Myelin identifiziert werden kann. Sie ist gekennzeichnet durch das über die ganze Läsion hinweg gleichmäßig verteilte Auftreten von MHC-Klasse-II-positiven Zellen (s. S. 262). Bei chronisch aktiven Läsionen ist der akute Entzündungsprozeß nach der teilweise erfolgten Auflösung der Myelinscheiden bereits zum Stillstand gekommen. Im Zentrum der Läsionen finden sich keine MHC-Klasse-II-tragenden Zellen mehr, am Rande der Läsionen ist dies dagegen noch der Fall. Von den Geweben wurden Gefrierschnitte angefertigt und diese mittels immunhistochemischer Methoden mit spezifischen Antikörpern gegen die einzelnen zu unterscheidenden Gewebeanteile und mit fluoreszierenden Farbstoffen beladen (Bö 1994; Trapp 1997). Ein Fluoreszenz-Mikroskop läßt, aufgrund unterschiedlicher, durch Fluoreszenz hervorgerufener Farben, die Komponenten der Gewebe genau hervortreten. Es gelingt, Makrophagen und Mikrogliazellen, Nervenzellen, myelinisierte und demyelinisierte Abschnitte der Axone sowie das Myelin zu unterscheiden.

Axone können brechen

Die Untersuchungen erbrachten eine Reihe aufschlußreicher Befunde. In aktiven Läsionen sind an den Stellen der Axone, die bereits teilweise demyelinisiert sind, die myelinabbauenden Makrophagen oder die Mikrogliazellen konzentriert, was so interpretiert werden kann, daß sie dabei sind, die Myelinscheide zu zerstören. An bereits demyelinisierten Stellen der Axone finden sich keine Makrophagen. Die demyelinisierten Bereiche erstrecken sich über selten mehr als 6–8 Myelinpaketchen, Internodien (s. S. 291). Wichtig ist der Befund, daß demyelinisierte Axonbereiche brechen. Der proximale, der Zelle zugewandte Teil des Axons treibt kolben- oder blasenförmig auf, der distale, zellabgewandte Abschnitt, der keine Verbindung mehr zum Zelleib hat, degeneriert und stirbt ab. Makrophagen oder Mikrogliazellen räumen die abgestorbenen Teile der Axone hinweg. Es kommt zu einem axonalen Verlust (»axonal loss«). Er soll irreversibel sein.

Axonaler Verlust

Durch diese Prozesse verliert das ZNS einen Teil seiner weißen Substanz (WM: »white matter«). Normalerweise sind 78% des Hirngewebes WM. In fortgeschrittenem Verlauf der MS sind dies nur noch etwa 60%. Im zytologischen Bau konnte kein Unterschied gefunden werden zwischen Läsionen aus kürzlich erkrankten Patienten und solchen von Patienten mit

Tabelle 9. Anzahl axonaler Unterbrüche pro mm³ in Geweben des zentralen Nervensystems (Trapp et al. 1998)

ZNS-Gewebe	Unterbrochene Axone
Aktive Läsionen	11.236 ± 2.775
Rand chronisch aktiver Läsionen	3.138 ± 688
Zentrum chronisch aktiver Läsionen	875 ± 346
Weiße Substanz ohne Läsionen	17 ± 2,8
Weiße Substanz gesunder Personen	0,7 ± 0,7

langer Krankheitsdauer. Der Verlust läßt sich an der Zahl unterbrochener Axone ablesen und quantifizieren. Tabelle 9 gibt die Zahl unterbrochener Axone pro mm³ verschiedener Nervengewebe wieder. Im Leitungsgewebe des ZNS gesunder Personen kommen keine unterbrochenen Axone vor. In akut entzündetem Gewebe aktiver Herde treten über 11.000 unterbrochene Axone auf. Sind die Herde nicht mehr aktiv, so finden sich zwar noch mehr als 3.000 Unterbrüche in der Randregion, sie kann noch entzündlich sein, aber nur noch etwa 900 im Zentrum, wo die Entzündung abgeklungen und das tote Gewebe bereits abgeräumt ist. Der Prozeß des axonalen Verlusts läuft von Anbeginn der Erkrankung mit gleichbleibender Geschwindigkeit ab. Die Störung der elektrischen Leitfähigkeit der neuronalen Bahnen bei MS ist nach diesen neueren Befunden auf zwei Vorgänge zurückzuführen. Sie sind eng miteinander verknüpft. Der erste Vorgang ist die Demyelinisierung, die autoimmungesteuerte, entzündliche Zerstörung der Myelinscheide. Der zweite Vorgang ist die anschließende Unterbrechung der leitenden Nervenstrukturen, ihr Absterben und die Beseitigung des toten Gewebes. Der erste Vorgang alleine konnte die Entstehung des Verlustes der Leitfähigkeit der Nerven bzw. das Versagen der Reparaturmechanismen (»repair«) bei MS nicht zufriedenstellend erklären. Die elektrische Erregung an myelinumhüllten Nervenfasern, die saltatorische Leitung (s. S. 291), wird an jedem Schnürring von dem elektrischen Feld ausgelöst, das die saltatorische Nervenleitung begleitet. Dieses physikalische Feld, das bis zu 8 aufeinander folgende Internodien umspannt, hätte dazu führen müssen, daß die Erregung ein demyelinisiertes Stück der Nervenfaser überspringt. Es wäre nicht zu einer Unterbrechung der Erregungsfortleitung gekommen. Auch konnte nicht vollständig erklärt werden, wieso die Mechanismen, die defekte Stellen am Axon reparieren, nicht mehr funktionierten. Ein wichtiger Aspekt dabei ist, daß durch toxische Entzündungsmediatoren die myelinbildenden Zellen, die Oligodendrozyten und deren Vorläuferzellen geschädigt

Versagen der Repair-mechanismen

oder abgetötet werden (Pöhlau 1998). Ein gewisses niedriges Entzündungsniveau scheint aber für die Reparatur notwendig zu sein.

Neuinterpretation klinisch stiller Phasen

Krankheitsaktivität

Bislang galt, die MS verlaufe über die Zeit hinweg mit unterschiedlicher Intensität. Klinisch aktive und inaktive, stille Phasen wechselten miteinander ab. Vom klinischen Bild her gesehen, ist dies richtig. Abgesehen von den Fällen, bei denen die Aktivität der MS von Anfang an hoch ist und schnell voranschreitet, beginnt die Krankheit kaum merklich, schreitet langsam fort und kann jahrelang klinisch stumm bleiben (Weinshenker 1989). Trapp und Kollegen (1998) konnten jetzt zeigen, daß die Entzündungsaktivität in den aktiven Herden und die Zahl unterbrochener Axone davon unabhängig sind, ob eine MS erst wenige Wochen oder viele Jahre besteht. Eine entzündungsfreie Phase gibt es nicht, dies wird insbesondere durch die lebenslängliche Persistenz der oligoklonalen Banden im Liquor belegt, die eine Entzündungsreaktion beweisen. Selbst in Phasen klinischer Stabilität ist oft im MRI des Kopfes Krankheitsaktivität im Sinne von neuen, konrastmittelaufnehmenden Herden nachzuweisen. Studien zeigen, daß es etwa 5–10mal, ja bis zu 30mal mehr frische konrastmittelaufnehmende Herde im MRI gibt als klinische Schübe (Thompson 1991).

Die skizzierten Ergebnisse legen die Annahmen nahe, die Zerstörung der Leitungsbahnen im ZNS setze schon früh ein, der axonale Verlust sei von Anfang an festzustellen und schreite kontinuierlich fort.

Korrelation zwischen MRT und Klinik?

Mit der Methode der Magnet-Resonanz-Tomographie (MRT) lassen sich sowohl chronisch aktive als auch akut entzündliche Läsionen darstellen. Akute Entzündungsherde, die zu einer Störung der Blut-Hirn-Schranke geführt haben, zeichnen sich dadurch aus, daß sie Gadolinium-Verbindungen einlagern (s. S. 110) und sich dadurch von den chronisch aktiven unterscheiden. Gadoliniumverstärkte Bilder (MRI) zeigen, nach allgemeinem Verständnis, akut im ZNS ablaufende Entzündungen und damit Zerstörungen der Myelinscheiden an. Je mehr aktive Herde im Gehirn zu finden sind, desto stärker sollte die Behinderung ausgeprägt sein. Die Einführung des MRT hat die Diagnosestellung der MS einfacher, sicherer und

Korrelation MRI – Behinderung

früher möglich gemacht. Typisch für die Multiple Sklerose sind signalintensive periventrikuläre Herde im T2- oder protonengewichteten Bild, die sich bei mehr als 95% aller MS-Patienten finden (s. Abb. 19, S. 108). Es besteht eine sehr enge Korrelation zwischen Herden im MRI und *Post-mortem*-Befunden von Plaques. Herde im T2-gewichteten Bild entstehen durch eine vermehrte Protonenansammlung, durch vermehrtes freies Wasser. Dies kann Entzündungsareal oder auch perifokales Ödem sein. Diese Herde zeigen eine intensive Dynamik, auch beim klinisch stabilen Patienten können sie wachsen oder kleiner werden, wenngleich sie kaum je wieder ganz verschwinden. Diese Herde als »Demyelinisierungsherde« zu bezeichnen, ist falsch und sollte vermieden werden. Aufgrund der Ausführungen ist es gut verständlich, daß die Korrelation zwischen der Herdfläche oder dem Herdvolumen im T2- oder protonengewichteten Bild schlecht ist. Auch ist zu bedenken, daß die MS Gehirn und Rückenmark befällt und daß Rückenmarksherde, die ja potentiell mehr klinische Symptome verursachen können, im MRT des Schädels natürlich nicht erfaßt werden. Wenngleich die Fläche im protonen- oder T2-gewichteten Bild nicht mit der klinischen Behinderung korreliert, hat die Krankheitsaktivität im MRI prognostische Bedeutung: Paty (1992) untersuchte 18 Patienten 4 Jahre nach einer 6 Monate dauernden Studie und fand, daß die Patienten, die während der Studie mehr Läsionen im MRI aufgewiesen hatten, bei Nachuntersuchungen deutlich behinderter waren. Diese Befunde konnten in einer Metaanalyse (s. S. 95) von MRT-Studien an 281 Patienten bestätigt werden (Filippi 1995). Es bleibt aber festzuhalten, daß in Querschnittsuntersuchungen keine Korrelation zwischen Herdfläche im protonen- oder T2-gewichteten Bild und der klinischen Behinderung besteht. Patienten mit großen Herden können praktisch unbehindert sein und andere mit wenigen, kleinen Herden schwerst behindert.

Zur Auflösung dieses Paradoxons müssen wir uns überlegen, ob wir nicht jahrelang nach einer nicht korrekt formulierten Korrelation gesucht haben. Sie lautete, so wie die Zahl der Herde im ZNS zunimmt, so steigt die meßbare klinische Behinderung an. Postulieren wir zunächst, die im MRI dargestellten aktiven Herde hätten tatsächlich mit der Zerstörung elektrisch leitender Strukturen im Gehirn zu tun; alles sprich jedenfalls für die Berechtigung einer solchen Annahme. Postulieren wir weiter, eine klinisch erkennbare Beeinträchtigung habe ihren Grund in der Störung der elekrisch leitenden Strukturen im ZNS; auch hierfür spricht unser bisheriges Wissen. Stellen wir uns dann die beiden Postulate mitein-

ander verknüpft vor und verfolgen wir in einem Gedankenexperiment die Entstehung der MS.

Das ZNS ist ein aus vielen Milliarden Zellen zusammenge-
setztes, komplexes Gebilde. Die elektrisch leitenden Strukturen bestehen ebenfalls aus vielen Milliarden Elementen. Sie
alle treten untereinander in vielfältige Beziehungen. Das

Reparaturfähigkeit
des ZNS

System sorgt für den unbehinderten Ablauf der Reiz- und
Erregungsleitung im Körper und stellt Reparaturmechanismen zur Verfügung, die im Falle einer Störung schnell und
unkompliziert den funktionierenden Zustand wiederherstel-
len. Für jede Reiz- oder Erregungsleitung im ZNS stehen zahlreiche parallele nervöse Wege zur Verfügung. Von diesen werden nur wenige benutzt, diese aber stets. Verantwortlich für die
Entstehung solcher eingefahrener Wege ist die sog. Bahnung.
Bei wiederholter Nutzung ein und desselben Nervenweges
wird der Widerstand gegen den eintreffenden elektrischen
Impuls herabgesetzt, die Erregungsschwelle sinkt. Große Teile
der Nervenstrukturen, die alle dieselben Aktionen auszu-
führen könnten, bleiben ungenutzt. Sie bilden eine Reserve. In
dieses System greift nun eine sich selbst erhaltende, autoimmune Störung ein. Sie äußert sich als Entzündung an der
Myelinhülle, die an zahlreichen benachbarten Stellen über
kurze Strecken schwindet. Es entsteht das, was im MRT als
Läsion abgebildet wird. Ist die Myelinschicht an den kurzen
Axonstrecken verschwunden, wirkt die Entzündung an den
nackten Axonstrecken fort. Die Axone brechen. Die Fort-
leitung der Erregung wird unmöglich.

Insgesamt ist das ZNS mit seinen Reserven und Reparaturmechanismen aber in diesem frühen Stadium der MS noch
überwiegend intakt. Das ZNS verfügt über vielfältige Möglichkeiten, die aufgetretenen Schäden zu beheben. Die Oligodendrozyten werden von Molekülen auf der Oberfläche nack-
ter Axone und von Faktoren wie dem Insulin-Wachs-
tumsfaktor (IGF) angelockt; sie versuchen, die nackten Axone
wieder mit Myelin zu umhüllen. Die Remyelinisierung wird in
vielen Fällen erfolgreich sein und dauerhaft bleiben. Im
Stadium der RR-MS ist der Axonverlust gering, die Remyelinisierung gelingt weitgehend. Remyelinisierte Nerven sind charakterisiert durch eine gleichmäßige, dünne, um etwa 2/3
schwächere Myelinhülle. Parallel werden die Leitungsreserven
aktiviert. Über kollaterale Abzweigungen des geschädigten
Axons wird die elektrische Erregung auf benachbarte Axone
übergeleitet. Diese übernehmen die Funktion des geschädigten Axons. Wenn Kerngebiete, also Nervenzellen, die ganz
bestimmte Funktionen haben, ausfallen, entweder weil sie
direkt geschädigt sind oder weil sie durch einen Untergang

von Axonen weitgehend denerviert und so vom Informationsfluß abgeschnitten sind, können andere Kerngebiete deren Funktion übernehmen. Dieser Vorgang wird als *neuronale Plastizität* bezeichnet. Insgesamt wird von einem solchen frühen Angriff des Immunsystems auf eigene Strukturen des Körpers klinisch, also nach außen hin, kaum etwas zu bemerken sein. Trotzdem ist jeder dieser unmerklichen Angriffe vom Untergang zahlreicher neuronaler Strukturen begleitet. Werden die Angriffe häufiger, entstehen umfangreichere Schäden. Toxische Entzündungsmediatoren schädigen die myelinbildenden Zellen, aber auch das umliegende Gewebe. Die Fähigkeit zur Wundheilung, zur Remyelinisierung ist deshalb zu Beginn der Erkrankung besser ausgeprägt. Je länger eine MS besteht, desto weniger sind myelinbildende Zellen oder ihre Vorläufer dazu in der Lage. Betreffen die entstehenden Läsionen eng umgrenzte Nervenbahnen im Rückenmark oder die relativ dünnen Sehnerven, die eigentlich ein Teil des Gehirns sind, so treten auch klinisch sichtbare Zeichen auf. Die häufigeren Angriffe äußern sich aber noch immer weniger klinisch denn vermehrt als aktive Herde im MRI, ein Zeichen für eine fortschreitende Zerstörung von Nervengewebe, seine langsame Abnahme, die Atrophie. Trotz häufiger auftretenden Herden im MRI und damit assoziierten Schäden bleibt die klinische Aktivität gering, weil die Reparaturmechanismen im ZNS noch weitgehend intakt bleiben. Schreitet die Erkrankung weiter fort und geht die neuronale Plastizität verloren, so nimmt die sichtbare Beeinträchtigung zu und geht in eine deutliche Behinderung über. Gleichzeitig nimmt die Zahl aktiver Herde ab. Zahlreiche Strukturen sind schon geschädigt, viele Axone untergegangen. Es zeigt sich also keine Korrelation zwischen zunehmender Behinderung und der neu auftretenden Schäden im ZNS.

Die Erkenntnis, daß von Beginn der Krankheit an ein etwa gleichbleibener Axon-Verlust vor sich geht (Trapp 1998) und die Berücksichtigung der hohen Regenerationsfähigkeit des ZNS, solange die Schädigung erst ein geringeres Ausmaß erreicht hat, legt die Annahme nahe, daß keine positive Korrelation zwischen Läsionslast und Behinderung zu formulieren sei, es wurde nach einer inkorrekt formulierten Korrelation gesucht. Zu formulieren ist vielmehr eine Korellation zwischen BOD und axonalem Verlust, ohne Einbeziehung der aktuell sichtbaren klinischen Behinderung. Der axonale Verlust führt erst nach Erreichen einer kritischen Grenze zu Schüben, zunächst mit Reparaturen, dann mit irreversiblen Schäden und danach zur sichtbaren ansteigenden Beeinträchtigung. Hierbei ist zu beachten, daß »Schübe« per

Korrelation MRT –
axonaler Verlust

definitionem klinische Ereignisse sind. Pathophysiologisch können hinter den Funktionsausfällen neben Zerstörungen der Leitungsbahnen auch dauerhafte oder intermittierende Leitungsblockierungen, eine erhöhte Erregbarkeit oder pathologische Fehlschaltungen stehen. Alles zusammen betrachtet ist es nicht verwunderlich, daß im MRI des Kopfes und des Rückenmarks die Atrophie gut mit der Behinderung korreliert (Losseff 1996a, b), ist sie doch die Folge von Demyelinisierung und Axonuntergang.

Therapie so früh wie möglich

Der natürliche Verlauf der MS ist in Abbildung 10 wiedergegeben (Weinshenker 1989). Die Ordinate zeigt die Zeit in Jahren, welche die MS im Mittel benötigt, um sich von einem Behinderungsgrad nach der DSS (Disability Status Scale, s. S. 104) zum nächsthöheren zu entwickeln. Die DSS-Grade 1–3 zeigen eine Beeinträchtigung an, keine eigentliche, sichtbare Behinderung. Grade 4 und 5 spiegeln eine deutliche Behinderung wieder. Ab Grad 6 sind Gehhilfen und danach in zunehmendem Maße eine Fortbewegungshilfe wie ein Rollstuhl notwendig. Zwischen Grad 5 und Grad 6 liegt also eine deutliche und einschneidende Zäsur in der Krankheitsentwicklung mit einer massiven Einschränkung der Beweglichkeit und damit der Lebensqualität.

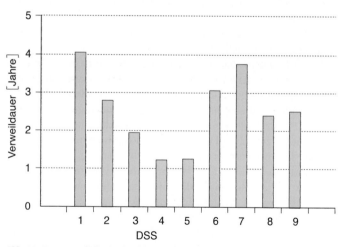

Abb. 10. Der natürliche Verlauf der MS. Angegeben ist die durchschnittliche Verweildauer auf jedem Grad der DS-Skala (Weinshenker 1989)

Der Zustand der Beeinträchtigung Grade 1–3 der DSS dauert relativ lange, nämlich etwa 7 Jahre. Es wird deutlich, daß von Grad zu Grad die Dauer abnimmt, der Krankheitsprozeß beschleunigt sich. Ist eine Behinderung erreicht, die dem Grad 4 auf der DS-Skala entspricht, so wird bereits nach etwa einem weiteren Jahr der Grad 5 erreicht. Auch dieser dauert im Mittel nur 1 Jahr an. Dies bedeutet, das Ziel jeder therapeutischen Maßnahme, auch des Einsatzes eines Arzneimittels, muß es sein, die Zeitspanne, während der sich ein Patient im unteren Bereich der DSS (Grade 1–3) befindet, soweit wie möglich zu verlängern. Das Stadium der eigentlichen Behinderung soll so spät wie möglich erreicht werden, weil die dann folgenden Grade der Behinderung schnell durchlaufen werden.

Verlauf der Progression

Bislang gilt eine Behandlung der MS mit Interferon-beta dann als angezeigt, wenn eine gewisse Aktivität der Erkrankung erreicht ist. Vorher sei nicht vorherzusagen, wie sich die MS entwickeln werde und ob sie nicht von sich aus still bleibe oder gar nicht zum Durchbruch komme. Inzwischen zeichnet sich ab, daß es keine eigentlichen stillen Phasen der MS gibt, daß die axonalen Schädigungen und die Atrophie der Gehirnsubstanz früh einsetzen und daß sie ständig voranschreiten, obwohl sich scheinbar keine oder nur eine geringe klinische Aktivität der MS zeigt. Hinzu kommt, daß sich im Verlauf der Erkrankungsdauer die Autoimmunreaktionen auf solche Antigene ausbreiten, die initial nicht am Geschehen beteiligt waren. Dies führt zu der logischen Konsequenz, eine geeignete Therapie so früh wie möglich zu beginnen und nicht abzuwarten, bis ein fortgeschrittener Grad der Beeinträchtigung erreicht ist. Wann ist so früh wie möglich? Wir haben die Schwierigkeiten bei der Diagnosestellung MS dargestellt (s. S. 102). Es wird in jedem Einzelfall zu entscheiden sein, ob die Härte der Diagnose schon eine therapeutische Intervention als gerechtfertigt erscheinen läßt. Ist die Diagnose aber klinisch wahrscheinlich, so ist eine sofortige Therapie anzuraten. Es gibt heute schon allgemein akzeptierte Entscheidungskriterien, die bedeutend fortschrittlicher formuliert werden als noch vor einem Jahr. Allgemein akzeptiert sind ein Beginn der Interferon-beta-Therapie bei klinisch sicherer MS mit schubförmigem Verlauf (Poser 1983) und für die MS typischen Befunde der Lumbalpunktion bei zumindest teilweise erhaltener Gehfähigkeit auch über kurze Strecken und mit Hilfen. Ein schwerer Krankheitsschub oder zwei funktionell relevante Schübe in den vergangenen Jahren oder eine initial hohe Schubrate lassen den frühzeitigen Behandlungsbeginn angezeigt erscheinen, denn die initiale Schubrate hat eindeutig eine prognostische Bedeutung. Liegt während der ersten bei-

Behandeln so früh wie möglich!

den Krankheitsjahre eine Schubfrequenz von 2 Schüben vor, so wird der Grad 6 der Behinderung auf der EDSS im Mittel erst nach 18 Jahren erreicht. Liegt hingegen eine Frequenz von mehr als 5 Schüben vor, so tritt dieser Behinderungsgrad im Mittel schon nach 7 Jahren ein.

Optimale Dosis – Interferone wirken dosisabhängig

Richtige Dosis unbekannt?

Seit dem ersten Einsatz von Interferon-beta bei MS steht die Frage zur Klärung an, welches die »richtige« Dosis sei, liegt sie eher niedrig oder eher hoch, ist sie individuell unterschiedlich, richtet sie sich nach dem Körpergewicht? Anders formuliert, wirkt Interferon-beta bei MS dosisabhängig oder nicht? Es wird heute vielfach die Meinung vertreten, eine Aussage zur optimalen Dosis sei nicht möglich. Dies mag bislang eine gewisse Berechtigung gehabt haben. Mittlerweile sind aber eine Reihe von klinischen Studien mit Interferon-beta durchgeführt, die unterschiedliche Dosen, verschiedene Applikationsmodi und unterschiedliche Applikationsschemata verwendet haben. Es ist nach den daraus gewonnene Erkenntnissen jetzt an der Zeit, an die Beantwortung der anstehenden Frage auf sicherer Datenbasis zu gehen. In dieser Frage deutet sich ein Wandel in einem der Paradigmen zu Interferon-beta nicht nur an, hier kann er als vollzogen angesehen werden. Der

Minimale Dosis

Bestimmung der minimal effektiven Dosis sind schon von Anfang der Interferon-Forschung an eine Reihe von pharmakokinetischen und klinischen Studien gewidmet worden (Treuner 1980; Witt 1993; Fierlbeck 1992; Knobler 1993). Die Pharmakologie bedient sich dabei regelgerechten Einmaldosen, für die Betrachtung des klinischen Effektes sind die Wochendosen geeignet. Die Bestimmung von interferoninduzierten Proteinen legt nahe, für Interferon-beta 1a die minimale pharmakologische Dosis bei 3 MIU anzusetzen, was 11 µg Interferon-beta 1a entspricht. Dosen unter dieser Marke sind weitgehend ohne Wirkung geblieben (s. Abb. 38, S. 229). Für die Aktivierung der zytotoxischen Aktivität der mononukleären Blutzellen gilt dies nicht. Bei diesem Parameter, der auch bei der MS eine Rolle spielt, sind bereits Dosen von 1 MIU, was etwa 4 µg entspricht, aktiv (s. Abb. 39, S. 230). Klinisch betrachtet, können Wochendosen unter 6 MIU, das sind 22 µg Interferon-beta 1a, als nicht wirksam angesehen werden. Auch zur Bestimmung der minimal wirksamen Dosis von Interferon-beta 1b liegen Studien vor (Witt 1993; Knobler 1993). Bei einer vergleichenden Prüfung von 0,09 MIU, 0,9 MIU, 9 MIU oder 45 MIU auf deren Effekte bezüglich

Biosynthese der Genprodukte β_2-Mikroglobulin, Neopterin, Tryptophan und 2'-5'OAS erwies sich eine Dosis ab 0,9 MIU als wirksam. Klinisch geprüft liegt die niedrigste effektive Dosis bei 5,6 MIU (Knobler 1993), wenngleich sie nicht hinreichend langzeitwirksam ist (The IFNB Multiple Sclerosis Study Group and the University of British Columbia MS/MRI Analysis Group 1995). Allgemein kann festgehalten werden, biochemisch liegen die minimal wirksamen Dosen unter 3 µg für Interferon-beta 1a und 1 MIU für Interferon-beta 1b. Bezüglich der Behandlung der MS gelten höhere Werte. Die minimalen Wochendosen können angesetzt werden zwischen 40 µg und 60 µg Interferon-beta 1a oder oberhalb 20 MIU für Interferon-beta 1b. Ebenso unsicher wie die Angaben der minimal wirksamen Dosis sind die für die maximal noch verträgliche Dosis der Interferone. Hierbei spielen noch mehr Faktoren eine Rolle als bei der minimal wirksamen Dosis. Von Bedeutung sein können die Wirksubstanz selbst mit ihrem pharmakokinetischen Profil, die Applikationsweise, die physische Konstitution und die psychische Stabilität des Patienten, Grunderkrankungen oder die Begleitmedikation. Ebenso weich definiert sind die Kriterien für eine Entscheidung, inwiefern ein Interferon verträglich oder unverträglich sei. Der Begriff der maximal tolerierten Dosis kann praktischerweise hier ebenfalls keine Rolle spielen, ist diese so bezeichnete Dosis doch auf jeden Fall auf längere Sicht unzumutbar. Bei der Bestimmung der Verträglichkeit ist man somit von Fall zu Fall auf die Einschätzung durch den behandelnden Arzt angewiesen. Es sollen hier deshalb lediglich neben anekdotischen einige in klinischen Prüfungen gefundene Angaben zur Einschätzung der maximal tolerierten Interferon-beta-Dosis wiedergegeben werden.

Maximal verträgliche Dosis

Eine versehentlich gegebene Einmaldosis von 132 µg natürlichem humanem Interferon-beta (Fiblaferon®), intravenös appliziert, wurde vertragen (Obert, persönliche Erfahrung), es kam lediglich zu vorübergehendem Fieber und zu Kopfschmerzen. Eine Einmaldosis von 66 µg Interferon-beta 1a (Beneferon®, Bioferon GmbH, Dr. Rentschler GmbH), intramuskulär injiziert wurde nicht vertragen, die weitere Prüfung deshalb ausgesetzt. Die intramuskulär gegebene Dosis von 35 µg erzeugte Fieber und andere Nebenwirkungen, wird aber als verträglich bezeichnet (Jacobs u. Munschauer 1992). Die Wochendosis von 132 µg, Interferon-beta 1a (Rebif®) in drei Tagesdosen zu je 44 µg, subkutan verabreicht, ist gut verträglich (PRISMS Study Group 1998). Dagegen wurde eine Wochendosis von 90 µg Interferon-beta 1a (Avonex®), intramuskulär in drei Tagesdosen zu je 30 µg injiziert, nicht gut ver-

s.c. wird IFN-β besser vertragen

tragen. Von Interferon-beta 1b (Betaferon®) ist bekannt, daß eine Wochendosis von 56 MIU, subkutan verabreicht, als nicht verträglich eingestuft wird (Knobler 1993).

Als Einschätzung für die beiden verbreiteten Substanzen Interferon-beta 1a und Interferon-beta 1b können somit folgende *Richtwerte* angegeben werden: Interferon-beta 1b wird subkutan gegeben und ist maximal bis zu einer Wochendosis von etwa 30 MIU gut verträglich. Wird Interferon-beta 1a subkutan gegeben, so wird eine Wochendosis von 132 μg gut toleriert, wird es intramuskulär gegeben, so liegt die maximal vertragene Wochendosis bei etwa 60 μg. Eine Erklärung könnte in der unterschiedlichen pharmakologischen Verfügbarkeit liegen. Intramuskulär gegebene Wirkstoffe fluten schneller an, erreichen höhere initiale Titer und können deshalb unverträglicher sein. Ein weiterer Faktor kann in den örtlich begrenzten Möglichkeiten von Injektionen in die Muskulatur liegen.

Optimale Dosis bedeutet, dem Patienten angemessen

Bei der Frage nach einer Dosis-Wirkungsbeziehung ist zu unterscheiden zwischen dem pharmakologischen Aspekt und dem klinisch-therapeutischen Aspekt. Beim therapeutischen Aspekt wiederum ist zu unterscheiden zwischen der optimalen Dosis für den einzelnen Patienten und der grundsätzlichen Aussage zur Dosierung gemessen am Nutzen für eine Patientengruppe. Pharmakologisch werden einmalig gegebene Dosen unterschiedlicher Höhe und die dadurch ausgelösten Wirkungen anhand frei zu wählender relevanter Parameter miteinander verglichen. Diese Vergleiche sind bei der Frage, welche Dosierung bei einer bestimmten Krankheit angemessen sind, in der Regel nur von untergeordneter Bedeutung. Für den einzelnen Patienten gilt, diejenige Dosis ist die richtige, die dem Patienten ein Optimum an Nutzen bringt bei einem Minimum an unerwünschten Nebenwirkungen. Beim grundsätzlichen klinisch-therapeutischen Vergleich muß stets das gesamte Dosierungsschema in den Vergleich mit eingehen. Es ist aufgrund der dargelegten Zeitverläufe der Interferonwirkungen (s. S. 53 bis 63) einsichtig, daß eine dreimal in einer Woche gegebene definierte Dosis eine andere Wirksamkeit haben wird als dieselbe Dosis nur einmal wöchentlich gegeben. Im Falle der MS kann man sich bei Vergleichen am leichtesten auf die Betrachtung der Wochendosis einigen. Alle bisher bei der MS eingesetzten Präparate werden in festen, wöchentlich gleichmäßig ablaufenden Therapieschemata gegeben.

Daten aus zahlreichen Studien

In einer großen, randomisierten klinischen Studie der Phase III (PRISMS Study Group 1998) mit Interferon-beta 1a (Rebif®) wurde die Dosis-Wirkungsbeziehung kürzlich dargestellt. In einem Arm der Studie erhielten 189 Patienten mit MS 3mal wöchentlich 22 µg Interferon-beta 1a subkutan verabreicht, das entspricht einer Wochendosis von 66 µg. In einem zweiten Arm der Studie erhielten 184 Patienten ebenfalls s.c. 3mal wöchentlich 44 µg Interferon-beta 1a, was einer Wochendosis von 132 µg entspricht. In einer weiteren plazebokontrollierten, klinischen Studie der Phase III (Freedman 1999) wurden 95 Patienten mit MS mit 22 µg Interferon-beta 1a (Rebif®) einmal wöchentlich s.c. und 98 Patienten mit 44 µg Interferon-beta 1a (Rebif®) einmal wöchentlich s.c. behandelt. Daneben stehen Daten von 158 Patienten aus einer ebenfalls plazebokontrollierten, klinischen Studie der Phase III mit Interferon-beta 1a (Jacobs 1996), die einmal wöchentlich 30 µg i.m. (Avonex®) erhalten hatten, zur Verfügung. Bei einem Vergleich kann davon ausgegangen werden, daß die unterschiedliche Applikationsweise s.c. oder i.m. keinen Einfluß auf die Wirksamkeit des Interferon-beta 1a hat (Gruber 1998; s. S. 209). Des weiteren sind Daten vorhanden aus einer großen klinischen Studie mit Interferon-beta 1b (Paty 1993). Das verwendete Präparat (Betaferon®) enthält 8 MIU in 250 µg Protein, das mit 1,6 MIU entsprechend 50 µg. In dieser Studie erhielten 125 Patienten 1,6 MIU Interferon-beta 1b und 124 Patienten 8 MIU Interferon-beta 1b s.c. jeden zweiten Tag injiziert. Die entsprechenden Wochendosen sind also 5,6 MIU bzw. 28 MIU. Die Angaben in MIU sind nach einem anderen Standard gemessen als diejenigen für Interferon-beta 1a. Von den 250 µg Interferon-beta 1b ist ein großer Anteil dimerisiert und deshalb biologisch inaktiv (Runkel 1998). Die verbleibenden Monomere sind nicht vollkommen hydratisiert (s. S. 22 und 77) und werden deshalb in einem anderen Verhältnis metabolisiert als der Wirkstoff in den oben angeführten Interferon-beta-1a-Präparaten. Somit sind die Angaben für die beiden Wirkstoffe Interferon-beta 1a und Interferon-beta 1b nicht objektiv vergleichbar. Dies gilt auch für eine der genannten großen klinischen Studie vorangegangenen Dosisfindungsstudie mit Interferon-beta 1b (Knobler 1993). Ihr Umfang betrug 30 Patienten, es wurden 1,6 MIU, 4 MIU, 8 MIU und 16 MIU geprüft. Die Dosis von 4 MIU war derjenigen von 1,6 MIU nicht überlegen, die Dosis von 16 MIU erwies sich als nicht tolerabel. Das Ergebnis der Studie spielt keine Rolle für die Diskussion der Höhe der optimalen Dosis. Trotzdem können die Angaben beitragen zur Antwort auf die Frage: »Wirken Interferone dosisabhängig?«. Dadurch, daß von Interferon-beta 1b ebenfalls mehrere Dosen geprüft wurden, können diese miteinander verglichen werden und zur Verifizierung oder Falsifizierung des Befundes für Interferon-beta 1a dienen. Ein zweiter Satz von Daten steht aus der PRISMS-Studie zur Verfügung. Hier wurde zusätzlich zur

Nicht alle Daten sind vergleichbar

Gesamtauswertung eine Untergruppenanalyse durchgeführt, in der diejenigen Werte miteinander verglichen werden, die von Patienten mit einem EDSS-Wert über 3,5 und der Vergleichsgruppe mit EDSS-Werten unter 3,5 stammen, wobei jeweils Wochendosen von 66 μg oder 132 μg Interferon-beta 1a eingesetzt wurden.

Deutlich sichtbar wird die ausgeprägte Dosisabhängigkeit der Wirkung von Interferon-beta bei Betrachtung der Schubreduktion durch Interferon-beta-1a-Präparate (Abb. 11). Verglichen wird die Reduktion der Schubrate nach einem Jahr Behandlung mit einer Wochendosis von 22 μg Rebif® (Freedman 1999), 30 μg Avonex® (Jacobs 1996), 44 μg Rebif® (Freedman 1999), 66 μg Rebif® (PRISMS 1998) und 132 μg Rebif® (PRISMS 1998). Unter einer Wochendosis von 22 μg war keine Schubreduktion zu finden. Unter 30 μg beträgt die Schubreduktion etwa 10% (s. S. 134). Sie steigt mit zunehmender Dosis weiter an, liegt bei 19% nach 44 μg, bei 33% nach 66 μg und unter einer Behandlung mit der Wochendosis von 132 μg bei 37% (s. S. 115). Auch bei Betrachtung der Schubrate nach 2 Jahren ergibt sich das gleiche Bild. Grundsätzlich ebenso verhält sich die BOD im MRI des Gehirns nach unterschiedlichen Dosen von Interferon-beta 1a (Rebif®). Da für die folgenden Parameter keine Werte für Avonex® zur Verfügung stehen, beziehen sich alle Angaben in Abbildung 12 und den folgenden Abbildungen alleine auf Rebif®. Die Anzahl aktiver Läsionen im MRI des ZNS wird unter einer Behandlung mit

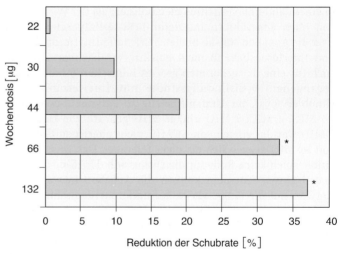

Abb. 11. Schubreduktion unter ansteigenden Dosen von IFN-β-1a nach einjähriger Behandlung relativ zum Ausgangswert in Prozent

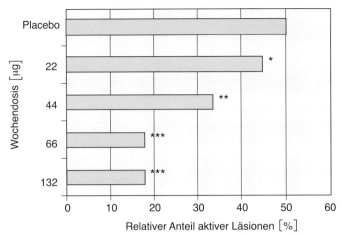

Abb. 12. Anzahl aktiver Läsionen pro Patient und MRI-Aufnahme in Abhängigkeit von der Dosis IFN-β 1a innerhalb eines halben Jahres der Behandlung

der Wochendosis von 22 µg um etwa 30% reduziert. Die Wochendosis von 44 µg führt zu einer Reduktion um 53%. Die Behandlung mit 66 µg oder 132 µg erbringen jeweils 77% mittlere Reduktion der aktiven Läsionen (Abb. 12). Die gleiche Dosisabhängigkeit zeigt auch die Bestimmung der Zahl aktiver Läsionen (Abb. 13), auch hier ist die dosisabhängige Reduktion deutlich für die Dosierungen zwischen 22 µg und 66 µg Rebif®. Nicht zuletzt wird die Dosisabhängigkeit auch von Ex-vivo-in-vitro-Studien gestützt (Rothuisen 1999).

In dem Patientengut der PRISMS-Studie erscheinen in Abbildung 12 und Abbildung 13 die Wirkungen für die Dosen 66 µg und 132 µg gleichartig. Dies ist aber nur scheinbar der Fall. Betrachten wir dazu Abbildung 14 und Abbildung 15, die ebenfalls ein Ergebnis aus der PRISMS-Studie darstellen. In die Studie wurden Patienten mit einem Behinderungsindex nach der EDS-Skala zwischen 0 und 5,0 rekrutiert. Bis zum EDSS-Wert 3,5 sind die Patienten lediglich beeinträchtigt, nicht aber offensichtlich behindert. Ab dem EDSS-Wert 3,5 setzt zunehmend die Behinderung ein, die oberhalb EDSS 5,0 in eine Nutzung von Gehhilfen mündet. Bei der Auswertung der PRISMS-Studie wurden alle 94 Patienten mit einem EDSS über 3,5 den 466 Patienten mit einem EDSS kleiner als 3,5 gegenübergestellt. Der Vergleich scheint ungewichtet zu sein. Es fallen nur 94 Patienten in die Gruppe mit EDSS > 3,5, dagegen 466 Patienten in die mit EDSS < 3,5. Das Verhältnis ist also 1:4,5. Das aber ist auch das entsprechende Verhältnis bei der natür-

Behinderte Patienten benötigen höhere Dosen

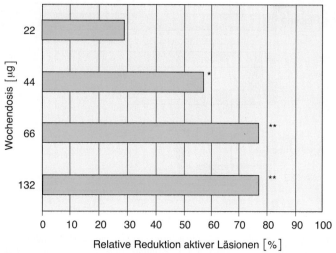

Abb. 13. Relative Reduktion der aktiven Läsionen unter verschiedenen Dosen Rebif® nach 6 Monaten Behandlung. Angegeben ist die Differenz gegen Plazebo

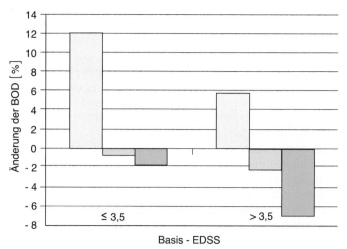

Abb. 14. Reduktion der BOD bei beeinträchtigten (Basis-EDSS < 3,5) *links* und bei behinderten MS-Patienten (Basis-EDSS > 3,5) *rechts*

lichen Verweildauer von Patienten mit MS in den EDSS-Gruppen (Abb. 10). Es liegen somit keine Ungleichgewichtigkeiten vor, sondern die wirklichen Verhältnisse.

Zum weiteren Verständnis ist eine methodische Anmerkung notwendig. Diese Form der Auswertung war im ursprünglichen Behandlungsplan der Studie nicht vorgesehen, es handelt

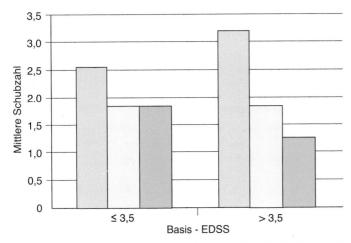

Abb. 15. Reduktion der Schubrate unter 22 µg oder 44 µg bei Patienten mit einem Basis-Behinderungsindex < 3,5 (*links*) oder > 3,5 (*rechts*)

sich also um eine Post-hoc-Analyse. Eine Post-hoc-Analyse darf nicht als Nachweis einer Wirksamkeit benutzt werden. Sie kann aber lege artis angewendet werden, sofern das Ergebnis wie hier für die Generierung von Hypothesen benutzt wird. In Abbildung 14 und in Abbildung 15 zeigt sich, daß die bessere Wirksamkeit höherer Dosen nachgewiesen werden kann. Bei den beeinträchtigten Patienten (EDSS < 3,5) wird der unterschiedliche Effekt der beiden Dosierungen von Rebif® (66 µg oder 132 µg) zwar sichtbar, der Unterschied bleibt aber gering. Bei solchen Patienten dagegen, die schon behindert sind (EDSS > 3,5), ist die hohe Dosis von Rebif® der niedrigeren eindeutig überlegen. Zur Interpretation der Abbildungen sei daran erinnert, daß die MRI-Aktivität mit fortschreitender Erkrankung zurückgeht. Sie steigt deshalb bei den Plazebo-Patienten mit einem EDSS-Wert > 3,5 (Abb. 15) nur um 5% an. Eine deutliche Abhängigkeit der Schubrate von der Höhe der applizierten Dosis des Interferon-beta 1b zeigt auch Abbildung 16. Die der Abbildung zugrunde liegende Studie (Knobler 1993) wurde insgesamt über 6 Jahre geführt, davon über 3 Jahre doppelblind. Allerdings wurden nach einem halben Jahr die Dosierungen mit 1,6 MIU, 4 MIU und 16 MIU aus Gründen der unzureichenden Wirksamkeit oder der zu hohen Nebenwirkungsrate nicht fortgeführt. Wie bei anderen Untersuchungen ist die Dosisabhängigkeit im unteren Dosisbereich nicht systematisch. Die Reduktion der Schubrate unter 1,6 MIU ist besser ausgeprägt als unter 4 MIU. Sehr eindrucksvoll ist die

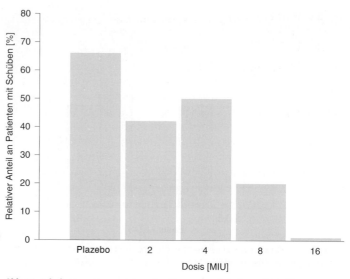

Abb. 16. Schubrate unter ansteigenden Dosen von Interferon-beta 1b

Nicht unter 66 µg!

Reduktion der Schübe unter 16 MIU, es traten bei nur noch ganz wenigen Patienten überhaupt Schübe auf. Wochendosen von 22 µg oder 30 µg oder von 5,6 MIU schöpfen die mögliche Wirksamkeit von Interferon-beta keinesfalls aus. Dies gilt durchgängig für Patienten der EDSS-Grade bis 5,5. Eine wirksame Dosis wird bei der schubförmigen MS frühestens ab 60 µg eher aber darüber erreicht. Erst Dosierungen ab 66 µg oder 28 MIU können einen Anspruch auf optimale Auslegung der Therapie mit Interferon-beta erheben. Höhere Dosen wie 132 µg zeigen ihre Potenz bei Patienten, die bereits behindert sind. Es ist aber auf jeden Fall falsch, daraus den Schluß zu ziehen, bei weniger behinderten Patienten könnten auch niedrigere Dosen als 66 µg ausreichend sein. Dies ist aufgrund der Pathogenese der MS eindeutig nicht der Fall (s. S. 65).

Mehrmalige Gabe – überlegene Pharmakodynamik

IFN-β – wie oft?

Wie steht es um die Frage, inwieweit die Applikationsfrequenz von Interferon-beta bei MS den neuen Erkenntnissen anzupassen ist? Genügt eine einmalige Injektion pro Woche oder sind mehrere Injektionen vorteilhafter? Genügt es, lediglich die Dosis zu erhöhen oder ist es möglich, bei erhöhter Dosis die Frequenz der Applikationen zu senken? Bisher wird meist angegeben, die optimale Applikationsfrequenz sei unbekannt und mit den bisherigen Untersuchungen auch nicht näher bestimmbar.

Die Pharmakologie hat uns Hinweise gegeben, in welche Richtung unsere Vorstellungen bei der Entwicklung eines auf Fakten und nicht auf Pragmasie beruhenden Therapieschemas gehen sollten. Die meisten der pharmakologisch untersuchten Parameter haben einen Nachteil, sie spielen nämlich bei der MS keine oder nur eine sehr untergeordnete Rolle. Es bleibt also immer die Frage, wie die pharmakologischen Ergebnisse bei dem spezifischen Krankheitsbild MS umzusetzen sind. Nur wenige Arbeiten haben sich systematisch mit der Frage beschäftigt, ob eine Dosiserhöhung im physiologisch sinnvollen Rahmen zu einer besseren Pharmakokinetik führt, die Wirkung also länger vorhält. Dies scheint nicht der Fall zu sein. Alle bisher bekannten pharmakologischen Untersuchungen legen nahe, daß eine einmalige Gabe von Interferon-beta im Organismus für etwa 2–4 Tage wirksam ist. Nach einmaliger Gabe von Interferon-beta 1a bleibt der Serumspiegel von β_2-Mikroglobulin (Abb. 17) für 2 Tage auf hohem, für 2 weitere Tage auf mittlerem und danach auf kaum mehr erhöhtem Niveau (Jacobs u. Munschauer 1992). Die 2'-5'OAS steigt nach Interferon-beta 1a für 3 Tage an, nach 5 Tagen hat sie ihr Ausgangsniveau wieder erreicht (Bruchelt 1992). Der durch Interferon-beta bedingte Rückgang der Leukozyten hält 3 Tage an (Fierlbeck 1992). Zwar werden die durch Interferon-beta

Beitrag der Pharmakologie

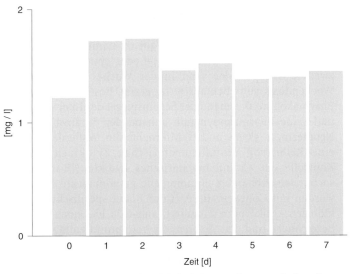

Abb. 17. Serumspiegel von β_2-Mikroglobulin bei MS-Patienten nach einmaliger Gabe von 22 µg Interferon-beta 1a

induzierten Genprodukte wie 2'-5'OAS, β_2-Mikroglobulin oder Neopterin dosisabhängig exprimiert, erreichen jedoch unabhängig von der Dosis nach 4–6 Tagen wieder ihren Ausgangsspiegel im Serum (Fierlbeck 1992; Liberati 1992). Eine vergleichende Studie zwischen der einmaligen Gabe von 30 μg Interferon-beta 1a und 8 MIU Interferon-beta 1b (Williams 1998) ergibt für Serum-Neopterin, β_2-Mikroglobulin, MxA-Protein und IL-10 einen konstant hohen Serumspiegel für alle Parameter nach Injektionen jeden zweiten Tag. Dagegen führt eine einmalig wöchentliche Injektion zu einem Rückgang der Serumspiegel nach einem bis zwei Tagen, mit Ereichen des Ausgangsniveaus nach 1 Tag bei IL-10, 4 Tagen bei Neopterin, 5 Tagen bei β_2-Mikroglobulin und 6 Tagen bei MxA-Protein. Übertragen auf die Wirksamkeit bei Multiple Sklerose heißt das, nach einmaliger Gabe von Interferon-beta bleibt jede Woche eine Wirksamkeitslücke von etwa 3 Tagen. Die Zytokinexpression in peripheren Monozyten stützt ebenfalls die mehrfach wöchentliche Dosierung (Rothuizen 1999). Mehrere wöchentliche Gaben liegen somit nahe.

Zytotoxische Aktivität der Angriffszellen

Wie verhält es sich bei der zytotoxischen Aktivität der mononukleären Blutzellen? Unter diese fallen auch die Zellen, die am Angriff auf die Myelinscheide und das Axon und an der Regulation der Entzündung beteiligt sind. Diese Aktivität stellt kein unmittelbares Genprodukt dar. Ihre molekulare Basis ist unbekannt. Sie ist nicht abhängig von der Dosis des Interferon-beta (s. Abb. 39). Erst kürzlich wurde diese Aktivität der zytotoxischen Zellen mit Schwerpunkt Applikationsfrequenz genauer untersucht (Munafo 1997). Es erhielten 24 Probanden 5 Wochen lang Plazebo oder verschiedene Dosen Interferon-beta 1a in unterschiedlicher Applikationsfequenz, nämlich einmal pro Woche 22 μg in der ersten Gruppe oder einmal 66 μg in der zweiten Gruppe oder 3mal in der Woche 22 μg, was eine Wochendosis von ebenfalls 66 μg ergibt. Bestimmt wurde die Pharmakokinetik anhand der Serumspiegel des Interferon-beta und seine Pharmakodynamik anhand der Serumspiegel von Neopterin, 2'-5'OAS und β_2-Mikroglobulin. Außerdem wurde eine Reihe von proinflammatorischen Zytokinen und als Kontrolle ein antiinflammatorisches Zytokin (IL-10) untersucht. Den Probanden entnommene mononukleäre Blutzellen wurden mit Concanavalin A (ConA) oder spezifischen monoklonalen Antikörpern stimuliert (anti-CD3, hier noch als OKT3 bezeichnet) und zur Expression von proinflammatorischen Zytokinen IFN-γ, TNF-β, TNF-α, IL-1β, IL-6 gebracht.

Dreimalige Gabe hemmt die Entzündung

Sehr aufschlußreich sind die Ergebnisse. Abbildung 18 zeigt stellvertretend für die anderen Zytokine das Ergebnis für IFN-γ und TNF-α. Durch die Behandlung der Patienten mit

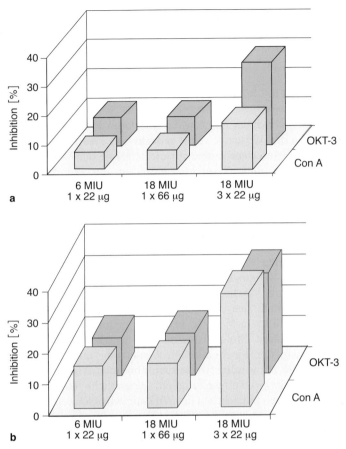

Abb. 18. Relative Minderung der Ex-vivo-in-vitro-Produktion entzündungsunterhaltender Zytokine durch periphere mononukleäre Blutzellen: IFN-γ (*oben*) und TNF-α (*unten*) nach Applikation von wöchentlich einmalig 22 μg oder 66 μg Interferon-beta 1a und nach 66 μg verteilt auf 3 Injektionen pro Woche

Interferon-beta in vivo wird die Expression aller entzündlichen Zytokine deutlich gehemmt. Die Erhöhung der Dosis einmaliger Injektionen von 22 μg auf 66 μg führt zu keiner stärkeren Hemmung; sie beträgt jeweils nur -10%. Wird die gleiche Dosis (66 μg) aber auf 3 Portionen zu je 22 μg verteilt, so wird die Hemmung der Expression von Entzündungsmediatoren verstärkt; sie beträgt dann -30% gegenüber der Plazebokontrolle. Von Interesse ist auch das antiinflammtorische IL-10, es verhält sich anders, seine Bildung wird nicht gehemmt, sondern gefördert. Mit dieser Untersuchung verfügen wir über den ersten Hinweis darauf, daß die mehrmalige wöchentliche Injektion einen vorteilhaften Einfluß auf

Parameter hat, die relevant sind für die MS. Gleichartige Befunde hat auch früher schon die Arbeit von Witt et al. (1993) mit Interferon-beta 1b erbracht.

Nicht alle IFN-β-Präparate sind gleich geeignet

Kein Unterschied in der klinischen Wirkpotenz

Fragt man nach der Eignung der Interferon-Präparate, so wird meist an den Wirkstoff selbst gedacht und die Antwort lautet: »Alle Beta-Interferone sind für die Therapie der MS gleichermaßen geeignet«. Betrachtet man nur die grundsätzliche Wirkpotenz der Interferon-beta-Moleküle in den einzelnen Arzneimittel-Präparaten, so stimmt diese Ausage. Wir haben versucht, in diesem Buch darzustellen, daß es keinen grundsätzlichen Unterschied in der Wirksamkeit zwischen den Interferon-Molekülen gibt. Wohl aber bestehen Unterschiede zwischen den einzelnen Präparaten, ihren Einsatzmöglichkeiten, den Nebenwirkungen und dem Optimum an erreichbarer Wirkung. Wo liegen die Unterschiede? Zunächst unterscheidet sich das Interferon-beta-1b-Molekül von dem Interferon-beta-1a-Molekül in seiner primären, sekundären und quartären Molekülstruktur (s. S. 21), seiner Wasserlöslichkeit, der biochemischen Umsetzung im Körper, der Menge des notwendigerweise zuzuführenden Wirkstoffes und seiner Nebenwirkungshäufigkeit. Wesentliche Unterschiede

Unterschiede im Molekülbau

bestehen auch hinsichtlich des Wirksamkeitsnachweises in klinischen Studien. Für Rebif® konnten in allen drei maßgeblichen Merkmalen, dem Schubgeschehen, der Hemmung der Progredienz und den MRT-Befunden statistisch signifikante positive Effekte nachgewiesen werden (PRISMS Study Group 1998). Eine erfolgreiche klinische Studie zur sekundär progredienten MS ist ebenfalls vorgestellt (Paty 1999). Für Avonex® wurde ein positiver Effekt auf das Schubgeschehen und die Progredienz der Krankheit publiziert, wenngleich bei beiden Parametern die Signifikanz nicht sicher ist (s. S. 135). Kein konsistenter Effekt war für die MRT-Merkmale beizubringen, es konnte ein Trend gesehen werden. Eine Untersuchung bei sekundär progredienter MS fehlt. Für Betaferon® ist in klinischen Studien eine Wirksamkeit auf das Schubgeschehen und auf die im MRT darstellbaren Läsionen des ZNS nachzuweisen. Für die Hemmung der Progredienz besteht ein positiver Trend. Betaferon® konnte seine Wirksamkeit bei der sekundär progredienten Form der MS unter Beweis stellen (European Study Group on Interferon β-1b, 1998), die Ergebnisse konnten mit Rebif® bei sekundärer Progredienz mit Schüben bestätigt werden.

Es kann festgestellt werden, nur eines der zur Behandlung der schubförmigen MS zugelassenen Interferon-Präparate stützt in allen klinisch für die MS relevanten Merkmalen durch positive Ergebnisse aus mindestens einer randomisierten, kontrollierten klinischen Studie die Klasse-I-Evidenz (s. S. 110) für Interferon-beta bei MS. Unter Rebif® geht die Anzahl der Schübe um über 30% zurück. Für die Progredienz ist für behandelte Patienten im Zweijahreszeitraum ein Vorteil von 10 Monaten festgestellt. Die Zahl aktiver Herde geht gegenüber Plazebo um 8,4 bzw. 9,3 und die Gesamtlast aller Läsionen (BOD) um 12 bzw. 13% zurück.

Unterschiede in der Wirksamkeit

Eine erste objektive Vergleichsuntersuchung der Nebenwirkungen der drei Präparate Betaferon®, Avonex® und Rebif® liegt seit kurzem vor (Schmid 1999). Sie gibt einen guten Eindruck der unterschiedlichen Verträglichkeit der Präparate. Es wurden 540 Patienten prospektiv dokumentiert, davon 262 mit RR-MS, 213 mit schubförmig progredienter MS, 63 mit SP-MS und einer mit primär progredienter MS. Die Studie dauerte 3,9 Jahre, im Mittel wurde jeder Patient über 1,7 Jahre verfolgt.

Unterschiede bei Nebenwirkungen

Die Abbruchraten der Therapie betragen für Betaferon® 54%, für Avonex® 37% und für Rebif® 28%. Während der ersten 6 Monate sind die Nebenwirkungen bei allen Präparaten höher als in der Folgezeit und die häufigste Ursache für einen Therapieabbruch. Am höchsten ist die Rate für Betaferon®, am niedrigsten für Rebif®. Nach dem 6. Monat dominiert als Abbruchgrund die ungenügende Wirksamkeit. Aus diesem Grund brechen zu den Zeitpunkten 12/18/24 Monaten unter Betaferon® 10/13 und 7%, unter Avonex 13/11 und 7%, unter Rebif® 7/2 und 4% der Patienten die Therapie ab. Nach einem/zwei Jahren befinden sich unter Therapie mit Betaferon® noch 71/46%, mit Avonex® noch 67/38% und mit Rebif® 75/62%. Die beobachteten Nebenwirkungen gibt Tabelle 10 wieder.

Deutlich werden die Unterschiede bei Betrachtung der unterschiedlichen Zubereitungen der Präparate, ihrer pharmazeutischen oder arzneilichen Form. Der pharmazeutischen Zubereitung eines Präparates muß mehr Aufmerksamkeit als bislang gewidmet werden. Jeder Hersteller von Arzneimitteln, nicht nur von Interferon-beta, ist gehalten, die Zubereitungsform und Stärke seiner Präparate den Anforderungen anzupassen. Es müssen in jedem Einzelfall gezielt Fragen beantwortet werden. Ist das Präparat geeignet, den erkannten Erfordernissen Rechnung zu tragen? Kann es in einer Dosis so hoch wie notwendig eingesetzt werden? Kann es so früh wie möglich eingesetzt werden? Kann es so oft wie nötig eingesetzt werden? Kann es individuell an die Bedürfnisse des einzelnen

Entscheidend: die pharmazeutische Form

Tabelle 10. Nebenwirkungen von Betaferon®, Avonex® und Rebif® im Verlauf einer dreijährigen Studie (Schmid 1999)

Nebenwirkung	Betaferon®	Avonex®	Rebif®
Anzahl Patienten	266	171	103
Gründe für Therapieabbrüche			
Schubaktivität	18	12	3
Schubaktivität und Progression	34	19	6
Progression	26	8	4
MRI-Aktivität	–	1	2
Allgemeine Nebenwirkungen			
Subkutane Nekrosen	16	–	–
Generalisierte Nekrosen	2	–	–
Schwere Reaktion an der Injektionsstelle	7	1	1
Schwere grippeartige Symptome	7	6	3
Abgeschlagenheit	8	1	–
Anhaltendes Fieber	1	–	–
Wiederholte Infektionen	4	–	–
Lymphknotenschwellung	1	–	–
Kopfschmerz	4	2	1
Zentraler Schwindel	2	3	1
Nasenbluten	–	1	–
Nierensteine	–	1	1
Brustkrebs	–	1	–
Zoster	–	–	1
Nebenwirkungen des Nervensystems			
Depression	22	11	8
Psychose	–	1	1
Manie	2	–	–
Halluzination	–	1	–
Epileptiformer Anfall	–	1	–
Nebenwirkungen der Haut			
Neurodermitis	1	–	–
Psoriasis	–	1	–
Exanthem	2	1	–
Urtikaria	1	–	–
Juckreiz	2	–	1
Erysipel	–	1	–
Neubildung von Fettgewebe	–	1	–
Schwerer Haarausfall	1	2	–
Muskel- und Skelettsystem			
Schwere Spastik	17	4	2
Gelenkschmerz	8	7	2
Osteoporose	1	–	–
Hormonsysteme			
Kropfbildung	2	–	–
Autoimmune Thyreoiditis	–	1	–
Herz-Kreislaufsystem			
Bluthochdruck	1	–	1
Angioödem	1	–	–
Venenentzündung	1	–	–
Unterschenkelgeschwür	1	–	–
Subarachnoidalblutung	1	–	–
Gefäßverschluß am Nebenhoden	–	1	–
Urogenitalsystem			
Menstruationsstörung	6	1	4
Myom	1	–	–
Spontanabort	1	1	–
Ovarialzyste	–	1	–
Genitalpapillom	–	1	–
Impotenz	–	1	–

Tabelle 10. Fortsetzung

Blutsystem			
Leukozytopenie	1	1	4
Stoffwechsel und Ernährung			
Gewichtsverlust	7	4	–
Gewichtszunahme	–	–	2
Transaminasenerhöhung	1	2	4
Dyspepsie	1	–	–
Gastritis	2	3	3
Sinnesorgane			
Irisentzündung	1	–	–
Grauer Star	1	–	–
Periphlebitis retinae	1	–	–

Kranken angepaßt werden? Ist es in einer Zubereitung erhältlich, die dem Betroffenen ein Höchstmaß an Komfort so lange wie möglich erhält? Ist es geeignet, auch bei weiterfortgeschrittener Erkrankung problemlos vom Patienten selbst angewendet zu werden? Sehen wir uns die Präparate daraufhin an.

– *Rebif®*: Rebif® kann in einer Dosis so hoch wie notwendig eingesetzt werden. Es wird in zwei Stärken angeboten und ist zugelassen für die dreimalige wöchentliche s.c.-Injektion. Diese Kombination im Zusammenhang mit der ärztlichen Therapiefreiheit im Einzelfall ermöglicht eine langsame oder schnelle Erhöhung der Dosis, je nach Notwendigkeit. Insbesondere bietet Rebif® die Möglichkeit, das therapeutisch sinnvolle Fenster oberhalb von 44 µg auszunutzen. Die Dosierung ist ohne Problem von 66 µg pro Woche auf 132 µg zu erhöhen. Die höhere Dosierung ist geprüft und gut verträglich. Rebif® kann früh eingesetzt werden. Die Einschränkung eines Patienten mit MS am Anfang seiner Krankheit ist in der Regel gering. Er kann seine gewohnte Lebensweise fortsetzen, zur Arbeit gehen und Reisen unternehmen. Rebif® kommt dieser unabhängigen Lebensführung im frühen Stadium entgegen. Es wird subkutan gegeben, liegt als fertige, flüssig abgefüllte Einmalspritze vor und kann vom Patienten selbst verabreicht werden. Er ist mit den Injektionen weder an eine Tageszeit gebunden, noch ist er auf die wöchentlichen Besuche beim Arzt oder die Besuche einer medizinischen Hilfskraft angewiesen. Ein einfach zu bedienender Autoinjektor für die Fertigspritze trägt zur Lebensqualität des Patienten bei. Rebif® kann ungekühlt transportiert und aufbewahrt werden, wenngleich stets darauf hingewiesen werden muß, daß alle Interferon-Präparate, soweit es die jeweilige Situation erlaubt, in den Kühlschrank gehören. Die häufig auftretenden Hautreaktionen, die allerdings selten die Form von Nekrosen annehmen, sind nachteilig.

– **Avonex®**: Dieses Präparat kann nicht beliebig hoch dosiert werden. Avonex® ist durch seine Arzneimittelzulassung auf eine einmal wöchentliche i.m.-Dosierung festgelegt. Eine mehrmalige Gabe wäre zwar unter Bezug auf die therapeutische Freiheit des Arztes denkbar, beinhaltet aber neben einem preislichen Aspekt auch die Unsicherheit, da bislang keine Dosis klinisch geprüft wurde, die über 60 µg pro Woche lag. In Berichten der entsprechenden klinischen Studie wurde zumindest auf die dreimalige wöchentliche Gabe nicht mehr eingegangen. Hinzu kommt die Notwendigkeit der intramuskulären Injektion, bei der eine Selbstinjektion nicht anzuraten ist. Avonex® ist somit in einer Zubereitung erhältlich, die dem Betroffenen in seiner individuellen Freiheit und Lebensqualität suboptimal entgegen kommt. Die geringgradigen Hautreaktionen an der Einstichstelle sind der Vorteil von Avonex®. Die hohen Neopterinspiegel (s. S. 216), die es erzeugt, deuten andererseits auf eine verstärkte Entzündungsreaktion im Muskel hin.

– **Betaferon®**: Betaferon® kann bis zu einer Wochendosierung von 28 MIU variabel eingesetzt werden. Eine Erhöhung ist nicht möglich. Es kann so früh wie möglich angewandt werden. Unter der Therapie mit Betaferon® kann ein Patient seine gewohnte Lebensweise fortsetzen, kann zur Arbeit gehen und reisen. Allerdings ist das Arzneimittel streng kühlpflichtig, was Einschränkungen mit sich bringt. Der Patienten kann Betaferon® selbst verabreichen. Er ist mit den Injektionen weder an eine Tageszeit gebunden, noch ist er auf die wöchentlichen Besuche beim Arzt oder die Besuche einer medizinischen Hilfskraft angewiesen. Das Lyophilisat ist vor der Injektion manuell zu lösen, eine angebotene Injektionshilfe, ist deshalb nicht sehr komfortabel. Betaferon® ist geeignet, auch bei weiter fortgeschrittener Erkrankung vom Patienten selbst angewendet zu werden. Einer seiner Nachteile sind die häufigen Hautreaktionen an den Einstichstellen, die bei bis zu 5% der Patienten als Nekrosen auftreten (Shermata 1995), die in Einzelfällen plastisch gedeckt werden müssen.

Fazit

Von den angebotenen pharmazeutischen Zubereitungen ist in erster Linie das Präparat Rebif® an die sich wandelnden therapeutischen Anforderungen und die Bedürfnisse der MS-Patienten angepaßt. In zweiter Linie ist das Präparat Betaferon® dazu geeignet. Für alle Präparate sollten die Hersteller ihre pharmazeutischen Auslegungen weiter optimieren. Für Rebif® gilt das insbesondere für Verbesserungen hinsichtlich seiner Hautverträglichkeit.

Offizielle Therapieempfehlungen ändern sich

Bisher galten bei den Therapieempfehlungen bestimmte Einschränkungen, die sich aus Empfehlungen des Jahres 1984 aus den USA ergeben. Sie lauteten zusammengefaßt, Patienten mit MS sollen dann mit Interferon-beta behandelt werden, wenn eine schubförmige MS vorliegt, der Patient zwischen 18 und 55 Jahren alt ist, ein EDSS-Grad von 6,0 nicht überschritten wird und zwei oder mehr Schübe in den vergangenen beiden Jahren aufgetreten sind. Eine Therapie solle abgebrochen werden, wenn sich 3 oder mehr kortikosteroidpflichtige oder stationär behandlungsbedürftige Schübe entwickelten oder wenn die Progression der MS über 6 Monate hinweg andauerte. Die neuen Empfehlungen der National Multiple Sclerosis Society sind dem Wandel der Paradigmen bereits angepaßt und lauten zusammengefaßt, Patienten mit MS sollen mit Interferon-beta behandelt werden, wenn ein schubförmiger oder ein sekundär progredienter Verlauf mit überlagerten Schüben vorliegt. Es wird keine Einschränkung mehr gemacht bezüglich der vorangegangenen Schubzahl, dem Alter oder dem EDSS-Grad. Die Behandlung soll so früh wie möglich beginnen. Eine Therapie soll abgebrochen werden, wenn kein klarer Vorteil zu erkennen ist, nicht tolerable Nebenwirkungen auftreten, neue Erkenntnisse dies angezeigt sein lassen oder eine bessere Therapie verfügbar wird.

Bisherige Empfehlung

Neue US-NMSS-Empfehlung

In ihrem Konsensuspapier hat eine Arbeitsgruppe schweizerischer, österreichischer und deutscher Neurologen kürzlich Empfehlungen zur Therapie der MS mit immunmodulatorischen/immunprophylaktischen Therapiemaßnahmen veröffentlicht. Dieses Konsensuspapier bleibt konservativ. Es erwähnt zwar die neueren Entwicklungen am Rande, trägt ihnen aber nicht in dem Maße Rechnung, wie dies die US-amerikanischen Richtlinien tun. Empfohlen wird ein möglichst frühzeitiger Beginn der Therapie aber unter den bisher gültigen Kriterien. Sie lauten, eine Interferontherapie ist angezeigt unter den Bedingungen: »Klinisch sichere multiple Sklerose vom schubförmigen Verlaufstyp anhand der Poser-Kriterien sowie typische Befunde in der Lumbalpunktion (Nachweis intrathekaler Immunglobulin-G-Synthese oder Nachweis oligoklonaler IgG-Banden) und typische Befunde in der Kernspintomographie. Aktiver Krankheitsverlauf mit mindestens zwei funktionell relevanten Schüben in den letzten beiden zurückliegenden Jahren oder Auftreten eines schweren Krankheitsschubes mit schlechter Remissionstendenz. Erhaltene Gehfähigkeit – auch mit Hilfsmitteln (bei schubförmigem Verlauf). Möglichkeit und Bereitschaft, eine effektive Kontra-

Deutsche Empfehlung

zeption durchzuführen.« Eine Therapie sollte abgebrochen werden, wenn eine 3–6monatige Progression vorliegt oder die Schubrate innerhalb eines Jahres nicht zurückgeht. Als Alternativen zum Therapieabbruch werden angeboten Dosisteigerung, Änderung der Applikationsintervalle, Wechsel des Interferon-Präparates oder Kombination mit einem andersartigen Wirkstoff.

Die klinischen Studien

Die Wirkung von Interferon-beta bei der schubförmig remittierenden Form der Enzephalomyelitis disseminata (RR-MS) wurde in mehreren randomisierten und plazebokontrollierten klinischen Studien bestätigt. Damit kommt dieser Substanz die Evidenzklasse I für den Einsatz bei der MS zu. Neben Kortikosteroidpräparaten zur Behandlung des akuten Schubes ist Interferon-beta das bislang einzige zugelassene Arzneimittel zur längerfristigen Behandlung der MS (Stand Februar 2000). Früh durchgeführte klinische Studien sind naturgemäß von geringem Umfang und mit methodischen Unsicherheiten behaftet. Später durchgeführte lernen von den Vorläufern, umfassen große Patientenzahlen, haben verfeinerte oder neue Methoden zur Auswahl und erbringen dementsprechende Ergebnisse. Wir beginnen deshalb bei der Darstellung mit den jüngsten Studien. Im folgenden gehen wir zunächst auf wesentliche Grundlagen zum Verständnis einer klinischen Studie ein. Dann werden, getrennt nach den zugelassenen Präparaten, die Ergebnisse der klinischen Studien zur RR-MS dargestellt (s. S. 112). Über die klinischen Studien bei der SP-MS wird anschließend berichtet (s. S. 145). Wer zuerst über die frühen Studien zu Interferon-beta bei MS lesen möchte, möge jetzt auf Seite 154 mit der Lektüre fortfahren.

Studienvokabular – eine Auswahl

Die Methodologie klinischer Studien entwickelt sich ständig weiter. Mittlerweile gelten eine Reihe von Voraussetzungen als unabdingbar, um mit hoher Wahrscheinlichkeit methodisch saubere Aussagen gewinnen zu können. Die Aussagekraft der Ergebnisse hängt wesentlich davon ab, inwieweit die methodischen Regeln eingehalten werden. Klinische Studien zum Einsatz von Arzneimitteln müssen durchgeführt werden, um zu prüfen, ob eine bestimmtes Medikament eine Wirkung hat. Es wird dann das Arzneimittel, das Verum, mit einem Scheinmedikament, dem Plazebo, verglichen, sofern dies ethisch vertretbar ist. Kommt in der Vergleichsgruppe ein Scheinmedi-

Kontrollierte Studie

kament zum Einsatz, so spricht man von einer plazebokontrollierten Studie. Soll eine Dosis-Wirkungsbeziehung untersucht werden, so können zwei oder mehr Verumgruppen, die unterschiedliche Dosen des Medikaments erhalten haben, mit einer Plazebogruppe verglichen werden. Die Fragestellung kann auch lauten, welches von zwei Arzneimitteln die bessere Wirkung hervorbringt. Dann werden zwei Prüfmedikamente direkt verglichen. Die Gruppen mit unterschiedlicher Behandlung werden Studienarme genannt. Studien, bei denen ein Arm eine Vergleichsgruppe ist (ein anderes Arzneimittel, eine zweite Dosierung), sind kontrollierte Studien. Sie sind in Fragestellung und Patientenaufnahme immer auf die Zukunft gerichtet, prospektiv. Werden die Behandlungsgruppen nach einer festgelegten Zeit zwischen den Gruppen ausgetauscht, so nennt man das ein *Cross-Over-Design.*

Fallkontrollstudie

Wird jedem behandelten Patienten ein anderer, nicht oder anders behandelter Patient als Vergleich zugesellt, werden also Paare gebildet, so spricht man von Fallkontrollstudien. Diese stehen in einem gewissen Gegensatz zum Typ der kontrollierten klinischen Studien. Die Richtung der Schlußfolgerung ist retrospektiv, es wird versucht, entgegen der Zeitachse von einer eingetretenen Wirkung ausgehend die zugrunde liegenden Ursachen ausfindig zu machen (Cornfield 1956; Feinstein 1973; Mantel u. Haenszel 1959). Die Randomisation kommt als Instrument für die Einhaltung der Gleichheit der Störgrößen in der Regel bei Fallkontrollstudien nicht zum Einsatz. Statistisch wird in Fallkontrollstudien das relative Risiko (»odds ratio«) als Maß für den Zusammenhang zwischen zwei Größen (Beispiel: Lungenkarzinom/Rauchen) ermittelt. Fall- und Kontrollpatient sollen in möglichst vielen Strukturmerkmalen wie Geschlecht, Alter, Rasse, Krankheitsdauer oder auch sozio-ökonomischem Status übereinstimmen. Eine groß angelegten Studie, bei der mindestens zwei Bevölkerungsgruppen, die durch zumindest ein gemeinsames Merkmal charakterisiert sein müssen (Krankheit, Alter, Geschlecht, Beruf),

Kohortenstudie

betrachtet wird, ist eine Kohortenstudie. Oft stehen dabei gesundheitsökonomische Fragen im Vordergrund.

Der Einfluß eines Untersuchers auf das Ergebnis einer Untersuchung ist immer dann evident, wenn nicht streng metrische, sondern weiche Parameter erfaßt werden, die bei der Beurteilung Spielraum lassen. Ein Beispiel ist die Ermittlung des Behinderungsgrades bei der MS. Auch wenn ein bestimmtes Ergebnis erwartet wird und der Untersucher weiß, wie ein ihm vorgestellter Patient behandelt worden ist, können unbewußte Interpretationen ein Ergebnis verfälschen.

Blinde Studie

Um solche Unstimmigkeiten zu vermeiden, wählt man die

Methode der Blindung. Dazu gehört bei einer kontrollierten Studie das identische Erscheinungsbild der verabreichten Präparate. Der Patient und/oder der Arzt können nicht unterscheiden, welches der beiden Präparate verabreicht wird. Weiß nur der Patient nicht, was er erhält, sprechen wir von einer einfach blinden Studie, wissen weder Patient noch Arzt, was welchem Patienten verabreicht wird, von einer doppelt blinden Studie. Diese an sich methodisch ideale Lösung stößt dann an ihre Grenzen, wenn das verabreichte Verumpräparat, wie bei der Verabreichung von Interferon-beta bei MS, ohne Hilfsmittel erkennbare Nebenwirkungen wie Fieber oder Hautrötungen hervorrufen kann. Hier behilft man sich mit weiteren Maßnahmen. Dem behandelnden Arzt, der das Medikament verabreicht, vorgegebene therapeutische Maßnahmen vornimmt und im Studienplan vorgesehene Medikamente verordnet, wird ein untersuchender Arzt an die Seite gestellt, der nur die vorgeschriebenen Untersuchungen vornimmt und protokolliert. Bei offensichtlichen Hautrötungen an Injektionsstellen des Verumpräparats können die Injektionsstellen während der Untersuchung abgedeckt werden. Die Erfassung der unerwünschten Wirkungen, die auf jeden Fall bei Arzneimittelprüfungen immer erfaßt werden, kann durch eine dritte Person erfolgen. Selbstverständlich dürfen sich die beteiligten Untersucher nicht gegenseitig austauschen.

Offene Studie

Nicht einfach- oder doppelblinde Studien werden als offene Studien bezeichnet. Hier weiß sowohl der Patient als auch der Arzt, wer welche Behandlung erfährt. Werden Einzelergebnisse aus verschiedenen, nicht miteinander zusammenhängenden Studien nachträglich, retrospektiv so gut wie möglich verglichen, so bezeichnet man dies als Meta-Analyse.

Phase I bis IV

Die angesprochenen Studienformen können in unterschiedlichen Phasen der klinischen Prüfung angewandt werden. Die gängigen vier Phasen werden im folgenden kurz vorgestellt. Auf die rechtlichen Aspekte soll nicht eingegangen werden. In der *Phase-I*-klinischen Prüfung wird ein breites Spektrum an Fragen angegangen, die mit den Begriffen Pharmakokinetik, Pharmakodynamik, Metabolismus, Toxizität und Dosierung charakterisiert sind. Die Prüfung wird meist an freiwilligen gesunden Probanden durchgeführt. Es gibt keinen Zwang zu einer Vergleichsgruppe. Angewandt wird eine Individualstatistik. Die *Phase-II*-klinische Prüfung wird durchgeführt an etwa 100 ausgewählten Patienten. Sie dient zur Prüfung einer verträglichen Dosis auf ihre Wirksamkeit im gesuchten Indikationsgebiet. Diese Phase der klinischen Prüfung wird kontrolliert durchgeführt. In der *Phase-III*-klinischen Prüfung wird, im Gegensatz zur Phase-II-Prüfung, an einem großen

Patientengut (»broad clinical trial«) stets in kontrollierter Form die Wirksamkeit im definierten Anwendungsgebiet nachzuweisen versucht. Alle zur Verfügung stehenden statistischen Methoden werden dabei aufgewendet. *Phase-IV*-klinische Prüfungen dienen der Überwachung eines zugelassenen, im Markt befindlichen Arzneimittels. Es sollen erweiterte Kenntnisse über Nebenwirkungen oder eine Erweiterung des Indikationsgebietes resultieren. Hier sind nichtrandomisierte, prospektive oder retrospektive Methoden wie Anwendungsbeobachtungen die geeigneten Verfahren.

Multizenterstudie

Multizentrische Studien sind Studien, an denen drei oder mehr Studienzentren, das sind in der Regel Kliniken an unterschiedlichen Orten, teilnehmen. Sie stehen den monozentrischen oder bizentrischen Studien gegenüber. Das scheint auf den ersten Blick banal zu sein. Ihre größere Bedeutung schöpfen Multizenterstudien gegenüber Monozenterstudien aus der Möglichkeit, Störungen des Gleichgewichts erhobener Daten, die durch Eigenheiten eines Zentrums entstehen, auszugleichen. Eine Bedingung dafür ist allerdings, daß die Fallzahl in jedem Zentrum eine vorab zu definierende Größe erreicht. Anderenfalls würde die Intra-Gruppen-Variabilität die Inter-Gruppen-Variabilität übersteigen und die Aussagekraft der Studie mindern. Sind in einem klinischen Zentrum zahlreiche Patienten mit dem erforderlichen Krankheitsbild in Behandlung, so ist eine monozentrische Studie methodisch ebenso aussagekräftig wie eine multizentrische.

Randomisation

Strukturgleichheit wird in der Regel durch Ein- und Ausschlußkriterien herbeigeführt und dadurch, daß jeder einzelne Patient zu einer Behandlungsgruppe zufällig zugewiesen wird. Die Zufälligkeitszuweisung bezeichnet man als Randomisation. Es gibt verschiedene, der jeweiligen Fragestellung angepaßte Randomisationsverfahren. Wichtig ist, daß die Randomisierung nach einem von vornherein festgelegten Plan erfolgt und nicht durchbrochen wird. Prinzipiell gilt, alle

Protokoll

Verfahrensweisen, Fragestellungen und Auswertungen sowie der Umfang einer Studie vor ihrem Beginn festzulegen und in einem Studienplan, auch als Studienprotokoll bezeichnet, niederzulegen. Eine Abweichung vom Studienplan ist nur in Notfällen oder unter methodischen Zwängen gestattet, niemals aber, um ein besseres Ergebnis zu erzielen oder eine Aussage früher zu erhalten. Wird ein Protokoll ohne zwingenden Grund manipuliert, gilt die entsprechende Studie als wertlos. Prospektive Studien sind höher einzuschätzen als semiprospektive oder retrospektive Vergleichsstudien. Im Studienplan werden auch vorab diejenigen Parameter festgelegt, die ausgewertet werden sollen, und die Auswertungsmethoden definiert, die nach Abschluß der Studie angewandt werden. Werden nachträglich weitere Fragestellungen bekannt, die nicht im Studienprotokoll festgelegt waren, so handelt es sich um Post-hoc-Maßnahmen, denen kein Beweiswert zukommt, die aber zur Generierung von Hypothesen wertvoll sein können und zu diesem Zwecke auch erlaubt sind. Das Protokoll ist mindestens einer Ethikkommission vorzulegen, die Fragen der Übereinstimmung mit dem Sittenkodex prüft.

Stichprobe

Eine klinische Studie kann immer nur an einer beschränkten Zahl, niemals aber an allen von einer Krankheit betroffenen Patienten durchgeführt werden. Da somit nur eine Stichprobe der Gesamtpopulation untersucht wird, ist es die Aufgabe der Statistik, den stets zu erwartenden Fehler so gering wie möglich zu halten und gleichzeitig anzugeben, wie groß die Wahrscheinlichkeit ist, daß das erhaltene Ergebnis richtig ist. Die Wahrscheinlichkeit geringerer Fehler, steigt mit der zunehmenden Größe einer Stichprobe. Es ist jedoch ein verbreiteter Irrtum, anzunehmen, je höher die Fallzahl sei, um so glaubhafter sei das Ergebnis. Oberhalb einer optimalen Größe der Stichprobe ist kein Erkenntnisgewinn mehr zu erwarten. Im Gegenteil, die steigende Varianz verschlechtert das Ergebnis. Zur richtigen Wahl der Größe der Stichprobe gibt es zuverlässige Methoden der Stichprobenabschätzung. Es ist aus ethischen und rechtlichen Gründen untersagt, mehr Patienten in eine Studie aufzunehmen, als nach der Definition des Protokolls notwendig sind. Unter Einschlußkriterien sind die Merkmale zu verstehen, nach denen Patienten für eine Studie ausgewählt werden. Sie stellen den Indikationsbereich dar. Ausschlußkriterien legen Kontraindikationen und Merkmale fest, die mit dem Zielmerkmal verbunden sein können, sich aber als vermengte Variable, als Störgrößen, auswirken. Um eine Abschätzung der Qualität einer Studie zu ermöglichen, werden die Ein- und Ausschlußkriterien sowie die Basisdaten der Patienten in jeder Publikation angegeben. Sind die Basisdaten in den verschiedenen Patientengruppen einer Studie nahezu gleich, so zeigt das die Qualität von Planung und Durchführung an. Jeder Leser sollte deshalb zumindest einen Blick auf die Tabellen mit den Patientendaten werfen. Um Vergleiche durchführen zu können, muß die Vergleichbarkeit in drei Aspekten geschaffen werden; bei der Strukturgleichheit, das ist die Gleichheit der zu untersuchenden Gruppe von Patienten bezüglich Merkmalen wie Alter oder Geschlecht, einschließlich Randbedingungen oder Einflußgrößen wie Grad der Behinderung oder Krankheitsdauer; bei der Beobachtungsgleichheit, das ist die Einheitlichkeit des Messens, Zählens oder Wägens, des Beurteilens und Dia-

Ein- und Ausschlußkriterien

Vergleichbarkeit

gnostizierens; bei der Regiegleichheit, das ist die Gleichheit der Prozeduren, die durchlaufen oder verabfolgt werden.

Haupt- und Nebenkriterien

Klinische Studien unterliegen festgelegten Verfahrenskriterien. Eines davon ist das im vorhinein festzulegende Kriterium der Messung von Wirksamkeit. Prinzipiell können mehrere Wirksamkeitskriterien in ein und derselben Studie festgelegt werden. Es gilt aber, daß nur ein Hauptkriterium (Hauptzielkriterium, primäres Zielkriterium) angelegt werden soll oder höchstens zwei miteinander in Beziehung stehende Kriterien. Weitere Kriterien müssen unter Nebenkriterien geführt werden. Dieses Verfahren dient zur methodischen Schärfung der zu prüfenden Aussagen. Der Begriff »Hauptkriterium« sagt nichts aus über dessen medizinische Wichtigkeit, sondern bezeichnet lediglich diejenige Frage, auf die eine klinische Studie methodisch zugeschnitten und auf die eine Antwort erwartet wird. Eine klinische Studie kann immer nur diejenige Frage schlüssig beantworten, die ihr auch gestellt worden ist. Nur das Hauptkriterium sollte auch teststatistisch auf seine Aussagekraft hin geprüft werden. Nebenkriterien werden bevorzugt mit Methoden der deskriptiven Statistik bearbeitet. Werden zuviele der verschiedenen Aspekte von Nebenkriterien statistisch getestet, so ist dies kein Qualitätsmerkmal für eine Studie. Im Gegenteil, solch multiples Testen ist stets ein Hinweis auf geringe methodische Qualität. Es gilt, je mehr Kriterien getestet werden, desto mehr »falsch« signifikante Ergebnisse kommen heraus. Oder einfach ausgedrückt, irgendein Ergebnis ist immer signifikant, wenn nur genügend

Intent to treat

lange getestet wird. Als Qualitätsmerkmal einer klinischen Studie gilt heute die Auswertung nach der Intention-to-treat-Methode. Diese besagt, daß jeder Patient, der in die klinische Studie aufgenommen worden ist und zumindest einmal die Prüfmedikation oder das Plazebo erhalten hat, auch in die Auswertung der Studie einbezogen werden muß. Dabei ist es gleichgültig, ob der Patient die Studie abgebrochen hat oder weiterbeobachtet wurde. Die Regelung wurde eingeführt, um der gängigen Praxis zu begegnen, schlechte Ergebnisse wegfallen zu lassen und so Resultate vorzutäuschen, die nicht vorhanden sind. Wird angekündigt, eine Studie werde nach dem Intent-to-treat-Prinzip ausgewertet und geschieht das dann nicht, so ist stets erhöhte Aufmerksamkeit angebracht.

Signifikanz, was ist das?

Beschreibt eine Veröffentlichung einen Unterschied zwischen zwei Gruppen, so wird in der Regel angefügt, das Ergebnis sei signifikant oder nicht signifikant. Sodann wird der Leser mit einer Zahl konfrontiert, die ein Niveau der Signifikanz angeben soll. Signifikant oder nicht signifikant scheint bei diesen Darstellungen die alles entscheidende Frage zu sein. Was steckt dahinter? Unterschiede bei der Behandlung mit zwei Therapieprinzipien in kontrollierten Studien werden am Ende statistisch bearbeitet. Dafür bietet die Biometrie für nahezu jede Fragestellung eine teststatistische Lösung. Die Frage an all diese Tests ist, wie wahrscheinlich ist es, daß der beobachtete Unterschied real existiert und nicht nur zufällig zustandegekommen ist. Die Statistik geht dabei von für den Nichtstatistiker ungewöhnlich negativen Annahmen aus. Sie stellt eine Nullhypothese auf und nimmt an: »Es bestehen keine Unterschiede zwischen den Gruppen«, der Unterschied sei also Null. Sie fragt: »Wie groß ist die Wahrscheinlichkeit, daß ich mich irre?« Nur nach Kenntnis dieser Methodik der Fragestellung kann der Begriff Signifikanz erklärt werden. Ein biometrisches Gedankenexperiment soll dies verdeutlichen.

Angenommen, es würden je 4 Patienten mit Interferon-beta (Gruppe V) oder mit einem Scheinmedikament (Gruppe P) behandelt. Der Behandlungserfolg wird einfach als gut (+) oder schlecht (–) klassifiziert. Alle 4 Patienten in der Gruppe V sind erfolgreich, alle in der Gruppe P erfolglos behandelt worden. Der Biometriker geht an die teststatistische Prüfung mit einer Nullhypothese heran: »*V und P unterscheiden sich in ihrer Wirkung nicht*«. Ausgehend von der Nullhypothese können verschiedene Möglichkeiten des Therapieausgangs mit 4 + und 4 – in jeder Zeile dargestellt werden:

Testbeispiel

Gruppe V	Gruppe P
+ + + +	– – – –
+ + + –	+ – – –
+ + – –	+ + – –
+ – – –	+ + + –

Diese Anordnungen mit 4 mal + und 4 mal – pro Zeile sind nur 4 von insgesamt 70 möglichen Darstellungen, wenn in jeder Zeile die 4 + und 4 – systematisch vertauscht werden. Das zufällige Auftreten jeder der 70 Möglichkeiten ist gleich wahrscheinlich. Die oberste Zeile gibt das beim Experiment erhaltene Ergebnis an. Ist die Nullhypothese richtig, so kann dieses Ergebnis bei einer von 70 Behandlungen nur zufällig so vorgekommen sein. Die unter der Nullhypothese bestehende Wahrscheinlichkeit des Auftretens ist also 1/70 oder 1,4%. Diese Wahrscheinlichkeit erscheint zu gering, um in dem Versuch rein zufällig eingetreten zu sein. Die Nullhypothese wird deshalb abgelehnt zugunsten der Alternativhypothese: »*V ist besser als P*«. Die Wahrscheinlichkeit, diese Entscheidung irrtümlich getroffen zu haben, die Irrtumswahrscheinlichkeit, beträgt aber immerhin 1,4%. Meist werden die Signifikanz-

Signifikanzniveau

schwellen nicht als Bruchteile von 100, als Prozentwert also, sondern als Bruchteil von 1, als p-Wert oder Signifikanzniveau, angegeben. Die Signifikanzschwelle 5% (p < 0,05) ist die geringste, bei der noch von Signifikanz gesprochen werden darf. Weitere gängige Signifikanzschwellen sind 1% (p < 0,001) oder 0,1% (p < 0,0001). Aus unserem Versuch berechnet sich die Irrtumswahrscheinlichkeit zu 1,4%, das Signifikanzniveau beträgt p = 0,014. Dieser Wert ist kleiner als 0,05 und damit unterscheiden sich unsere Gruppe V und die Gruppe P signifikant voneinander. Für die Berechnung der Signifikanz spielt die Fallzahl keine Rolle. Mit hohen Fallzahlen lassen sich lediglich geringere Unterschiede als signifikant erkennen. Trotzdem sollte jeder Leser bei der Angabe von Signifikanzen mißtrauisch sein. Die angewendeten Tests sind wesentlich komplizierter als der oben gedanklich durchgeführte. Die statistischen Tests, die zu einer Aussage über die Signifikanz führen sollen, dürfen nur dann angewandt werden, wenn bestimmte Voraussetzungen streng erfüllt sind. Deren Gegebenheit muß stets vorab geprüft sein. Dies unterbleibt aber in vielen Fällen. Die Aussage über die Signifikanz eines Unterschiedes ist dann bedeutungslos. Die Aussage, eine Pharmakotherapie sei wirksam zur Behandlung einer Erkrankung, bedeutet in aller Regel, daß in einer Doppelblindstudie bewiesen werden konnte, daß die Verumgruppe signifikant besser abgeschnitten hat als die Plazebogruppe. Das heißt nicht, daß die Krankheit damit zum Stillstand kommt oder gar geheilt werden könne. Die Aussage, eine Therapie sei wirksam, sagt also nichts darüber aus, wie groß ihr Nutzen ist.

Evidenz

So wie es methodisch Studien mit unterschiedlicher Aussagekraft gibt, sind auch die Ergebnisse klinisch unterschiedlich evident. Zur Standardisierung der Bewertung von Ergebnissen klinischer Studien bei der MS hat die American Academy of Neurology bereits 1994 eine Bewertungsskala vorgeschlagen für Substanzen, die in der Neurologie eingesetzt werden. Die Evidenz für klinische Wirkungen wird in 3 Klassen eingeteilt, deren Wert mit zunehmender Ordnungsnummer sinkt. Evidenz der *Klasse I* liegt vor, wenn die Wirksamkeit durch mindestens eine, besser mehrere randomisierte und kontrollierte klinische Studien nachgewiesen ist. Evidenz der *Klasse II* liegt vor, wenn die Wirksamkeit durch mindestens eine, besser mehrere nach Stand des Wissens dokumentierte, nicht kontrollierte Studien (Fallkontrollstudien, Kohortenstudien) nachgewiesen ist. Evidenz der *Klasse III* liegt vor, wenn die Wirksamkeit durch nichtrandomisierte historische Kontrollen, Fallberichte oder die Meinung von Experten dokumentiert ist.

Eine verbreitete Auswertungsmethode zur Darstellung der Progredienz der MS ist die Kaplan-Meier-Regression (s. Abb. 21, S. 117; Abb. 22, S. 118; Abb. 24, S. 132). Es ist eine stufenförmige Graphik, deren Ordinate das zu messende Ereignis, hier den Anstieg des EDSS-Wertes um einen oder einen halben Punkt, und deren Abszisse die Zeitachse darstellt. Es wird also die Wahrscheinlichkeit für dieses Ereignis gegen die Zeit dargestellt.

Kaplan-Meier-Kurve

Diese Art der longitudinalen Darstellung bietet sich immer dann an, wenn ein klar definierbares Ereignis vorliegt. Sobald bei einem Patienten das zu messende Ereignis eintritt, macht die entsprechende Kurve einen anteiligen Sprung nach unten oder, bei umgekehrter Ausrichtung der Ordinate, nach oben. Die unterschiedliche Anzahl dieser Sprünge in den Studienarmen läßt die beiden Kurven auseinanderstreben. Je größer die Abweichung der beiden Kurven voneinander ist, um so größer sind die Unterschiede zwischen den beiden Behandlungen. Ursprünglich wurde diese Form der Auswertung, eine Überlebensanalyse, in der Onkologie verwendet. Definitionsgemäß ist hier die Überlebenswahrscheinlichkeit zum Zeitpunkt 0 dann 100%, im weiteren Verlauf nimmt diese dann ab. Bei der Bestimmung von Überlebenswahrscheinlichkeiten wurden Patienten wenigstens 5 Jahre beobachtet. Diese langwierige Methode ist nicht immer durchführbar. Um einen Effekt trotzdem quantitativ darstellen zu können, wird eine sog. Perzentile eingeführt. Eine Perzentile ist eine beliebig gelegte Prozent- oder Wahrscheinlichkeitsstufe, die nur eine Anforderung erfüllen muß, sie muß so liegen, daß sie alle Kurven einer Analyse schneidet. Die Differenzen zwischen den Zeitpunkten, zu denen jeweils zwei zu vergleichende Kurven die Perzentile schneiden, gibt ein Maß für die zwischen diesen beiden Kurven bestehenden Unterschiede. Die Perzentilen werden auf der Ordinate von oben nach unten gezählt. Die 25. Perzentile ist die erste Quartile, lediglich ein anderer Ausdruck für denselben Sachverhalt.

Im Rahmen von Studien zur Behandlung von MS wird die Kaplan-Meier-Technik zum Vergleich der Progressionswahrscheinlichkeit zwischen Verum- und Plazebogruppen verwendet. Der zu definierende Endpunkt ist hier meist die Verschlechterung auf der EDSS um einen Punkt. Um nicht aufgrund von kurzfristigen Schwankungen vorschnell eine Zunahme der Behinderung zu diagnostizieren, wird eine Verschlechterung meist erst dann akzeptiert, wenn sie nach 3 oder 6 Monaten bestätigt wird. Diese wird dann als bestätigte Progression (»sustained progression«) bezeichnet. Zwar wird die auf der Kaplan-Meier-Kurve beruhende Auswertung zum

Bestätigte Progression

Vergleich der Progressionswahrscheinlichkeit für MS-Patienten unter unterschiedlichen Therapien gerne verwendet. Sie hat aber auch einige Nachteile. Durch die Art der Darstellung entsteht ein Informationsverlust und die statistische Auswertung verarbeitet die Informationen, die in der Kurve stecken, nur unvollständig. Es wird weiterhin recht kontrovers diskutiert, welches das adäquate statistische Auswertungsverfahren für eine Kaplan-Meier-Kurve ist. Da der definierte Endpunkt nur einmal erreicht werden kann, bleibt das tatsächliche Ausmaß der Verschlechterung unbeachtet. Ein Patient, der sich um einen EDSS-Punkt verschlechtert, wird rechnerisch genauso behandelt wie ein Patient, der sich beispielsweise um drei EDSS-Punkte verschlechtert. Bessert sich ein als bestätigt progredient in die Analyse eingegangener Patient wieder, so kann dies nicht mehr berücksichtigt werden.

Sicherung der Diagnose – Poser-Kriterien

In klinische Studien werden Patienten aufgenommen, wenn die Diagnose der MS klinisch gesichert ist. Die Kriterien dafür sind durch Poser et al. (1983) aufgestellt worden Definitionen der verwendeten Begriffe werden unten gegeben.

Die Kriterien für eine klinisch gesicherte MS sind:
- (*A1*) Zwei Schübe und neurologische Befunde für mindestens zwei räumlich getrennte Läsionen im ZNS.
- (*A2*) Zwei Schübe und neurologische Befunde für eine Läsion im Zentralnervensystem und paraklinische Befunde für eine zusätzliche räumlich getrennte Läsion im Zentralnervensystem.

Die Kriterien für eine labormedizinisch gestützt gesicherte MS sind:
- (*B1*) Zwei Schübe und eine klinische Läsion im Zentralnervensystem oder eine paraklinische Läsion und positiver Liquorbefund.
- (*B2*) Ein Schub und neurologische Befunde für mindestens zwei räumlich getrennte Läsionen im Zentralnervensystem und ein positiver Liquorbefund.
- (*B3*) Ein Schub und neurologische Befunde für eine Läsion im Zentralnervensystem und paraklinische Befunde für eine zusätzliche räumlich getrennte Läsion im Zentralnervensystem und positiver Liquorbefund.

Schub

Ein Schub (Episode, Attacke, Exazerbation) wird heute stets entsprechend den Kriterien von Poser (1992) definiert als ein

sich verschlechterndes, schon vorher bestehendes oder neu
aufgetretenes, klinisches MS-Zeichen, das über mindestens 24
Stunden beobachtbar sein muß (es zählen auch eindeutige
anamnestische Angaben). Das notwendige Intervall zwischen
zwei Schüben beträgt über einen Monat. Zu zählen sind auch
eindeutige Verschlechterungen vorbestehender Symptome.
Nicht zu zählen sind rezidivierende, undulierende Wieder-
holungen derselben Symptome. Meist wird gefordert, daß ein
Neurologe den Befund bestätigen muß, damit vorübergehende
Mißempfindungen oder wechselnde Befindlichkeiten das
Ergebnis der Untersuchungen nicht beeinflussen. Als Schubrate angegeben werden die aufgetretenen Schübe gerechnet
pro Erfassungsjahr.

Disparate, räumlich getrennte, Läsionen im ZNS sind anato- *Räumlich getrennte*
misch räumlich im ZNS getrennt liegende Herde. Die Kriterien *Läsionen*
sind streng anzulegen. Die verschiedenen Symptome dürfen
nicht durch eine einzige Läsion erklärbar sein. Eine bilaterale
Optikusneuritis zählt als singuläre Läsion, wenn beide Seiten
innerhalb von 14 Tagen befallen sind. Als multiple Läsion zählt
sie, wenn die beiden Sehnerven in zeitlich weiterem Abstand
betroffen sind.

Zu den paraklinischen Befunden zählen apparativ erhobene *Paraklinische*
Ergebnisse, beispielsweise evozierte Potentiale oder MRT- *Befunde*
Befunde. Sie sind nur zu werten, wenn die Kriterien für die
räumlich getrennte Lokalisation erfüllt sind. Als positiver
Liquorbefund gewertet werden im Liquor selbst entstandene, *Liquorbefund*
also autochthone, oligoklonale Antikörper der Immun-
globulin-G -Klasse. Dies äußert sich in zahlreichen, normalerweise nicht vorliegenden, abweichenden IgG-Präzipitations-
linien in der Immunelektrophorese, ohne Entsprechung im
Serum. Außerdem müssen andere entzündliche Erkrankungen
des ZNS ausgeschlossen werden. Gerade diese Bedingung ist
manchmal schwer zu erfüllen. So können ein zentraler Lupus
erythematodes oder eine Hashimoto-Enzephalopathie mit
einer MS verwechselt werden. Auch diese Erkrankungen
führen zu Entzündungszeichen im Nervenwasser, können in
Schüben verlaufen und im MRT des Kopfes lassen sich oft
Herde nachweisen.

Behinderungs-Skalen – ein Behelf

Das Grundproblem aller Skalen, die den Versuch unterneh-
men, die Behinderung bei der MS abzubilden, liegt in der
Eindimensionalität. So wird bei der EDS-Skala (s. unten) jeder
Patient eingestuft zwischen EDSS = 0 (gesund) und EDSS = 10

(tot). Ein Patient, der ohne Gehhilfe und ohne Pause 100 m gehen kann, erhält einen EDSS-Wert von 5,5. Wenn dieser Patient jetzt zunehmend dement, zusätzlich sehbehindert und eine Zunahme der Ataxie erleidet, dann bleibt sein EDSS-Wert trotzdem bei 5,5, obwohl seine Behinderung deutlich zugenommen hat. Rechnet man aus verschiedenen standardisierten Untersuchungsverfahren mittels mathematischer Methoden einzelne Dimensionen der Behinderung heraus, dann stellt man fest, daß es folgende Dimensionen der Behinderung gibt, auf denen sich ein Patient verbessern oder verschlechtern kann:

– Funktionsstörung der unteren Extremität
– Funktionsstörung der oberen Extremität
– Störungen des Sensoriums
– Mentale oder kognitive Störungen
– Visuelle Störungen
– Darm-, Blasen-, Sexualfunktionsstörungen

Es ist selbstverständlich möglich, bei individuellen Patienten in jeder der einzelnen Dimensionen die Behinderung zu bestimmen. Dies kann dazu führen, daß sich ein Patient in einer Dimension verschlechtert, in einer anderen verbessert usw. Im klinischen Alltag und in klinischen Studien stellt sich aber oft die Frage, ob ein Patient sich gebessert hat, stabil geblieben ist oder sich verschlechtert hat. Das heißt, man benötigt eine eindimensionale Skala. Dazu müssen die verschiedenen Dimensionen der Behinderung verrechnet werden. Alle Versuche, Behinderung eindimensional abzubilden, sind mangelhaft.

EDSS   Am meisten Akzeptanz hat die erweiterte Behinderungs-Skala (EDSS; »expanded disability status scale«) nach Kurtzke (1983) gefunden. Sie wurde entwickelt auf der Basis einer älteren Behinderungs-Skala (DSS; »disability status scale«), der am häufigsten verwendeten und oftmals modifizierten Skala zur semiquantitativen Erfassung des Schweregrades der MS. Da die DSS zu wenig differenziert erschien, wurde sie erweitert zur EDSS. Die Punkte 1–10 sind hier in 1/2 Punkte unterteilt, womit sich die Skala besser zur Beurteilung der chronischen Verläufe eignet (Tabelle 11). Die Vorteile der EDS-Skala sind:

– gut bekannt,
– einfache Vergleichsmöglichkeiten,
– einfach anwendbar,
– international akzeptiert.

Die Nachteile der Skala sind:
– nicht linear,

Tabelle 11. Die erweiterte Behinderungsskala zur Bewertung des Schweregrades der MS nach Kutzke (EDSS). *FS* Funktionssysteme, Erklärung im Text

Schweregrad	Beschreibung
0	Normale neurologische Befunde
1	Keine Behinderung, minimale neurologische Zeichen (Grad 1) in 1 FS (= Funktionssystem); außer zerebrale Funktionen
1,5	Keine Behinderung, minimale neurologische Zeichen (Grad 1) in mehr als 1 FS (außer zerebrale Funktionen)
2	Minimale Behinderung (Grad 2) in 1 FS
2,5	Minimale Behinderung (Grad 2) in 2 FS
3	Mittelgradige Behinderung (Grad 3) in 1 FS oder leichte Behinderung (Grad 2) in 3 oder 4 FS. Voll gehfähig
3,5	Mittelgradige Behinderung (Grad 3) in 1 FS und 2 oder 3 FS Grad 2 oder 2 FS Grad 3 oder 5 FS Grad 2. Voll gehfähig
4	Gehfähig ohne Hilfe und selbstversorgend über mindestens 12 h des Tages. Relativ schwere Behinderung (Grad 4) in 1 FS oder mehrere geringergradige Behinderungen über Punkt 3,5 hinausgehend. Gehstrecke ohne Hilfe oder Innehalten 500 m
4,5	Gehfähig ohne Hilfe über den größeren Teil des Tages. Ganztägig arbeitsfähig. Nur geringe Hilfe nötig. Relativ schwere Behinderung (Grad 4) in 1 FS oder mehrere geringergradige Behinderungen über Punkt 4 hinausgehend. Gehstrecke ohne Hilfe oder Innehalten 300 m
5	Gehfähig ohne Hilfe oder Innehalten 200 m. Normale Tagesaktivität eingeschränkt. Ein FS Grad 5 oder mehrere geringergradige Behinderungen normalerweise über die in Punkt 4 beschriebenen hinausgehend
5,5	Gehfähig ohne Hilfe oder Innehalten 100 m. Normale Tagesaktivität nicht möglich. Ein FS Grad 5 oder mehrere geringergradige Behinderungen normalerweise über die in Punkt 4 beschriebenen hinausgehend
6	Einseitige oder abwechselnde dauernde Hilfe beim Gehen über 100 m, mit oder ohne Innehalten, notwendig. Mehr als 2 FS Grad 3+
6,5	Dauernde beidseitige Hilfe beim Gehen über 20 m ohne Innehalten notwendig. Mehr als 2 FS Grad 3+
7	Gehstrecke ohne Hilfe geringer als 3 m. Im wesentlichen auf den Rollstuhl angewiesen. Bedienung des Standardrollstuhls sowie Ein- und Aussteigen für etwa 12 m. Mehr als 1 FS Grad 4+. Selten: nur 1 FS Grad 5 pyramidal
7,5	Unfähig, mehr als einige Schritte zu gehen. Auf den Rollstuhl zwingend angewiesen. Hilfe beim Ein- und Aussteigen nötig. Selbständige Bedienung des Standardrollstuhls nicht ganztägig möglich. Mehr als 1 FS Grad 4+
8	Bettlägerig, aber den größerern Teil des Tages im Rollstuhl. Praktische Gebrauchsfähigkeit der oberen Extremitäten erhalten. Mehrere FS, alle Grad 4+
8,5	Den größeren Teil des Tages bettlägerig. Geringe Funktionsfähigkeit wenigstens einer oberen Extremität erhalten. Mehrere FS alle Grade 4+
9	Bettlägerig, hilflos. Nahrungsaufnahme und Verständigung möglich. Überwiegend FS Grad 4+
9,5	Bettlägerig, völlig hilflos. Nahrungsaufnahme und Verständigung nicht mehr möglich. Alle FS Grad 4+
10	Tod durch MS

– Häufungen (»cluster«) bei EDSS 3–4 und 6–7,
– die Kognition wird vernachlässigt,
– die Funktion der oberen Extremitäten wird kaum erfaßt.

Zur Bestimmung der Behinderung nach beiden Skalen wird eine neurologische Untersuchung mit Bewertung der Funktionsbeeinträchtigung von 8 Funktionssystemen (FS) verwendet, dies sind:

1. pyramidale Funktion (0–6 Punkte),
2. zerebelläre Funktion (0–5 Punkte),
3. sensorische Funktion (0–6 Punkte),
4. Hirnstammfunktion (0–5 Punkte),
5. Darm- und Blasenfunktionen (0–6 Punkte),
6. Visus und Gesichtsfeld (0–6 Punkte),
7. geistige Funktion (0–5 Punkte),
8. andere, MS-relevante Funktionen (0–2 Punkte).

Auf die Wiedergabe der 8 Skalen sei hier verzichtet. Eine Erhöhung der Punktzahl gibt für jedes Funktionssystem den ansteigenden Schweregrad der Störung an. Die pyramidale Funktion ist betroffen bei unvollständigen oder vollständigen Lähmungen (Parese, Spastik, Plegie), die zerebelläre Funktion bei mangelnder Fähigkeit zur Koordination von Bewegungen, der Geschicklichkeit. Hirnstammfunktionen sind Augenzittern, Stand-, Gang-, und Rumpfkoordination oder Schluck- und Sprechstörungen. Die sensorische Funktion betrifft subjektive und objektive Mißempfindungen oder Taubheit der Hautsinne mit oder ohne Schmerzempfindung. Darm- und Blasenfunktionsstörungen werden beschrieben anhand imperativen Harndrangs, Inkontinenz oder Kathederpflicht. Zur Visusfunktion zählen Sehleistung, Sehschärfe, Doppelbildersehen, Erblindung. Geistige Funktionen erfassen psychomentale Störungen wie Labilität, Depression oder Demenz.

FCI   Die EDSS-Skala ist ein zeitaufwendiges Instrument. Sie wurde seit Jahren in nahezu allen klinischen Studien verwendet und vermittelt deshalb eine unmittelbare Vorstellung von der Behinderung. Die Nachteile der EDSS sind ihre Übergewichtung der Gehfähigkeit und das relative Fehlen der Funktionen der Arme oder kognitiver Fähigkeiten. Ein neues Meßinstrument ist der »functional composite index« (FCI). Er berücksichtigt Funktionen der unteren und der oberen Extremitäten sowie kognitive Fähigkeiten. Für jeden Leistungsbereich gibt es getrennte Tests. Die Gehfähigkeit wird auf einer Gehstrecke von ca. 7 Metern erfaßt, die Koordinationsfähigkeit mittels eines Steckbrett-Tests. Die Konzentrationsfähigkeit wird mit einem Zahlenadditionstest bestimmt. Ein Sehtest soll in Vorbereitung sein. Der neue Test dauert weniger als 30 Minuten. Seine Stabilität ist hoch, sowohl zwischen einzelnen Tests als auch zwischen verschiedenen Untersuchern sind die Abweichungen gering. Das kumulierte Meßergebnis ist der Z-Score. Er gibt an, inwieweit sich die individuelle Leistung von der eines Vergleichskollektivs unterscheidet. Für einen Patienten mit RR-MS ist das Vergleichskollektiv ein anderes als für solche mit SP-MS. Der FCI soll mit dem EDSS korrelieren. Die »Scripps neurological rating scale« (NRS) ist eine standardisierte neurologische Untersuchung von Psyche, Funktion der Hirnnerven, sensorischem und motorischem System, der Reflexe sowie der Blasen- und Darmfunktion. Sie reicht von 100 Punkten (gesund) bis -10 Punkten (schwer krank). Die Untersuchungen sind innerhalb etwa einer halben Stunde durchführbar. Mit einer Variabilität von weniger als 2,5% sollen sie sehr gut reproduzierbar sein.

Scripps

MRT-Technik

Ein wichtiges paraklinisches Verfahren ist die Darstellung von Geweben des ZNS mit einer physikalischen Methode, der Kernresonanz, Kernspinresonanz oder Magnetresonanz. Das entsprechende bildgebende Verfahren wird als Magnetresonanztomographie (MRT) oder Kernspintomographie bezeichnet. Das Ergebnis ist eine optische Abbildung physikalischer Gegebenheiten, das Bild wird englischsprachig als »magnetic resonance imaging« (MRI) oder als »nuclear magnetic resonance imaging« (NMR) bezeichnet. Die Namen und Abkürzungen beschreiben dasselbe physikalische Verfahren oder dessen Bilder. Gemessen und abgebildet wird der Gehalt an freiem und an Eiweiße oder Fette gebundenem Wasser, anders ausgedrückt, die Dichte der Protonen in unterschiedlich beschaffenen Geweben. Deshalb und zur Unterscheidung von anderen Verfahren wird das MRT auch als PD-MRT (PD: Protonen-Dichte) genannt. Normale weiße Substanz (NAWM, »normal appearing white matter«), der Teil des Hirngewebes, in dem die Leitungsbahnen verlaufen, enthält $\cong 50\%$ gebundenes Wasser, aktive Läsionen $\cong 37\%$ und Liquor $\cong 0\%$.

Nomenklatur

Atome, Neutronen und Protonen drehen sich um ihre eigene Achse. Unter Kernspin verstehen Physiker den Eigendrall dieser Atomteilchen, wobei Valenzquarks, Seaquarks und Gluonen die entscheidende Rolle bei Zusammenhalt, Beschleunigung und Bewegungsänderung spielen. Bei Ände-

Physik

rungen der Bewegung wird Energie aufgenommen oder abgegeben. Das Ausmaß emittierter Energie kann als Echo-Sequenzen gemessen und als signalarm oder signalreich, bildlich dargestellt werden. Dazu verbringt man den abzubildenden Körper in ein starkes, gleichgerichtetes elektrisches Magnetfeld. Nach diesem richten sich die Atomkerne des Wasserstoffs, die Protonen ($H^{\oplus}$), magnetisch aus, denn sie stellen selbst kleine Magnete dar. Senkrecht zu dem starken stationären Magnetfeld wird eine schwaches elektromagnetisches Wechselfeld überlagert. Es wird von einem Hochfrequenz-Generator erzeugt. Ist die Frequenz des Wechselfeldes gleich der Resonanzfrequenz der Kerne, so entziehen diese dem Wechselfeld Energie, die Stärke des Energiebedarfs kann am Generator abgelesen werden. Die Einstellung des Resonanzgleichgewichts in Komponenten parallel oder senkrecht zum magnetischen Feld erfordert eine gewisse Zeit. Diese ist für die longitudinale und die transversale Komponente unterschiedlich (T1- und T2-Relaxationszeit). Diesen Unterschied nutzend, ist es möglich, kontrastreiche Bilder von Geweben zu erhalten (Abb. 19).

Chemischer Exkurs   Jedes chemische Element besteht aus Atomen. Sie setzen sich zusammen aus einem elektropositiven Kern und einer elektronegativen Hülle. Der Atomkern ist aufgebaut aus

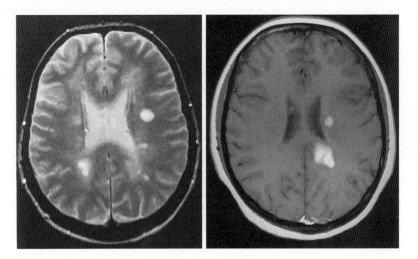

Abb. 19. Frontale Kernspintomographische Aufnahmen des Gehirns von Patienten mit multipler Sklerose. T2-gewichtete Aufnahme (*links*), wie sie in der Regel zur Diagnose verwendet wird. Wasserhaltige Strukturen sind signaldicht, sie erscheinen im Bild weiß, die Ventrikel sind deutlich vergrößert, es sind entlang des Ventrikelrandes ausgeprägte Entmarkungsherde sichtbar. T1-gewichtete, Gadolinium-verstärkte Aufnahme (*rechts*). Wasserhaltige Gewebe sind signalarm, sie erscheinen hier schwarz, die aktiven, gadoliniumaufnehmenden Herde treten deutlich weiß hervor

Masseteilchen, die sein Gewicht bestimmen. Die Protonen sind elektrisch positiv geladene, die Neutronen elektrisch neutrale Masseteilchen. Um diesen Kern angeordnet ist die Atomhülle bestehend aus Elektronen. Das sind elektronegative, nahezu masselose Teilchen. Wasser, als eine der am einfachsten gebauten anorganisch chemischen Verbindungen, spielt bei der Darstellung kernspintomographischer Aufnahmen die wesentliche Rolle. Wasser besteht aus einem Sauerstoff- (O) und zwei Wasserstoffatomen (H_2). Die chemische Formel lautet also H_2O. Jede anorganisch chemische Verbindung liegt je nach Beschaffenheit seiner Umgebung in mehreren Formen vor, die miteinander im Gleichgewicht stehen. Wasser spaltet sich in diesem Gleichgewicht zum Teil in Wasserstoffe und Sauerstoff. Der abgespaltene Wasserstoff besteht nur aus einem einzigen Kernteilchen, einem Proton, das keine Elektronenhülle trägt. Dieses nackte Proton ist deshalb elektrisch positiv geladen ($H^{\oplus}$). Bei der MRT-Technik richten sich diese Protonen in dem starken, gleichgerichteten Magnetfeld parallel aus. Ein schwaches Wechselfeld hätte aber nicht die Kraft, die festliegenden Protonen in Bewegung zu versetzen.

Die Lösung des Rätsels steckt in dem abweichenden Verhalten einiger weniger Protonen. Unter den vielen Millionen, den Gesetzen der Physik gehorchenden und sich brav im Magnetfeld ausrichtenden Protonen befinden sich einige ganz wenige, die sich gegensinnig zu den anderen anordnen. Es sind nur etwa 10 Protonen pro einer Million Teilchen. Der Zustand dieser antiphysikalischen Teilchen ist verständlicherweise labil. Sie können leicht mittels des überlagerten Wechselfeldes in Schwingungen oder in Rotation versetzt werden. Dabei nehmen sie Energie auf, die sich in ihrer Bewegung ausdrückt. Wird das überlagerte Wechselfeld rechtwinklig zur Rotationsebene gekippt, so folgt die Bewegung der Protonen dieser Kippbewegung. Läßt man das Wechselfeld nun zusammenbrechen, so kommen die wenigen gegensinnig sich verhaltenden Protonen zur Ruhe, weil sie nach und nach ihre Bewegungsenergie verlieren. Zum einen kippen sie in ihre ursprüngliche Lage zurück, richten sich also wieder auf, zum anderen verringert sich ihre Rotationsbewegung, sie kommen zum Stillstand. Die Zeit, die verstreicht bis zum Ende der Kipplage wird als T1, die bis zum Ende der Rotation als T2 bezeichnet. Die Energie der Spin-Echos (SE) und der Gradienten-Echos (GE) der aberranten Protonen erfaßt das MRT und bildet es auf Filmen ab.

Die beiden unterschiedlichen Bewegungsänderungen, das Rückkippen und die Rotation, geben unterschiedliche Signale ab. Beide Signalarten liegen nebeneinander, aber zeitlich etwas

Widerspenstige Protonen

T1- und T2- Gewichtung

gestaffelt vor. Je nachdem, welches Signal überwiegt, werden die Abbildungen als T1-gewichtet oder als T2-gewichtet bezeichnet. In den Geweben des ZNS liegt kein reines Wasser vor. Vielmehr ist es entweder in Strukturen wie Fetten gebunden oder ist als freies Wasser in Lösung. Die wäßrigen Lösungen bestehen aus Salzen, Eiweißen und anderen Stoffen. Diese Stoffe umgeben die sich bewegenden Protonen und bremsen deren physikalisch erzeugte Bewegung. Entzündliches Gewebe ist anders zusammengesetzt als gesundes Gewebe. Je nach dessen Beschaffenheit ist das Abbremsen unterschiedlich stark, wodurch unterschiedliche Gewebe im MRI verschieden signaldicht erscheinen.

Der erste Nachweis der Kernspinresonanz gelang E. M. Purcel und F. Bloch 1946. Erst 30 Jahre später konnte gezeigt werden, daß in Geweben die Wasserstoffkerne je nach Gewebebeschaffenheit unterschiedliche Eigenschaften zeigen (Lauterbur 1973). Seit 1980 wird das Verfahren in der Neurologie klinisch angewandt (Holland 1980). Heute spielt es eine wichtige und zuverlässige Rolle bei Diagnose, Differentialdiagnose, Verlaufs- bzw. Therapieüberwachung und Prognosestellung sowie bei der Erforschung der Pathophysiologie zahlreicher neurologischer Erkrankungen. Bei der

Bedeutung für Multiple Sklerose

Beurteilung der Wirksamkeit von Interferon-beta in klinischen Studien bei MS werden mit der MRT-Technik die unterschiedlichen Beschaffenheiten von angegriffenen und intakten Myelin- und Axonbereichen der Nerven dargestellt. Es erscheinen auf dem Bild unterschiedlich signaldichte, helle oder dunkle Bereiche. Sie geben die Lage angegriffener Gewebe, der Plaques oder Läsionen an. Laufen an diesen Läsionen akut Entzündungen ab, so wird die Blut-Hirnschranke durchlässig, die sonst das Gewebe des ZNS zuverlässig gegen Fremdstoffe abschirmt. Dieser Effekt wird genutzt, um aktive, entzündete

Gadolinium

Läsionen von nichtentzündeten zu unterscheiden. Aktive Läsionen nehmen Gadoliniumverbindungen auf, die dem Körper zu diesem Zweck intravenös zugeführt werden. Gadolinium (Gd) ist ein paramagnetisches, metallisches Element aus der chemischen Gruppe der seltenen Erden, es kann wasserlösliche Salze bilden. MRT-Aufnahmen nach Injektion von Gadolinium-DTPA werden als gadoliniumverstärkt bezeichnet.

Weiterentwicklungen

Die modernen MRT-Verfahren sind Weiterentwicklungen der ursrünglichen SE-Methode. Sie machen entweder die Datenaufnahme schneller oder ergeben kontrastreichere, differenziertere Bilder (Reimer 1998; Uhlenbrock 1998). Die Verfahren sollen hier lediglich kurz benannt werden. *Turbo-Spin-Echo-Sequenzen* (TSE) reagieren weniger empfindlich auf Änderungen der Suszeptibilität, das ist hier ein Maß für die Magnetisierbarkeit der Gewebe. **Turbo-Inversions-Recovery-Sequenzen** (TIR) sind TSE-Sequenzen mit einem zusätzlichen Inversionsimpuls, der um die Dauer der Inversionszeit (TI) vor die TSE-Messung geschaltet ist. Die Länge der TI beeinflußt den Bildkontrast durch Löschen oder Nullen von Gewebesignalen. Eine TI von etwa 200 ms nullt das Fettgewebesignal, eine von etwa 2.000 ms das der Gehirnflüssigkeit, des **Liquor cerebrospinalis** (CSF). Die Löschung von Flüssigkeitssignalen wie der CSF in T2 gewichteten Bildern, in denen die Flüssigkeiten hell erscheinen (s. Abb. 19), wird als **FLAIR-Technik** (»fluid attenuated inversion recovery«) bezeichnet. Dadurch wird es möglich, auch kleinste signaldichte Läsionen aufzuspüren, da die Signale der Flüssigkeit im Bild nicht mehr stören. Bei TGSE-Sequenzen (Turbo-Gradienten-Spin-Echo-Sequenzen) ist jedes Spin-Echo von mehreren Gradienten-Echos begleitet. Der dadurch verkürzte Echo-Echo-Abstand reduziert die Meßzeiten und macht die Datenaufnahme nochmals schneller.

In den klinischen Studien bei MS werden durch Kernspinresonanztomographie gewonnene Meßparameter verwendet, um die Gesamtzahl von Läsionen im ZNS, die Fläche, welche die Läsionen auf Schnittbildern einnehmen, oder das errechnete Volumen der Läsionen sowie dieselben Parameter für aktive oder inaktive Läsionen zu bestimmen. Da beinahe jeder Untersucher andere Messungen bevorzugt, ist es schwierig, Studien bezüglich ihrer MRT-Parameter direkt zu vergleichen. Große Variabilität und damit Unschärfe stammt von der Notwendigkeit, das Ausmaß der Läsionen auf Abbildungen mit planimetrischen Methoden zu erfassen oder das Volumen mit Hilfe der Ellipsoid-Achsen zu berechnen. Einmal jährliche Darstellung von Läsionen, beispielsweise vor Beginn einer Behandlung und nach einem Jahr, sind nicht geeignet, zeitliche Disseminierungsmuster oder eine Verminderung der Läsionen realistisch darzustellen. Nur Verlaufsuntersuchungen, serielle Aufnahmen, in beispielsweise monatlichen Abständen können dies leisten (Miller 1991). Oft wird unterschieden zwischen den Begriffen **BOD** (»burden of disease«), der Menge aller im MRT erfaßbaren, und Läsionslast, der Zahl aktiver entzündlicher Herde. Meist werden die Begriffe aber gleichwertig verwendet. Es bestehen wenige Zweifel, daß BOD oder Läsionslast mit der klinischen Aktivität der MS in direkter Verbindung steht, also korreliert. Bisher ist es allerdings noch nicht gelungen, eine solche Wechselbeziehung nachzuweisen. Ein Grund dafür ist, daß in vielen Fällen trotz signalreicher Läsion im kernspintomographischen Bild keine klinisch oder

Messungen bei MS

BOD

elektrophysiologische Beeinträchtigung zu sehen ist. Eine Brücke zwischen dem MRT-Befund und dem klinischen Bild könnten neuere Befunde schlagen (Storch 1998; Trapp 1998), nach denen die Schädigung des ZNS bei MS schon sehr früh beginnt, wenn noch keine klinische Zeichen auszumachen sind, ohne Unterbrechung weiter fortschreitet und erst nach Überschreiten einer Schwelle zu klinischen Befunden führt (S. 68).

Nicht jede kernspintomographisch faßbare Läsion ist eine Manifestation, die der MS zuzuordnen wäre. Insbesondere bei Menschen jenseits des 50. Lebensjahres werden in jedem zweiten Fall signalintensive Bereiche in der weißen Substanz des Gehirns bei absolut asymptomatischem Befund nachgewiesen. Das Auftreten von signaldichten Bereichen ist somit nicht spezifisch für die MS. Vielmehr führen eine Reihe von entzündlichen oder metabolischen Erkrankungen ebenfalls zur Abbildung von Läsionen. Die Ursachen können Gefäßerkrankungen mit Narbengewebe, Altersveränderungen oder andere Erkrankungen von Phenylketonurie bis zur HIV-Enzephalitis sein. Erst die Summe bestimmter Eigenschaften der Läsionen, ihre Anzahl (mehr als drei), ihre Größe (größer als 3 oder 6 mm), ihre Lage (in der weißen Substanz des ZNS, im Hirnstamm), und die Form (Ovoide), ergeben Hinweise auf das Vorliegen einer MS.

Rebif®, das jüngste Familienmitglied

Im folgenden werden die einzelnen klinischen Studien zeitlich invers abgehandelt, die jüngeren Studien also zuerst. Die mit dem Interferon-beta-1a-Präparat Rebif® durchgeführte plazebokontrollierte, multizentrische, randomisierte, doppelblinde klinische Studie der Phase III ist die jüngste, umfangreichste und am ausführlichsten ausgewertete klinische Studie zur Beeinflussung der schubförmigen MS mit Interferon-beta.

PRISMS

Heute ist es üblich geworden, klinische Studien mit einer Buchstabenkombination als Kurzbezeichnung zu versehen. Obwohl manche dieser Kurzbezeichnungen allzu gekünstelt wirken, ist das Verfahren sinnvoll, weil es die Orientierung auf dem Gebiet der zahlreichen klinischen Studien zu ein und derselben Indikation erleichtert. Die Studie zur remittierend schubförmigen MS mit Rebif® trägt die Kurzbezeichnung PRISMS. Das steht für »Prevention of Relapses and disability by Interferon-beta 1a Subcutaneously in Multiple Sclerosis«. Die Studie untersucht Schubgeschehen, Behinderung, Aktivität und Läsionslast im MRI. An der Studie nahmen 22 Prüfzentren in 9 europäischen und außereuropäischen Ländern teil. Tabelle 12 gibt eine Übersicht über die wichtigen Daten der Studie wieder.

Die Patienten wurden randomisiert drei Behandlungs-gruppen zugewiesen, neben der Plazebogruppe wurden zwei Verum-Gruppen geprüft. Diese unterschieden sich in der Dosierung des Interferon-beta 1a, weil aus früheren Studien (Knobler 1986; The IFNB Multiple Sclerosis Study Group 1993;

Dosis

Tabelle 12. Die PRISMS-Studie auf einen Blick

Variable	Plazebo	22 µg	44 µg	Gesamt
Patienten [n]				
Rekrutiert	187	189	184	560
12 Monate behandelt	177	177	179	533
24 Monate behandelt	170	167	165	502
Dosierung [µg/Wo]	–	66	132	–
Hospitalisierung [n]	0,48	0,38	0,25	–
Steroidtherapie [n]	1,39	0,97	0,75	–
Schubgeschehen				
Schubfreie Patienten [%]	16	27	32	–
Zeit zum 1. Schub [Mo, median]	4,5	7,6	9,6	–
Zeit zum 2. Schub [Mo, median]	15	23,4	> 24	–
Zahl schwerer Schübe [n]	0,99	0,71	0,62	–
Reduktion Schubzahl 1. Jahr [%]	–	-33	-37	–
Reduktion Schubzahl 2. Jahr [%]	–	-27	-33	–
Progression				
Zeit bis Progression [Mo/Δ%]	12/0	18/+55	21/+79	–
Zeit bis Progression EDSS > 3,5 [Mo]	7,3	7,5	21,3	–
MRT [n]				
Aktive Läsionen/Patient und Jahr	10,6	2,1	1,3	–
Neue Läsionen/Patient und Jahr	3,2	1,3	0,0	–
Vergrößerte Läsionen/Patient und Jahr	1,33	0,0	0,0	–
Gadolinium anreichernd	8,0	1,4	1,3	–
Aktive Läsionen/Patient und MRI	2,25	0,75	0,5	–
Burden of disease [%]	+11,3	-0,5	-2,0	–
BOD (EDSS > 3,5) [%]	+2,0	-2,5	-7,3	–
Patienten ohne MRT-Aktivität [%]	7,5	21	30	–
Vorteil [Mo]/24 Monaten	–	7	10	–
Ohne Aktivität (EDSS > 3,5) [%]	4	12	35	–
Verträglichkeit [%]				
Kopfschmerz	44	47	45	–
Grippale Symptome	24	25	27	–
Lokale Irritationen	22	61	62	–
Erschöpfung	16	17	19	–
Muskelschmerz	8	7	11	–
Fieber	6	13	12	–
Lymphozytopenie	3,7	4,7	13	–
ALAT↑	1,1	4,8	6,5	–
Leukozytopenie	1,6	2,6	8,1	–
ASAT↑	1,1	2,1	3,3	–
Granulozytopenie	1,1	3,7	8,2	–
Neutralisierend Antikörper >1:20 [n]	1	49	32	–
nAB [%]	0	25,9	17,4	–

Pozilli 1996) geschlossen wurde, Interferon-beta könne bei MS dosisabhängig wirksam sein. Die Patienten erhielten in der ersten Verum-Gruppe 22 µg, das sind 6 MIU, und in der zweiten Verum-Gruppe 44 µg, das sind 12 MIU, Rebif® 3mal pro Woche subkutan injiziert. Die Wochendosen sind also 66 µg oder 132 µg. Prophylaktisch konnte den Patienten Paracetamol gegen grippale Nebenwirkungen verordnet werden. Für die Behandlung von Schüben war die Therapie mit 1 g Methylprednisolon an drei aufeinander folgenden Tagen erlaubt.

Ein- und Ausschluß-Kriterien

In die Studie rekrutiert wurden erwachsene Patienten ab 18 Jahren mit schubförmig verlaufender MS, die in den vergangenen 2 Jahren mindestens 2 Schübe erlitten hatten und deren Behinderungsindex zwischen 0 und 5,0 auf der EDSS lag, also sowohl beeinträchtigte (EDSS ≤ 3,5) als auch behinderte (EDSS > 3,5) Patienten. Vor Therapiebeginn mußte der neurologische Zustand stabil gewesen sein. Die Patienten durften 12 Monate vor der Studie nicht mit Interferon oder einer anderen immunmodulierenden oder immunsupprimierenden Therapie oder einer Bestrahlung unterzogen worden sein. Die Studie war

Patientenzahl

über eine Dauer von zwei Jahren konzipiert. Es wurden 560 Patienten in die Studie rekrutiert, 187 davon in die Plazebogruppe, 189 in die 66-µg-Gruppe und 184 in die 132-µg-Gruppe. 28% der Patienten waren Männer und 72% Frauen. Es schlossen 502 Patienten die zweijährige Behandlung regelgerecht ab. 533 Patienten wurden weiterbeobachtet, für sie lagen auswertbare Zweijahresdaten vor, das sind 95% der Patienten oder 1094 Beobachtungsjahre. Letztendlich gingen 17 Patienten verloren, 10 in der Plazebo-, 12 in der 66-µg- und 5 in der 132-µg-Gruppe. Die Gründe für die Abbrüche in der Plazebogruppe waren eine Progression der MS, einmal Nebenwirkungen, 7mal eine freiwillige Entscheidung der Patienten und ein nicht studienbedingter Todesfall. In der 22-µg-Gruppe waren die Abbruchgründe eine Progression der MS, 3mal Nebenwirkungen, ein nicht studienbedingter Todesfall, 6mal eine freiwillige Entscheidung der Patienten, einmal wurde keine nähere Angabe gemacht. In der 44-µg-Gruppe waren die Abbruchgründe 2mal Nebenwirkungen und 3mal eine freiwillige Entscheidung der Patienten. Die durch Nebenwirkungen bedingte Abbruchrate liegt bei 3%. Wegen Schwangerschaft wurde die Behandlung bei 7 Patientinnen ausgesetzt. Um die

Untersuchungen

Blindheit der Studie möglichst gut zu gewährleisten, waren die Patienten von einem behandelnden Neurologen allgemein betreut und mit Medikamenten versorgt worden. Ein beurteilender Neurologe nahm die neurologischen Untersuchungen und die Dokumentation vor. Routinemäßig alle 3 Monate und außer der Reihe bei jedem Schub erfolgte eine klinische und neurologische Untersuchung. Zweimal jährlich wurde Serum der Patienten auf neutralisierende Anti-Interferon-beta-Antikörper getestet. Alle 6 Monate unterzog sich jeder Patient einem T2-gewichteten MRI. Bei 205 Patienten wurde über 9 Monate hinweg, bei 39 Patienten über 24 Monate hinweg monatlich eine T2-gewichtete und eine T1-gewichtete MRT-Untersuchung vorgenommen. Die Auswertung der MRI geschah zentral an der Univerity of British Columbia.

Das primäre Zielkriterium war die Schubrate während 2 Jahren. Sekundäre Zielparameter waren andere Parameter des Schubgeschehens, die Progression der Behinderung, die als eine nach 3 Monaten bestätigte Erhöhung in der EDSS-Skala um einen Punkt definiert war, die Krankheitsaktivität und die Krankheitslast (»burden of disease«) im MRI. Bei der Auswertung wurde neben der bekannten EDS-Skala (s. S. 104) zusätzlich noch die IDS-Skala (»integrated disability status scale«) zur Bewertung der Veränderung der Behinderung eingesetzt (Liu 1997). Die IDSS gibt die Fläche unter der Kurve für die Beeinträchtigung oder Behinderung nach der EDSS über die Zeit, also die Kumulation der Behinderung oder deren Progression wieder. Zu ihrer Bestimmung sind häufig wiederholte MRT-Untersuchungen notwendig. Sie ist nicht allgemein verbreitet. Zusätzlich zu den im Protokoll definierten Auswertungen wurden die beiden Untergruppen von Patienten mit einem EDSS-Wert < 3,5 und > 3,5 getrennt betrachtet (s. S. 79). Die Auswertung erfolgte nach dem Intention-to-treat-Prinzip, dazu wurden die Daten der vor dem Ende der Studie ausgeschiedenen Patienten nach gängigen statistischen Methoden zensiert (s. S. 138). Insgesamt wurde eine umfangreiche und für manche Parameter nicht unbedingt nötige, aufwendige Statistik angelegt.

Studienziele

Alle Parameter des Schubgeschehens werden durch Rebif® positiv beeinflußt (s. Tabelle 12). Die Entwicklung des Hauptzielkriteriums, der Schubrate, stellt Abb. 20 dar. Die Schubrate lag nach einem Jahr unter Plazebo bei etwa 1,5, unter der Behandlung gingen die Schubraten in beiden Verum-Gruppen auf etwa 1 zurück, für beide Gruppen war die Differenz zur Plazebogruppe signifikant ($p < 0{,}0001$). Nach 24 Monaten lag die Schubrate unter Plazebo bei 2,5 Schüben pro 12 Monate, die für die Verum-Gruppen unter 2 Schüben; die Differenz war wiederum signifikant, die beiden Verum-Gruppen unterschieden sich nicht wesentlich. Die Überlegenheit der höheren Dosis gegenüber der niedrigeren wird bei einem Vergleich zwischen beeinträchtigten (EDSS < 3,5) und behinderten Patienten (EDSS > 3,5) deutlich (s. Abb. 15, S. 81). In der Gesamtpopulation der 533 ausgewerteten Patienten waren 94

Schubgeschehen

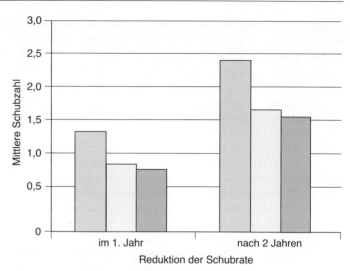

Abb. 20. Die Reduktion der Schubrate unter unterschiedlich hohen Dosen Interferon-beta 1a (Rebif®) über 2 Jahre (PRISMS-Studie)

behinderte Patienten und 466 beeinträchtigte Patienten vertreten. Das Verhältnis von 1:4,5 entspricht exakt dem natürlichen Verlauf der Progression der Behinderung (s. Abb. 10, S. 72). Für Patienten bis zu einem EDSS von 3,5 ist eine Dosierung von 66 µg Interferon-beta 1a für die Reduktion der Schubrate ausreichend (s. Abb. 11, S. 78). Für solche Patienten mit einem EDSS > 3,5 bedarf es dagegen einer höheren Dosierung bis zu 132 µg (s. Abb. 15, S. 81).

Progression   In der vorliegenden PRISMS-Studie wurde von einer Zunahme der Progression gesprochen, wenn der EDSS Wert um einen Punkt angestiegen war und dieser Anstieg mindestens 3 Monate anhielt. Die Meßwerte der Untersuchung der Progression ist nach Kaplan-Meier ausgewertet (Abb. 21). Es wird die relative Zahl der Patienten, die progressionsfrei sind, gegen die Zeit dargestellt. Am Beginn der Messungen sind naturgemäß 100% der Patienten progressionsfrei. Sobald in einer der drei Arme die Progression bei einem Patienten dauerhaft (3 Monate lang) um ein Grad erhöht, d. h. die Behinderung fortgeschritten ist, verringert sich die relative Anzahl progressionsfreier Patienten. Es entstehen drei entlang der Zeitachse abfallende Kurven. Je weiter diese Kurven auseinander liegen, um so größer ist der Unterschied zwischen den jeweiligen Behandlungsarmen. Dargestellt wird nicht der prozentuale Anteil progredienter Patienten, sondern die Wahrscheinlichkeit, keine Progression zu erleiden. Deshalb endet

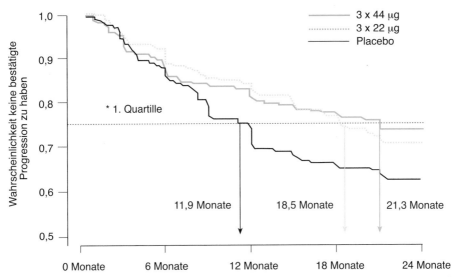

Abb. 21. Kaplan-Meier-Analyse zur Hemmung der Progression der schubförmigen MS unter Rebif® (PRISMS-Studie)

die Ordinate oder y-Achse am oberen Ende nicht mit 100%, sondern mit der Wahrscheinlichkeit 1,0 – zwei Ausdrucksmöglichkeiten für ein und dieselbe Aussage (s. S. 101).

Mit Plazebo behandelte Patienten sind im Mittel nach 11,9 Monaten um einen Punkt auf der erweiterten Behinderungsskala nach Kurtzke (EDSS) dauerhaft verschlechtert (s. Abb. 21). Werden die Patienten mit 66 µg Rebif® pro Woche behandelt, so dauerte es im Mittel 18,5 Monate bis zu einer Verschlechterung um einen Punkt. Nach Behandlung mit einer Wochendosis von 132 µg vergehen im Mittel 21,3 Monate, bis eine bestätigte Progression festzustellen war. In 2 Jahren haben die behandelten Patienten somit einen Vorteil von 7 bis 10 Monaten. Das kommt für die hohe Dosis nahezu einer Halbierung der Progredienzrate gleich. Man darf jetzt nicht etwa den gedanklichen Kurzschluß begehen und annehmen, 10 Monate seien ja nur ein geringer Vorteil bei einer Krankheit, die 25 Jahre und länger progredient sein kann. Pro 2 Jahren Behandlung ergibt sich für das Fortschreiten der Progression der MS ein Vorteil von 10 Monaten bei Behandlung mit der höheren Dosis Interferon-beta 1a (Rebif®). Vergleicht man dazu die Subgruppenanalyse der Patienten mit einem EDSS > 3,5 (Abb. 22), so fällt die wesentlich bessere Wirksamkeit der hohen Dosis gegenüber dem Plazebo oder der niedrigeren

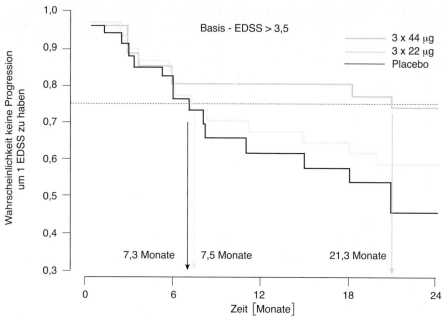

Abb. 22. Subgruppenanalyse nach Kaplan-Meier zur Progression der schubförmigen MS bei Patienten mit < 3,5 EDSS und > 3,5 EDSS unter Rebif® (PRISMS-Studie)

Dosis sofort auf. Bei behinderten Patienten vergehen im Mittel nur noch 7,3 Monate, bis zum Fortschreiten der Progression um einen ganzen Punkt. Das entspricht dem natürlichen Verlauf der MS (s. Abb. 10, S. 72). Im Bereich 3,5 bis 5,5 der EDSS entscheidet die Geschwindigkeit der Progression über die Pflichtigkeit zur Benutzung einer Gehhilfe. Nur die Dosis von 132 µg ist noch in der Lage, die Progression aufzuhalten. Es vergehen 21,3 Monate im Mittel bis zur bestätigten Progression. Das bedeutet einen Vorteil von 14 Monaten innerhalb der 24 Monate Studiendauer. Diese Zahl ist eindrucksvoll! Die Bestimmung des IDSS (d. i. im wesentlichen die Fläche unter der EDSS-Kurve über die Zeit) nahm bei Plazebo-Patienten im Mittel um 0,4 pro Jahr zu. Bei beiden mit Rebif® behandelten Gruppen blieb der IDSS über die 2 Behandlungs- und Untersuchungsjahre unverändert.

MRT   Die Wirkung auf die Läsionen im ZNS war für beide Dosierungen sehr deutlich ausgeprägt (Li 1999). Unter 66 µg Rebif® nahm die Krankheitsaktivität (aktive Läsionen pro Patient und MRI in Tabelle 12) um 67%, unter 132 µg um 78%

ab. Als aktive Läsionen wurden gezählt: gadoliniumverstärkte Läsionen (T1-gewichtet) und neu auftretende, sich vergrößernde und wieder aktivierte Läsionen (T2-gewichtet). Doppelzählungen waren ausgeschlossen. Auch hier fällt die besonders gute Wirksamkeit der 132-μg-Dosierung bei behinderten Patienten mit einem EDSS > 3,5 auf.

Unter den Nebenwirkungen (s. Tabelle 12) waren Reaktionen an der Injektionsstelle die dominierende Erscheinung. Sie traten bei 2/3 der mit Interferon-beta 1a (Rebif®) behandelten Patienten auf. Unter den 150.000 in der Studie ausgeführten subkutanen Injektionen waren 8, die zu einer Hautnekrose führten. Alle sind durch versehentliche intrakutane Injektionen ausgelöst worden. Die übrigen klinischen Nebenwirkungen waren in den Verum-Gruppen nicht signifikant erhöht gegenüber der Plazebogruppe. Eine erhöhte Nebenwirkungsrate der 132-μg-Dosis gegenüber der niedrigeren ist nicht festzustellen. Bei den labormedizinischen Werten ist vor allem das weiße Blutbild verändert. Die Leberenzyme sind weniger stark betroffen. Hier unterscheidet sich die 132-μg-Gruppe in allen Parametern signifikant von der 66-μg-Gruppe. Die Bestimmung der neutralisierenden anti-Interferon-beta-Antikörper (nAB) ergab einen höheren Anteil von nAB-positiven Patienten in der 66-μg-Gruppe als in der 132-μg-Gruppe. Dieses Ergebnis ist vermutlich nicht zufällig aufgetreten, dieselben Verhältnisse konnten in weiteren klinischen Studie (Blumhardt 1999; Paty 1999; von Wussow 1999) gefunden werden. Somit bleibt bei unserem derzeitigen Wissenstand als Erklärung nur die sogenannte Hochdosistoleranz. Bei diesem Phänomen wird die Immunantwort gegen ein hochkonzentriertes Antigen unterdrückt, findet aber statt, wenn das Antigen niedriger konzentriert angeboten wird. Von den 49 nAB+ Patienten unter 66 μg verloren 4, von den 32 unter 132 μg 9 Patienten im Verlauf der zweijährigen Behandlungszeit ihre Antikörper wieder. Als nAB-positv galten Proben ab einem neutralisierenden Titer oberhalb 20 NE (neutralisierende Einheiten). Die Bestimmung erfolgte im biologischen Assay. Leider wird keine Schichtung der nAB-Titer angegeben, man kann sich deshalb zur Antigenität kein abschließendes Bild machen.

Trotz der Verpflichtung zu effektiver Kontrazeption kam es zu 7 Schwangerschaften. Die Behandlung wurde in allen Fällen sofort nach Eintritt der Schwangerschaft unterbrochen. Von den Schwangerschaften ereigneten sich 3 in der 132-μg-Gruppe, 2 in der 66-μg-Gruppe und eine in der Plazebogruppe. In der Plazebogruppe und in der 132-μg-Gruppe wurde je ein Schwangerschaftsabbruch eingeleitet. Die anderen Kinder wurden gesund geboren.

Verträglichkeit

Antikörper

Schwangerschaft

Wertung   Die PRISMS-Studie ist die derzeit umfangreichste Studie zur Behandlung der schubförmigen MS. Sie ist konsequent nach den Kriterien des »Intent-to-treat«-Prinzips ausgewertet worden, hat 98% der erhebbaren Werte auch erhoben und ist deshalb sehr aussagekräftig. Für das Interferon-beta-1a-Präparat Rebif® hat PRISMS nachgewiesen, daß das Präparat alle drei wichtigen Wirksamkeitsparameter – das Schubgeschehen, die Progression der MS und die Krankheitslast im ZNS – positiv beeinflußt. Damit ist Rebif® derzeit das einzige Interferon-beta-Präparat, für das ein solcher Nachweis existiert. Es hat gegenüber bisherigen Befunden bei Jacobs (1996) den Vorteil gezeigt, daß nicht nur bei Patienten mit Beeinträchtigung (EDSS < 3,5), sondern auch bei behinderten Patienten (EDSS > 3,5) die Progression erheblich verzögert wird. Dies kann mit ziemlicher Sicherheit auf die Dosisabhängigkeit der Interferone zurückgeführt werden. Rebif® ist darüber hinaus gut verträglich (3% Abbrüche) und tolerabel antigen.

Avonex®, verwirrende Performance

Geschichtlicher Exkurs

Lawrence Jacobs ist der Pionier auf dem Gebiet des klinischen Einsatzes von Interferon-beta bei MS. Er hat die ersten erfogreichen klinischen Studien mit natürlichem Interferon-beta durchgeführt (s. S. 157 und 159) und das erste klinische Protokoll zum Einsatz eines gentechnisch gewonnenen Interferon-beta entworfen (s. S. 121 und 126). Um das Zustandekommen dieser ersten Versuche auf dem Gebiet des Einsatzes von Interferon-beta zu dokumentieren und die Rolle aller beteiligten Personen nicht in Vergessenheit geraten zu lassen, möchten wir einen geschichtlichen Exkurs zu dem heute als Avonex® benannten Präparat vorausschicken. Die aufgeführten Fakten sind durch Dokumente und Aussagen von Zeitzeugen belegt. Die beteiligten Personen und Institutionen gibt die folgende Darstellung wieder (Hofschneider, Vilcek u. von Eichborn, pers. Mitteilungen 1998, 1999; Morgan 1999). Zu den wechselnden Markennamen s. Seite 48.

1979 L. Jacobs, Buffalo, startet die Behandlungen von MS-Patienten mit natürlichem Interferon-beta. In den folgenden 5 Jahren führt er mit natürlichem Interferon-beta eine offene (Jacobs 1981, 1985) und eine plazebokontrollierte Studie (Jacobs 1986, 1987) durch. Zeitgleich beginnt die Firma Dr.

Rentschler GmbH, Laupheim, Deutschland, in Zusammen-
arbeit mit J. Vilcek, New York University, mit der Klonierung
von Interferon-beta in E. coli und in Mauszellen.

1981 Bioferon GmbH & Co, Laupheim, wird aus der Firma Dr.
Rentschler GmbH, Laupheim, Deutschland, heraus gegründet
und übernimmt die Klonierungsarbeiten für Interferon-beta.

1983 Bioferon startet die Entwicklung von Interferon-beta 1a
aus CHO-Zellen.

1984 Auf Initiative von P.-H. Hofschneider, MPI für Biochemie,
München, erwirbt Biogen Inc., Cambridge, Massachusetts,
USA, die Hälfte der Geschäftsanteile von Bioferon, um fort-
schrittliche Zellkulturtechnik und rekombinante DNA-
Technologie zu verbinden. Biogen nimmt an der Entwicklung
von Interferon-beta 1a nicht teil, es ist mit der eigenen
Entwicklung eines Interferon-beta 1b an die Schering-Plough-
Gruppe gebunden.

1985 L. Jacobs plant eine umfangreiche Folgestudie mit natürlichem Interferon-beta.

1986 Klonierung und Produktion von Interferon-beta 1a aus
CHO-Zellen ist bei Bioferon unter Mitarbeit von W. Reiser, K.-
E. Joester, H.K. Hochkeppel und P.-H. Hofschneider erfolgreich
abgeschlossen. Bioferon prüft Interferon-beta 1a bei mehreren
Indikationen. K. Timmermann und H.-J. Obert nehmen
Kontakt mit L. Jacobs auf. R. Knobler beginnt seine Planungen
für eine Pilotstudie mit rIFN-β 1b der Berlex Labs. Richmond,
USA, bei MS.

1987 Im Frühjahr besucht L. Jacobs die Firmen Rentschler und
Bioferon, es beginnt die konkrete Planung für eine Studie mit
rIFN-β aus CHO-Zellen bei MS. Das Studienmaterial wird von
Bioferon in Aussicht getellt. Auf Anraten von H.-J. Obert soll es
erstmals intramuskulär oder subkutan appliziert werden.
Deshalb werden Pilotstudien zu Wirksamkeit und Dosisfindung notwendig (Jacobs 1992; Fierlbeck 1992). G. Fierlbeck
kann dafür gewonnen werden, Interferon-beta 1a subkutan zu
applizieren und seine Wirksamkeit auf Sekundärparameter zu
prüfen, L. Jacobs setzt Interferon-beta 1a bei MS-Patienten i.m.
ein. Bioferon und J. Vilcek erarbeiten einen Antrag auf
Prüferlaubnis (IND, Investigational New Drug)) für rIFN-β 1a
in den USA. Parallel dazu plant die Firma Rentschler mit zahlreichen deutschen Neurologen eine klinische Studie in

Deutschland (s. S. 157). L. Jacobs, J. F. v. Eichborn und H.-J. Obert treffen sich in Buffalo, entwerfen einen ersten Entwurf für ein Studienprotokoll (s. S. 121 und 122) und planen die Logistik für eine klinische Studie mit Interferon-beta 1a bei MS in den USA.

1988 Im Januar lehnt Biogen eine Beteiligung an der Erstellung des IND für rIFN-β 1a ab. Statt dessen bereitet Bioferon für Biogen ein IND für das nIFN-β bei anderen Indikationen vor. L. Jacobs stellt einen Antrag auf Förderung seiner Studie durch das NIH. Bioferon erreicht ein IND für L. Jacobs und liefert Interferon-beta 1a kostenlos an Jacobs (s. Tabelle 13). Mitglieder der klinischen Entwicklungsgruppe von Bioferon reisen nach Buffalo, die Dosisfindungsstudie (s. S. 125) zu Applikationsmodus und Dosierung beginnt. Aus technischen Gründen (s. S. 125) erhält die i.m.- vor der s.c.-Injektion den Vorzug.

1989 Bei einer Sitzung des wissenschaftlichen Beirats der Biogen in Cambridge, Massachusetts, stellen L. Jacobs, H.-J. Obert und J. F. v. Eichborn Strategie, Gesamtkonzept und die geplante Studie vor. Die von Biogen geladenen amerikanischen Gutachter votieren gegen das wissenschaftliche Konzept. Biogen beteiligt sich daraufhin nicht an der Studie. Bioferon sagt zu, das Studienmaterial an Jacobs zu liefern. Die Planung einer Parallelstudie mit Interferon-beta 1b in den USA durch Johnson et al. beginnt nach diesem Treffen (The IFNB MS Study Group 1993a, b). Jacobs erhält eine Förderzusage des NIH, unter der Bedingung, die Studie verdeckt kontrollieren zu können.

1990 Jacobs schließt seine Pilotstudie ab (Jacobs 1992). Ein definitives Studienprotokoll für eine plazebokontrollierte multizentrische Zulassungsstudie wird erarbeitet (Jacobs 1995). Firma Asta-Pharma, Frankfurt/Main, schließt eine Kooperation mit Bioferon und Biogen. Asta-Pharma und Bioferon übernehmen gemeinsam die Kosten für das Prüfmaterial. Bioferon liefert das erste Studienmaterial für die Zulassungsstudie. Das NIH stellt Jacobs das Ultimatum, bis zum Jahresende die klinische Studie zu beginnen, anderenfalls entfalle die Förderung durch das NIH. Im November beginnt Jacobs seine klinische Studie bei MS. In Tabelle 13 sind die Kenndaten aller von Jacobs für seine klinischen Studien verwendeten Chargen des Interferon-beta 1a aus der Produktion von Bioferon aufgelistet. Biogen bemüht sich vergebens, selbst Interferon-beta 1a im Verax-Fermentationssystem herzustellen.

Tabelle 13. Kenndaten aller Chargen von Interferon-beta 1a (damals: Beta-feron®) aus der Produktion der Bioferon GmbH für die klinischen Studien von L. Jacobs

Charge 221.010+	Produk-tionsdatum [Mo, J]	Biologische Aktivität [MIU]	Masse [µg/mL]	Spez. Aktivität [MIU/mg Protein]	Anzahl [Flaschen]
Lieferungen für Pilotstudie					
03	08.88	0,5	n. d.	n. d.	25
04	08.88	2	n. d.	n. d.	50
05	07.88	3	n. d.	n. d.	25
07	01.89	3	n. d.	n. d.	464
10	03.90	3	n. d.	n. d.	160
Lieferungen für die Zulassungsstudie					
14	08.90	6,0	n. d.	n. d.	1.540
20	11.90	7,8	n. d.	n. d.	50
21	03.91	5,7	n. d.	n. d.	1.373
22	03.91	5,9	n. d.	n. d.	2.144
28	06.91	6,7	n. d.	n. d.	1.024
29	09.91	6,3	n. d.	n. d.	627
31	12.91	6,4	n. d.	n. d.	2.000
32	03.92	7,0	n. d.	n. d.	1.990
35	05.92	6,6	22,6	3,0	[a]
36	06.92	6,3	22,6	2,8	1.940
37	08.92	6,6	20,3	3,3	2.000
40	10.92	6,7	20,0	3,4	[a]
41	11.92	7,8	20,6	3,8	3.000
42	03.93	6,7	21,7	3,1	3.000

n.d. nicht bestimmt; [a] Menge nicht mehr nachvollziehbar.

1991 Erste Ergebnisse der Studie von Paty u. Johnson werden vorgetragen. Biogen nimmt Verhandlungen mit Jacobs auf. Die Kooperationsbestrebungen scheitern. Trotzdem beginnt Biogen, sich ernsthaft für die laufende Studie von Jacobs zu interessieren. Bestrebungen von Biogen, das klinische Protokoll zu ändern, scheitern.

1992 Am 13. Februar akzeptiert Biogen das klinische Protokoll der Studie von L. Jacobs und Kollegen. Mittlerweile sind 155 Patienten in die klinische Studie rekrutiert. Biogen läßt die Prüferlaubnis (IND) von L. Jacobs auf sich selbst übertragen. Biogen übernimmt die Kosten des Studienmonitorings und sichert sich damit in den alleinigen Zugriff auf die klinischen Daten.

1993 Im August wird die Patientenaufnahme auf Betreiben von Biogen beendet (NINDS: 4/22/1993). Die im ursprünglichen Studienplan vorgesehene Anzahl von Patienten ist nicht erreicht. Biogen stellt erstmals nennenswerte Mengen Inter-feron-beta 1a selbst her. Biogen nimmt Verhandlungen mit der FDA auf, mit dem Ziel, ihr eigenes IFN-β 1a bezugnehmend auf die mit der Prüfsubstanz von Bioferon erarbeiteten Studienergebnisse zulassen zu können. Im Oktober wird Bioferon von den Gesellschaftern Rentschler und Biogen über einen Konkurs aufgelöst. Biogen kündigt die Kooperation mit Asta-Pharma. Die Ergebnisse der klinischen Studie verbleiben im alleinigen Besitz von Biogen. Asta-Pharma klagt dagegen in Zürich.

1994 Die klinische Studie von Jacobs wird beendet. Biogen beginnt seine eigene Produktion von Interferon-beta 1a zu etablieren. Im Oktober werden die Ergebnisse der Studie von Jacobs vorgestellt (Jacobs 1994). Die Übereinstimmung des von Biogen hergestellten IFN-β 1a mit dem IFN-β 1a aus der klinischen Prüfung von Jacobs wird von der NIH als zu gering beurteilt; eine CHO-Zelle mit anderer Genstruktur muß konstruiert werden (Abb. 23).

1995 Eine Gesetzesänderung ermöglicht in den USA bei Arzneimittelzulassungen gentechnischer Substanzen die Bezugnahme auf klinische Studien, die mit anderen als der zuzulassenden Substanz durchgeführt wurden (Clinton u. Gore 1995). Dieses Gesetz erlaubt es, die Ergebnisse der mit Interferon-beta aus deutscher Produktion durchgeführten klinischen Studie zur Zulassung von Avonex® heranzuziehen. Es

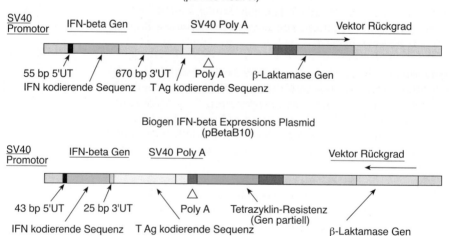

Abb. 23. Oben das Expressionsplasmid der CHO-Zelle, deren Genprodukt (Betaferon®) von Lawrence Jacobs in seiner klinischen Studie geprüft wurde (Bioferon: pSVtss- AsuIFN); unten dasjenige der CHO-Zelle, aus der das zugelassene Produkt Avonex® stammt (Biogen: pBetaB10)

wird lediglich eine eingeschränkte Bioäquivalenzstudie zum Vergleich der beiden Präparate verlangt.

1996 Nach der Zulassung von Avonex® wird die Gesetzesänderung wieder außer Kraft gesetzt (CBER 1996).

1998 Biogen zahlt 5 Millionen DM Schadenersatz an Asta-Pharma. Diese Summe stammt aus der Konkursmasse der Bioferon.

Dosisfindungsstudie

Im folgenden wird zunächst die von L. Jacobs durchgeführte Pilotstudie besprochen, danach die plazebokontrollierte klinische Studie. Die Pilotstudie von Jacobs mit Interferon-beta 1a von Bioferon wurde 1988 gestartet. Die Studie verfolgte drei Ziele. Es sollte die maximale Dosis für Interferon-beta 1a bestimmt werden, die es noch erlaubt, eine klinische Studie doppelblind zu führen. Die eventuellen Nebenwirkungen höherer Dosen sollten die Blindheit nicht gefährden können. Es sollte untersucht werden, ob intramuskulär verabreichtes Interferon-beta 1a die Sekundärmetabolite 2'-5'OAS oder β_2-Mikroglobulin zu induzieren in der Lage ist. Dies ließe den Schluß zu, daß Interferon-beta auch dann wirksam ist, wenn es nicht, wie bis dahin üblich, intravenös (Treuner 1981) oder intrathekal (Wismann 1981) gegeben würde. Darüber hinaus war festzulegen, in welchen Intervallen die Injektionen notwendig sind. Die Pilotstudie wurde doppelblind und plazebokontrolliert konzipiert. Ihr Umfang war 5 Patienten, von denen jeder zwei umfangreiche Testserien durchlief. Der i.m.-Injektion wurde der Vorzug vor der s.c.-Injektion gegeben, weil das verfügbare Interferon-Präparat in 1 ml Lösung 1 MIU IFN-β enthielt. Die Injektionen der notwendigen großen Flüssigkeitsvolumina bis zu 18 ml waren intramuskulär gerade noch zu bewerkstelligen. Das Wirkprofil einer einmaligen Injektion wurde anhand der Zeit bestimmt, während der die Parameter 2'-5'OAS und β_2-Mikroglobulin im Serum nachweisbar blieben. Jacobs führte zwei verschiedene Behandlungsserien mit seinen Patienten durch. Zuerst verwendete er Indometacin als Antipyretikum vor jeder Injektion. Unter dessen Schutz wurden aufsteigend 1,5 MIU, 3,0 MIU, 6,0 MIU und 18 MIU, das entspricht 5,5 µg, 11 µg, 22 µg und 66 µg Interferon-beta 1a, alternierend mit Plazebo, jeweils einmal wöchentlich injiziert. Anschließend verwendete er Paracetamol als Antipyretikum und gab in absteigender Dosierung, ebenfalls

Studienkonzeption

alternierend mit Plazebo, 9,5 MIU, 6 MIU oder 3 MIU, was 35 µg, 22 µg oder 11 µg Interferon-beta 1a entspricht. Die Dosis von 18 MIU (66 µg) hatte sich bereits im ersten Versuch, intramuskulär gegeben, als nicht verträglich erwiesen (Obert, eigene Unterlagen). Unter den beiden hohen Dosierungen von 9,5 MIU oder 18 MIU, seltener unter niedrigeren, traten regelmäßig klinische oder labormedizinische Nebenwirkungen auf. Unter 9,5 MIU hatten 2 Patienten den Eindruck, ihre Krankheitsaktivität steige an, bei einem Patienten wurde unter dieser Dosis ein Schub ausgelöst. Bei allen Patienten unter hohen Dosen war das Serumkreatinin vorübergehend erhöht. Die Bildung von β_2-Mikroglobulin konnte durch alle Dosen ab 3 MIU (11 µg) Interferon-beta 1a signifikant induziert werden. Die Induktion war unter 6 MIU (22 µg) am ausgeprägtesten, höhere Gaben führten nicht zu einer verbesserten Induktion. Die maximale Erhöhung der β_2-Mikroglobulin-Spiegel erfolgte während der ersten 24 Stunden, hielt auf hohem Niveau 4 Tage und auf geringerem Niveau 7 Tage lang an. Die ebenfalls gemessenen 2'-5'OAS-Spiegel im Serum wurden nicht mehr mitgeteilt, da technische Schwierigkeiten deren Bestimmung

verzögert hatten. Aus der Pilotstudie wurden für den künftigen Einsatz von Interferon-beta 1a bei MS folgende Schlüsse gezogen:

– mit 6 MIU kann eine klinische Studie doppelblind geführt werden;
– Interferon-beta 1a ist intramuskulär gegeben wirksam;
– unter 6 MIU (22 µg) ist die Aktivierung der Sekundärmetaboliten optimal und
– 6 MIU Interferon-beta 1a sind gut verträglich.

Da Wirkungen nur für 4 bis 5 Tage nachweisbar waren, wollte L. Jacobs das Interferon-beta 1a zweimal wöchentlich applizieren. Dies scheiterte daran, daß eine solche Menge an Interferon-beta 1a die finanziellen Möglichkeiten des deutschen Herstellers Bioferon überfordert hätte. Es wurde deshalb zwischen L. Jacobs und H.-J. Obert in Buffalo entschieden, Interferon-beta 1a einmal wöchentlich i.m. zu geben.

Plazebokontrollierte Studie

Die im Anschluß an die Vorstudie geplante große, multizentrische Studie mit Interferon-beta 1a beabsichtigte, erstmals nachzuweisen, daß Interferon-beta die Progression der MS verlangsamt. Sie war die erste Studie mit rekombinatem Interferon-beta, die auf dem Indikationsgebiet MS geplant wurde. Nach Eintritt von Biogen Inc. in die laufende klinische Studie im Frühjahr 1992 wurde mehrfach der Prüfplan geändert. Auch wurden in der Folgezeit zu ein und denselben Parametern laufend recht unterschiedliche Ergebnisse publiziert. Es ist schwierig, aus der klinischen Studie von Jacobs die tatsächliche Faktenlage herauszuarbeiten. Im folgenden stehen deshalb die Ergebnisse, die Lawrence Jacobs in seiner ersten Präsentation (Jacobs 1994) in San Francisco vorgestellt hat, denen aus seiner Publikation gegenüber (Jacobs 1996). Ergänzt wurden sie durch offizielle Dokumente (FDA, March 1996; EMEA/CPMP, March 1997), eigene (H.-J. Obert) und kürzlich zu unserer Verfügung gelangte Unterlagen (J. Vilcek; P. H. Hofschneider).

Okkulte Datenlage

Es gibt Unklarheiten über die Herkunft des von Jacobs verwendeten Interferon-beta 1a. Er gibt bei seiner ersten Präsentation wahrheitsgemäß an, sein Prüfmaterial stamme aus deutscher Produktion der Firma Bioferon (Jacobs 1994). In Koautorenschaft mit Biogen gibt er an, es handle sich um das Produkt Avonex® (Jacobs 1996). Dasselbe Studienmaterial wurde von D. Goodkin in seinem Vortrag während des Meetings der European Charcot Foundation am 22. September 1995 als Präparat der Firma Asta-Medica, Frankfurt/Main, bezeichnet. Tatsächlich wurde sowohl das in der Pilotstudie geprüfte, als auch das in der plazebokontrollierten Studie verwendete, aus CHO-Zellen stammende Interferon-beta 1a-Präparat Betaferon® (zu wechselnden Handelsnamen s. S. 48) der deutschen Firma Bioferon verwendet. Das Prüfmaterial für die Zulassungsstudie wurde in Durchstechflaschen zu je 6 MIU (22 μg) bereitgestellt und hatte eine spezifische Aktivität von 3×10^8 IU/mg Protein (s. Tabelle 13). Es wurde von Bioferon bis März 1992 direkt an L. Jacobs, danach an Biogen geliefert, zur Weitergabe an die Studienzentren. Die Kosten für das Studienmaterial wurden von Asta-Pharma und Bioferon aufgebracht. Die Studie wurde großzügig durch die amerikanische Gesundheitsbehörde NIH gefördert. Biogen hat ab Februar 1992 die Kosten für das Monitoring der Studie übernommen. Zu diesem Zeitpunkt waren bereits über die Hälfte der Patienten in die Studie rekrutiert.

Prüfsubstanz

Das Hauptziel der Studie war, zu untersuchen, ob Interferon-beta in der Lage ist, das Fortschreiten der Erkrankung aufzuhalten. Als Meßparameter diente die erweiterte Behinderungsskala (EDSS) nach Kurtzke (1983). Gemessen wurde die Zeit, bis der Zustand eines Patienten sich um ein Grad auf der EDSS verschlechtert hatte. Die Verschlechterung mußte nach 6 Monaten durch eine zweite Untersuchung bestätigt werden. Nebenziele laut Prüfplan waren: Senkung der Schubrate,

Zielkriterien

Verlängerung der Zeit bis zum ersten Schub, Verbesserung des Funktionsstatus, Verringerung des Verbrauchs von adrenokortikotropem Hormon (ACTH), Besserung des allgemeinen Krankheitsbildes und der Funktion der unteren und oberen Extremitäten, Änderungen im neuropsychischen Status, Verringerung der BOD zentralnervöser Läsionen gemessen als Volumen im T2-gewichteten MRI sowie die Aktivität der Läsionen im ZNS, erfaßt mittels Gadolinium-Verstärkung im MRT.

Studienanlage

Die Studie war doppelblind, plazebokontrolliert und multizentrisch angelegt. Die Dauer der Behandlungszeit sollte 2 Jahre betragen. Als Einschlußkriterien waren definiert: männliche oder weibliche Patienten im Alter zwischen 18 und 55 Jahren, seit mindestens einem Jahr definitive, klinisch und labordiagnostisch gesicherte MS nach Poser (1983), schubförmig remittierender oder schubförmig progredienter Verlauf der MS, mindestens 2 Schübe in den 3 der Studie vorangehenden Jahren, mindestens ein objektivierbarer Schub im vergangenen Jahr sowie eine Behinderung zwischen 1 und 3,5 auf der EDSS. Das bedeutet, die Zielgruppe war zwar beeinträchtigt, aber noch nicht behindert. Als Ausschlußkriterien galten frühere immunsuppressive Therapie, ACTH-Behandlung oder Interferon-Therapie, akutes Vorliegen einer Infektion oder einer organischen Erkrankung sowie eine rein chronisch progrediente Verlaufsform der MS ohne überlagerte Schübe.

Dosierung und Medikation

In der Studie wurden Plazebo oder 22 µg Interferon-beta 1a einmal pro Woche angewandt. Die als gefriergetrocknetes Pulver vorliegende Prüfmedikation wurde gelöst in 1 ml sterilem Wasser. Die Prüfpräparate wurden über die Studiendauer hinweg vom Arzt als intramuskuläre Injektion, nicht aber von den Patienten selbst injiziert. Die eingeschränkte Selbstinjektion wurde erst in einer späten Phase der Studie, ab Dezember 1993, durch Änderung des Prüfplans erlaubt (FDA 1996) und erfolgte nur in dem Doppel-Prüfzentrum Washington DC. Vor jeder Injektion mußten 650 mg Paracetamol zur Maskierung grippaler Symptome eingenommen werden. Während der ersten 12 Wochen wurden die Patienten von ihrem behandelnden Arzt alle 2 Wochen, später dann monatlich untersucht. Die Nachbeobachtungszeit sollte 2 Jahre nach Abschluß der Behandlungsphase betragen. Als Medikation war zur Behandlung eines Schubes ACTH oder hochdosiert Methylprednisolon i.v. erlaubt. Die Ergebnisse aus der klinischen Studie gibt Tabelle 14 wieder.

Patientendaten und -zahlen

An der Studie sollten vier Prüfzentren in den USA teilnehmen. Ein weiteres Zentrum wurde nachträglich aufgenommen, weil die Rekrutierung schleppend war. Die Studie wurde von

Tabelle 14. Die Jacobs-Studie auf einen Blick

Variable	Plazebo	Verum [22 µg]	Gesamt
Patienten [n]			
Geplant	156	156	312
Rekrutiert	143	158	301
12 Monate erreicht	136	151	287
12 Monate ausgewertet	132	150	282
24 Monate ausgewertet	87	85	172
Dosierung [µg/Wo]	–	22	–
Steroidtherapie [n/anno]	1,0	0,63 [o. A.]	–
Schubgeschehen			
Schubrate nach 12 Mo	0, 94	0, 85 [n. s.]	–
Reduktion Schubrate 12 Mo	-0,38	-0,53 [n. s.]	–
Schubrate nach 24 Mo	0,90	0,61 [p = 0,002][a]	–
	0,815	0,673 [n. s.][b]	
Schubfreie Patienten [%]	26	38 [o. A.]	–
Zeit zum 1. Schub [Wo]	36	47,3 [n. s.]	–
Progression			
Anzahl progredient nach 1 J [%]	16,5	10,8 [n. s.]	–
Anzahl progredient nach 2 J [%]	33,3	21,1 [p = 0,024][a]	–
Zeit bis Progression [Mo]	12	18,5	
Vorteil pro 24 Monate [Mo/2 J]	–	6,5	–
MRT [n]			
Aktive Läsionen am Studienbeginn	2,3	3,2	–
Aktive Läsionen/Patient im 1. Jahr	1,6	1,0 [p = 0,024]	–
Aktive Läsionen/Patient 2. Jahr	1,6	0,8 [n. s.][b]	–
Volumen aktiver Läsionen 1. Jahr [mm³]	96,5	70 [p = 0,020]	–
Volumen aktiver Läsionen 2. Jahr[mm³]	122,4	74 [n. s.]	–
Mittlere Änderung BOD [mm³]	-962	-986 [p = 0,32][b]	–
Verträglichkeit [%][b/c]			
Kopfschmerz	57/40	67/51	–
Grippale Symptome	40/33	61/54	–
Lokale Irritationen	1/o. A.	4/o. A.	–
Lokaler Schmerz	9/o. A.	9/o. A.	–
Asthenie	13/8	21/16	–
Muskelschmerz	15/12	34/32	––
Andere Schmerzen	20	24	–
Fieber	13/9	23/18	–
Schüttelfrost	7/6	21/21	–
Diarrhoe	10/o. A.	16/o. A.	–
Depressionen	15	15	–
Selbstmordneigung	1	4	–
Anämie	1/o. A.	3/o. A.	–
Abnormes weißes Blutbild	2	3	–
Leberenzyme↑	o. A.	o. A.	–
Neutralisierende Antikörper 1. Jahr[%]	4/o. A.	14/o. A.	–
Neutralisierende Antikörper 2. Jahr[%]	4/o. A.	21/15	–

[a] Nach Jacobs et al. (1996); [b] nach FDA, Center for Biologics Evaluation and Research (1996); [c] nach EMEA, (EPAR) Public Assessment Report (1997); *o. A.* ohne Angabe.

der amerikanischen Gesundheitsbehörde kontrolliert. Es waren 312 Patienten geplant. Im August 1992, nach dem Einstieg von Biogen Inc. (Februar 1992), wurde die geplante

*Vorzeitiger
Studienabbruch*

Patientenzahl für die Untersuchung der sekundären Zielparameter auf 288 reduziert. Im Oktober 1993 wurde die geplante Patientenzahl erneut auf 276 Patienten herabgesetzt. So sollte die Studie 13 Monate früher als geplant beendet werden können. Die überwachende Behörde stimmte der Reduktion der Patientenzahlen jeweils zu. Da zum Zeitpunkt der letzten Reduktion der Patientenzahl schon 301 Patienten in der Studie waren, wurde sie beendet und die Auswertung begonnen, obwohl nur 172 Patienten die zweijährige Studiendauer absolviert hatten. Bei Aufnahme in die Studie unterscheiden sich die Basisdaten von Plazebo- und Interferongruppe nicht voneinander. Die offizielle Begründung für den Abbruch der Studie ist, man habe geprüft, ob die statistische Kraft der Studie ausreiche, wenn weniger Patienten rekrutiert und die Auswertung früher aufgenommen würde. Die relative Zahl der Studienabbrecher habe bei 4% statt wie geplant bei 25%, die Zahl der verloren gegangenen Patienten bei 1%, Jacobs spricht von weniger als 3%, statt bei 10% gelegen. Zusätzlich sei die mediane Zeit bis zum Einsetzen der Progression (Plazebo/Verum = 1,5) etwas vorteilhafter ausgefallen (NINDS 1993). Nach den neuen Zahlen sollte eine Patientenzahl von 288 abgeschlossenen Fällen ausreichen, um ein statistisch signifikantes Ergebnis auch bezüglich des Hauptzielkriteriums zu erreichen. Wie diese Zahlen angegeben werden konnten bei Vorliegen von 23 Studienabbrechern, 5 verloren gegangenen und 18 Patienten mit einer Behandlungsdauer von weniger als 52 Wochen und wie sie überhaupt erhoben werden konnten, obwohl nur 172 Patienten eine zweijährige Behandlung hinter sich hatten, wird nicht mitgeteilt. Es wird noch ein weiterer Grund für das vorzeitige Ende der Studie angegeben (NINDS 4/22/1993). Nachdem bekannt geworden war, daß Interferon-beta 1b (Betaseron®) in den USA zur Behandlung der MS zugelassen werde, sollte die Zulassung in den USA nicht zu spät erfolgen. Einleitend zu dem Beschluß, die Studie zu beenden, heißt es: »*... a Scientific Advisory Committee has recommended that the FDA approve another form of rIFN-B (Betaseron) for use in mild relapsing-remitting MS. We anticipate the FDA will grant approval as recommended by July 1993. – Current estimates obtained from investigators involved with the Betaseron project and pharmaceutical industry sources indicate that this drug may become available as early as January-February 1994.*« Im nachhinein betrachtet, war das Vorgehen falsch. Das primäre Zielkriterium, Dämpfung der Progression, wurde mit dem dann vorliegenden geringen Patientengut nur in drei der vier Studienzentren erreicht (FDA 1996; EMEA 1997).

Von 312 im Studienprotokoll geplanten Patienten wurden 301 (143 Plazebo, 158 Verum) rekrutiert. Fünf Patienten gingen für die Auswertung verloren (Jacobs 1996), fünf weitere wurden trotz Vestoßes gegen die Ein- und Ausschlußkriterien in der Studie belassen (FDA 1996), 23 Patienten beendeten vorzeitig die Behandlung (9 Plazebo, 14 Verum). Unklar bleibt die Zahl der Patienten, die kürzer als die für die Festlegung des Hauptparameters nötigen 52 Wochen therapiert waren. Jacobs (1996) gibt 14 an (7 Plazebo, 7 Verum), die FDA (1996) zählt 18 (11 Plazebo, 7 Verum). Die vorgesehene Anzahl Injektionen erhielten 91% der Plazebo- und 87% der Interferonpatienten. Die Zufallsverteilung (Randomisation) der Patienten auf die beiden Arme der Studie ist nicht gelungen, eine deutliche Imbalance besteht für das Zentrum Buffalo mit 38 Plazebo- und 48 Interferonpatienten, dieser Umstand kann durch den Sponsor (Biogen) nicht erklärt werden (FDA 1996). Kürzer als die vorgesehenen 104 Wochen behandelt wurden letztlich 129 Patienten (55 Plazebo, 74 Verum). Damit verbleiben 172 Patienten (87 Plazebo, 83 Verum), die protokollgerecht in der Studie geführt wurden. Die Zahl der Patienten zur Berechnung des Hauptzielparameters, der Progression, ist damit einschneidend reduziert (FDA 1996). Um die Studie trotz der niedrigen Patientenzahl auswerten zu können, wurden 129 fehlende Patienten zensiert und in die Auswertung eingeschlossen. Das Verfahren wird von der FDA wegen fehlender Gleichförmigkeit (1996) als kritisch angemerkt; letztendlich stünden trotz der Zensierung nur 283 Patienten (132 Plazebo, 151 Verum) für den Hauptzielparameter zur Verfügung, gerechnet wird jedoch stets mit allen 301 rekrutierten Patienten.

Der Hauptzielparameter der Studie ist die Untersuchung der Zeit bis zum Eintritt der Verschlechterung des EDSS-Werts um einen Punkt, bestätigt durch eine zweite Untersuchung 6 Monate nach der ersten. Da die Untersuchungszeitpunkte jeweils 6 Monate auseinanderliegen müssen, erfordert die Feststellung der Erfüllung des Hauptkriteriums eine Mindestzeit unter Therapie von 52 Wochen (FDA 1996). Diese Anforderung wurde von 283 zensierten und unzensierten Patienten erfüllt. Zur Untermauerung des publizierten Befundes, die einmal wöchentliche Behandlung mit Interferon-beta 1a verzögere die Progression der MS, werden eine Reihe von Berechnungen, die Mehrzahl davon *post hoc*, angestellt. Es werden die Werte für Untergruppen nach einem Jahr Behandlung angegeben und solche für 130 Wochen. Es wird unterschieden zwischen der zensierten Gruppe mit 301 Patienten und der über 104 Wochen tatsächlich behandelten Gruppe von 172 Patienten. Schließlich werden die Änderungen im EDSS-Wert nach halben Schritten

Patientenzahlen

Zensur

Progression

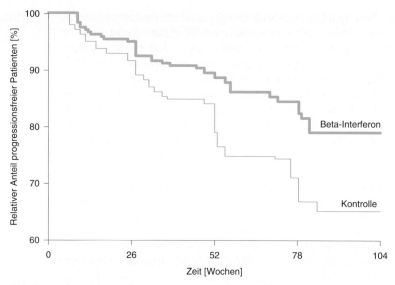

Abb. 24. Kaplan-Meier-Analyse zur Progression der schubförmigen MS bei Patienten unter Interferon-beta 1a- (*obere Kurve*) oder Plazebobehandlung (*untere Kurve*) über die zweijährige Behandlungszeit

aufgelistet und die Progressionsraten für jedes Zentrum getrennt berechnet. Die Mehrzahl dieser Post-hoc-Rechnungen können bei der Betrachtung beiseite gelassen werden.

Den Hauptzielparameter stellt Jacobs (1994) in einer Kaplan-Meier-Kurve dar (Abb. 24). In dieser Darstellung wird die relative Zahl der schubförmigen MS bei Patienten, die progressionsfrei sind, gegen die Zeit dargestellt. Das Ergebnis wird mit einer Signifikanz von 0,024 belegt. Aus den Angaben in der Kaplan-Meier-Kurve (FDA 1996) und der dazugehörigen Tabelle zur relativen Anzahl bestätigter Progressionen (36 Plazebopatienten = 34,9% und 24 Interferonpatienten = 21,9%) läßt sich errechnen, daß ihr 103 Plazebo- und 109 Verumpatienten zugrundeliegen; das wären 212 Patienten, also 40 Patienten mehr als die 172 protokollgerecht über 2 Jahre behandelten, aber 89 weniger als die 301 behandelten und zensierten Patienten. Die dem Ergebnis letztendlich zugrundegelegten Patientenzahlen sind nicht nachzuvollziehen. Bei Betrachtung der 172 tatsächlich 24 Monate lang behandelten Patienten sollen 47 progredient gewesen sein (55/158 Plazebo = 34,9%; 31/142 Verum = 21,9%; Jacobs 1996) In derselben Arbeit werden in einer anderen Tabelle nach 104 Wochen aber 31/87 Plazebo- und 20/83 Interferonpatienten als progredient geführt. Nach Angaben der FDA (1996) sind in der Studie

60 Patienten (36 Plazebo und 24 Verum) bestätigt progredient; nach Stratifizierung entsprechend der vier Prüfzentren bleiben davon noch 49 (31/87 = 36% Plazebo; 18/85 = 21% Verum) Patienten als aktuell progredient übrig (FDA 1996); es fehlen somit 11 Patienten (5 Plazebo und 6 Verum).

In der angebenenen Kaplan-Meier-Kurve können Werte für den durchschnittlichen Vorteil für die Verumgruppe durch Einführung der 20. Percentile bestimmt werden. Die Progression tritt bei einem Plazebopatienten nach 53 Wochen, bei Interferonpatienten nach 82 Wochen ein. Entsprechend ist der Vorteil, den ein Interferonpatient gegenüber einem Plazebopatienten hat, 29 Wochen oder 6,6 Monate in 2 Jahren. Ein exponentielles Rechenmodell ergibt, daß 13% weniger Patienten nach zweijähriger Behandlung mit einer einmal wöchentlichen Injektion von 22 µg Interferon-beta 1a progredient werden.

Das Hauptzielkriterium der Studie auf seine Plausabilität zu betrachten, ist schwierig. Es werden ganz unterschiedliche Basisdaten als den Berechnungen zugrundeliegend angegeben. Werden die 4 teilnehmenden Zentren, Buffalo, Cleveland, Portland und das Doppelzentrum Washington getrennt geprüft, so ergibt sich für keines der Zentren eine statistische Signifikanz (FDA 1996). In der größten Gruppe in Buffalo (48 Interferon- und 38 Plazebopatienten) sind im Gegenteil die Interferonpatienten schneller progredient als die Plazebopatienten. Verwirrend ist auch die Angabe der europäischen Zulassungsbehörde. Dort (EMEA/CPMP 1997) heißt es: »*A new analysis that excluded the patients at the Buffalo site yields a significant treatment effect with a p-value of 0.002 for the primary endpoint.*« Dies bezieht sich zunächst auf eine laut Prüfplan nicht vorgesehene und deshalb auch nicht notwendige Analyse der nach 12 Monaten bestätigten Progression. Leider werden weder für die Berechnung der bestätigten Progression nach 6 Monaten noch für die nach 12 Monaten Methoden oder Zahlen angegeben. Es wird lediglich tabellarisch festgehalten, daß bei nach 6 Monaten bestätigter Progression 36 Plazebopatienten (das entspreche 25%) und 24 Interferonpatienten (das entspreche 15%) progredient waren; bei nach 12 Monaten bestätigter Progression seien 35 Plazebopatienten (das entspreche 24%) und 17 Interferonpatienten (das seien 11%) um einen Punkt auf der EDS-Skala progredient gewesen. Daraus können im ersten Fall 144 Plazebo- und 160 Verumpatienten (zusammen also 304 Patienten) als in der Analyse befindlich erschlossen werden; im zweiten Fall sind es 145,8 Plazebopatienten und 154,5 Interferonpatienten, also ziemlich genau die 301 insgesamt rekrutierten Patienten. Auf- oder abgerun-

Plausibilität des Hauptzielparameters

det stimmen diese Zahlen mit keiner sonstigen Angabe überein. 23 Patienten sind vorzeitig aus der Studie ausgeschieden (FDA 1996), 18 Patienten entfallen für Progressionsanalyse, sie waren weniger als 1 Jahr unter Therapie. Im amerikanischen Zulassungsdossier sind zu derselben Fragestellung wieder andere Patientenzahlen genannt. Offiziell ist festgehalten, Patienten aus Buffalo seien aus der Auswertung herausgenommen worden, woraus folgt, es kann nicht die volle Patientenzahl von 301 errechenbar sein. Insgesamt haben die verwirrenden Angaben zu einer Unsicherheit geführt, die auch die Wertigkeit des Signifikanzniveaus für den Primärparameter hinterfragt.

Eine zweite Unklarheit betrifft die Verteilung der Patienten auf die EDSS-Grade. Entgegen dem natürlichen Verlauf der MS (Weinshenker 1989; Abb. 10, S. 72), wonach die Zahl der Patienten zwischen Grad 1 und Grad 3,5 stetig abnimmt, sind in die Studie von Jacobs et al. (1996) wesentlich mehr höhergradig Behinderte als natürlicherweise verfügbar aufgenommen worden. Eine Erklärung hierfür wird angeboten als in der Natur der EDS-Skala liegend, die zwischen den einzelnen Graden unterschiedliche Weiten messe. Da Weinshenker et al. (1989) aber die entsprechende Skala benutzten, ist diese Erklärung nicht zufriedenstellend.

Schubgeschehen

Die Zusammenschau der von verschiedenen Stellen publizierten Daten führt zu der Ansicht, daß aus der Studie von Jacobs et al. (1996) kein zweifelsfrei statistisch signifikanter Unterschied für Parameter des Schubgeschehens bei MS abgeleitet werden kann. Die Zeit bis zum ersten Schub unterschied sich in den beiden Gruppen nicht signifikant ($p = 0,341$). Die Zahl schubfreier Patienten wird von der FDA kommentiert. Es besteht zwar ein Trend, der relative Anteil schubfreier Patienten war jedoch weder nach einem noch nach zwei Studienjahren ($p = 0,099$) statistisch signifikant (FDA 1996).

Schubrate

Bei dem allgemein verwendeten Parameter, der Schubrate, sind die Angaben zur Signifikanz der Unterschiede ebenfalls uneinheitlich. In den ersten drei Monaten (142 Plazebo- und 157 Interferonpatienten) sind die Schubraten in den beiden Gruppen gleich. Sie liegen bei 1,04 für die Plazebo- und bei 0,97 für die Interferonpatienten. Nach einem Jahr (132 Plazebo- und 150 Interferonpatienten) unterscheiden sich die Schubraten zwischen den beiden Gruppen ebenfalls nicht signifikant. Sie betragen 0,94 für Plazebo- und 0,85 für Interferonpatienten. Die Schubraten nach zwei Jahren (87 Plazebo- und 85 Interferonpatienten) betragen nach Jacobs (1996) 0,61 unter Interferon-beta 1a und 0,90 unter Plazebo. Dieser Unterschied wird als signifikant ($p = 0,002$) berechnet. Weil ein wesentlicher Teil der Daten in dieser Analyse nicht verarbeitet ist, wird

Tabelle 15. Anzahl der MS-Patienten mit 0 bis 4 Schüben unter Plazebo oder unter Interferon-beta 1a während der zweijährigen Behandlungszeit; nach Jacobs (1994)/Jacobs et al. (1996)

Anzahl Schübe	Plazebo [n Patienten]	Interferon [n Patienten]
≥ 4	19/16	4/6
3	19/12	3/6
2	8/10	22/15
1	34/26	26/26
0	20/23	39/32

dem durch die amerikanische Zulassungsbehörde widersprochen (FDA 1996). Die dort zitierte Berechnung der CBER ist eine Intent-to-treat-Analyse. Danach ist die Schubrate unter Plazebo 0,815 und unter Interferon-beta 1a 0,673. Der p-Wert ist 0,063, womit kein Unterschied nachweisbar wäre. Nach Absetzen der Therapie (86 Plazebo- und 85 Interferonpatienten) liegt die Schubrate unter Interferon-beta 1a bei 0,52 und unter Plazebo bei 0,73. Der Unterschied ist ebenfalls nicht signifikant. Während der ersten drei Monate traten die Schübe in beiden Gruppen zeitgleich auf. Nach 24 Monaten errechnet sich die mediane Zeit bis zum ersten Schub zu 36 Wochen unter Plazebo und zu 47 Wochen unter Interferon-beta. Die Differenz ist nicht signifikant. Eine weitere Post-hoc-Analyse befaßt sich mit dem Exazerbationsmuster (d.h. wieviele Patienten entwickelten 1, 2, 3 oder 4 Schübe). Sie ergibt für das erste Studienjahr keinen signifikanten Unterschied. Für das 2. Jahr (87/85 Patienten) ist ein Unterschied mit p = 0,03 angegeben. Zu dieser Berechnung existieren zudem zwei unterschiedliche Angaben, eine aus der Erstpublikation (Jacobs 1994) und die letztlich publizierten (Jacobs 1996); beide gibt Tabelle 15 wieder. Die FDA (1996) merkt dazu an, daß für diese Analyse ein erheblicher Teil der Daten unberücksichtigt geblieben sei. Die Berechnungen der Erstpublikation sind nicht auf Signifikanz geprüft, sie stammen von den Teilnehmern an der klinischen Studie. Die letztpublizierten Berechnungen stammen von Biogen (FDA 1996) und sind als statistisch signifikant (p = 0,027) angegeben.

Zeit zwischen den Schüben

In der Zulassungsstudie von Biogen wird nur für einen gängigen Schubparameter ein signifikantes Ergebnis angegeben, für die Schubrate nach zwei Jahren. Die Zulassungsbehörde kommt für denselben Parameter zu keinem zweifelsfrei nachweisbaren Unterschied. Die 2-Jahres-Schubrate wurde nämlich berechnet aus Zahl der Exazerbationen dividiert durch die Patientenjahre. Ein solches Rechenverfahren setzt biometrisch zwingend gleiche Beobachtungszeiten für alle Patienten vor-

Plausibilität des Schubgeschehens

aus. Das war in der vorliegenden Studie nicht der Fall. Zahlreiche Patienten wurden aus der Berechnung eliminiert. Damit fallen beträchtliche Behandlungszeiten weg. Es fallen auch alle diejenigen Patienten aus der Berechnung, die wegen eines Fortschreitens der Krankheit und vermehrten Schüben frühzeitig mit der Behandlung aufhörten. Die publizierten Ergebnisse von Berechnungen zur Schubrate stammen somit nicht nur nicht aus Intent-to-treat-Analysen, sondern sind, laut FDA, methodisch kritisch.

MRT

MRT-Untersuchungen wurden bei Studienaufnahme und nach einem und zwei Jahren durchgeführt. Bestimmt wurden die Anzahl der aktiven, Gadolinium-aufnehmenden Herde und deren Volumen im T_1-gewichteten MRI sowie die Gesamtläsionslast (BOD) im T_2-gewichteten MRI (Simon 1998). Bei der Untersuchung der BOD war bezüglich des Volumens aller dargestellten Läsionen kein Unterschied zwischen den beiden Gruppen feststellbar. In der Plazebogruppe besteht eine starke Streuung der Werte bei Aufnahme in die Studie. Das Volumen der Läsionen reicht von 61 mm³ bis über 61.000 mm³. Die Zahlen aktiver Läsionen, gemessen nach Gadolinium-Aufnahme im T_1-gewichteten MRI, zeigen Unterschiede zwischen den beiden Gruppen nach 12 Monaten. Dazu wurden 123 Plazebo- und 134 Interferonpatienten ausgewertet. Die mittlere Anzahl der Läsionen betrug 1,6 unter Plazebo und 1,0 unter Interferon-beta 1a. Der Unterschied ist signifikant (p = 0,024).

Effekt nicht anhaltend

Nach zwei Jahren betrug die mittlere Anzahl der Läsionen 1,6 bei Plazebo und 0,8 bei Interferon. Die Anzahl der ausgewerteten Patienten ist jetzt 82 Plazebo- und 84 Interferonpatienten. Es ist somit zwar ein deutlicher Trend erkennbar, der Unterschied ist jedoch, selbst bei Anlegen des untersten Signifikanzniveaus, statistisch nicht signifikant (p = 0,051). Das mittlere Volumen der aktiven Läsionen beträgt nach einem Jahr 96,5 mm³ unter Plazebo und 70,0 mm³ unter Interferon-beta. Dieser Unterschied ist signifikant (p = 0,020). Nach zwei Jahren ist das Volumen 122,4 mm³ für die Plazebogruppe und 74,1 mm³ für die Interferon-Gruppe. Diese Differenz wird, wenngleich graduell unterschiedlich, als signifikant angegeben (FDA 1996: p = 0,010; EMEA 1997: p = 0,032). Post-hoc-Analysen deuten darauf hin, daß die Patienten ohne Gadolinium-aufnehmende Herde am Beginn der Studie von Interferon-beta 1a mehr profitierten als solche mit aktiven Läsionen.

Weitere Zielkriterien

Im ursprünglichen Studienplan waren eine Reihe weiterer sekundärer Zielkriterien aufgeführt. Sie wurden alle nachträglich aus dem Protokoll gestrichen, weil die wenigen angelegten Tests keine positiven Ergebnisse erbrachten. Keine Besserung war für die Funktion der Arme festzustellen, bei der Prüfung der Funktion der Beine ergab sich lediglich für die Kurzstrecke von etwa 10 Metern eine marginale Besserung. Keine Unterschiede waren bei den neuropsychologischen Tests zu entdecken. Bei der Erfassung der Depression nach dem Beck-Depressionsindex ergaben sich keine Unterschiede zwischen den Gruppen. Wurden diejenigen Patienten aus der Analyse ausgeschlossen, die schon bei Aufnahme in die Studie depressive Zeichen hatten, so blieben in der Plazebogruppe 12% und in der Interferon-beta-1a-Gruppe 9% der Patienten auffällig.

Interferon-beta 1a erwies sich als gut verträglich. In der Interferon-beta-1a-Gruppe brachen 9% der behandelten Patienten die Studie vorzeitig ab, darunter 4% wegen Nebenwirkungen. In der Plazebogruppe beendeten 6% der Patienten die Studie vorzeitig, 1% wegen Nebenwirkungen. Grippeartige Symptome traten auf, sie bestanden bei betroffenen Patienten median 8 Tage. Einen Überblick über die Nebenwirkungen gibt Tabelle 14. Es fällt auf, daß die Rate der Nebenwirkungen auf ihrem Weg von der amerikanischen Zulassungsbehörde (FDA 1996) zur europäischen Zulassungsbehörde (EMEA 1997) abgenommen hat, ohne daß dafür Gründe zu finden wären. In Tabelle 14 sind deshalb beide Quellen zitiert. Es fällt weiter auf, daß zu den labormedizinischen Parametern nur sehr sporadische und recht allgemeine Angaben gemacht werden. Jacobs et al. (1996) geben lediglich an, es gebe keine Evidenz für Erhöhung der Leberenzyme, Einfluß auf Leukopenie oder Thrombozytopenie. In den Unterlagen der amerikanischen Zulassungsbehörde ist ohne detaillierte Angaben nur allgemein von Abnormitäten bei hämatologischen Parametern oder von abnormen Werten bei der Zahl der weißen Blutzellen die Rede. Abnormiäten bei Leberenzymen seien nicht berichtet worden. Die Unterlagen der europäischen Zulassungsbehörde erwähnen labormedizinische Daten überhaupt nicht. Die Rate der neutralisierenden Antikörper (NAB) beträgt am Ende des ersten Studienjahres 14%, nach 18 Monaten 21% und am Ende der beiden Studienjahre 22% (Jacobs 1996). In seiner ersten Publikation gab Jacobs (1994) noch 24% an. Etwas näher beschäftigt sich die EMEA (1997) mit diesen unterschiedlichen Angaben. Nach Durchführung eines »neuen Assay« durch die Firma Biogen seien bei 22% der Interferon-beta-1a-Patienten NAB mit Titern > 20 NE gefunden worden. Es wird in dieser Publikation klar darauf hingewiesen, daß die Ergebnisse zum Auftreten von NAB sich ausschließlich auf das geprüfte, nicht im Markt befindliche Präparat Beneferon® vom Hersteller Rentschler/Bioferon (dort noch als BG 9015 bezeichnet) beziehen,

Verträglichkeit

Antikörper

nicht aber auf das im Markt befindliche Präparat Avonex® (dort noch als BG 9418 bezeichnet). Aus einer späteren, vorläufigen, offenen Untersuchung habe die Firma Biogen dann Daten zu Avonex® vorgelegt, die darauf schließen lassen, daß nur noch bei maximal 15% der Patienten NAB auftreten. Exakte Angaben werden aber nicht gemacht. Bei NAB-positiven Patienten ist im Anschluß an die Behandlungsphase ein Trend zu erhöhter Progression der Krankheit zu beobachten (EMEA 1997). Sie zeigen auch ein signifikant erhöhtes Volumen bei T2-gewichteten Läsionen und einen Trend zu einer höheren Anzahl aktiver, Gadolinium-aufnehmender Herde. Andere beobachtete Nebenwirkungen wie lokale Reaktionen an der Einstichstelle, Depressionen oder Menstruationsbeschwerden waren in beiden Gruppen gleich verteilt. Nekrotisch ulzerierende Hautveränderungen traten nicht auf. In der Plazebogruppe war ein Selbstmordversuch zu verzeichnen. Ein Patient der Interferon-beta-1a-Gruppe verstarb an Lungenembolie mit Herzrhythmusstörungen. Da der Patient an einer vorher bestehenden Herzerkrankung gelitten hatte, kann ein Zusammenhang zwischen der Applikation von Interferon-beta 1a und der Aktivierung der Erkrankung nicht ausgeschlossen werden (FDA 1996), gilt doch eine bestehende Herzerkrankung allgemein als Kontraindikation für die Behandlung mit Interferon-beta.

Wertung der Studie   Die klinische Studie von L. Jacobs ist die erste klinische Studie, welche die Behandlung schubförmiger MS mit Interferon-beta vom natürlichen Wirkstoff auf die Verwendung von rekombinantem Interferon-beta übertragen hat. Letztlich konnte die Studie nur einzelne, vorbehaltlos akzeptierte Ergebnisse erbringen, es bleibt die Frage, wie dies gewesen wäre, hätte sie so durchgeführt werden können, wie sie ursprünglich geplant war. Der vorzeitige Abbruch der Studie aus nicht ganz plausiblen Gründen, die Methoden der statistischen Auswertung und das Verfahren zur Arzneimittelzulassung des Präparates Avonex® waren von Anfang an Gegenstand von Kritik. In diesem Zusammenhang steht im Mittelpunkt die Frage, in welchem Ausmaß Daten in einer Studie zensiert werden dürfen. Als zensiert bezeichnet man solche Angaben, die nicht gemessen, sondern mit bestimmten biometrischen Methoden geschätzt werden, weil die tatsächlichen Werte nicht vorhanden sind und auf anderem Wege nicht beigebracht werden können. Die Methode wurde für die Durchführung der strengen Intent-to-treat-Verfahren entwickelt. In der vorliegenden Studie wurde für die Berechnung des Risikos der Progression 42% aller Rechenwerte zensiert. Damit konnte zwar *pro forma* der Forderung nach einer

Intent-to-treat-Analyse nachgekommen werden, die Werte hätten aber zu einem großem Teil einfach beigebracht werden können, indem der Studie ihre geplante Laufzeit belassen worden wäre, sie also für alle Patienten über die protokollgerechten 104 Wochen geführt worden wäre. Die Methode der Zensierung ist nicht geschaffen worden, um Studien schneller als geplant abschließen zu können, schon gar nicht, wenn die Gründe außerhalb ethischer oder wissenschaftlicher Zwänge liegen.

Ein sicherer Kritikpunkt ist: Bei der Auswertung der Ergebnisse der Zulassungsstudie zum Präparat Avonex® handelt es sich nicht um eine nach dem Stand der Wissenschaft, Technik und Ethik geforderten und heute alleinig als aussagekräftig anzusehende Intent-to-treat-Analyse. Für mit rekombinanter Technologie hergestellte Wirkstoffe gilt: Auch bei geringfügigen Änderungen der Herstellung muß der Wirkstoff erneut klinisch geprüft werden, um eine Gefährdung des Patienten auszuschließen. Dies wurde so festgelegt, weil in mehreren Fällen eine geringfügige Änderung im gentechnischen Produktionsprozeß zu lebendbedrohenden Zuständen nach Gabe der Produkte als Arzneimittel geführt hat. Avonex® ist nach wie vor die einzige Ausnahme von dieser Regel. Es wurde im Mai 1995 zur Zulassung in den USA angemeldet. Im November 1995 erließ die amerikanische Regierung ein Gesetz (Clinton u. Gore 1995), wodurch es möglich wurde, das gentechnisch hergestellte, aber klinisch nicht geprüfte Avonex® zur Zulassung zu bringen Die zuständige Regierungsverwaltung erließ im April 1996 die entsprechende Ausführungsverordnung (CBER u. CDER 1996). Avonex® wurde am 18. Mai 1996 unter Bezugnahme auf die neue Gesetzeslage als Arzneimittel zugelassen. Im September 1996 (CBER 1996) wurde die Ausführungsverordnung wieder zurückgezogen, weil sie sich nicht bewährt habe. Das einzige Präparat, das in den Genuß der Bestimmungen gekommen ist, war das Produkt der Firma Biogen. Das Gesetz wird deshalb auch als *lex Biogen* bezeichnet. Daß mit diesem Verfahren ein Präparat als Arzneimittel zugelassen wurde, das in einer Wirkstärke von 22 µg IFN-β pro Injektion klinisch geprüft wurde, aber mit einer Wirkstärke von 33 µg IFN-β am Menschen angewandt wird, soll nur am Rande kritisch angemerkt sein.

Betaferon®, Grand Seigneur oder Pfadfinder

Betaferon® ist das erste Interferon-beta, das seine klinische Prüfung bei MS abschließen konnte. Dafür muß Respekt gezollt werden. 1987 begannen die Vorbereitungen für einen Einsatz des aus E. coli hergestellten Interferon-beta 1b bei Patienten mit MS. Das verwendete IFN-β-Präparat Betaseron™ stammt aus der Entwicklung der Berlex Laboratories, Richmond, USA. Die Substanz war 1983 zur Behandlung von Virus- und Krebserkrankungen entwickelt worden. Sie wurde eingehend auf ihre antivirale (Chatterjee 1984; Czarniecki 1984; Eppstein 1984; Rasmussen 1984) und antiproliferative Wirksamkeit (Borden 1984; Chang 1985; Chen 1985; Kuebler 1985) geprüft. Um die Behandlungsversuche von der Behandlung maligner Erkrankungen auf die MS ausdehnen zu können, war es zunächst notwendig, eine Dosisfindungsstudie

Dosisfindung

durchzuführen. Die Studie war doppelblind, plazebokontrolliert, randomisiert und multizentrisch konzipiert (Knobler 1993). Neben einer Plazebogruppe wurden 4 verschiedene Dosierungen geprüft, 4,5 MIU, 22,5 MIU, 45 MIU oder 90 MIU. Solche Dosen IFN-β waren erheblich höher als die bis dahin verwendeten. Es zeigte sich beim Vergleich der Dosierung und der erreichten Wirkung bald, daß die Angaben für die geprüften Dosen falsch kalibriert und zu hoch angesetzt waren, sie wurden deshalb später revidiert auf 1,6 MIU, 4 MIU, 8 MIU oder 16 MIU. Eingangskriterien waren eine klinisch gesicherte, schubförmige MS, Alter zwischen 18 und 50 Jahren, eine Krankheitsdauer von mindestens einem und längstens 15 Jahren, mindestens zwei Exazerbationen während den der Studie vorhergehenden zwei Jahren, kein Schub bei Aufnahme in die Studie und ein Wert bis 5,5 auf der erweiterten Kurtzke-Skala (EDSS). In die Studie rekrutiert wurden 30 Patienten, 6 in jede der 5 Gruppen. Die Patienten erhielten die ihnen zugeteilte Dosis 3mal wöchentlich als subkutane Injektion. Sie nahmen die Injektionen selbst vor. Nach Ablauf der geplanten Studienzeit von einem halben Jahr wurden alle bisher mit Interferon-beta 1b behandelten Patienten mit einer Dosis von 8 MIU weiterbehandelt. Die Plazebopatienten erhielten weiterhin das Scheinmedikament. Insgesamt wurde die Studie über 6 Jahre geführt, davon 3 Jahre lang doppelblind. Als Ergebnis zeigte sich, daß alle angewandten Dosen in der Lage waren, die Anzahl der Schübe zu reduzieren (s. Abb. 16, S. 82).

Plazebo-
kontrollierte Studie

Seit 1987 wurde von Johnson, Paty und Kollegen eine Studie bei MS-Patienten mit aus dem Bakterium E. coli hergestelltem Interferon-beta 1b vorbereitet. Das verwendete Präparat Betaseron® stammt aus der Entwicklung der Berlex Laboratories, Richmond, USA. Die Prüfsubstanz wurde hergestellt von der Chiron Corp., Emeryville, USA. Das Präparat enthält 32 MIU pro mg Interferon-beta. Später wurde die gesamte Entwicklung von der Schering AG, Berlin angekauft. Heute

Tabelle 16. Die Betaferon®-Studie auf einen Blick

Variable	Plazebo	1,6 MIU	8 MIU	Gesamt
Patienten [n]				
Rekrutiert	123	125	124	372
12 Monate behandelt	123	125	124	372
24 Monate behandelt	110	114	107	331
3 Jahre behandelt	96	95	95	286
4 Jahre behandelt	82	76	89	247
In 5-Jahresstudie	56	52	58	166
Stationäre Patienten in 3 Jahren[n]	33	25	21	79
Stationäre Tage in 3 Jahren [d]	471	411	344	1226
Dosierung [MIU/Wo]	0	5,6	28	–
Dosierung [µg/Wo]	0	175	875	–
Schubgeschehen				
Schubfreie Patienten [%]	18	23	36	–
Schubrate Beginn	1,8	1,6	1,7	–
Schubrate nach 2 Jahren	1,18	1,04	0,85	–
Schubrate nach 3 Jahren	0,92	0,80	0,66	–
Schubrate nach 4 Jahren	0,88	0,68	0,67	–
Schubrate 5. Jahr	0,81	0,66	0,57	–
Intervall bis 1. Schub [d] median	153	180	295	–
Intervall bis 2. Schub [d] median	503	556	762	–
Zahl schwerer Schübe [n]	0,45	0,32	0,23	–
Progression				
>1 EDSS verschlechtert 3. Jahr [%]	28	28	20	–
Zeit bis Progression [Mo]	4,18	3,49	4,79	–
MRT [n]				
Aktive Läsionen/Patient und Jahr (median)	3,0	1,0	0,5	–
Neue Läsionen/Patient und Jahr (median)	2,0	0,5	0,5	–
Änderung BOD [mm^2] 1. Jahr[%]	+12,2	+4,1	-1,1	–
Änderung BOD [mm^2] 2. Jahr [%]	+20	+10,5	-0,1	–
Änderung BOD [mm^2] 3. Jahr [%]	+17,1	+1,1	-6,2	–
Verträglichkeit [%]				
Lokale Entzündung	6	63	69	–
Muskelschmerz	24	24	41	–
Fieber	34	40	58	–
Lymphozytopenie [%]	65	76	80	–
Neutropenie [%]	4	6	17	–
Neutralisierende Antikörper [%][a]	11	47	45	–
Neutral. AK[b]				
Mo 0–6 [%]	0	19	15	–
Mo 7–12 [%]	0	36	31	–
Mo 13–18 [%]	0	39	36	–
Mo 19–24 [%]	2	40	38	–
Mo 25–30 [%]	2	41	39	–
Mo 31–36 [%]	2	42	38	–
Depressive Symptome [%]				
1. Jahr	14,6	11,2	16,9	–
2. Jahr	12,3	9,6	15,7	–
3. Jahr	5,8	10,4	13,0	–
4. Jahr	4,8	12,5	11.0	–
5. Jahr	5,1	5,5	11,1	–

[a] The IFNB Multiple Sclerosis Study Group 1993; [b] The IFNB Multiple Sclerosis Study Group and the University of British Columbia MS/MRI Analysis Group 1996.

Patienten

Dosis

Zielkriterien

Ergebnisse

Schubrate

wird das Präparat in den USA unter dem Handelsnamen Betaseron®, und in Europa als Betaferon® ausgeboten (s. Tabelle 6 S. 48). Einen Überblick über die Ergebnisse gibt Tabelle 16. Die Rekrutierung der Patienten begann 1988. Es wurden 372 Patienten in die Studie rekrutiert, 327 davon konnten ausgewertet werden (The IFNB Multiple Sclerosis Study Group 1993). Damit war die Studie die bis dahin umfangreichste bei MS. Alle Patienten litten unter der schubförmig remittierenden Verlaufsform der MS. Die Aufnahmekriterien waren bis 5,5 Punkte auf der erweiterten Kurtzke-Skala (EDSS) und mindestens 2 Schübe in den der Studie vorausgehenden 2 Jahren. Die Studie war dreiarmig, randomisiert, plazebokontrolliert, doppelblind und multizentrisch konzipiert. Die Patienten wurden nach Abschluß der regulären Studie in eine Langzeitstudie übergeleitet, die über 5 Jahre lief (The IFNB Multiple Sclerosis Study Group and the University of British Columbia MS/MRI Analysis Group 1995). Für die beiden Behandlungsarme wurden $1,6 \times 10^6$ bzw. 8×10^6 IU verwendet. Dies entspricht einer Wochendosis von 5,6 bzw. 28 MIU oder auf Massebasis 175 bzw. 875 µg. Die Werte für die biologische Aktivität von Interferon-beta 1a und Interferon-beta 1b können nicht direkt miteinander verglichen werden, da für die Bestimmung unterschiedliche internationale Standards verwendet werden (s. S. 43 und S. 77). Relativ wenig biologisch aktive Substanz, gemessen in MIU, hat also bei Interferon-beta 1b ein relativ hohes Gewicht. Das rührt vom Molekülbau her (s. S. 38). Aus E. coli hergestelltes Interferon-beta 1b neigt zur Bildung biologisch inaktiver Di- und Polymere, die zwar das Gewicht erhöhen, aber biologisch nicht aktiv sind. Die Hauptzielparameter waren Schubrate und Schubfreiheit. Sekundäre Zielparameter waren die Zeit bis zum ersten Schub nach Aufnahme in die Studie, Dauer und Schwere der Schübe, Veränderungen im Behinderungsindex EDSS und der neurologischen Rating-Skala nach Scripps (NRS), die Größe und das Neuauftreten von Läsionen des ZNS. Zusätzlich zu einer MRT-Untersuchung bei Studieneintritt erhielten alle Patienten jährlich eine weitere solche Untersuchung. Eine Gruppe von 52 Patienten an einem der Studienzentren (Columbia University) erhielten 2 Jahre lang alle 6 Wochen eine MRT-Untersuchung.

Bezüglich des Hauptzielkriteriums, der Schubrate, war eine bedeutende Verminderung der Schubhäufigkeit unter E.-coli-Beta-Interferon zu verzeichnen. Sie ging unter Plazebo von 1,8 über 1,27 auf 1,21 nach 3 Jahren, unter 1,8 MIU von 1,65 über 1,17 auf 1,05, unter 8 MIU von 1,7 auf 0,84 nach 2 oder 3 Jahren zurück. Die Unterschiede in den Schubraten zwischen beiden Behandlungsarmen und dem Plazeboarm waren jeweils statistisch signifikant. Die Irrtumswahrscheinlichkeit für den Unterschied zwischen Plazeboarm und dem niedrig dosierten Interferon-Arm war 1% (p < 0,01), die für den höher dosierten 0,01% (p < 0,0001). In der 8-MIU-Gruppe blieben während der Behandlungszeit mehr Patienten (31%) schubfrei als in den beiden anderen Armen, in der Gruppe mit 1,6 MIU Beta-Interferon mehr (21%) als unter Plazebo (16%). Auch diese Unterschiede waren jeweils statistisch signifikant. Unter E.-coli-Beta-Interferon fielen die Schübe insgesamt weniger schwer aus als unter Plazebo. Auch die Zeit, die bis zum Auftreten des ersten Schubes nach Beginn der Therapie verging, wurde durch E.-coli-Beta-Interferon deutlich günstig beeinflußt. Mittels der Neurologic Rating Scale (NRS) und der *Progression* EDSS (s. S. 104) wurde das Fortschreiten der Behinderung erfaßt. Um einen Punkt auf der EDSS verschlechtert haben sich nach 3 Jahren 39% der Plazebo-, 35% der 1,6 MIU- und 27% der 8-MIU-Patienten. Die Unterschiede zwischen den Gruppen sind nicht signifikant. Eine Beeinflussung des Ausmaßes der Behinderung nach der EDSS-Skala konnte für E.-coli-Beta-Interferon somit nicht gesichert werden. In der Plazebogruppe und in der niedrigdosierten Verumgruppe verschlechterten sich etwa gleich viele Patienten. Es bestand aber immerhin ein Trend zu einem geringeren Fortschreiten der Behinderung und damit der Erkrankung unter der höheren Dosis. Eindrucksvoll sind die Ergebnisse der kernspintomographischen *MRT* Untersuchungen. Sowohl die Behandlung mit 1,6 MIU als auch die mit 8 MIU E.-coli-Beta-Interferon führt zu einer statistisch signifikant geringeren Ausdehnung der Läsionen. In der Plazebogruppe waren nach 2 Jahren +17,1% größere Läsionen gemessen, unter 8 MIU sank sie um -6,2%. Die Anzahl MRI mit aktiven Läsionen war in der 8-MIU-Gruppe um 80% niedriger als in der Plazebogruppe. Die Zahl aktiver Läsionen ist in der Gruppe mit 8 MIU E.-coli-Beta-Interferon gegenüber Plazebo um 83% verringert (Paty 1993). Auch alle anderen erfaßten MRT-Parameter zeigen eine deutliche Wirksamkeit zumindest der höheren Dosis von Interferon-beta 1b.

Die Nebenwirkungen der Therapie mit Interferon-beta 1b *Unerwünschte* sind stärker als die unter Interferon-beta 1a. Von den 372 rekru- *Wirkungen* tierten Patienten beendeten 65 die Studie vorzeitig. Die Häufigkeiten sind in der Plazebogruppe und in der 8-MIU-Gruppe gleich verteilt. Allerdings sind die Gründe für das vorzeitige Ausscheiden unterschiedlich. Plazebopatienten verließen die Studie vorzugsweise wegen mangelnder Wirksamkeit. Interferon-beta-1b-Patienten brachen ab wegen Nebenwirkungen. Als Gründe werden angegeben Erhöhung der Transaminasen der Leber, lokale Schmerzen, Herzrhythmus-

Antikörper

störungen, Müdigkeit, Allergien, Kopfschmerzen, allgemeines Unwohlsein und Verwirrtheit. An Nebenwirkungen sind dem E.-coli-Beta-Interferon zuzuschreiben (Angaben als: Plazebo/ Verum 8 MIU): lokale Entzündungsreaktionen (6/69), Fieber (34/58), Muskelschmerz (24/41), Schüttelfrost, allgemeines Unwohlsein, Lymphozytopenie, Depressionen mit Selbstmordversuchen (ohne detaillierte Angaben). Das E.-coli-Beta-Interferon ruft bei einer erheblichen Zahl von Patienten neutralisierende Antikörper (NAB) hervor. Sie wurden bei 11% der Patienten unter Plazebo, bei 47% nach der niedrigen und bei 45% nach der hohen Dosis gemessen. Die Antikörpertiter sind nicht angegeben, über die klinische Relevanz kann somit nicht entschieden werden (s. S. 203). Nachdem schon in der Dosisfindungsstudie (Knobler 1993) eine Rate an neutralisierenden Antikörpern von über 50% bestimmt worden war, ist von den Autoren der folgenden klinischen Studie (The IFNB Multiple Sclerosis Study Group 1993) der Antikörperproblematik zunächst offenbar nicht genügend Aufmerksamkeit gewidmet worden. Nach der ersten Publikation der Ergebnisse zur Antikörperbildung mit 11% bei Plazebo und 47% bzw 45% bei Interferon-beta 1b wurden häufig neue Berechnungen zur Antikörperrate veröffentlicht und dieser auch eine eigene Arbeit gewidmet (The IFNB Multiple Sclerosis Study Group and the University of British Columbia MS/MRI Analysis Group 1996). Erfaßt wurden diejenigen Patienten, die einen NAB-Titer von > 20 NE hatten. Die heute offiziell gültige Anzahl Patienten mit Interferon-beta-1b-neutralisierender Aktivität im Serum beträgt 38%. Bei dem Versuch, das Auftreten von NAB mit dem klinischen Verlauf zu korrelieren, stellte sich heraus, daß bezüglich des Hauptparameters, der Schubrate, NAB$^+$-Patienten zunächst besser auf Interferon-beta 1b ansprachen als NAB–Patienten. Nach einem Jahr verlor sich dieser Effekt. Ähnliche Beobachtungen sind wiederholt berichtet worden (European Study Group on Interferon β-1b in Secondary Progressive MS 1998). Im weiteren Verlauf sprechen NAB$^+$-Patienten dann schlechter auf Interferon-beta an als NAB$^-$-Patienten. Im Verlauf der Therapie mit Interferon-beta aufgetretene Anti-Interferon-Antikörper können auch wieder verschwinden oder therapeutisch nicht mehr relevante Werte erreichen.

Langzeitstudie

Die klinische Studie mit Interferon-beta 1b wurde nach der zweijährigen Studiendauer in eine Langzeittherapie überführt (The IFNB Multiple Sclerosis Study Group and the University of British Columbia MS/MRI Analysis Group 1995). Die Studie wurde doppelblind und plazebokontrolliert weitergeführt. Die mediane Zeit der Behandlung betrug 46 Monate für die

Plazebo-, 45 Monate für die 1,6-MIU-Gruppe und 48 Monate für die 8-MIU-Gruppe. Interferon-beta 1b zeigte während der gesamten Studienzeit anhaltend positive Effekte bezüglich der Schubrate und der Läsionslast (BOD). Die Schubrate war in der 8-MIU-Gruppe gegenüber der Plazebogruppe innerhalb eines jeden Jahres um ca. 30% geringer. Die Angaben für die BOD sind allgemein gehalten. Ein weiter bestehender Trend bezüglich der Krankheitsprogression konnte für den 8-MIU-Arm gezeigt werden. Von Interesse sind weiterhin die Untersuchungen der depressiven Zustände in den 3 Behandlungsarmen. Es zeigt sich, daß Patienten unter höheren Dosen von Interferon-beta 1b höhergradig depressiv werden als nicht mit Interferon-beta 1b behandelte Patienten mit MS.

Die vorliegende große MS-Studie ist für die Entwicklung der Therapieform sehr wertvoll. Einige wenige Anmerkungen bleiben doch zu machen. Die Neudefinition der Betaferon®-Dosierung von 9 bzw. 45 MIU zu 1,6/8 MIU wäre eine Notiz über die tatsächlichen Gründe wert gewesen. Eine siebenzeilige Fußnote mit dem Hinweis auf einen neuen Referenzstandard kann jedenfalls nicht zufriedenstellen. Ein methodischer Schwachpunkt ist die mit einer eigenen, umfangreichen Publikation (Paty 1993) teststatistisch unterlegte Aufwertung eines Sekundärkriteriums, der MRT-Parameter, praktisch zum Primärkriterium der Studie. Schließlich ist der Inzidenz von Depressionen mit Suizidneigung bzw. einem vollendeten Selbstmord in den beiden Verumgruppen in der Erstpublikation nicht erwähnt worden. Erst eine Drittpublikation (Klapper 1994) hat diese Problematik aufgedeckt. Die unter Interferon-beta 1b verglichen mit Interferon-beta 1a gehäuft auftretenden nekrotischen Veränderungen (Will u. Finke 1997) fanden in allen Publikationen ebenfalls kaum Niederschlag.

Wertung

Neue Meilensteine, Studien zur sekundär progredienten MS

Je etwa die Hälfte der Patienten mit MS in Deutschland leiden an der schubförmigen Form (RR-MS; »relapsing remitting multiple sclerosis«) oder der sekundär progredienten Form (SP-MS; »secondary progressive multiple sclerosis«). Hinzukommen noch etwa 10.000 Patienten mit der primär chronisch progredienten Form (PP-MS; »primary progressive multiple sclerosis«), die keine Schübe aufweist, sondern von Anfang an und meist schnell fortschreitet. Bei weiteren etwa 10.000 Patienten wird eine sehr langsame Progression ihrer MS beobachtet, sie erreichen den Behinderungsgrad EDSS 3,0 innerhalb der ersten 10 Jahre. Diese Form wird als gutartige oder benigne MS bezeichnet. Aus Autopsie-Untersuchungen ist bekannt, daß es einige weitere 10.000 Personen gibt, die zwar eine MS haben, bei denen aber zeitlebens keine Diagnose gestellt wird.

Bei der SP-MS überlagern sich Schubbildung und allgemeine Progression ohne Schübe. Inwieweit hinter den beiden Phänomenen »Schub« und »Progression« unterschiedliche Pathomechanismen stehen, wird untersucht. Die RR-MS geht von einem remittierenden Verlauf, während dessen sich die in Schüben aufgetretenen Symptome wieder nahezu zurückbilden, langsam in einen schubförmig progredienten Verlauf über. Es bleiben nach jedem Schub Reste der Behinderung zurück, die kumulieren und zu deutlicher klinischer Symptomatik führen. Im Verlauf dieser schubförmig progredienten Phase nehmen Anzahl und Schwere der Schübe ab. Schließlich sind Schübe kaum noch auszumachen und die Behinderung schreitet schleichend fort (SP-MS). Bislang konnten nur solche MS-Patienten in den Genuß einer Therapie mit Interferon-beta kommen, die an einer schubförmigen Form der Krankheit litten. Das lag daran, weil es nur klinische Studien zu dieser Form der Krankheit gab, keine zur sekundär progredienten Form. Das hat sich inzwischen glücklicherweise geändert. Zwei Publikationen zur Behandlung der sekundär progredienten MS sind abgeschlossen. Die erste wurde durchgeführt von der Firma Schering AG, Berlin, mit dem Interferon-beta-1b-Präparat Betaferon®, die zweite von der Firma Ares Serono, Genf, mit dem Interferon-beta-1a-Präparat Rebif®. Somit stehen uns zur Darstellung und Diskussion der Bedeutung von Interferon-beta bei der SP-MS über 1.300 dokumentierte Verläufe zur Verfügung. Dies erlaubt doch schon eine einigermaßen sichere Aussage.

Betaferon® bei SP-MS

Die klinische Studie mit Interferon-beta 1b der Firma Schering AG, Berlin, (European Study Group on Interferon β-1b in Secondary Progressive MS 1998) ist eine multizentrische, randomisierte, doppelblinde und doppelt-maskierte Studie, an der ambulant behandelte Patienten teilgenommen haben. Der seltene Ausdruck »doppelt-maskiert« bedeutet, daß es zwei behandelnde Ärzte gab. Einen Arzt, der für die gesamte medizinische Versorgung zuständig war, einschließlich der Behandlung von Schüben und der Erfassung von Nebenwirkungen der Therapie, und einen zweiten, der nur den EDSS-Grad zu erfassen hatte und standardisierte neurologische Tests durchführte. Für diesen zweiten Arzt blieben die Injektionsstellen abgedeckt, damit die eventuellen lokalen Rötungen oder Entzündungen die Zugehörigkeit zur Behandlungsgruppe nicht offensichtlich machten. Die Studie war prospektiv für eine Dauer von 3 Jahren konzipiert. Ebenfalls prospektiv, d. h. im Studienplan festgelegt, war eine Zwischenanalyse nach 2 Jahren vorgesehen. Diese ergab eine so deutliche Wirksamkeit des Interferon-beta 1b bei SP-MS, daß die Studie danach beendet wurde. Das Prüfpräparat Betaferon® ist inzwischen in Nordamerika und Europa zur Behandlung der SP-MS als Arzneimittel zugelassen.

718 Patienten mit einem EDSS-Wert von 3,0 bis 6,5 wurden in die Studie rekrutiert; davon waren 358 der Plazebogruppe und 360 der Interferon-beta-Gruppe zugeordnet. Sie waren zwischen 18 und 55 und im Mittel 41 Jahre alt. Sie mußten entweder mindestens 2 Schübe oder eine Zunahme des EDSS-Wertes um einen Punkt in den vergangenen beiden Jahren aufweisen. Das Geschlechterverhältnis entsprach den natürlichen Gegebenheiten. Die Patienten hatten eine klinisch oder laborgestützte Diagnose definitiver MS. Es wurden sowohl Patienten aufgenommen, die einen rein progredienten Verlauf zeigten, als auch solche, bei denen noch Schübe überlagert waren. Die definitiv progrediente Phase dauerte median 2 Jahre. Sekundäre Progredienz wurde definiert als Periode der schubunabhängigen Verschlechterung mit einer Dauer von wenigstens 6 Monaten. Das primäre Studienziel war die Verlangsamung der Zunahme der Behinderung. Gemessen wurde die Verschlechterung um 1 Grad (oberhalb von EDSS 5,5 um ein halbes Grad) auf der EDSS. Die Progression mußte nach 3 Monaten bestätigt werden. Der mittlere EDSS-Grad war 5,1. Neben den üblichen MRT-Parametern waren weitere sekundäre Studienziele der Zeitpunkt der Rollstuhlpflichtigkeit, die Schubrate, die Schubschwere, die Zahl von Steroidtherapien und die Anzahl und Dauer von Krankenhausaufenthalten. Nach einer zweiwöchigen einschleichenden Dosierung mit der Hälfte der Dosis verabreichten sich die Patienten eine Dosis von 8 MIU jeden zweiten Tag. Zur Maskierung von grippeartigen Nebenwirkungen oder zur Vermeidung von Temperaturerhöhungen wurden nichtsteroidale antiinflammatorische Arzneimittel angewendet. Zur Behandlung von Schüben war eine hochdosierte Behandlung mit 1 g Methylprednisolon pro Tag für 3 Tage vorgesehen. Drei Steroid-Kurse pro Jahr waren maximal erlaubt. Tabelle 17 gibt einen Überblick.

Studienanlage

Tabelle 17. Betaferon® bei SP-MS auf einen Blick

	Plazebo	IFN-β 1b
Patienten		
Rekrutiert	358	360
Verloren und Abbrüche	31	26
Dokumentierte Abbrüche	66	64
Ausgewertet	261	270
Dokumentierte Zeit [d/Pat.]	892	901
Abbruch wg. Nebenwirkung [%]	4,2	12,5
Abbruch wg. Non-Compliance [%]	5,3	2,2
Abbruch wg. Unwirksamkeit [%]	12,3	6,4
Progression, bestätigte		
Progrediente Patienten [%]	49,8	38,9
Zeit bis zur Progression [d]	549	893
Progressionsrate [Wahrscheinlichkeit]		
1. Jahr	0,71	0,81 p = 0,003
2. Jahr	0,59	0,65 p = 0,0012
3. Jahr	0,47	0,58 p = 0,0015
Sekundärparameter		
Schubrate gesamt	0,84	0,44
1. Jahr	0,82	0,57
2. Jahr	0,47	0,35
3. Jahr	0,35	0,24
Mediane Zeit bis zum 1. Schub [d]	403	644 p = 0,003
Anteil schwere Schübe [%]	53,1	43,6 p = 0,0083
Stationärer Aufenthalt [n Pat./%]	189/52	167/46 p = 0,04
Steroidbehandlung [% Pat.]	67,9	53,6 p = 0,0001
MRT		
T2-Läsionen Volumenzunahme [%]	+8	-5 p = 0,0001
T2-Volumen (Untergruppe) [%]	0	-65
Verträglichkeit		
Antikörper [n/%]	0	100/27,8
Lokale Reaktionen [%]	10,3	43,6
Lokale Entzündung [%]	4,2	50,0
Lokale Nekrosen [%]	0	4,7
Spastik [%]	27,4	37,8
Grippeartige Symptome [%]	37,2	59,2
Fieber [%]	13,1	39,4
Schüttelfrost [%]	7,3	21,8
Körperschmerz [%]	6,4	10,8
Leukopenie [%]	5,0	10,0

Hauptziel-parameter

Von den 358 Plazebopatienten waren 178 (49,8%) progredient. Die mit der 60. Percentile (s. unten) bestimmte Zeit bis zur Progression waren 549 Tage. Von den 360 Verum-Patienten waren 140 (38,9%) progredient. Die Zeit bis zur Progression waren hier 893 Tage. Der Unterschied macht 344 Tage in 3 Jahren aus und ist signifikant (p = 0,0016). Der Unterschied zwischen den beiden Gruppen, in der Wahrscheinlichkeit progressionsfrei zu bleiben, ist ab dem 12. Monat ebenfalls durchgängig signifikant (p ≤ 0,003). Daran änderte sich auch nichts nach dem zensierten Einschluß der verlorengegangenen Patienten im Sinne einer Intention-to-treat-Analyse. Als zensiert bezeichnet man solche Werte, die mit bestimmten Methoden eingeschätzt werden, weil die tatsächlichen Werte nicht vorhanden sind. Die Methode wurde für die Durchführung der strengen Intent-to-treat-Verfahren entwickelt. Als Percentile bezeichnet man eine in die Überlebenskurve nach Kaplan-Meier (s. S. 101) eingeführte horizontale Grenzlinie zur Bestimmung der Unterschiede zwischen verschiedenen Überlebenskurven. Ihre Lage wird auf der Ordinate von oben (etwa: 95. Percentile) nach unten (etwa: 5. Percentile) gerechnet. Die 25., 50. und 75. Perzentile werden 1. bis 3. Quartile genannt. Statistisch-methodisch gesehen spielt es keine Rolle, wo diese Grenze gezogen wird, sie muß nur die eine Bedingung erfüllen, alle untersuchten Überlebenskurven zu schneiden.

Innerhalb der Plazebogruppe erreichten 88 Patienten einen EDSS-Wert von ≥ 7, was bedeutet, daß eine Rollstuhlpflichtigkeit erreicht wurde. In der Verumgruppe erreichten nur 60 Patienten dieses Behinderungsstadium. Das bedeutet einen Vorteil von 32% für die Patienten unter Interferon-beta. Die mittlere Schubrate wurde in der Interferon-beta-Gruppe um etwa 30% reduziert. In der Plazebogruppe geht die Schubrate ebenfalls stark zurück. Das ist ein Ausdruck des natürlichen Verlaufs, währenddessen mit Fortschreiten der Krankheit die Schübe weniger werden. Die Schubrate geht in der Interferongruppe schneller zurück als in der Plazebogruppe. Die Zeit bis zum ersten Schub ist unter Interferon um 241 Tage verlängert. Die Zahl mittelschwerer und schwerer Schübe liegt in der Interferongruppe um 10% unter der in der Plazebogruppe. Etwa 8% weniger Interferon-beta-1b-Patienten mußten stationär aufgenommen werden und 14% weniger erhielten Kortikosteroide zur Schubbehandlung. In der Interferongruppe nahm das T2-gewichtete Volumen der Läsionen um 5% ab, in der Plazebogruppe dagegen um 8% zu. Eine Untergruppe von 125 Patienten, die in den ersten 6 Monaten und zwischen Monat 18 und 24 monatlich mit dem MRT (T2- und T1-gadoliniumverstärkt) untersucht wurden, zeigten eine Reduktion aktiver Läsionen um 65% in den ersten Monaten und später von 78% gegenüber der Plazebogruppe.

Nebenzielkriterien

Die Verträglichkeit der Interferon-beta-1b-Behandlung der SP-MS liegt im Rahmen dessen, was von der Substanz aus den Erfahrungen anderer Studien erwartet werden kann. Sie ist nicht gerade sehr gut, aber auch nicht auffallend schlecht. Eine Ausnahme muß allerdings diskutiert werden. Das vermehrte Auftreten von spastischen Zuständen sowohl der Beuge- als auch der Streckspastik scheint in der vorliegenden Arbeit nicht genügend gewürdigt worden zu sein. Es ist seit den Anfängen der Behandlung von MS mit Interferon-beta

Verträglichkeit

Antikörper

bekannt, daß bei Patienten mit SP-MS unter der Behandlung vor allem die morgendliche Spastik deutlich vermehrt auftreten kann. Dieser spastische Zustand kann bei einzelnen Patienten dann über den ganzen Tag hinweg anhalten. Hier sind entsprechende therapeutische Maßnahmen unumgänglich. Insgesamt wurden 100 (27,8%) Patienten in der Interferongruppe antikörperpositiv. Davon entwickelten 66 ihre neutralisierenden Anti-Interferon-Antikörper während der ersten 6 Monate, was ein höherer Anteil ist, verglichen mit Patienten mit schubförmigem Verlauf der MS. Bei 47 dieser Patienten schwächte sich die Ausprägung der Antikörperbildung danach wieder ab, sie hatten mindestens zu einem Zeitpunkt keine positiven NAB-Titer mehr, 37 blieben anhaltend negativ. Auch hier wieder ein deutlicher Hinweis darauf, daß die MS-Patienten ihre Antikörper unter Therapie verlieren können. Die Therapie sollte also beim Auftreten von NAB nicht sofort abgebrochen, sondern ein weiterer Meßzeitpunkt abgewartet werden. Diejenigen Patienten, die NAB$^+$ blieben, erlitten später dann eine deutliche und signifikante Verschlechterung bezüglich der Schubrate. Bei Parametern, die mit dem Primärzielkriterium, den EDSS-Werten, assoziiert sind, konnte kein negativer Einfluß der NAB-Positivität nachgewiesen werden. Dies deutet wiederum darauf hin, daß die klinische Reaktion auf ein Auftreten von NAB erst später sichtbar wird.

Rebif® bei SP-MS

Studienanlage

Eine weitere klinische Studie (SPECTRIMS) zur Beeinflussung der SP-MS mit Interferon-beta 1a (Rebif® der Firma Ares Serono, Genf) wurde während des Europäischen Neurologenkongresses in Mailand vorgestellt (Paty 1999). An der Studie nahmen 22 Kliniken in 9 Ländern Europas, Nordamerikas und in Australien teil. Es handelt sich um eine doppeltblinde, plazebo-kontrollierte Intent-to-treat Studie. Die Interferon-beta-1a-Dosierungen waren 22 μg oder 44 μg, 3mal wöchentlich subkutan verabreicht. Die Studiendauer betrug 3 Jahre. Aufnahmekriterien waren: Alter zwischen 18 und 55, Behinderungsgrad nach EDSS 3,0–6,5. Als Hauptstudienkriterium wurde die Zeitspanne bis zu einer Zunahme der Behinderung um ein Grad, bestätigt in einer zweiten Untersuchungen nach 6 Monaten gewählt (ein halbes Grad bei Patienten mit einem EDSS > 5,5). Weitere Zielparameter waren Schubrate, Zeit bis zum nächsten Schub, Schwere der Schübe, Steroidverbrauch, Krankenhausaufenthalte sowie die üblichen Parameter der

MRT-Untersuchungen. Es wurden 618 Patienten rekrutiert. *Patientendaten*
Durch Nachbehandlung und konsequente Zensur (s. S. 83) von
65 Patienten waren nach 3 Jahren die Daten von 571 Patienten
(92,4%) verfügbar. Das mittlere Alter betrug 42,8, die
Krankheitsdauer 13,3 Jahre. Die mittlere definitiv progrediente
Krankheitsdauer war 4 Jahre. Der Mittelwert der Behinderung
nach EDSS betrug 5,4, der Median 6. Keine Schübe mehr wiesen 52% der Patienten auf. Die mittlere Schubrate innerhalb
zweier Jahre vor Aufnahme in die Studie war 0,9, ihr Median
0,0. Die BOD betrug 4.705 mm². SPECTRIMS unterscheidet
sich in seinen Basisdaten von der oben vorgestellten Studie mit
Interferon-beta 1b durch einen geringeren Umfang, den deutlich höheren Schweregrad nach EDSS (über die Hälfte der
Patienten zeigten einen EDSS > 6,0), dem doppelt so langen
definitiv progredienten Verlauf, einer hohen BOD und dem
fortgeschrittenen Alter der Patienten. Schwerere Verläufe
bedeuten eine höhere Hürde für die Darstellung von Unterschieden zwischen den Gruppen. Einen Überblick über die
Studie gibt Tabelle 18.

Weibliche Patienten sprechen in der SPECTRIMS-Studie wie *Ergebnisse*
gewohnt an. Die Zeit bis zur bestätigten Progression der MS

Tabelle 18. SPECTRIMS (Rebif® bei SP-MS) auf einen Blick

	Gesamt	Plazebo	22 µg	132 µg
Patienten				
Rekrutiert	618	205	209	204
Alter [a]	42,8	42,7	43,1	42,6
Krankheitsdauer [a]	13,3	13,7	13,3	12,9
Dauer progrediente Phase [a]	4,0	4,1	4,2	3,7
Schubfreie Patienten [%]	52	52	54	52
Basis-EDSS	5,4	5,4	5,5	5,3
BOD [mm²]	4705	4911	4417	4790
Progression				
Zeit bis bestätigte Pr. (Frauen)	–	–	p = 0,04	p = 0,006
Progressionsfreiheit (Frauen)	–	–	+36%	+42%
Zeit bis bestätigter Progression gesamt[c]	–	–	n. s.	n. s.
Zeit bis bestätigter Progression gesamt[d]	–	–	n. s.	p=0,046
Schubfreiheit in 3 Jahren [%]	–	28,8	33,3	35,2[a]
Schubrate in 3 Jahren	–	2,05	1,44[a]	1,46[a]
Zeit bis zum ersten Schub [d]	–	281	476[a]	494[a]
Anzahl schwere Schübe	–	23	19	15[a]
Anzahl Steroidbehandlungen	–	1,5	0,9[a]	0,99[a]
Krankenhausaufenthalte	–	0,24	0,15	0,15[a]
MRT				
Änderung BOD [%]	–	+10,0	-0,5[b]	-1,3[b]
ohne aktive Läsionen [%]	–	24	35,6[b]	41,2[b]
mittlere/mediane Anzahl aktiver Läsionen	–	0,7/1,6	0,2/0,7[b]	0,2/0,5[b]

[a] p<0,05; [b] p<0,01; [c] Kaplan-Meier-Analyse; [d] unter Berücksichtigung von Kovarianzen.

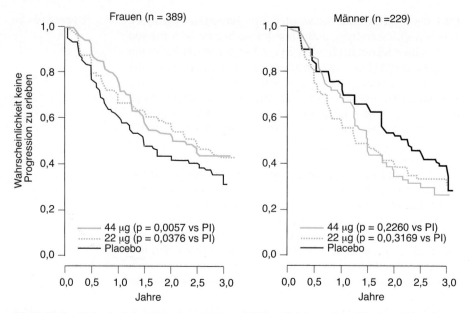

Abb. 25. Kaplan-Meier-Analyse zur Progression von weiblichen (*links*) und männlichen (*rechts*) Patienten mit sekundär progredienter MS in der SPECTRIMS-Studie

nach der Kaplan-Meier-Analyse ist zwischen Behandlungs- und Plazebogruppe signifikant (Abb. 25). Ein überraschendes Ergebnis war, daß männliche Patienten sich genau umgekehrt verhalten. Hier schreitet die Progression bei der Plazebogruppe langsamer voran. Es ist das erste Mal, daß ein solches geschlechtsspezifisch unterschiedliches Ergebnis in einer Studie nicht nur als Trend auftritt. Geschlechtsspezifische Unterschiede bei Autoimmunerkrankungen sind seit langem bekannt. Es steht jetzt an, in anderen Studien ebenfalls nach diesem Phänomen zu suchen. Insgesamt profitierten von der Behandlung nur die Patienten, bei denen dem sekundär progredienten Verlauf noch Schübe überlagert waren. Nach der Kaplan-Meier-Analyse sind in beiden Dosisgruppen (66/132 µg) die Differenzen für Frauen gegenüber Plazebo signifikant (p = 0,04/0,006). Auch sind über die 3 Studienjahre mehr Frauen als Männer völlig progressionsfrei (Plazebo/ Verum: 33/45% für 66 µg; 33/47% für 132 µg). Die Differenz der Zeiten bis zur bestätigten Progression für die gesamte Stichprobe, also Frauen und Männer zusammengenommen, ist unter einer Kovarianzanalyse (prospektiv definierte Kovarianzen: Behinderungsindex, Dauer der progredienten Phase,

Krankheitsdauer) in der 132-µg-Gruppe mit p = 0,046 ebenfalls signifikant. Hier zeigt sich erneut ein Trend zur besseren Wirksamkeit der höheren Dosierung. Signifikant sind auch die Ergebnisse zur Hemmung der Progression bei Patienten mit überlagerten Schüben für beide Dosierungen. Deutlich vorteilhafter für Interferon-beta 1a und auch statistisch in allen Parametern signifikant gegen Plazebo sind die Ergebnisse zum Schubgeschehen und zu den MRT-Parametern (Tabelle 18). Die Nebenwirkungen werden für beide Dosen als mild und vorübergehend beschrieben. Bei den klinischen Nebenwirkungen sind keine Unterschiede in der Verträglichkeit zwischen der höheren und der niedrigeren Dosis zu beobachten. Während der 3 Jahre brechen 7,4% der Patienten die Studie wegen Nebenwirkungen ab (Plazebo = 18; 22 µg = 20; 44 µg = 24). Am häufigsten traten auf Kopfschmerz, grippeähnliche Symptome und Reaktionen an der Injektionsstelle. Neutralisierende Antikörper entwickelten unter der 132-µg-Dosis weniger Patienten (16,2%) als unter der mit 66 µg (23%). Dies wird dem Phänomen der Hochdosis-B-Zell-Toleranz zugeschrieben; werden hohe Dosen eines Antigens angeboten, so bilden die B-Zellen weniger Antikörper als bei niedrigen Dosen desselben Antigens.

Nebenwirkungen

Beide Dosen des Interferon-beta 1a (Rebif®) sind bei der SP-MS wirksam. Die höhere Dosis in höherem Maße. Die untersuchten Parameter zeigen signifikante Unterschiede zwischen Verum- und Plazebogruppe. Der Unterschied bei der Progression zwischen der 132-µg-Gruppe und der Plazebo-Gruppe ist signifikant nach Anwendung einer Kovarianzanalyse, mit der kleinere Unterschiede erkannt werden können (s. S. 287). Daß die Krankheitsprogression in dieser Studie mit Interferon-beta nicht genügend beeinflußt wird, liegt vermutlich daran, daß 52% der Patienten eine fortgeschrittene Erkrankung (EDSS größer 6,0) aufwiesen (Tabelle 19) und die Mehrzahl der Patienten keine überlagerten Schübe mehr hatten. Während bei einem EDSS-Grad von 5 noch eine schnelle Progredienz vorliegt, ist diese entsprechend dem natürlichen

Wertung

Tabelle 19. Vergleich der beiden Studien zur sekundär progredienten Multiple Sklerose mit Betaferon® und Rebif®

Parameter	Betaferon®	Rebif®
Mittleres Alter [J]	41	43
Dauer der progredienten Phase der MS [J]	2,1	4,0
Basis-EDSS [Mittelwert]	5,1	5,4
EDSS >6,0 [% Patienten]	45	54
Rein progredienter Verlauf [% Patienten]	30	52

Verlauf der MS (s. Abb. 10) ab EDSS 6 schlagartig nur noch gering ausgeprägt. Warum dies nur bei Männern der Fall ist, bleibt unverstanden. Daß Frauen von einer Behandlung mehr profitieren als Männer, ist ein neuer Aspekt. Allgemein erkranken weniger Männer an MS, das Verhältnis ist 1:2, die Krankheitsverläufe sind bei Männern schneller progredient (Weinshenker 1989), Männer entschließen sich später für eine Behandlung als Frauen. Die beide Studien zur SP-MS, die Betaferon®-Studie und die Rebif®-Studie, stimmen in ihren Aussagen überein. Es kann somit als sicher gelten, daß die sekundär progrediente MS mit Interferon-beta ebenfalls erfolgreich behandelt werden kann, zumindest dann, wenn noch überlagerte Schübe auftreten. Interferon-beta ist damit das erste zugelassene Arzneimittel mit nachweislicher Wirksamkeit bei dieser Form der MS.

Frühe klinische Studien mit Interferonen

Versuche mit Interferon-beta

IFN-β bei MS seit 1978

Der Versuch, Interferon-beta zur Behandlung der MS einzusetzen, geht zurück auf das Jahr 1978. Zwei Untersucher wagten sich an dieses bis dahin völlig unbekannte Feld. Damals galt, die MS sei eine vor allem durch eine Virusinfektion hervorgerufene Krankheit. Die gemeinsame Überlegung der Pioniere war, daß ein durch Viren ausgelöstes Geschehen durch eine potente antivirale Substanz reguliert werden könne. Als solche potente antivirale Substanz war soeben in nennenswerten Mengen das Interferon-beta verfügbar geworden. Es wurde damals noch in einem aufwendigen Verfahren in relativ kleinen Zellkulturanlagen aus unveränderten menschlichen Bindegewebszellen gewonnen. Neben einer Untersuchung mit 3 Patienten durch G. Ververken begann damals L. Jacobs die erste größere klinische Studie mit Interferon-beta bei Multiple Sklerose. Tabelle 20 gibt einen Überblick über die bislang durchgeführten klinischen Untersuchungen und Studien mit Interferon-beta.

Dosisabhängige Effekte

Bei der Betrachtung der bisher mit Interferon-beta durchgeführten Studien ist festzustellen, daß pilotmäßige Untersuchungen mit wenigen Patienten und mit geringen Dosen von natürlichem Interferon-beta unabhängig vom Applikationsmodus überwiegend kein positives Ergebnis erbracht haben (Ververken 1979; Confavreux 1986). Bei Dosierungen ab 1mal 10^6 IU ist der Applikationsweg von Interesse. Nach intrathekaler Injektion, also direkt in die Rückenmarks-

Tabelle 20. Der bisherige Einsatz von Interferon-beta in klinischen Studien.

Autor	Jahr	Substanz	Einzel-dosis	Route	Patien-ten	Ergebnis
Verwerken	1979	nIFN-β	5×10^4	i. m.	3	Wirkungslos
Jacobs	1981	nIFN-β	1×10^6	i. th.	20	Schübe ↓
Jacobs	1986	nIFN-β	1×10^6	i. th.	69	Schübe ↓
Confavreux	1986	nIFN-β	1×10^4	i. th.	11	Wirkungslos
Baumhefner	1987	nIFN-β	3×10^6	i. v.	6	Klinik +
Köchert	1988	nIFN-β	3×10^6	i. v.	12	Funktion +
Huber	1988	nIFN-β	3×10^6	i. v.	9	Wirkungslos
Johnson	1990	rIFN-β 1b	$4\text{–}90 \times 10^{6\,a}$	s. c.	30	Schübe ↓
Milanese	1990	nIFN-β	3×10^6	i. th.	6	Schübe ↑
Paty	1993	rIFN-β 1b	8×10^6	s. c.	327	Schübe ↓; Läsionen ↓;
Jacobs	1994	rIFN-β 1a	6×10^6 22 µg	i. m.	301	Schübe ↓[b]; Läsionen ↓; Progression ↓[b]
Fernandez	1994	nIFN-β	8×10^6	s. c.	60	Schübe ↓; Läsionen ↓;
Fieschi	1995	rIFN-β 1a	$3 / 9 \times 10^6$	s. c.	68	Schübe ↓; Läsionen ↓;
PRISMS	1998	rIFN-β 1a	22/44µg; $6/12 \times 10^6$	s. c.	560	Schübe ↓; Läsionen ↓; Progression ↓
Europ. Study Group	1998	rIFN-β 1b	8×10^6	s. c.	718	Schübe ↓; Läsionen ↓; Progression ↓
Blumhardt	1999	rIFN-β 1a	22/44µg; $6/12 \times 10^6$	s. c.	618	Schübe ↓; Läsionen ↓; Progression ↓[b]

a Fehlerhafte Gehaltsbestimmung, entspricht etwa $1\text{–}8 \times 10^6$ IU; [b] *post hoc*-Analyse;
↓ Schubrate vermindert, Anzahl Läsionen gesenkt, Progression verlangsamt; ↑ Schubrate erhöht; + Parameter verbessert.

flüssigkeit, sind niedrige Dosen wirksam. Jacobs beschreibt mit dieser Applikationsform eine deutliche Senkung der Schubrate bei seinen Studien mit fast 90 Patienten (Jacobs 1981, 1985, 1986, 1987). Vergleiche der Ergebnisse aus den heute zur Diskussion verfügbaren klinischen Studien mit der als Standard geltenden subkutanen Injektion legen den Schluß nahe, daß das Optimum der Dosierung erst oberhalb einer Wochendosis von etwa 18 MIU oder 66 µg erreicht wird.

Aus welchen Gründen wurde 1979 der i.th.-Gabe von Interferon-beta bei MS der Vorzug vor anderen Applikationsformen gegeben? Damals galt, daß Interferon-beta nach i.m.- oder s.c.-Injektion keine Serumspiegel aufweist und deshalb so appliziert als unwirksam galt (Treuner 1981). Der zweite Grund war, daß angenommen werden mußte, das große Molekül des Interferon-beta könne die Blut-Hirn-

Intrathekale Gabe

Schranke nicht passieren (Emödi 1975; DeClerq 1975; Misset 1981; Prange 1981). Inzwischen hat sich auch herausgestellt, daß dem direkten Einfluß des Interferons auf die Strukturen des ZNS nicht die Bedeutung zukommt, wie sie noch vor wenigen Jahren angenommen wurde. Vielmehr sind nach heutigem Verständnis seine Wirkungen auf die Gefäßwände der Blut-Hirn-Schranke und die über T-Lymphozyten und B-Lymphozyten in Blut, Lymphe und Gewebe ausgelösten Reaktionen zusammen mit seinen antientzündlichen Wirkungen für die positive Beeinflussung der MS von Bedeutung. Der dritte, ein nicht zu übersehender praktischer Grund, der früher für den i.th.-Einsatz des Interferon-beta sprach, war, daß von dem damals noch sehr schwer herzustellenden Interferon-beta aus Fibroblasten nicht genügend große Mengen verfügbar waren, um eine Studie mit höheren Dosierungen und einer höheren Applikationsfrequenz durchführen zu können (Jacobs, persönliche Mitteilung). Das von Jacobs verwendete natürliche Interferon-beta wurde in geringen Mengen in den Laboratorien von Roswell Park, genau gegenüber seiner Wirkungsstätte, dem Millard-Filmore-Hospital, gelegen, hergestellt und hatte die damals als Stand der Technik akzeptierte Reinheit von nur etwa 1%.

Intravenöse Gabe   Die intravenöse Applikation (Tabelle 20) von 3×10^6 IU erbringt im Vergleich zur intrathekalen Gabe keine besonders eindrucksvolleren Ergebnisse. Köchert (1988) gewinnt bei 5 von 12 Patienten den Eindruck, daß vor allem solche mit kurzer Krankheitsdauer und hoher Schubrate von der i.v.-Applikation von Interferon-beta profitieren können. Pharmakokinetische oder pharmakodynamische Untersuchungen mit Hinweisen auf Möglichkeiten, wie nach i.v.-Applikation eine länger andauernde Wirksamkeit zustande kommen könnte, sind spärlich. Einerseits verschwindet das i.v. gegebene Interferon-beta innerhalb kurzer Zeit wieder aus dem Blutkreislauf, andererseits wird beispielsweise das Enzym 2'-5'OAS aber durch das i.v. gegebene, nur kurzzeitig wirkende Interferon-beta genauso induziert wie durch s.c. oder i.m.-Injektionen mit längerer Einwirkdauer (Darragh u. Salmon 1990).

Intramuskuläre und subkutane Gabe   Im Gegensatz zu den Verhältnissen bei Interferon-alpha konnten weder für Interferon-beta (Treuner 1981) noch für Interferon-gamma (Obert, eigene Untersuchungen) nach subkutaner oder intramuskulärer Injektion Serumspiegel beim Menschen gefunden werden. Deshalb war eine Wirksamkeit dieser so applizierten Substanzen nicht vorstellbar und es wurde die intravenöse Applikation vorgezogen. Erst 1984, nach dem Auftreten von erheblichen Toxizität nach Interferon-

gamma nach intravenöser Infusion wurde der Schritt zur subkutanen Injektion zunächst bei Interferon-gamma vollzogen
(Obert, eigene Untersuchungen). Als sich trotz fehlender
Serumspiegel die Wirksamkeit des so angewandten Interferon-
gamma in klinischen Studien bei der Autoimmunerkrankung
chronische Polyarthritis abzeichnete (Obert u. Hofschneider
1985; Zilly u. Obert 1986; Böni, Hofschneider u. Obert 1986;
Lemmel 1987, 1988), wurde auch der mutige Schritt zum
Wechsel der Applikationsweise des Interferon-beta weg von
der damals bevorzugt verwendeten aggressiven intravenösen
Kurzzeitinfusion, hin zur subkutanen Injektion vollzogen
(Obert, eigene Untersuchungen). Zunächst konnte mit der subkutanen Applikationsform eine pharmakodynamische
Wirksamkeit bei Patienten mit Krebserkrankungen (Fierlbeck
1992) nachgewiesen werden. Wenig später konnte L. Jacobs für
eine Prüfung der Pharmakodynamik nach intramuskulärer
Injektion bei Patienten mit MS gewonnen werden (Jacobs
1992). Heute bieten sich die i.v.- und i.th.-Applikation nicht
mehr an, es ist sicher, daß Interferon-beta, bei der einfach zu
handhabenden i.m.- oder s.c.-Applikation wirksam ist. Die in
den letzten Jahren durchgeführten großen Studien von Paty
(1993), Jacobs (1994), Fernandez (1995), Fieschi (1995) oder die
PRISMS Studie (1998), in denen unterschiedliche Interferon-
beta-Präparate s.c. oder i.m. verabreicht wurde, setzen heute
die Maßstäbe für die Behandlung der MS.

An diese Stelle soll über eine Studie berichtet werden, die *Eine deutsche*
nie ausgeführt worden ist. Es handelt sich um eine von deut- *Studie*
schen Neurologen unter der Studienleitung von L. Kappos,
Basel, und W. Kölmel, Erfurt, parallel zur besprochenen klinischen Studie von L. Jacobs geplanten Studie (s. S. 126). Sie sollte mit demselben Präparat und in derselben Dosierung durchgeführt werden. Sponsor war die deutsche Firma Rentschler
Arzneimittel GmbH & Co. An der Planung der Studie waren
zahlreiche führende Neurologen mit ihren Mitarbeitern beteiligt. Sie sollte 1989 beginnen. Nach der Fehleinschätzung eines
angesehenen Münchener Gutachters lehnte der Bundesminister für Forschung und Technologie die Förderung dieser
Studie ab. Daraufhin zog auch die Firma Dr. Rentschler GmbH
& Co ihre Förderzusage wieder zurück. Zwei entscheidende
Fehleinschätzungen in der jüngeren MS-Geschichte, denn die
Studie wurde dann in den USA durchgeführt. Wir kennen sie
heute als die Studie von Jacobs (1994).

1978 begann L. Jacobs, Buffalo, USA, sich mit der Therapie *Die erste*
der MS und mit Interferon-beta zu beschäftigen. Seine erste *offene Studie*
Studie war kontrolliert, randomisiert gegen einen nicht behandelten Arm. Sie umfaßte insgesamt 20 Patienten (Jacobs 1981).

Die Behandlung erfolgte offen, die Patienten im Behandlungsarm erhielten Interferon-beta, die im Kontrollarm blieben unbehandelt. Jeder Arm umfaßte 10 Patienten. Die Einschlußkriterien waren relativ unspezifisch gefaß: klinisch und labordiagnostisch gesicherte MS und Alter zwischen 18 und 40 Jahren. Eine solche einfache Studienanlage mit wenigen Patienten und offenem Design ist dann angezeigt, wenn das Wissen über positive und negative Auswirkungen einer Therapie gering sind, wenn sozusagen Neuland betreten wird. Die Applikation von Interferon-beta erfolgte intrathekal (i.th.), also in die Dura mater spinalis oder den Rückenmarkskanal. Verwendet wurde ein natürliches, aus menschlichen Fibroblasten hergestelltes Interferon-beta, aus dem Roswell Park Memorial Institute, Buffalo. Die Reinheit des Präparates betrug ca. 1%, was damals dem Stand der Technik entsprach. Das Patientengut war heterogen zusammengesetzt mit überwiegend stabilen Patienten aber auch solchen mit exazerbierend

Dosierung

remittierender oder progredienter MS. Das Dosierungsschema war der intrathekalen Applikationsform – die Injektionen sollten nicht zu häufig vorgenommen werden – und der geringen verfügbaren Interferonmenge angepaßt. Die Einzeldosis betrug 1×10^6 Einheiten (1 MU). Die Einheiten waren nicht an einem internationalen Standard kalibriert, es gab noch keinen. Die Patienten im Interferon-Arm erhielten 4 Wochen lang eine Injektion pro Woche und anschließend eine Injektion pro Monat für 5 Monate. Insgesamt wurden also nur 9 MU in 6 Monaten zugeführt. Die Nachbeobachtungszeit für die Patienten betrug mehr als 5 Jahre (Jacobs 1985). Als wesent-

Ergebnis

liches Ergebnis beschreibt Jacobs, daß die Patienten mit Interferon-beta während der 6monatigen Studie deutlich weniger Schübe erlitten (Schubrate 0,25) als in den beiden Jahren vor Studienbeginn (Schubrate 1,8). Acht der 10 Patienten mit Interferon-beta-Behandlung blieben während der Studienzeit völlig schubfrei. Der Unterschied zwischen den beiden Gruppen war statistisch signifikant, die Irrtumswahrscheinlichkeit wird mit 1% angegeben (p < 0,01). Nach neurologischen Kriterien beurteilt, besserten sich 5 der 10 Patienten im Interferon-beta-Arm bereits während der kurzen Studiendauer deutlich. Nur bei einem von 10 Kontrollpatienten war dagegen eine Besserung des klinischen Bilds festzustellen. Bei je 4 Patienten in der Interferon- bzw. Kontrollgruppe blieb das klinische Bild während der Studiendauer von 6 Monaten unverändert; bei einem Interferon- und 5 Kontrollpatienten verschlechterte sich das neurologisch klinische Bild. Als häu-

Nebenwirkungen

figste Nebenwirkung trat bei allen mit Interferon-beta behandelten Patienten Kopfschmerz 6–12 Stunden nach Injektion

auf. Die Schmerzen hielten etwa 24 Stunden an. Fieber trat bei
6 der 10 Patienten unter Interferon-beta auf. Alle Interferon-
Patienten entwickelten eine vorübergehende Pleiozytose im
Liquor, d. h. einen Anstieg der Zellzahl sowie des Proteins in
der Rückenmarksflüssigkeit. Nach der vorgesehenen Nachbeobachtungszeit von 2 Jahren erhielten auch die ursprünglichen Kontrollpatienten eine Interferon-beta-Therapie der gleichen Art. Fünf Jahre nach Behandlung der ursprünglichen
Interferon-beta-Patienten und 3 Jahre nach Behandlung der
ursprünglichen Kontrollpatienten mit Interferon-beta hatte
sich die Schubrate bei den Interferon-beta-Patienten weiter
vermindert, sie betrug dann noch 0,2 Schübe pro Jahr. Dieser
Unterschied zur Schubrate vor Therapiebeginn war statistisch
hochsignifikant, die Irrtumswahrscheinlichkeit wird angegeben mit 0,1% (p < 0,001). Die Schubrate der jetzt ebenfalls mit
Interferon-beta behandelten ehemaligen Kontrollpatienten
hatte sich ebenfalls vermindert, sie betrug noch 0,36 Schübe
pro Jahr, auch dieser Unterschied ist statistisch signifikant, die
Irrtumswahrscheinlichkeit liegt unter 5% (p < 0,03). Die
Ergebnisse lassen den Schluß zu, daß die Wirksamkeit geringer Dosen des i.th.-applizierten Interferon-beta, auch wenn es
nur kurze Zeit gegeben wird, über einen langen Zeitraum
anhält, sofern eine Besserung beim einzelnen Patienten eingetreten ist.

Nachbeobachtung

Nach dem erfolgreichen Abschluß seiner ersten Studie hat
Jacobs eine zweite Studie, nunmehr an einem größeren
Patientenkollektiv, durchgeführt (Jacobs 1986 und 1987). Er
rekrutierte 69 Patienten mit schubförmigem Verlauf der MS.
Die Studie wurde randomisiert, plazebokontrolliert, doppel-
blind und multizentrisch angelegt. Voraussetzung für eine
Aufnahme in die Studie war eine Schubrate während der letz-
ten zwei Jahre vor der Aufnahme in die Studie von wenigstens
0,6 Schüben. 34 Patienten erhielten natürliches Interferon-beta
in einer Dosis von 1×10^6 Internationalen Einheiten (1 MIU).
Der Applikationsmodus entsprach dem der ersten Studie.
Besonders zu betonen ist, daß auch bei den Patienten, die kein
Interferon-beta erhielten, eine intrathekale Injektion vorgenommen wurde, um die Blindheit zu gewährleisten. Es wurde
steriles Wasser injiziert. Vor jeder Injektion erhielten die
Patienten ein fiebersenkendes Medikament oral verabreicht,
um soweit wie möglich eine Erhöhung der Körpertemperatur
zu vermeiden, bei der ein Schub ausgelöst werden könnte und
welche als leicht zu beobachtende Nebenwirkung die doppelblinde Durchführung hätte durchbrechen können. Das primäre Erfolgskriterium war die Anzahl der Schübe. Mit 1,79
Schüben in der Interferongruppe bzw. mit 1,98 in der

*Die erste doppel-
blinde Studie*

Ergebnis

Plazebogruppe waren die Schubraten vor Beginn der Studie nicht verschieden. Für die 6monatige Behandlungszeit betrugen die Schubraten 0,76 in der Interferongruppe bzw. 1,48 in der Plazebogruppe. Der Unterschied im Rückgang der Schubrate zwischen der Verum- und der Plazebogruppe ist statistisch signifikant (p < 0,001). In der Studie wurde auch der Behinderungsgrad nach der erweiterten Kurtzke-Skala (EDSS) bestimmt. Im Verlauf der 6 Monate verschlechterte sich die mittlere Behinderung bei den Plazebopatienten um 08, bei den Interferonpatienten jedoch nur um 0,3 Skalenpunkte. Die neurologische Untersuchung ergab bei mehr Patienten unter Interferon-beta eine klinische Besserung als unter Plazebo. Die Unterschiede bei den Meßparametern Behinderung und klinischer Zustand waren statistisch nicht zu sichern. An

Nebenwirkungen

Nebenwirkungen dominierte in der Interferon-beta-Gruppe die Temperaturerhöhung, alle anderen Nebenwirkungen waren in den beiden Gruppen gleichartig verteilt. Die Befunde aus der Vorstudie, erhöhter Proteingehalt und höhere Zellzahl im Liquor konnte in der größeren Studie für die ersten 5 Wochen der Behandlung bestätigt werden. Zwei Patienten brachen die Studie ab, weil während des ersten Monats sich ein Schub entwickelte. Insgesamt beobachteten die Autoren während der ersten beiden Monate die Auslösung von Schüben durch Interferon-beta.

Die erste erfolglose Studie

Milanese et al. haben 1990 eine Studie mit intrathekaler Applikation von natürlichem Interferon-beta publiziert. In die Studie wurden 16 Patienten rekrutiert und mit Plazebo oder Interferon-beta behandelt. Das Interferon-beta war ebenso geringgradig rein wie das von Jacobs verwendete. Die spezifische Aktivität betrug 2×10^7 IU/mg Protein. Das Dosierungsschema entsprach dem von Jacobs in seinen frühen Studien: in der ersten Woche 2 i.th.-Injektionen, anschließend bis zur 4. Woche je eine Injektion und dann monatlich eine Injektion von je 1 MIU Interferon-beta für weitere 5 Monate. Am Tag jeder Injektion erhielten die Patienten 50 mg Indomethacin alle 6 Stunden. Milanese beschreibt, anders als Jacobs, eine deutliche Zunahme der Schubrate unter Interferon-beta. Die Studie muß wegen dieses negativen Ergebnisses näher betrachtet werden. Die Studie umfaßte eine 6monatige Behandlungs- und 16monatige Nachbeobachtungsphase. Die Studienanlage war randomisiert, plazebokontrolliert und monozentrisch. Das verwendete natürliche Interferon-beta war von Cytotech in Martigny, Schweiz, hergestellt. Als Zielparameter waren definiert die Schubrate, die Progressionsrate und die Veränderung kernspintomographischer Aufnahmen. Die Einschlußkriterien waren: definitive MS, remit-

tierend schubförmiger oder sekundär progredienter Verlauf
der MS; bei schubförmigem Verlauf mindestens ein Schub im
Jahr vor Studienbeginn bzw. bei progredientem Verlauf die
Verschlechterung der Behinderung um einen Punkt auf einer
nicht näher bezeichneten Behinderungsskala, vermutlich der
DSS. Der Wert auf der Behinderungsskala durfte höchstens
den Wert 7 erreichen.

Von den 8 Patienten in jeder Gruppe zeigten 5 einen schubförmigen Verlauf der Erkrankung, 3 eine sekundär progrediente Multiple Sklerose, für die bis dahin kein positiver Effekt
von Interferonen festgestellt werden konnte (Knobler 1984).
Heute ist wahrscheinlich, daß die SP-MS ebenfalls für
Interferon-beta zugänglich ist (European Study Group on
Interferon β-1b in Secondary Progressive MS 1998). Es traten,
genau wie bei Jacobs, die meisten Schübe während der ersten
beiden Monate auf. Es wird für diese Zeit eine Stimulation des
Immunsystems beschrieben. Die progredienten Krankheitsverläufe von den 3 Patienten in der Interferon-beta-Gruppe
gingen wieder in eine schubförmige Verlaufsform über. Die
Studie hat also eindeutig gezeigt, daß während der ersten beiden Monate eine erhöhte Gefahr zur Auslösung von Schüben
der MS unter Interferon-beta besteht. Die Autoren können
nach eigenen Angaben nicht prüfen, ob in der Folgezeit ein
günstiger Einfluß von Interferon-beta den negativen Wirkungen am Studienbeginn folgt (Milanese 1988).

Eine klinische Studie mit hochgereinigtem, natürlichen
Interferon-beta hat Fernandez (1994) vorgestellt. Er hat 60
Patienten mit schubförmig remittierender Form der MS randomisiert rekrutiert. 30 Patienten erhielten 12 Monate lang
9 MIU nIFN-β (Frone®) jeden zweiten Tag subkutan. Parallel
zu dieser Gruppe wurden 30 Patienten einer Kontrollgruppe
über 6 Monate beobachtet, ohne eine Therapie zu erhalten. In
den folgenden 6 Monaten erhielten die Patienten der
Kontrollgruppe dann ebenfalls 9 MIU nIFN-β s.c. jeden zweiten Tag injiziert. Das Studiendesign erlaubt eine kontrollierte
Studie ohne Plazebogruppe und die Vergleiche zwischen den
Gruppen nach 6 Monaten sowie innerhalb der Kontrollgruppe
nach 6 und 12 Monaten. Dieses komplizierte Studiendesign
wurde aus einer ethischen Notwendigkeit heraus gewählt.
Nach vier erfolgreichen plazebokontrollierten Studien (Jacobs
1986, 1987; The IFNB MS Study Group 1983; Jacobs 1994) schien
eine weitere plazebokontrollierte Studie mehr durchführbar
zu sein. Primäre Studienziele betrafen die Anzahl aktiver,
Gadolinium (Gd) aufnehmender Läsionen anhand von MRT-
Befunden. Dazu wurden in den beiden Gruppen serielle,
monatliche NMR-Untersuchungen durchgeführt. Diese waren

Erste Studie mit
hochreinem nIFN

Tabelle 21. Reduktion der Anzahl aktiver Läsionen im Zentralnervensystem bei Patienten mit schubförmiger MS unter nIFN-β (Fernandez 1994)

Parameter	Ergebnisse
A) Vergleich zwischen den Gruppen nach 6 Monaten	
T_1-gewichtet, Gd-verstärkt, T_2-gewichtet	Reduktion um 45%
B) Vergleich innerhalb einer Gruppe nach 6 und 12 Monaten	
T_1-gewichtet, Gd-verstärkt	Reduktion um 81%
T_1-gewichtet, Gd-verstärkte Bereiche	Reduktion um 82%
T_2-gewichtete, vergrößernde Läsionen	Reduktion um 80%
T_1-gewichtet, Gd-verstärkt + T_2-gewichtet	Reduktion um 78%

Ergebnis

T1-gewichtet und Gadolinium-verstärkt sowie T2-gewichtet. Ziel war die Reduktion um 50% unter Behandlung. Sekundäre Studienziele waren die klinischen Parameter Schubrate, Zeit bis zum ersten Schub und Verträglichkeit. Die Studie wurde multizentrisch in sieben Zentren in Spanien und Portugal durchgeführt. 60 Patienten wurden rekrutiert, 2 davon verließen die Kontrollgruppe während der Beobachtungsphase. Aufnahmekriterien waren Behinderungsgrad nach EDSS 0–5, initiale Schubrate mindestens ein Schub im Jahr vor Studienbeginn und Alter 18–45 Jahre. Die Studie erbrachte eine Reduktion der Gesamtzahl aktiver Läsionen. Die Werte im einzelnen gibt Tabelle 21 wieder. Zwischen den Gruppen nach 6monatiger Behandlungs- bzw. Beobachtungszeit gingen die Schübe um 38 % zurück. Eine 89%ige Zunahme der schubfreien Patienten wird beschrieben. Innerhalb der Kontrollgruppe beim Vergleich nach 6monatiger Beobachtung und 6monatiger Behandlungszeit ergibt sich eine Reduktion der Schübe um 52% und eine Zunahme der schubfreien Patienten um mehr als das Doppelte. Alle Nebenwirkungen werden als mild und vorübergehend beschrieben. Weder neuropsychische Auffälligkeiten noch nekrotische Veränderungen an den Injektionsstellen traten auf. Von Interesse ist der Befund, daß Plazebopatienten im ersten Monat weniger Schübe aufweisen als die Interferon-Patienten. In den Monaten danach kehrt sich das Verhältnis um. Eine statistische Berechnung weist aus, daß während der ersten 40 Tage der Interferon-Behandlung für diese Patienten eine geringere Wahrscheinlichkeit besteht, schubfrei zu bleiben, als für die Plazebopatienten. Damit machen sowohl Jacobs (1985) und Milanese (1988) als auch später Fernandez (1994) dieselbe Beobachtung, Interferonbeta aktiviert zunächst das Immunsystem und führt zu einer Zunahme der Schubrate.

Versuche mit IFN-α

Seit 1980 wird auch Interferon-alpha bei MS erprobt. Während es für Interferon-beta und Interferon-gamma nur je ein Gen und damit nur eine Aminosäuresequenz gibt, kennen wir für Alpha-Interferone mindestens 24 verschiedene Gene, die auch für leicht unterschiedliche Proteine kodieren. Verschiedene Alpha-Interferone wurden zur Behandlung der MS eingesetzt. Das natürliche Interferon-alpha vom Cantell Typ (nIFN-α), Interferon-alpha aus einer lymphoblastoiden Zelle (IFN-α_{lymph}) und rekombinante Alpha-Interferone (Fog 1980; Montezuma-de-Carallo 1983; Knobler 1984; Camenga 1986; Austims Res. Group 1989; Kaskrukoff 1990). In den meisten Studien mit natürlichem oder rekombinantem Interferon-alpha konnte keine Wirksamkeit festgestellt werden. Lediglich Knobler (1984) beobachtete bei der streng schubförmigen Verlaufsform der MS eine Tendenz zur Verringerung der Schubfrequenz. Die komplizierte Studienanlage machte eine weitergehende Analyse jedoch schwierig, ein Nachweis für die Wirksamkeit konnte nicht geführt werden. Die Beobachtung über 2 Jahre nach Studienende hinaus bestätigte die ursprüngliche Beobachtung der Reduktion der Schübe, ohne daß die Behandlung fortgesetzt worden wäre. Insgesamt ist das Behandlungsregime mit Interferon-α mit unerwünschten Wirkungen behaftet. Diese sind neben den bekannten grippalen Symptomen vor allem neurologische Verschlechterungen und neuropsychologische Störungen (Austims Res. Group 1989), mit denen Interferon-α in höherem Maße belastet ist als andere Interferone (Prange 1981).

Bemerkenswert sind die Ergebnisse mit lymphoblastoidem Interferon. Dieses Interferon wird aus einer weißen Blutzelle gewonnen, die durch Verschmelzung mit einer Leukämiezelle die Fähigkeit zu unbeschränktem Wachstum erhalten hat. Aus solchen Zellen hergestellte Interferonpräparate enthalten neben den Hauptbestandteilen verschiedener Alpha-Interferone auch etwa 15% Interferon-beta. Mit diesem lymphoblastoiden Interferon hat Montezuma de Carallo (1983) in einer kleinen Studie klinische Verbesserungen der MS gefunden. Die Studie war jedoch wegen der Studienanlage methodisch nicht klar interpretierbar. Eine große Studie mit über 100 Patienten hat nach 2jähriger Behandlung ebenfalls klinische Besserungen und einen Trend zur Verminderung der Zahl und Größe der Läsionen im ZNS ergeben. Die Ergebnisse erschienen den Autoren jedoch nicht überzeugend genug, um lymphoblastoides Interferon als Therapie der MS nahezulegen (Kaskrukoff 1990).

Versuch mit IFN-γ

Eine einzige Studie wurde bisher publiziert, in der auch Interferon-gamma gegen MS erprobt wurde (Panitch 1986). In niedriger (1 und 30 μg) und in einer hohen (1.000 μg) Dosierung löste Interferon-gamma bei den behandelten MS-Patienten Schübe aus. Deshalb wurde die Studie nach etwa einem Monat abgebrochen. Seither gilt Interferon-gamma bei der MS als kontraindiziert. Ob dem wirklich so ist, steht dahin. Zwar kann gezeigt werden, daß dem Interferon-gamma eine Rolle bei Entstehung und Aufrechterhaltung der MS zukommt, ob aber die grundsätzlichen Schlüsse aus der Studie von Panitch richtig sind, darf bezweifelt werden. Als schwerwiegende Kritikpunkte an der Studie von Panitch gelten die intravenöse Applikationsweise von Interferon-gamma und die sehr kurze Dauer der Studie. Intravenös gegebenes Interferon-gamma löst schwere Nebenwirkungen und unvorhersagbare Reaktionen im Immunsystem aus (Obert, eigene Untersuchungen). Die i.v.-Applikation von Interferon-gamma ist heute absolut obsolet. Lege artis als subkutane Injektion verabreicht, sind die Reaktionen von Interferon-gamma ganz anderer Natur und berechenbar. In einer leider nicht publizierten Studie, in der Interferon-gamma physiologisch angemessen als s.c.-Injektion, in einer Dosis von 50–200 μg bei 20 MS-Patienten über mehr als ein Jahr angewandt wurde, haben sich zwar keine positiven, aber eben auch keinerlei negativen Auswirkungen auf die MS ergeben (Paal, persönliche Mitteilung). Die Höhe der Dosierung ist vermutlich für den unterschiedlichen Ausgang der beiden Studien nicht verantwortlich. Entsprechende Dosen (10, 50 oder 100 μg) sind nämlich bei einer anderen Autoimmunerkrankung, der chronischen Polyarthritis, durchaus zufriedenstellend wirksam (German Lymphokine Study Group 1992). Die Dauer der Studie von Panitch betrug einen Monat. Im ersten Monat der Therapie kann ein Immunmodulator, wie gezeigt, eine immunstimulierende Wirkung hervorrufen.

Dosierungsschemata für IFN-β

Multiple Sklerose

Durch die Fülle der Daten aus den oben besprochenen klinischen Studien und aus genau auf bestimmte Fragestellungen zugeschnittene pharmakologische Studien mit unterschiedlichen Interferon-beta-Präparaten ist heute ein Überblick über sinnvolle Dosierungs und Therapieschemata zu Interferonbeta bei MS möglich. Auch können die einzelnen gebräuchlichen Schemata erstmals auf einer härteren Faktenlage bewertet werden. Eine Zusammenfassung der Dosierungsempfehlungen und deren Würdigung gibt Tabelle 22.

Präparate

Derzeit sind drei Arzneimittelpräparate zur Behandlung der MS zugelassen. Es handelt sich, in zeitlicher Reihenfolge der Zulassungen, um Betaferon®, Avonex® und Rebif®. Bei Betaferon® gilt: 1.000 µg entsprechen 32 MIU (The IFNB Multiple Sclerosis Study Group 1993). Für das Präparat wird ein Inhalt von 8 MIU Interferon-beta angegeben. Somit enthält jede Flasche Betaferon® 250 µg Interferon-beta als Trocken-

Tabelle 22. Vergleichende Darstellung der Dosierungsschemata zur Therapie der multiplen Sklerose mit auf dem Markt befindlichen Interferon-beta-Präparaten und deren Vor- und Nachteile

Parameter	Rebif®	Avonex®	Betaferon®
Einzeldosis	22/44 µg; 6/12 MIU	30 µg; 6 MIU	8 MIU/250 mg
Wochendosis	66/132 µg; 18/36 MIU	30 µg; 6 MIU	28 MIU/875 mg
Injektionsroute	s.c.	i.m.	s.c.
Injektionsmodus	3mal/Wo	1mal/Wo	3mal/Wo
Vorteile	individuelle Dosierung	–	–
	Injektionhilfe	–	Injektionshilfe
	höchste Dosis	–	–
Nachteile	lokale Irritationen	–	lokale Irritationen
	–	keine Dosis-anpassung	geringe Dosis-anpassung
	–	–	geringe Temperaturstabilität
	–	niedrigste Dosis	–
	–	keine Injektionshilfe	–

substanz. Avonex® enthält 30 μg Interferon-beta als Trockensubstanz, wobei angegeben wird, dies entspreche 6 MIU.
Rebif® ist als einziges Interferon-beta-Präparat in zwei Stärken
zugelassen. Eine Fertigspritze enthält 22 μg Trockensubstanz,
was tatsächlich auch 6 MIU entspricht. Die Fertigspritze der
stärkeren Form enthält 44 μg, was 12 MIU entspricht.

*Vergleichbarkeit
der Präparate*

Die Verwendung von zwei verschiedenen Maßen für den
Inhalt der Interferon-beta-Präparate, einerseits die Angabe als
Million internationaler Einheiten (1×10^6 IU oder 1 MIU),
andererseits die Angabe als Masse im metrischen System in
Mikrogramm (μg), erschweren die Vergleichbarkeit. Das
Interferon-beta in Betaferon® stammt aus Bakterienzellen, ist
im Molekül verändert und deshalb mit dem Interferon-beta
der beiden anderen Präparate Avonex® und Rebif® nur eingeschränkt vergleichbar. Der Grund liegt in dem abweichenden
pharmakokinetischen Verhalten von Betaferon®. Es ist weniger gut wasserlöslich und bildet darüber hinaus Polymere, das
sind Zusammenlagerungen von mehreren Interferon-Molekülen. Polymere sind biologisch nicht aktiv. Da Interferon-beta
nur in wasserlöslicher Form im Körper wirksam werden kann,
muß von Betaferon® eine größere Masse an Interferon-beta
zugeführt werden, um einen biologischen Effekt zu erreichen.
Bei Betaferon® sind deshalb lediglich die Angaben der biologischen Aktivität in MIU, nicht aber die Massenangaben in μg
mit den Angaben für Rebif® oder Avonex® vergleichbar. Die
Angaben für die Präparate Avonex® und Rebif® dagegen sind
unmittelbar vergleichbar. Avonex® enthält 33 μg Interferon-
beta 1a, was tatsächlich etwa 9 MIU entspricht (Friedman, persönliche Mitteilung). Rebif® enthält 22 μg Interferon-beta, was
6 MIU biologischer Aktivität entspricht. Werden gleiche
Massen von Rebif® und Avonex® in verschiedenen biologischen Meßsystemen verglichen, so ist deren biologische
Wirkung gleich.

*Einschleichende
Dosierung*

Für alle zur Behandlung der MS verwendeten Interferon-
beta-Präparate wird empfohlen, sie nicht sofort in voller Dosis
zu verabreichen. Das Einschleichen der Dosis soll dem
Auftreten grippaler Nebenwirkungen vorbeugen. Bei der über-
wiegenden Mehrzahl der Patienten ist ein Einschleichen nicht
notwendig. Es profitieren besonders solche Patienten, die auf
Interferon-beta empfindlich reagieren. Jeder Hersteller empfiehlt ein anderes Einschleichschema. Es ist müßig sich zu fragen, welches Einschleichschema das richtige ist. Die Frage
kann nicht beantwortet werden. Die Empfehlungen sind mehr
oder weniger willkürlich entstanden. Es wird von den
Zulassungsbehörden in die Zulassungsunterlagen, die
Packungsbeilage oder die Information für Fachkreise dasjeni-

ge Einschleichschema aufgenommen, das in der jeweiligen der Arzneimittelzulassung zugrundeliegenden klinischen Studie verwendet wurde ist. Hier soll das Grundsätzliche abgehandelt werden.

Alle Einschleichschemata bei MS sind Empfehlungen, keine Vorschriften. Empfehlungen sollen zwar beachtet werden, schränken aber die therapeutische Freiheit des behandelnden Arztes im Einzelfall nicht ein. Jeder Patient reagiert vermutlich anders auf die Verabreichung eines so hochgradig wirksamen Immunmodulators, wie ihn das Interferon-beta darstellt. Der Arzt ist derjenige, der die notwendige Anfangsdosierung für jeden seiner Patienten am besten einschätzen kann. Es empfiehlt sich für den behandelnden Arzt, ein gewähltes Abweichen von einem in der Packungsbeilage empfohlenen Einschleichschema mit seinem Patienten zu besprechen. Grundsätzlich kann gesagt werden, es sollte die Therapie mit Interferon-beta bei MS mit einer geringeren Wochendosis als der endgültig angestrebten begonnen werden. Bei Rebif könnte dies bedeuten, daß zunächst 3 Fertigspritzen mit 22 µg Inhalt pro Woche gegeben werden, danach erst 3 Fertigspritzen mit 44 µg. Für das Präparat Betaferon® könnte mit einer Flasche Betaferon® begonnen werden und die Dosierung über jeweils eine oder zwei Wochen hinweg schrittweise auf die Enddosierung von drei Flaschen pro Woche gesteigert werden. Bei Avonex® könnte die Therapie mit dem Inhalt einer halben Flasche begonnen werden. Die andere Hälfte wäre zu verwerfen. Bei Patienten, die bezüglich der zu erwartenden Nebenwirkungen ängstlich sind, hat es sich bewährt, mit einer noch niedrigeren Dosis (z. B. 11 µg Rebif®) zu beginnen, eine Stunde vor der Injektion 400–600 mg Ibuprofen einnehmen zu lassen, die Injektion abends durchzuführen und am nächsten Morgen wieder 400–600 mg Ibuprofen einzunehmen.

Kein starres Einschleichschema

Bei der Dosierung von Interferon-beta bei MS wird heute zunehmend die Wochendosis angegeben, da sie einen Vergleich zwischen den einzelnen Präparaten zuläßt. Bei der Wahl der angestrebten Wochendosis gilt zunächst, Interferon-beta wirkt dosisabhängig. Eine Wochendosis (Interferon-beta 1a) von weniger als 18 MIU, das sind etwa 60 µg, liegt im unteren Bereich der Dosis/Wirkungsbeziehung. Da die MS, anders als bislang angenommen, permanent fortschreitet und der Verlust von erregungsleitenden Strukturen des zentralen Nervengewebes irreversibel ist, soll die Progression der Krankheit möglichst lange hinausgezögert werden. Es erscheint deshalb von Anfang an eine höhere Dosis angezeigt. Dabei sollten die unerwünschten Wirkungen bei jedem einzelnen Patienten mit in die Wahl einfließen. Des weiteren gilt es, ungünstige pro-

Wahl der Dosis

gnostischen Faktoren zu berücksichtigen. Die initiale Schubrate ist ein solcher prognostischer Faktor. Liegt sie initial hoch, bei oder über 5 in 2 Jahren, so benötigt ein Patient im Mittel nur 7 Jahre bis zur Gehhilfepflichtigkeit bei einem EDSS-Wert von 6,0. Ist die initiale Schubrate dagegen $\leq$ 2, so vergehen 18 Jahre bis zu einem EDSS-Wert von 6,0. Eine hohe Progressionsgeschwindigkeit und/oder hohe Läsionsbelastung im MRT-Befund sind ebenfalls ungünstige prognostische Faktoren. Bei ungünstiger Prognose sollte die Wochendosis so hoch wie möglich (132 µg) angesetzt werden. Außerdem gilt, je weiter die Krankheit fortgeschritten ist, desto mehr aufschiebende Wirkung kann durch Erhöhung der Dosis erreicht werden. Auch sollte die Pharmakodynamik des Interferon-beta beachtet werden (s. S. 86 und S. 229). Nach einer nur einmaligen wöchentlichen Applikation reicht die Wirksamkeit des Interferon-beta nicht über eine Woche hin. Mehrere Injektionen pro Woche sind der einmaligen Gabe überlegen.

Rebif®

Von Rebif® werden zur Behandlung der schubförmig verlaufenden MS pro Woche drei Fertigspritzen mit je 22 µg oder 44 µg empfohlen. Dies ergibt eine Wochendosis von 66 µg oder 132 µg. Das Präparat wird s.c. injiziert. Eine halbautomatische Injektionshilfe steht zur Verfügung. Sie ist durch die Kombination mit der zugelassenen Fertigspritze einfach zu bedienen. Da der Patient die subkutane Injektion selbst vornehmen und den Zeitpunkt der Injektion frei wählen kann, behält er ein hohes Maß an Unabhängigkeit (Lesaux 1999). Somit bietet Rebif® bislang als einziges der zugelassenen Interferon-beta-Präparate dem Arzt und dem Patienten mehrere Möglichkeiten zur Individualisierung der Therapie, je nach den individuellen Gegebenheiten der Krankheit beim einzelnen Patienten.

Betaferon®

Von Betaferon® wird zur Behandlung der schubförmigen oder der sekundär progredienten MS nach dem Einschleichen jeden zweiten Tag eine Flasche mit je 8 MIU Interferon-beta empfohlen. Dies ergibt eine mittlere Wochendosis von 28 MIU. Eine Injektionshilfe wird angeboten, sie ist durch das Vorliegen des Präparates als Trockensubstanz und die dadurch notwendig werdenden verschiedenen Handgriffe jedoch weniger komfortabel. Eine Individualisierung der Therapie mit Betaferon® ist nur als Dosisminderung möglich.

Avonex®

Von Avonex® wird zur Behandlung der schubförmig verlaufenden MS pro Woche einmalig eine Flasche mit je 30 µg empfohlen. Dies ist dann gleichzeitig die niedrigste Wochendosis aller Interferon-beta-Präparate. Avonex® wird, anders als die beiden oben erwähnten Präparate, intramuskulär injiziert. Eine Injektionshilfe wird nicht angeboten. Eine Erhöhung der

Dosis ist nur schwer zu bewerkstelligen, was möglicherweise auch mit der i.m.-Applikation zusammenhängen könnte. Studien des Herstellers mit verdoppelter (60 µg) oder verdreifachter Einzeldosis haben Nachteile bezüglich der Verträglichkeit gebracht. Zu berücksichtigen ist auch, daß die einmalig wöchentliche Gabe vermutlich eine weniger gute Pharmakodynamik aufweist.

Viruserkrankungen

Die Möglichkeit, Virusinfektionen mit Interferon-beta zuverlässig behandeln zu können, ist leider in den letzten Jahren etwas in den Hintergrund gedrängt worden. Virusinfektionen waren die Indikationsgebiete des ersten weltweit zugelassenen Interferon-beta-Präparates. Auch heute noch ist das nIFN-β-Präparat Fiblaferon® (Rentschler/Biosyn) für diese Indikationen zugelassen. Bei der Behandlung von Viruserkrankungen mit Interferon-beta ist zu unterscheiden zwischen akuten Virusinfektionen, die unmittelbar ansprechen, und chronischen Viruserkrankungen, für die andere Therapieschemata gelten. Akute Infektionen mit allen humanpathogenen Viren heilen unter Interferon-beta, auch bei schweren Verläufen, in aller Regel rezidivfrei aus, sofern mit der Therapie nicht zu spät begonnen wird. Mit Interferon-beta können auch solche Virusinfektionen noch erfolgreich behandelt werden, die auf andere Virusstatika nicht oder nicht zureichend ansprechen. Dies gilt insbesondere für Infektionen mit Viren der Herpesgruppe, die normalerweise auf Acyclovir® ansprechen. Die Ausbreitung von generalisierendem Herpes Zoster, auch mit Kopfbeteiligung, kann innerhalb von Minuten unterbunden werden. Zosterneuralgien werden zuverlässig vermieden (Heidemann 1984). Eine Kombination mit anderen Virusstatika von Beginn der Therapie an kann bei schweren Verläufen lebensrettend sein. Bei dieser Therapieform kommt eine hohe Dosis zum Einsatz. Die 5tägige Dauertherapie ist mit erheblichen grippalen Nebenwirkungen, insbesondere mit Temperaturerhöhung und entsprechendem Flüssigkeitsverlust begleitet. Die Therapie kann nur stationär durchgeführt werden. Auf Flüssigkeitsbilanzierung ist zu achten. Von den Interferonen ist gegen Viruserkrankungen des ZNS nur Interferon-beta geeignet, da es im Gegensatz zu Interferon-alpha auch bei akuten hohen Dosen kaum zentralnervöse Nebenwirkungen zeigt (Prange 1994).

Bei der Therapie akuter Viruskrankheiten kommt es darauf an, für wenigstens 5 Tage konstant einen hohen und gleichblei-

Akute Viruserkrankungen

benden Interferon-Spiegel im Blut herzustellen und zu erhalten (Heidemann 1984). Die i.v.-Dauerinfusion für je 24 Stunden an 5 Tagen hat sich in der Praxis bewährt. Injektionen oder Infusionen mit Pausen bei der Zufuhr von IFN-β bringen keinen Erfolg. Inwieweit sich eine Abfolge täglicher subkutaner Injektionen eignet, ist bislang nicht erprobt. Auch bei schweren Erkrankungen wird der *status quo ante* wieder erreicht. Bei HSV-Enzephalitis ist der frühestmögliche Einsatz von Interferon-beta entscheidend, d. h. 3–5 Tage nach den ersten Anzeichen. Bei rechtzeitigem Einsatz gegen Virusenzephalitis (insbesondere Herpes-simplex-Virus-1- und -2-Infektionen, auch bei Neugeborenen) verbleiben keine neurologischen Residuen. Die Therapie muß in der Regel begonnen werde, ohne das Ergebnis der Virusserologie abgewartet zu haben.

Therapieschema für akute Viruserkrankungen

Applikationsmodus	Dauerinfusion als Tropfinfusion intravenös
Dosis	1 MIU ($\cong$ 4 μg) IFN-β pro kg Körpergewicht
Infusionslösung	Bei Erwachsenen: 250–500 ml Glukose-Kochsalz-Infusionslösung pro 24 h
	Bei Kindern: 30 ml Glukose-Kochsalz-Lösung pro 24 h
Cave	Nur stationär durchzuführen. Auf Flüssigkeitsbilanzierung achten

Indikationen

Interferon-beta als Dauerinfusion ist indiziert bei schwer belastenden oder lebensbedrohenden Zuständen, insbesondere:
– Virusenzephalitis unbekannter Genese,
– jede andere schwere akute Viruserkrankung,
– Masernpneumonie, Masern,
– Herpes zoster bei Immunsupression,
– Zosterschmerz,
– virale Innenohrinfekte mit Innenohrschwerhörigkeit,
– Zoster opticus oder ophtalmicus,
– Fazialisparese,
– Windpocken.

Chronische Viruserkrankungen

Bei chronischen Virusinfektionen mit ssDNA-Viren oder Retroviren ist das Erbgut des Erregers bereits in das Erbgut der Wirtszellen des Menschen integriert. In diesem im Zellkern geschützten Zustand ist das Virus mit dem für akute Infektionen geeigneten Therapieschema nicht angreifbar. Die Wirtszelle wird gezwungen, die entsprechenden Erreger zu bilden, die Zellen sterben dabei ab. Die daraufhin in das Serum abgegebenen Viren infizieren weitere Zellen des Körpers, der Vermehrungskreislauf beginnt von neuem. Auf dem Weg von einer Zelle zu einer nächsten wird das Virus durch Interferon-beta angreifbar, die noch gesunden Körperzellen werden durch Interferon-beta gegen das Eindringen eines Virus geschützt. Deshalb sind Therapieschemata gegen chronische Viruserkrankungen stets Langzeitbehandlungen. Daneben spielen noch andere Eigenschaften einiger Viren eine Rolle für den Erfolg, weshalb spezielle chronische Viruserkrankungen für eine Therapie mit Interferon-beta nicht infrage kommen. Infektionen mit den humanen Immundefizienz Viren der HIV-Gruppe können beispielsweise nicht erfolgreich mit Interferonen bekämpft werden. Bei den chronischen Viruserkrankungen möchten wir uns auf zwei Beispiele der ssDNA-Viren beschränken: die CAHB und die durch Papilloma-Viren erregten Condylomata acuminata oder Feigwarzen. Die entsprechenden Therapieschemata sind auf andere verwandte Viren übertragbar.

Die chronisch aktive Hepatitis B im Lebergewebe (CAHB) ist an die Anwesenheit des Hepatitis-B-Virus (HBV) gebunden. Das Virus selbst ist nicht zytopathisch, vielmehr greift das Immunsystem die befallenen Leberzellen an, HBV induziert also durch zell- und antikörpervermittelte Immunreaktionen die Zellschädigung. Zytotoxische T-Lymphozyten, T-Suppressorzellen und natürliche Killerzellen infiltrieren das Lebergewebe. Die Voraussetzung für die Angriffsmöglichkeit auf die Hepatozyten sind die Expression von Virusantigenen und HLA-Klasse-I-Antigenen auf der Oberfläche der Zielzellen. Mit Interferon-beta steht eine Substanz zur Verfügung, die eine direkte antivirale Wirkung und die immunmodulierende Wirkung in sich vereint. Als Parameter für die Diagnose einer erfolgreichen Behandlung der CAHB stehen zur Verfügung die Serokonversion von Hepatitis-Be-Antigen (HBeAg) zu anti-HBeAg, der Aktivitätsverlust der HBV-DNS-Polymerase (HBV-DNAp), das Verschwinden der HBV-DNA und die Elimination des HBs-Ag aus dem Serum. Ein andauerndes Verschwinden dieser Parameter bedeutet die Heilung der Hepatitis B. Unter Behandlung der Hepatitis B mit Interferon-beta werden einige charakteristische Entwicklungen regelmäßig beobachtet. Zunächst verschwinden die HBV-DNA und die HBV-DNAp aus dem Serum. Ein bis 5 Monate danach erscheinen diese Marker, teilweise noch unter Therapie, wieder. Sie können nach Interferon-beta-Therapie höhere Werte erreichen als vor Therapie. Ein dauerhafter Verlust der Serummarker und das Auftreten von anti-HBeAg ist nur bei Patienten zu beobachten, deren Erkrankung noch keine 2 Jahre besteht. Eine Behandlung der CAHB mit Interferon-beta verspricht dann Erfolg, wenn die Erkrankung

Hepatitis B

früh, auf jeden Fall vor dem 2. Jahr ihres Bestehens behandelt wird. Bisher liegen nur Erfahrungen mit der kontinuierlichen Gabe von Interferon-beta vor. Die wiederholte Stimulation des körpereigenen Immunsystems durch eine Intervall-Therapie ist bei der CAHB noch nicht untersucht.

Therapieschema für CAHB

Dosis	6–12 MIU (22–44 μg) IFN-β
Applikationsschema	Täglich
Applikationsmodus	Subkutan
Therapiedauer	Mindestens 6 Monate
Therapiemarker	Verlust von von HBV-DNA und HBV-DNAp, HBeAg und eingeschränkt HBsAg; Ausbildung von anti-HbeAg

Kondylome –
Warzen

Die Feigwarzen oder Condylomata acuminata (CAc) sind eine durch sexuelle Aktivität übertragene, persistierende Infektion durch humane Papilloma Viren (HPV). Meist sind Genital- und Analregion betroffen. Zunächst sind nur einzelne Zellen infiziert. Erst später bilden sich lokalisierbare Neubildungen, gutartige Tumore. Eine Infektion mit HPV kann deshalb nicht ohne weiteres sofort erkannt werden. Die klassische Therapie nutzt kaustische Substanzen zur Verätzung, Abtragung mittels mechanischer Werkzeuge sowie Zerstörung mit CO_2 oder Elektrokauterisation. Diese Methoden sind schmerzhaft und hinterlassen Narben. Außerdem beträgt die Rezidivrate bis zu 80%, was bedingt ist durch persistierende HPV-DNA in den Basalzellen der Schleimhaut. Die einzige empfehlenswerte Therapie ist die Intervall-Behandlung mit Interferonen. Wird die Therapie in besonders resistenten Fällen ausdauernd über die 10 vorgeschlagenen Therapiezyklen hinaus betrieben, so heilt die Krankeit bei über 80% der Patienten dauerhaft ab. Es bleiben keine Narben zurück. Die Rezidivrate ist gering. Es empfiehlt sich den oder die Sexualpartner mitzubehandeln. Auch sollten die Patienten während der gesamten Therapiezeit entsprechende protektive Maßnahmen beim Geschlechts- verkehr anwenden. Dadurch kann eine Reinfektion vermieden werden und die Chance auf dauerhafte Heilung steigt.

Von besonderer Bedeutung ist, daß die Wirkung einer kon- tinuierlichen Therapie mit Interferon gering ist. In plazebo- kontrollierten klinischen Studien hat sich gezeigt, daß der Effekt einer kontinuierlichen Therapie der Verumgruppe sich von den Ergebnissen in der Plazebogruppe nicht unterschei- det, ja die Spontanheilungsrate in der Plazebogruppe sogar höher ist als in der Interferon-Gruppe. Nur die intermittieren- de Therapie bietet Aussicht auf Erfolg (Brzoska u. Obert 1990).

Dabei wird eine Woche lang täglich eine Interferon-Injektion verabreicht. Danach muß eine 3- bis 4wöchige Therapiepause streng eingehalten werden (Gross 1990, 1986b). Die Art des verwendeten Interferons spielt offenbar keine Rolle (Gross 1986a), Interferon-alpha, Interferon-beta oder Interferon-gamma sind gleich gut wirksam. Die Applikationsweise ist s.c. oder i.m. Die Remissionsrate des angegebenen Schemas liegt bei 80%. Warzen, eine andere HPV-Infektion, können sehr erfogreich durch lokale Interferon-beta-Injektionen oder Auftragen eines Interferon-Gels entfernt werden (Gross 1988).

Therapieschema für Kondylome

Dosis	6–12 MIU (22–44 µg) IFN-β pro Injektion
Applikationsschema	Zyklische Behandlung; je Zyklus 1 Woche täglich eine Injektion gefolgt von 3 Wochen therapiefreiem Intervall
Applikationsmodus	Subkutan
Dauer	Mindestens 8, besser 10 Zyklen
Cave	Reinfektionen durch den Partner vermeiden, ggf. mittherapieren. Bei scheinbar resistenten Kondylomen Therapiedauer verlängern

Maligne Erkrankungen

Interferone verfügen über eine ausgeprägte antiproliferative Eigenschaft. Sie hemmen sowohl die Zellteilung von gesunden als auch die von entarteten Zellen. Zahlreiche in Zellkultur genommene menschliche Krebszellen können in vitro, also im Versuch im Reagenzglas, erfolgreich an ihrem Wachstum gehemmt werden. Die Hemmung ist bei den einzelnen Interferonen unterschiedlich stark ausgeprägt, sie ist dosisabhängig. Interferon-beta ist auch dasjenige Interferon, das am ausgeprägtesten antiproliferativ wirksam ist. Kombinationen zwischen Zytostatika und Interferon-beta zeigen keine nachteiligen Wechselwirkungen. Außerdem verstärken Interferone, insbesondere das Interferon-beta, die Wirkung von zur Zellabtötung verwendeten Strahlen. Auf ihm ruhten lange Jahre die Hoffnungen, zahlreiche Krebserkrankungen erfolgreich behandeln zu können. Diese Hoffnungen sind im wesentlichen enttäuscht worden. Was sind vermutlich die Gründe dafür? Sie sind vielfältig. Nicht jede maligne Entartung von Zellen ist gleich gut für einen Zugang der Wirksubstanz geeignet. Bei systemischen Blutzellerkrankungen sind einzeln im Serum oder der Lymphe schwimmende Zellen entartet. Diese können relativ leicht durch intravenöse Injektionen oder Infusionen erreicht werden, weshalb eine Leukämie, die Haarzell-

Leukämie, nach dem Nasopharynxkarzinom auch die zweite
für ein Interferon zugelassene Tumorindikation war. Tumore
größeren Volumens sind schlecht durchblutet, Wirksubstanzen
erreichen die Krebszellen im Inneren von Tumore nicht. Die
für eine erfolgreiche Wachstumshemmung geeigneten Dosen
sind hoch und können nicht angewandt werden, ohne sehr
belastende Nebenwirkungen hervorzurufen. Das meist zur
Therapie verwendete Schema mit kontinuierlichen Injektionen dreimal in der Woche ist vermutlich wenig geeignet, da
die Aktivität des körpereigenen Immunsystems herunterreguliert wird. Aus diesen Erkenntnissen können für eine Therapie
von malignen Entartungen Schlüsse gezogen werden.
Systemische Blutkrebse wie Leukämien können mit Interferonen behandelt werden. Massive Tumoren kommen dann
für eine Therapie in Frage, wenn sie entweder klein sind oder
die Tumorlast zuvor operativ so weit wie möglich minimiert
wurde. Ist ein Tumor strahlensensitiv, so kann Interferon-beta
den zytoziden Effekt verstärken. Eine Kombination von
Interferon-beta und Zytostatika sollte stets erwogen werden.
Das diskontinuierliche, intermittierende Therapieschema mit
Interferon-beta sollte wo immer möglich mit in Betracht gezogen werden. Nicht alle diese zu ziehenden Schlüsse sind bisher
in klinischen Studien erprobt worden. Die Therapieschemata
für vier maligne Prozesse, zwei Tumoren, eine System-
erkrankung, und einen strahlen empfindlichen Tumor werden
hier angegeben.

Zur Behandlung maligner Prozesse stehen folgende Möglichkeiten zur Verfügung:
- Tumore und deren Metastasen können lokal behandelt werden, soweit sie zugänglich sind.
- Nach operativer Entfernung eines Tumors kann eine adjuvante Therapie subkutan oder intramuskulär erfolgen.
- Die Bestrahlung eines Tumors kann mit Interferon-beta s.c.
kombiniert und ihre Effektivität dadurch gesteigert werden.
- Zytostatika und Interferon-beta können miteinander kombiniert werden, was zu synergistischen Wirkungen führt.
- Blutsystemerkrankungen können intravenös behandelt werden.

Malignes Melanom   Die kontinuierliche Therapie des malignen Melanoms ist in
Studien erfolgreich erprobt. Unter dieser Form der Therapie
kommt es zu einer Dämpfung des Immunsystems. Die
Möglichkeit, bei stark verminderter Tumorlast adjuvant mit
einer zyklischen Therapie das Immunsystem immer wieder
maximal zu stimulieren, ist bislang in klinischen Studien nicht
geprüft, sollte aber in Erwägung gezogen werden.

Therapieschemata malignes Melanom

Lokale Therapie

Dosis	6- 12 MIU (22–44 µg) IFN-β
Applikationsmodus	Peri- oder intraläsional
Applikationsfrequenz	2- bis 7mal wöchentlich
Therapiedauer	4 bis 12 Wochen
Erhaltungstherapie	Bei Ansprechen: 12 MIU (44 µg) Interferon-beta; subkutan; 1- bis 2mal wöchentlich; Dauer mindestens 6 Monate

Systemische Therapie

Dosis	6–12 MIU (22–44 µg) IFN-β
Applikationsschema	Zyklisch
Applikationsmodus	Subkutan 2- bis 3mal wöchentlich
Zyklusdauer	4 Wochen
Begleittherapie	Obligat: einmalig 850 mg DTIC pro Zyklus
Therapiedauer	Angegebenen Zyklus mindestens 6mal wiederholen, bei Ansprechen fortsetzen

Adjuvante postoperative Therapie

Dosis	6–12 MIU (22–44 µg) IFN-β
Applikationsmodus	Subkutan
Applikationsfrequenz	2- bis 3mal wöchentlich
Dauer	Mindestens 6 Monate. Bei Ansprechen fortfahren
Cave	Niedrig gereinigte natürliche Interferon-beta-Präparate sind für subkutane oder intramuskuläre Langzeitanwendungen nicht geeignet. Sie führen hochtitrig zu neutralisierender Antikörpern

Das nichtkleinzellige Lungen-Karzinom (NSCLC) ist einer der malignen Tumoren, der gute Chancen hat, zukünftig mit Hilfe von Interferon-beta geheilt werden zu können. Beim NSCLC ist die Kombination von niederfrequenter Strahlentherapie und Interferon-beta erfolgreich erprobt. Sich teilende Körperzellen sind, anders als ruhende, gegen ionisierende Strahlen besonders empfindlich. Interferon-beta ist in der Lage, schnell sich teilende, auch bösartige Zellen gegen Bestrahlung empfindlich zu machen, ohne dabei gutartige Zellen wesentlich zu schädigen. Es wird vermutet, daß Interferon-beta sogar gesunde Zellen gegen Strahlen schützt. Als Wirkungsmechanismus wird diskutiert, daß Interferon-beta sich teilende Zellen in der Zellteilungsphase G_1 anhält. Zellen in Tumoren teilen sich schnell und häufig. Nach kurzer Zeit befinden sich deshalb die meisten Tumorzellen in dieser Zellteilungsphase. Wird das Interferon-beta jetzt abgesetzt, läßt der Druck, der durch Interferon-beta auf die sich teilenden Zellen ausgeübt wird, nach. Alle Zellen führen synchron die Zellteilung fort und kommen gleichzeitig in Zellteilungsstadien, die auf Strahlen besonders empfindlich reagieren. Bei Anwendung höherfrequenter Bestrahlungszyklen mit mehreren Bestrahlungen am Tag ist die Kombination von Interferon-beta-Behandlung bisher nicht klinisch geprüft. Diese hochfrequente Technik

NSCLC

könnte unterstützt werden durch eine intravenöse Injektion einer geringen Dosis Interferon-beta, jeweils im unmittelbaren Anschluß an eine Bestrahlung. Das niedrigdosierte Interferon-beta kann auf die sich teilenden Zellen einwirken. Es ist innerhalb von etwa 6 Stunden aus dem Blutkreislauf wieder verschwunden. Die sich nach den 6 Stunden synchron teilenden Zellen dürften für die nachfolgende Bestrahlung wieder sensibel sein.

Behandlungsschema nichtkleinzelliges Lungenkarzinom

Während der Bestrahlung mit niederfrequenten, einfachen Bestrahlungszyklen Nachbehandlung	2 Tage vor und am ersten Tag jedes Bestrahlungszyklus 22 µg Interferon-beta s.c. Erste Woche: 3mal 22 µg Interferon-beta; 2. bis 4. Woche Therapiepause; Behandlungszyklen mit Interferon-beta wiederholen; Dauer mindestens 6 Monate

Haarzell-Leukämie

Bei Haarzell-Leukämie sind einzelne weiße Blutkörperchen maligne entartet. Sie bilden kleine dichtstehende Zellausläufer, was zur Bezeichnung der Krankheit geführt hat. Ihr Entstehungsort ist das Knochenmark. Diese Zellen halten sich, wie alle weißen Blutzellen, sowohl in inneren Organen als auch im Blut auf. Aus inneren Organen emigrieren die Haarzellen ständig ins Blut. Deshalb ist für diese systemische Form bösartiger Krankheiten die intravenöse Therapie geeignet. Die Standardtherapie bei Haarzell-Leukämie ist die Behandlung mit rekombinanten Alpha-Interferonen. Die Rate an neutralisierenden Antikörpern unter Interferon-alpha liegt nach 7monatiger Therapie bei 60% der Patienten. Etwa 40% der betroffenen Patienten werden gegen mehrere rekombinante Alpha-Interferone resistent. Interessanterweise richten sich die Antikörper in der Regel nicht gegen natürliches Interferon-alpha (Steis 1988). Die Haarzell-Leukämie kann mit dem gleichen positiven Resultat auch mit Interferon-beta behandelt werden (Liberati 1990). Dies ist insbesondere dann angezeigt, wenn ein Patient Antikörper gegen Interferon-alpha entwickelt hat. Die zyklische Behandlung von Haarzell-Leukämie, eine einwöchige Therapie gefolgt von drei Wochen Therapiepause, ist bereits erfolgreich erprobt worden (von Wussow 1991).

Behandlungsschema Haarzell-Leukämie

Systemische intravenöse Behandlung	
Initialtherapie	
Dosis	22–44 µg IFN-β
Applikationsmodus	i.v. als langsame (30 min) Infusion
Infusionshäufigkeit	1.–3. Woche: an 5–7 d
Erhaltungstherapie	
Dosis	22 -44 µg IFN-β
Applikationsmodus	i.v. als langsame (30 min) Infusion
Infusionshäufigkeit	1- bis 2mal wöchentlich IFN-β
s.c.- oder i.m.-Behandlung	
Applikationsschema	Zyklische Langzeittherapie
Dosis	22–44 µg IFN-β
Injektionshäufigkeit	5–7 d der 1. Woche; dann 3 Wochen Pause
Applikationsmodus	Bevorzugt s.c.
Therapiedauer	Zyklen als Dauertherapie wiederholen

Therapieüberwachung/Nebenwirkungen

Während der Behandlung mit Interferon-beta 1a müssen mehrere Aspekte der Therapieüberwachung berücksichtigt werden: Allgemeine Nebenwirkungen des Interferon-beta, Auswirkungen auf Organsysteme, immunstimulierende Aktivität der Substanz und Langzeitnebenwirkungen, Wechselwirkungen mit anderen Arzneimitteln und das Auftreten von Antikörpern. Grundsätzlich gilt, unerwünschte Wirkungen, gemeinhin als Nebenwirkungen bezeichnet, können unter Interferon-beta auftreten, müssen es aber nicht.

Allgemeine Nebenwirkungen

Für Interferon-beta häufiger beschriebene Nebenwirkungen sind:
– Fieber,
– Kopf-, Muskel-, Gelenk-, Rücken- und Gliederschmerzen,
– ausgeprägte Müdigkeit,
– Grippe- oder allgemeines Krankheitsgefühl, Schüttelfrost,
– lokale Entzündungen oder Schmerzen an den Einstichstellen,
– Wärmegefühl und Schwitzen,
– Leukozytopenie, Lymphozytopenie, Anämie,
– Thrombozytopenie,
– Erhöhung der Leberwerte,
– erhöhte Spastik.

Für Interferon-beta selten beschriebene Nebenwirkungen
sind:
- Menstruationsstörungen,
- Verwirrung,
- Depressionen,
- Suizidneigung,
- Verdauungsbeschwerden,
- Haarausfall,
- Herzrhythmusstörungen, Herzenge (Packungsbeilagen
  Fiblaferon®, Betaferon®, Avonex®, Rebif®)

Für Interferon-beta vereinzelt beschriebene Nebenwirkungen
sind:
- Hyperthyreoidie (Schwid 1997),
- hämolytische Urämie (Ubara 1998),
- Kapillarverschluß (Mikroangiopathie; Herrera 1999),
- anaphylaktischer Schock (Corona 1999),
- lokales Auftreten psoriatrischer Effloreszenzen
  (Webster 1996),
- epileptiforme Symptome.

Vorbeugende
Maßnahmen

Während der ersten etwa 6 Wochen sollten Blutbild und Leberwerte engmaschiger, z. B. nach einer Woche, dann 14tägig
überwacht werden. Vor jeder Injektion empfiehlt sich die orale
Einnahme eines gängigen Antipyretikums. Besonders wirksam ist Ibuprofen in einer Dosierung von 400–600 mg, in seltenen Fällen auch bis 800 mg pro Einnahme. Auf gastrointesti-
nale Nebenwirkungen ist zu achten. Ergeben sich während der
ersten 6 Wochen der Behandlung keine Anzeichen auf oben
abgehandelte Störungen oder haben sich aufgetretene Störungen in dieser Zeit wieder normalisiert, so können die Untersuchungen zur Therapieüberwachung in monatlichen Abständen vorgenommen werden.

Grippale
Nebenwirkungen

Etwa 70% der Patienten in den einzelnen Untersuchungen
klagen über grippeartige Nebenwirkungen; zu ihnen zählen
Fieber, Wärmegefühl, Schwitzen, Kopf-, Muskel-, Gelenk-,
Rücken- und Gliederschmerzen, Müdigkeit, Abgeschlagenheit
und Schüttelfrost. Grippale Nebenwirkungen setzen 3 bis 6
Stunden nach der Injektion ein. Sie dauern bis zu einem Tag
an. Patienten mit geringem Körpergewicht sind häufiger
betroffen. Für die grippalen Nebenwirkungen kann die vorübergehend erhöhte Produktion von IL-6 (Martinez-Cáceres
1998) und anderer Zytokine verantwortlich sein. Grippale
Symptome sind in den ersten 6 bis 12 Wochen einer Therapie
häufiger als danach. Eine einschleichende Dosierung, etwa mit
der Hälfte der Wochendosis in den ersten beiden Wochen kann

die Grippesymptome mildern; Injektionen am Abend sind vorteilhaft; mit nichtsteroidalen, entzündungshemmenden Präparaten (NSAID) können die meisten grippalen Effekte beherrscht werden (Ibuprofen, Paracetamol oder Acetylsalicylsäure bis 400 mg zwei- bis dreimal täglich); ist mit NSAID kein zufriedenstellender Erfolg zu erzielen, so wird empfohlen, zu den Antirheumatika noch täglich 10 mg Prednisolonäquivalent oral zu geben (Munschauer 1997). Haben sich störende oder belastende Nebenwirkungen nach etwa 3 Monaten noch nicht oder nicht annähernd normalisiert, so ist, nach Ausschluß anderer Ursachen wie persistierende Infekte in Erwägung zu ziehen, die Dosis des Interferonbeta zu senken. Rötungen der Injektionsstelle, entzündete, *Haut-* schmerzhafte oder verhärtete Injektionsstellen treten unter *komplikationen* subkutan verabreichtem Interferon-beta häufig (70–80% der Patienten) auf. Interferon-beta 1b ist häufiger betroffen als Interferon-beta 1a. Das gilt insbesondere für nekrotisierende Hautstellen, die ggf. abgedeckt werden müssen. Unter Interferon-beta 1a, intramuskulär gegeben treten wesentlich seltener Hautirritationen auf, Nekrosen sind bisher nicht beschrieben. Frauen sollen von lokalen Nebenwirkungen achtmal häufiger betroffen sein als Männer (Gaines 1998). Die entzündlichen und die schmerzhaften Hautreaktionen sind vermutlich einerseits dem abweichenden Bau und der schlechten Wasserlöslichkeit des Interferon-beta 1b und dem hohen Säuregrad der Interferon-beta-Präparationen zuzuschreiben. Die Säure reizt fetthaltige Zellen der Unterhaut weniger stark. Es sollte genau auf eine richtige Injektionstechnik geachtet werden, die Einstichstellen sind vielfältig zu wechseln, die vorgesehene Injektionsstelle sollte mit Eiswürfeln gekühlt werden, die Einstichtiefe muß die Unterhaut erreichen, die injizierte Interferon-beta-Lösung sollte körperwarm sein, Injektionsstellen sollten ultraviolettem Licht (UV-Strahlen) nicht ausgesetzt werden. Bei sehr schlanken Patienten und dann, wenn nicht in einem steilen Winkel durch die Haut gestochen wird, besteht die Gefahr, daß statt subkutan intrakutan injiziert wird. Eine intrakutane Injektion erhöht das Risiko für Hautreaktionen und Nekrosen sehr. Auch ein Tropfen des Arzneimittels, der nach dem Entleeren der Luft aus der Spritze oben an der Nadel hängt, wird zum Teil intrakutan injiziert. Deshalb ist es besser, mit dem Entlüften aufzuhören, kurz bevor Flüssigkeit aus der Nadel austritt. Bei Fertigspritzen zur s.c.-Injektion kann die Restluft in der Spritze belassen werden. Alternativ kann der Tropfen mit einem sterilen Tupfer abgewischt werden. Nichtsteroidale Antirheumatika (NSAID) und 1%ige Hydrokortisonsalbe können gegen schmerzhafte oder

Müdigkeit

Spastik

Alopezie

*Verdauungs-
beschwerden*

entzündlich gerötete Stellen helfen; bleiben die Injektionsstellen trotzdem schmerzhaft, so kann die Injektionsstelle vor
der Injektion mit einer Lidocainlösung oder -salbe bestrichen
und so weniger empfindlich gemacht werden. Tritt starke
Müdigkeit auf, so darf diese nicht über einen ganzen Tag
andauern. Ist dies der Fall, so ist die Einzeldosis zu hoch
gewählt. Gemildert werden kann diese Nebenwirkung, indem
die Injektion abends verabreicht wird und indem nichtsteroidale Antiphlogistika (400–800 mg Ibuprofen) parallel gegeben werden. Etwa 6 bis 12 Stunden nach Interferon-beta kann
eine erheblich vermehrte Spastik zu beobachten sein. Sie ist
u. U. anhaltend. Überwiegend betroffen sind Patienten mit
sekundär progredienter oder primär progredienter MS
(Bramati 1998). Deshalb ist bei Patienten mit vorbestehender
Spastizität diesem Umstand besondere Aufmerksamkeit zu
widmen. Neben NSAID ist ein Spasmolytikum, meist Baclofen,
anzuwenden oder dessen Dosis zu erhöhen, bei anhaltenden
Beschwerden kann die Dosis des Interferon-beta schrittweise
gesenkt werden. Haarausfall ist in der Regel mild und wird
meist nur durch vermehrt in Kamm oder Bürste verbleibende
Haare bemerkt; zu kahlen Stellen kommt es selten. Alopezie
tritt vor allem während der ersten 6–12 Wochen auf. Interferon-beta wirkt teilungshemmend auf Haarbildungszellen,
die Follikelzellen der Haarwurzel. Eine vorübergehende
Dosisabsenkung ist zu erwägen. Sowohl Verstopfung als auch
Diarrhoe wurden berichtet. Beide sind nicht anhaltend und
erfordern in der Regel keine außerordentlichen Maßnahmen.
Ebenfalls wurde sowohl über Gewichtszunahme wie über
Gewichtsverlust berichtet. Auch sie sind nicht bedrohlich und
können durch kontrollierte Nahrungsaufnahme ausgeglichen
werden.

Wechselwirkungen

Unerwünschte Wirkungen des Interferon-beta, können sich
mit gleichartigen Wirkungen anderer Arzneimittel addieren
oder potenzieren. Dies kann der Fall sein, wenn Imurek®
zusammen mit Interferon-beta gegeben wird. Das Blutbild ist
dann engmaschig zu überwachen und im gegebenen Fall die
Dosis des Begleitmedikamentes zu senken. Pentoxifyllin kann
zumindest während der ersten Wochen grippale Symptome
mindern (Weber 1998). Hochdosiertes Heparin oder Hepa-
rinoide sind zu vermeiden. Unter natürlichem Interferon-beta
zusammen mit Heparin, ist es zu schweren inneren Blutungen
gekommen. Seither ist diese unerwünschte Wirkung nicht

mehr beschrieben worden, in angestellten Untersuchungen konnte sie auch nicht verifiziert werden. Low-dose-Heparinisierung ist unbedenklich. Trotzdem sollte man diesen Umstand kennen. Kortikosteroide sind nicht kontraindiziert. Entsprechende andersartig lautende Angaben haben studientechnische, nicht medizinische Ursachen: Bei der klinischen Prüfung von Immunmodulatoren wie Interferon-beta werden andere, ebenfalls immunmodulatorisch wirkende Substanzen, vor allem Kortikosteroide, außer zur Therapie des akuten Schubes, von der gleichzeitigen Verabreichung ausgenommen, die Ergebnisse der Studien würden sonst verfälscht. Da folgerichtig dann im Zulassungsverfahren keine Erfahrungen mit der gleichzeitigen Verabreichung von Interferon-beta und Steroiden vorgelegt werden können, nennen die Zulassungsbehörden präventiv die gleichzeitige Gabe der beiden Substanzgruppen zur Dauertherapie als kontraindiziert. Generell sollte aufgrund der bekannten Nebenwirkungen bei der Multiplen Sklerose eine Dauertherapie mit einem Kortikosteroid vermieden werden. Zur Behandlung akuter Schübe, auch unter Interferon beta, ist eine Kortisontherapie sogar notwendig. Sie sollte schnell nach Schubeintritt beginnen. Die meisten Neurologen bevorzugen eine hochdosierte i.v.-Behandlung (z. B. 1.000 mg Methylprednisolon i.v.) an drei bis fünf aufeinanderfolgenden Tagen. Wenn danach ein Ausschleichen nötig ist, kann dies zügig erfolgen.

Kortison

Organsysteme

Interferon-beta kann die Transaminasen der Leber erhöhen. Es kann zu einer Reduktion der Leukozyten, insbesondere der Lymphozyten sowie zu Anämie führen. Außerdem kann es die Zahl der Thrombozyten senken und die partielle Thromboplastinzeit verlängern. Über fiebrige Reaktionen kann das Herz-Kreislaufsystem beeinträchtigt werden. Dementsprechend sollte vor Therapie sichergestellt sein, daß die Leberwerte sich im Normbereich befinden, die Zahl der Erythrozyten und der Hämoglobingehalt normal sind. Ein Differentialblutbild sollte keine Anhaltspunkte für niedrige Lymphozytenzahlen ergeben. Die Gerinnungsparameter dürfen nicht außer der Norm liegen. Es sollten keine Angina pectoris oder koronare Herzkrankheit vorliegen. Vor jeder Injektion empfiehlt sich die orale Einnahme eines gängigen Antipyretikums. Abweichungen der Laborparameter, insbesondere der Leberwerte sind unter Interferon-beta bei 4–15% der Patienten zu beobachten, aber meist nach wenigen Wochen reversibel. Kon-

Leberwerte

trollen werden empfohlen 14 Tage nach der ersten Injektion, nach einem und nach 2 Monaten, danach alle Vierteljahre, später alle 6 Monate. Für die Leberenzyme kann eine Überschreitung bis zum 5- bis 6fachen des Normwerts vorübergehend toleriert werden. Für Bilirubin sollte das 3fache nicht überschritten werden. Steigen die Transferasen, die alkalische Phosphatase (AP) und das Bilirubin gleichzeitig über die genannten Richtwerte, so ist in der Regel eine Halbierung der Dosis oder, falls dies keine Korrektur erbringt, eine Unterbrechung der Interferon-beta-Behandlung angezeigt. Bei anhaltend erhöhten Transaminasen ist das Vorliegen einer Leberinfektion abzuklären.

Blutbild

Im Blutbild können Abweichungen des Hb nach unten toleriert werden bis etwa 100 g/L bei Männern und 90 g/L bei Frauen. Leukozyten gesamt dürfen bis 3,0 g/L und Lymphozyten bis 1,0 g/L absinken, ohne daß eine Maßnahme ergriffen zu werden braucht. Granulozyten sind selten betroffen. Bei einem Rückgang der Thrombozyten unter 100 g/L sollte die Dosis des Interferon-beta halbiert, unter 80 g/L die Therapie unterbrochen werden.

Menstruations-beschwerden

Unter Interferon-beta 1b wurden von bis zu 28% der Frauen Menstruationsbeschwerden berichtet. Unter Interferon-beta 1a ist diese Nebenwirkung weniger häufig. Vaginalblutungen sind unter Interferon-beta 1b beschrieben (Pakulski 1997). Die Einnahme eines oralen Kontrazeptivums ist als Maßnahme bei Menstruationsbeschwerden zu erwägen.

Schwangerschaft

Es liegen bislang nur eingeschränkte Erfahrungen über die Auswirkungen einer Interferon-beta-Dauertherapie auf den Verlauf einer Schwangerschaft und die Entwicklung des Fötus beim Menschen vor. In Tierversuchen hat sich bei sehr hohen Dosierungen eine erhöhte Abortrate gezeigt. Aus diesem Grunde sind während der Interferon-beta-Therapie effektive Verhütungsmaßnahmen zu empfehlen. Kommt es dennoch zu einer Schwangerschaft, muß die Behandlung mit Interferon-beta unterbrochen werden. Ein Abbruch der Schwangerschaft ist nach heutigem Wissen nicht erforderlich. Besteht ein akuter Kinderwunsch, sollte mit der Interferon-beta-Therapie erst nach der Schwangerschaft begonnen werden. Während einer Schwangerschaft ist die MS häufig ruhig. Interferon-beta besitzt eine wachstumshemmende Potenz. Es ist bekannt, daß es unter Interferon-beta im ersten Trimester zu einer höheren Rate an spontanen Abgängen der Leibesfrucht kommt. Dies muß nicht in allen Fällen auch bemerkt werden. Systematische Untersuchungen, zu dieser Frage gibt es nicht. Die Entscheidung, ob eine Schwangerschaft, die unter Interferon-beta begonnen hat, künstlich beendet werden soll, liegt bei der schwangeren Frau. Soweit bisher bekannt, ist bei keinem der unter einer Interferon-beta-Therapie gezeugten Kinder, soweit sie natürlicherweise ausgetragen wurden, irgendein auf Interferon-beta zurückzuführender Schaden bekannt geworden. Eine Unterbrechung der Schwangerschaft ist also keineswegs zwingend. Selbstverständlich sollte eine Schwangerschaft unter diesen Umständen häufiger als sonst überwacht werden. Es gibt keinen bekannten Grund, als männlicher Interferon-beta-Patient keine Nachkommen zu zeugen. Bislang sind keine negative Auswirkungen auf die Spermatogenese bei männlichen MS-Patienten unter Interferon-beta publiziert worden. Es ist lediglich anzunehmen, daß die Anzahl befruchtungsfähiger Spermien unter Interferon-beta geringer ist. Verantwortlich dafür dürfte die Hemmung der Zellteilung durch Interferon-beta sein. Eine einmalige Injektionspause sollte es ermöglichen, die Anzahl der befruchtungsfähigen Samenzellen aktuell innerhalb einer Frist von 2–4 Tagen zu erhöhen.

Zeugungsfähigkeit

Immunstimulation

Interferon-beta ist eine stark immunstimulierende Substanz. Dieser Effekt ist bei der Behandlung der MS unerwünscht, läßt sich aber nicht vermeiden. Veränderungen, die auf eine Immunstimulation durch Interferon beta hindeuten, finden sich innerhalb der ersten 4–6 Wochen (s. S. 161) selten länger. Die daraus abzuleitende Annahme, innerhalb dieser Zeit steige die Schubwahrscheinlichkeit, war zu beobachten (Fernandez 1994, Milanese 1988; Jacobs 1985) konnte in großen klinischen Studien aber nicht bestätigt werden.

Das Interferon-alpha wird häufig zur Therapie von Hepatitis oder von malignen Neubildungen eingesetzt. Es gehört mit dem Interferon-beta zusammen zu den Typ-I-Interferonen (s. S. 7). Für Interferon-alpha ist der Verdacht der Auslösung von Autoimmunerkrankungen beschrieben oder diskutiert worden, da bis zu 60% der Patienten unter Interferon-alpha Autoantikörper entwickeln (Conclon 1990; Arnason u. Reder 1994; Vial u. Descotes 1994). Für Interferon-beta ist dies bisher nur selten beschrieben (Durelli 1998) und nur zweimal in kleinen Studien untersucht worden (Kivisäkk 1998). Bei einem Kollektiv von 68 MS-Patienten unter 33 µg bzw. 66 µg Interferon-beta 1a, behandelt über ein Jahr, sind keine Anzeichen auf eine vermehrte Bildung von Autoantikörpern gefunden worden (Colosimo u. Pozilli 1997). Grundsätzlich gilt für Autoimmunerkrankungen, daß Autoimmunreaktionen gegen eigene Organe häufiger auftreten. Dies ist auch bei der multiplen Sklerose so (Jacobson 1997), wo etwa 13% der Patienten, aber nur etwa 2% der gesunden Kontrollpatienten auto-

Autoantikörper

immune Zweiterkrankungen zeigen (Seyfert 1990). Beschrieben sind als Begleiterkrankungen systemischer Lupus erythematodes (Holmes 1967; Berk 1988), rheumatoide Arthritis (DeKeyser 1988), Myasthenia gravis (Aita 1974; Somer 1989, Blake1997), M. Basedow (McCombe 1990) und Diabetes mellitus (Wertmann 1994). Eine Zusammenfassung geben Mäurer et al. (1999). Bei Patienten, die zusätzlich zur MS bereits vor Therapiebeginn mit Interferon beta Autoantikörper gegen Schilddrüsengewebe haben, müssen diese Autoantikörper und der klinische Zustand des Patienten unter der Interferonbehandlung besonders sorgfältig kontrolliert werden. Etwa 5–10% aller klinisch gesunden Individuen bilden Autoantikörper gegen Schilddrüsengewebe, bei diesen Individuen ist die Gefahr gegeben, daß sich unter einer Interferonbehandlung die Antikörpertiter erhöhen oder sogar klinisch manifeste Schilddrüsenerkrankungen auftreten.

Antikörper

Anti-Interferon-Antikörper, kurz auch Interferon-Antikörper genannt, treten in zwei Ausprägungen auf. Der eine Typ bindet an einen nach außen liegenden Teil des Interferon-Moleküls, ein Epitop, das keinen Einfluß auf die Wirksamkeit hat, weil es für die Bindung an den Interferonrezeptor der Zelle unwesentlich ist. Diesen Typ der Antikörper nennt man bindende Antikörper (B-AB). Sie haben nach bisheriger Erkenntnis keine *N-AB* therapeutischen Konsequenzen. Daneben und im Gefolge von B-AB treten Antikörper auf, die als neutralisierende (N-AB) bezeichnet werden. Sie sind gegen solche Epitope gerichtet sind, die für die Wirksamkeit des Interferon-Moleküls von Bedeutung sind. Sie verhindern, daß das Interferon-Molekül an seinen Rezeptor binden kann. N-AB neutralisieren, mindern oder verhindern die Wirksamkeit des Interferon-beta-Moleküls. Nur sie sind nach den heutigen Erkenntnissen für die Therapie von Relevanz. Der Serumtiter, die Menge der aufgetretenen Antikörper, wird in internationalen neutralisierenden Einheiten (INE) angegeben. Dabei ist eine INE diejenige Menge an Antikörpern (N-AB), die eine IU Interferon-beta zu neutralisieren vermag. N-AB bilden sich bei der Behandlung von schubförmig verlaufender MS selten vor dem 6. Monat der Behandlung (s. S. 207). Bei der sekundär progredienten MS (SP-MS) dagegen treten zwei Drittel der N-AB im Verlauf der ersten 6 Monate auf (s. S. 150). Hier soll vor allem auf das Überwachen der NAB bei der schubförmigen MS (RR-MS) eingegangen werden, entsprechendes gilt dann auch für die Überwachung der SP-MS, nur muß diese zeitlich früher einsetzen. Der Gipfel des Auftretens der NAB bei RR-MS, mit über zwei Dritteln der endgültig positiven Fälle, liegt zwischen dem 6. und 12. Monat. Danach kommen noch bis zum zweiten Behandlungsjahr weiter NAB hinzu, später kaum mehr. Besonders zu achten ist dabei auf Patienten, die auf die Therapie mit Interferon-beta besonders gut ansprechen, sie sind für das Auftreten von NAB wohl besonders prädestiniert. Aus einem Nachlassen der klinischen Wirksamkeit kann in den wenigsten Fällen auf aufgetretene Antikörper geschlossen werden.

Die Anbieter der einzelnen Interferon-beta-Präparate bieten auch Möglichkeiten zur Testung von Antikörpern an. Dort sollte bei Bedarf jeweils angefragt werden. Zur Therapie- überwachung kann nach 12 Monaten ein Antikörpertest durch- geführt werden. Fällt dieser positiv aus, so ist auf den Titer zu achten. Dies bedarf der Beratung durch den Fachmann, da die Antikörpertests bislang nicht standardisiert sind. Für nach WHO standardisierte Verfahren (s. S. 207) und für NAB gegen Interferon-beta 1a kann gelten: Titer unter 20 NE sind in der Regel nicht therapeutisch relevant. Bei Titern zwischen 20 und 200 NE wird zunächst die Dosierung erhöht. Solche niedrigti- trigen Antikörper verschwinden häufig im Verlauf der weite- ren Therapie wieder oder fallen in therapeutisch nicht mehr relevante Größenordnungen zurück. Zwischen 200 und 500 NE ist zu prüfen, wie sich die NAB entwickeln. Um das zu überprüfen, ist nach einem weiteren halben bis einem Jahr der Therapie ein Antikörpertest angezeigt. Liegen die Titer nach dem zweiten Testzeitpunkt oberhalb von 1.000 NE, so sind sie relevant und bilden sich vermutlich nicht mehr zurück. Es muß dann nach einer Therapiealternative gesucht werden. Dazu ist keine überhastete Eile angezeigt, vielmehr können die einzelnen Alternativen in Ruhe durchdacht werden, denn ein unter einer Interferon-Therapie einmal erreichter Therapie- vorteil wird in der Regel für längere Zeit beibehalten, bevor wieder eine Verschlechterung der Krankheitsaktivität einsetzt.

Für Interferon-beta 1b sind eigene Regeln zur Überwachung und Einschätzung der Antikörperbildung veröffentlicht (Paty 1996). Diese weichen von der oben gegebenen Empfehlung in einzelnen Punkten ab. Sie werden hier unkommentiert wieder- gegeben. Das Interferon-beta 1b soll vor einer Testung minde- stens ein Jahr lang gegeben worden sein und der therapeuti- sche Erfolg sollte zu diesem Zeitpunkt gering sein. Patienten, die von der Interferon-beta-1b-Therapie profitieren, wird von einem Antikörper-Test abgeraten. Bei positivem Test sollte nach 3 Monaten ein zweiter erfolgen. Sind die NAB im zweiten

Testung

Test bestätigt, werden Patienten definitiv als positiv eingeordnet. Eine Therapie soll dann abgebrochen werden, wenn der Patient bis dahin wenig oder gar nicht von der Behandlung profitiert hat. Dies ist der Fall, wenn er entweder über 6 Monate stetig progredient war, wenn er mindestens 3 verschlechternde Schübe erlitten hat, die hochdosiert mit Kortikosteroiden behandelt werden mußten, oder wenn eine stationäre Behandlung notwendig war. Auf eine Interpretation von unterschiedlich hohen Antikörpertitern wird wegen der unterschiedlichen verwendeten Testmethoden nicht eingegangen.

Langzeittoxizität

Für die derzeit zur Behandlung der MS zur Verfügung stehenden Interferon-beta-Präparate war die bisherige Zeitspanne der Anwendung am Menschen nicht lang genug, um Aussagen zur Langzeittoxizität zuzulassen. Für Betaferon® liegt eine Prüfung über 5 Jahre vor (s. S. 144), für Rebif® eine über 4 Jahre. Unter Rebif® konnten 95% der Patienten über lange Zeit in der Studie gehalten werden, unter Betaferon® nur rund ein Drittel. Diese Studien haben keine Anhaltspunkte für eine verlängerte Toxizität oder für entsprechende Schädigungen erbracht. Für eine echte Langzeittoxizitätsprüfung sind sie allerdings noch zu kurz. Zu erwägen ist in diesem Zusammenhang, daß für das natürliche Molekül Interferon-beta mittlerweile über 17 Jahre der praktischen Anwendung am Menschen für eine Abschätzung der Langzeittoxizität zur Verfügung stehen und daß lebenslang der menschliche Körper nach Infektionen der Ausschüttung von Interferon-beta ausgesetzt wird. Dabei erreichen die natürlichen Serumspiegel dieselbe Größenordnung wie nach exogener Zufuhr.

Andere Therapieansätze bei MS

Im folgenden wird auf seit langem praktizierte und auf neue, mehr oder weniger vielversprechende, auf fehlgeschlagene, aber häufig erwähnte Therapieansätze sowie zukünftig mögliche Immuntherapien eingegangen.

Pauschale Immunsuppression

Vor der Einführung der Interferone in die MS-Therapie wurde Azathioprin (Immurek®) im deutschen Sprachraum als Langzeitbehandlung bei MS bevorzugt eingesetzt. Dies geht zurück auf frühe Studien von Göpel et al. (1972) und Swinburn u. Liversedge (1973). Azathioprin ist ein Zytostatikum der Gruppe der Antimetabolite, speziell ein Purinanalogon (s. S. 30). Es greift auf der Stufe der Nukleinsäuren bei der Verdoppelung der DNA ein. Da bei jeder Zellteilung Purine in die DNA eingebaut werden, unterdrückt Azathioprin bevorzugt sich schnell teilende Zellen, was für die Proliferation der T-Lymphozyten und anderer immunkompetenter Zellen eine Rolle spielt und damit zur unspezifischen Unterdrückung von Immunvorgängen beiträgt. Azathioprin wird oral eingenommen und ist in aller Regel gut verträglich. Es wird nach Körpergewicht bemessen. Die Dosierung beträgt 2–3 mg/kg und Tag. Bisher liegt keine Zulassung für die Indikation MS vor, wohl aber für die Behandlung von Autoimmunerkrankungen. Die Gefahr, Krebserkrankungen auszulösen, wurde für Azathioprin diskutiert. Das Ausmaß dieser Gefahr wird unterschiedlich bewertet.

For Azathioprin gibt es bisher keine prospektiven klinischen Studien zur MS, die heutige methodische Erwartungen an MS-Studien erfüllen. Nach den frühen Versuchen vorgenommene Pilotstudien (Patzold 1982; Aimard 1983) wiesen zwar auf eine Minderung der Schubrate oder eine leichte Abnahme der Progredienz hin, beides konnte jedoch kontrolliert nicht bestätigt werden (Lauer 1984). Grundsätzlich scheinen die Ergebnisse bei leichteren schubförmigen Verläufen besser zu sein. Eine Metaanalyse (s. S. 95) ergab eine verringerte Schub-

Azathioprin

rate, konnte aber Effekte auf die Krankheitsprogression weder bei RR-MS noch bei SP-MS darstellen (Yudkin 1991). Daten aus MRT-Untersuchungen fehlen völlig. In einer Fall-Kontrollstudie (s. S. 94) wurde ein erhöhtes Krebsrisiko für gering befunden. Eine Dosisabhängigkeit und eine Evidenz nach 10 Jahren kontinuierlicher Behandlung wird diskutiert (Confavreux 1996). Azathioprin ist derzeit bei MS nicht indiziert. Inwieweit eine Kombination von Interferon-beta und Azathioprin sinnvoll sein könnte, wird derzeit geprüft.

Methotrexat   Wie Azathioprin ist Methotrexat ein Zytostatikum der Gruppe der Antimetabolite, hier ein Folsäure-Antagonist. Von seinen Nebenwirkungen fallen ins Gewicht Knochenmarkdepression, Leberzirrhose und Niereninsuffizienz. In einer klinischen Studie mit 60 SP-MS-Patienten (Goodkin 1995, 1996), in einer Dosierung von 7,5 mg pro Woche oral, war es bezüglich der Krankheitsprogression und der MRT-Daten statistisch wenig besser als Plazebo. In dieser Studie war kein Effekt auf die mit der EDS-Skala oder dem Ambulation-Index gemessene Behinderung nachweisbar. Ein hochsignifikanter Nutzen bezüglich der mittels »box and block test« und »nine hole peg test« gemessenen Funktion der oberen Extremitäten belegte erst nach Bildung eines Summenscores, in den alle diese Parameter gleichwertig eingingen, ein signifikant verlangsamtes Fortschreiten der Behinderung. 68% der Patienten gaben nach der Therapie an, der Zustand sei verschlechtert. Wegen seiner potentiellen Nebenwirkungen und seiner relativ geringen Wirksamkeit wird Methotrexat in Europa nur selten eingesetzt.

Mitoxantron   Ein Zytostatikum mit hemmender Wirkung auf die DNA-abhängige RNA-Polymerase ist Mitoxantron. Es zeigt eine ausgeprägte kumulative Herztoxizität, weshalb eine maximale Lebensdosis eingehalten werden muß. Es wird bei schweren Verläufen der MS eingesetzt (Kornhuber 1994), wobei auch eine zeitlich gestaffelte Kombinationstherapie mit zunächst einem Zyklus Mitoxantron, gefolgt von Interferon-beta bei schweren Verläufen, infrage kommen kann. In einer plazebokontrollierten Studie an 51 Patienten mit RR-MS bei einer Dosierung von 8 mg/m² Körperoberfläche und Monat für ein Jahr (Millefiorini 1997) ergab sich ein positiver Trend bezüglich neu auftretender Läsionen. Die Schubrate nahm um 66% ab, auf die Progression war kein Effekt zu sichern. Bei 42 Patienten mit hochaktiver RR-MS oder SP-MS war eine Kombinationstherapie von 20 mg Mitoxantron und 1.000 mg Methylprednisolon pro Monat für ein halbes Jahr (Edan 1997) der Behandlung mit Kortikosteroiden alleine bezüglich der MRT-Parameter und der Progression überlegen. Jüngst wurden die Ergebnisse einer doppelblinden, plazebokontrollierten Studie zur Behandlung von Patienten mit schubförmig progredienter oder sekundär chronisch progredienter MS vorgestellt. 194 Patienten wurden auf die drei Behandlungsgruppen randomisiert und erhielten entweder Plazebo oder 12 mg/m^2 oder 5 mg/m^2 Mitoxantron i.v. alle 3 Monate für 24 Monate. Nach 24 Monaten waren Schubrate und die Zeit bis zum ersten Schub signifikant vermindert. Während sich in der Plazebogruppe in diesem Zeitraum 19% der Patienten verschlechterten (»treatment failure«), hatten sich in der 5-mg-Gruppe 9% und in der 12-mg-Gruppe 7% der Patienten verschlechtert (p < 0,05). MRT-Daten bestätigten dieses gute Ergebnis (Hartung 1998).

Cyclophosphamid

Ein Zytostatikum der Gruppe der Alkylantien ist Cyclophosphamid (Endoxan®). Alkylantien hemmen die Zellteilung, indem sie Alkylreste an Nukleinsäuren binden (s. S. 29) und so zu Brüchen des DNA-Strangs führen. Der Wirkungsmechanismus bei MS ist möglicherweise auf eine teilselektive Unterdrückung der Helferzellen zurückzuführen. Cyclophosphamid wird seit den 80er Jahren zur Therapie der MS angewandt (Hauser 1983). Bei 20 Patienten, die 500 mg Cyclophosphamid pro Tag über 14 Tage erhielten, schnitten 75% in der Nachuntersuchung nach einem halben und einem Jahr besser ab als die Kontrollen. Das Krankheitsbild hatte sich stabilisiert. Auch spätere Untersuchungen erbrachten ähnliche Ergebnisse (Goodkin 1987; Myers 1987). Daten aus MRT-Untersuchungen fehlen. Cyclophosphamid wird bei Patienten mit schnell progredientem Verlauf gelegentlich empfohlen.

Cladribine

Wegen seiner angeblich geringen Nebenwirkungen wurde die lymphozytolytische Substanz Cladribine für die Behandlung der MS in Betracht gezogen (Kath 1995). Es treten hauptsächlich Thrombozytopenien, Lymphopenien der CD4+-Zellen und Infektionen auf. Die Ergebnisse einer kleineren doppelblinden Crossover-Studie (Beutler 1996a, b) mit 51 Patienten mit SP-MS schienen vielversprechend zu sein. Die Ergebnisse konnten in einer großen Phase-III-Studie jedoch nicht betätigt werden.

Unspezifische Immunmodulation

Copolymer-1

Bei Copolymer-1 (Cop 1) oder Glatiramer-Acetat handelt es sich um ein synthetisches Polymer hergestellt aus einem Gemisch von Aminosäuren (s. S. 19), jedoch mit einem festgelegten Mischungsverhältnis. Glatiramer-Acetat enthält L-Alanin, L-Glutaminsäure, L-Lysin und L-Tyrosin im Verhältnis 6,1:1,9:4,7:1,0. Bei Untersuchungen, mit Cop 1 die Aktivität des myelinbasischen Proteins (MBP), eines Bestandteils der Myelinscheide, die Induktion der EAE (s. S. 283) zu stimulieren, wurde gefunden, daß es die EAE in allen untersuchten Tierarten, also nicht speziespezifisch, unterdrücken kann (Arnon 1996); des weiteren, daß seine suppressive Wirksamkeit nicht auf das MBP beschränkt ist, sondern auch andere Bestandteile der Myelinscheide umfaßt, so das Proteolipid-Protein (PLP) oder das Myelin-Oligodendrozyten-Glykoprotein (MOG; Teitelbaum 1996; Ben-Nun 1996). Andererseits zeigte es keine Wirkung bei anderen autoimmunen Erkrankungen wie der Myasthenia gravis oder der Autoimmun-Thyreoiditis. Es ist also bei Myelin-induzierter Autoimmunität spezifisch wirksam.

Als wahrscheinlicher Wirkmechanismus wurde vorgeschlagen, daß Cop 1 im trimolekularen Komplex (s. S. 263) mit den auf dem MHC-Klasse-II-Molekül gebundenen und als Antigen dienenden Bruchstücken von MBP, PLP oder MOG konkurriere. Dadurch werde die Aktivierung der T-Zellen gegen diese Bestandteile des Myelins unterbunden. Die Wirkungen von Glatiramer-Acetat können dadurch jedoch nicht zufriedenstellend erklärt werden. Neuere Daten legen nahe, daß durch die Therapie mit Glatiramer-Acetat eine Immunveränderung im Sinne eines sog. »Th1/Th2 shift« erzielt wird. Das heißt, bei längerer Therapiedauer werden T-Zellen vermehrt, die antientzündliche Zytokine sezernieren und so über eine »bystander suppression« die T-zelluläre Immunreaktion unterdrücken können (Miller 1998)

Glatiramer-Acetat ist klinisch bei Patienten mit MS mit RR-MS (Bornstein 1987; Johnson 1995; Cohen 1995; Mancardi 1998) und mit SP-MS geprüft (Bornstein 1991). In der plazebokontrollierten Studie mit Patienten mit RR-MS wurden 20 mg Glatiramer Acetat pro Tag subkutan gegeben. Es wurde eine Reduktion der Schubrate nach 2 Jahren um 29% festgestellt. Nach 24 Monaten wurde die Studie ausgewertet, aber nicht beendet, sondern um bis zu 11 Monate verlängert. Glatiramer-Acetat wirkte zwar bei allen Behinderungsgraden, die kaum behinderten Patienten profitierten aber anscheinend besonders von der Therapie. Während für die Gesamtgruppe die Schubanzahl um 32% reduziert wurde, hatten die Patienten mit einem initialen EDSS-Wert von 0–2 eine Schubreduktion von 35,7% (Johnson 1998). In einer jüngst durchgeführten Doppelblindstudie an 239 Patienten konnte ein Nutzen von Glatiramer-Acetat auf kernspintomographische Parameter belegt werden. Innerhalb einer neun Monate dauernden Doppelblindphase zeigte sich ein signifikanter Nutzen der Therapie mit Glatiramer-Acetat bezüglich der Anzahl und des Volumens der kontrastmittelaufnehmenden Herde ebenso wie bezüglich Herdfläche und »Gesamtherdbelastung« im Kernspintomogramm (C. Comi, pers. Mitteilung, ECTRIMS/ACTRIMS 1999).

Glatiramer-Acetat ist gut verträglich. In beiden o. a. Studien traten weder klinisch noch in Laborparametern schwerwiegende Nebenwirkungen auf. Bei 90% der Verum- und 59% der Plazebopatienten gab es lokale Reaktionen (Erytheme, Juckreiz und Entzündungen) an der Einstichstelle, 2 Verumpatienten brachen deshalb die Studie ab. Selten, mindestens einmal bei 16% der Verum und 5% der Plazebopatienten, trat eine sog. systemische Postinjektionsreaktion auf, die unmittelbar nach der Injektion für einige Minuten zu Gesichtsrötung, Herzjagen und Angstgefühlen führte. Es wird vermutet, daß diese Reaktion durch versehentliche i.v.-Injektion hervorgerufen wird (Pöhlau 1996). Interessanterweise wirkt im Tiermodell Glatiramer-Acetat auch in oraler Form, es findet offenbar die Entwicklung einer sog. »oralen Toleranz« statt. Im Rahmen einer großen, über 1.000 Patienten umfassenden Studie wird ab 2000 untersucht, ob orales Glatiramer-Acetat auch bei der primär chronisch progredienten Verlaufsform der MS etwas nützt. Glatiramer-Acetat ist bisher in Israel, USA, Kanada, der Schweiz und einigen anderen Ländern zur Behandlung der schubförmig remittierenden MS als Arzneimittel zugelassen. Die Ausweitung auf die Europäische Gemeinschaft steht bevor. Eine Zulassung in der Bundesrepublik Deutschland ist 2000/2001 zu erwarten. Inwieweit eine kombinierte Therapie Interferon-beta und Cop 1 sinnvoll sei, kann erst entschieden werden, wenn Studien dazu durchgeführt sind.

Die B-Zellen des Körpers sind in der Lage, praktisch gegen *IVIG* jedes Pathogen, jede Noxe und jedes Proteinbruchstück Antikörper, die Immunglobuline, unterschiedlicher Klassen zu bilden (s. S. 256). Sie sind der Träger der spezifischen humoralen Immunität. Da an der natürlichen Bildung von Immunglobulinen sehr viele B-Zellklone beteiligt sind, nennt man diese natürlicherweise gewonnenen Immunglobuline polyklonale Antikörper im Gegensatz zu den meist gentechnisch aus nur einem einzigen Klon (s. S. 286) gewonnenen monoklonalen Antikörpern. Intravenös verabreichte Immunglobuline (IVIG) werden wegen der immunmodulatorischen Wirkung bei Autoimmunerkrankungen, systemischen entzündlichen Erkrankungen und Allotransplantationen eingesetzt. IVIG repräsentieren den humoralen Schenkel des Immunsystems (s. S. 257) unter Einschluß der regulativ wirkenden Immunglobuline. In den Präparationen sind herstellungsbedingt geringe Mengen von Zusatzstoffen, z. B. Stabilisatoren nach-

weisbar, auch können nicht 100% reine IVIG-Produkte hergestellt werden, außer den Immunglobulinen finden sich in
Spuren weitere immunaktiven Moleküle, z. B. lösliche HLA-
Moleküle. Der Wirkung der intravenösen Immunglobuline liegen deshalb verschiedene Mechanismen zugrunde, die nur
zum Teil verstanden sind (Pöhlau 1996). Ein Nachteil der IVIG-
Therapie könnte die Gewinnung der Antikörper aus menschlichem Blut sein. Neben der limitierten Verfügbarkeit stellt sich
auch die Frage nach dem Infektionsrisiko. Jede Plasmaspende
wird auf HIV und Hepatitis B und C kontrolliert. Eine Virus-
elimination und -inaktivierung erfolgt. Prionen, die mutmaß-
lichen Verursacher der neuen Creutzfeldt-Jacob-Krankheit,
bleiben aber bisher unentdeckt.

Drei Doppelblindstudien zur Behandlung der schubförmigen Multiplen Sklerose belegen einen Nutzen der IVIG-
Therapie bezüglich Schubrate und Progression. In der größten
dieser drei plazebokontrollierten Doppelblindstudien wurden
in 13 Zentren in Österreich 148 Patienten mit schubförmiger
MS untersucht. Sie erhielten einmal pro Monat 10 g IVIG oder
Plazebo. Es fand sich eine signifikante Reduktion der Schubrate (um 59%) eine verlangsamte Progression und signifikant
mehr schubfreie Patienten in der Verumgruppe (Fazekas 1997).
Eine israelische Studie an 40 Patienten bestätigte den klinischen Nutzen (Achiron 1998). In einer kleinen Doppelblindstudie konnte belegt werden, daß die sehr hohe IVIG-Dosis
von 2 g/kg Körpergewicht alle 4 Wochen einen signifikanten
Nutzen auf Kernspinparameter hat (Soerensen 1998). Während
die generelle Wirksamkeit von IVIG bei der schubförmigen MS
nicht bestritten wird, ist die Frage der nötigen Dosen noch
ungeklärt. In den Studien eingesetzte IVIG-Dosen differieren
um mehr als den Faktor 10. Der Frage, ob IVIG auch zur
Behandlung der sekundär chronisch progredienten MS infrage
kommt, wird derzeit in zwei großen Doppelblindstudien nach-
gegangen. Beide haben den gleichen primären Endpunkt:
Progression auf der EDS-Skala. In der ersten, der sog. ESIMS-
Studie werden im Verumarm 1 g/kg Körpergewicht IVIG eingesetzt, in der 2. Studie 400 mg/kg Körpergewicht. In der zweiten, 230 Patienten umfassenden Studie, wird auch eine kleinere, stratifizierte Gruppe von Patienten mit primär chronisch
progredientem Verlauf der MS untersucht. Diese Studie geht
auch der Frage nach, ob sich die im Tiermodell bewiesenen
remyelinisierungsfördernden Wirkungen von IVIG bei MS-
Patienten zeigen lassen (Pöhlau 1997). In die ESIMS-Studie, die
auch kernspintomographisch kontrolliert wird, wurden 318
Patienten in 31 Zentren in Europa und Kanada eingeschlossen.
Im Jahr 2002, wenn beide Studien abgeschlossen sind, wird die

Frage zu beantworten sein, inwieweit IVIG auch bei chronisch progredienten Verläufen der MS positive Ergebnisse zeigt. Bezüglich unerwarteter schwerer Nebenwirkungen wurde kürzlich über das Risiko von Nierenversagen berichtet (CDC 1999).

TNF-Antagonisten

Ein Entzündungsmediator bei der MS ist der Tumor-Nekrose-Faktor-alpha. Er gehört zusammen mit beispielsweise Lymphotoxin-β zur TNF-Liganden-Familie. Für beide Mediatoren können die hier besprochenen Mechanismen der Hemmung durch Antagonisten gelten. TNF-α wird vorzugsweise von Monozyten/Makrophagen produziert. Es zeigt verschiedene Wirkungen. So erleichtert es den Durchtritt der Leukozyten durch die Blut-Hirn-Schranke durch vermehrte Expression von Adhäsionsmolekülen an der inneren Wand der Blutgefäße. Es führt zur Akkumulation von Entzündungszellen wie Makrophagen, neutrophilen Granulozyten und Lymphozyten. Es erhöht die Entstehung von aggressiven Sauerstoffradikalen und Stickoxiden, die einerseits eingedrungene Pathogene bekämpfen, aber auch gesunde Gewebe wie Oligodendrozyten schädigen. TNF-α tritt vermehrt in zentralnervösen Läsionen bei der MS auf. Es ist assoziiert mit Lymphozyten, Mikrogliazellen und Astrozyten (Selmaj 1991). TNF-α ist toxisch gegen Oligodendrozyten, welche die Myelinscheide der Nervenfasern im ZNS bilden (Brosnan 1988). Bei Patienten mit MS besteht eine Korrelation zwischen dem TNF-Serumspiegel und dem klinischen Verlauf (Beck 1988; Sharif u. Hentges 1991; Rudick u. Ransohoff 1992; Rieckmann 1994). TNF-α benutzt zwei TNF-Rezeptoren (TNF-R55, TNF-R75). Zur Minderung der TNF-α Wirkungen bei MS wird an mehreren Strategien gearbeitet.

TNF-α

Grundsätzlich stehen zwei Wege zur Wahl, die Hemmung der TNF-α-Biosynthese oder die Hemmung seiner biologischen Wirkungen. Als Biosynthesehemmer wurden bisher Thalidomide (Klausner 1996) und Pentoxyfillin (Rieckmann 1996; van Oosten 1996, Weber 1998) klinisch geprüft. Allerdings waren die erreichten Effekte in beiden Fällen nicht zufriedenstellend. Auch ein Teil der Wirkungen von Linomide, einem synthetischen Immunmodulator (Quinolin-3-Carboxamid) wird auf die Hemmung der Synthese von TNF-α zurückgeführt (Gonzalo 1993). Die klinische Prüfung von Linomide (Andersen 1996; Karussis 1996) wurde kürzlich wegen erheblichen Nebenwirkungen wie Perikarditis, Pleuritis und Herz-

*Thalidomide,
Pentoxyfillin,
Linomide*

infarkte eingestellt. Zur Hemmung der Wirkungen von TNF-α wurden mehrere Ansätze unternommen. Die Hemmung von Matrix-Metalloproteinasen hemmen auch die Aktivität von TNF-α, nicht aber deren Synthese. Monoklonale Antikörper gegen TNF-α direkt oder gegen seine Rezeptoren mindern ebenfalls die Aktivität des TNF-α. Positive Effekte sind in Tierversuchen (Ruddle 1990; Klinkert 1997), in anderen Autoimmunerkrankungen wie rheumatoider Polyarthritis (Elliot 1994) und bei der MS (van Oosten 1996) beobachtet worden. Die Ansätze wurden aber nicht weiterverfolgt.

Antiinflammatorische/antigenspezifische Therapien

Kortison

Kortikosteroide, die Referenzsubstanz ist Methylprednisolon (MP), angegeben in Methylpregnisolon-Äquivalenten, werden als Therapie der Wahl zur Behandlung akuter Schübe eingesetzt. Es ist sehr schnell, vor allem antiinflammatorisch wirksam. Es wird geschätzt, daß bei i.v.-Gabe von 200–300 mg Prednisolonäquivalent alle Glukokortikoidrezeptoren eines Erwachsenen besetzt sind. Neuere Befunde zeigen nun, daß es neben den rezeptorvermittelten, genomischen Effekten des Kortisons auch nichtgenomische Soforteffekte gibt. Höhere Dosen wirken wahrscheinlich über einen Einbau von Glukokortikoiden in die Zellmembranen, wodurch sich deren physiko-chemischen Eigenschaften ändern; eine »membran-stabilisierende« Wirkung wurde bereits in den sechziger Jahren beschrieben. Offenbar bieten Kortikosteroide in hohen Dosen einen Schutz gegen Lipidperoxidation. Außerdem vermindert hochdosiertes Kortison schlagartig den Kationentransport durch die Zellmembran und hemmt den zellulären Phospholipidumsatz. Dadurch interferiert das Kortison mit Prozessen, die für die Aktivierung von Lymphozyten und das Aufrechterhalten dieser Aktivierung entscheidend sind. So ist auch die klinische Erfahrung zu erklären, daß bei sich akut verschlechternden immunologischen Erkrankungen in der Regel nur hohe Kortisondosen zum Erfolg führen.

Als Dauertherapie sind Kortikosteroide nicht geeignet, da es zur Ausbildung des Cushing-Syndroms I kommt. Dabei stehen Osteoporose, Hypertonie, Muskelschwäche und verminderte Glukosetoleranz im Vordergrund. Eine Reihe von Studien hat sich mit den Fragen beschäftigt, inwieweit die Dosis der Kortikosteroide bei der Behandlung des akuten Schubes variiert, die intravenöse durch die orale Gabe ersetzt oder ein länger andauernder Effekt erreicht werden können. In zwei plazebokontrollierten Studien (Durelli 1986; Milligan 1987) wurde die Wirksamkeit von 500 mg intravenös verabreichtem MP (IVMP) pro Tag für 5 Tage nachgewiesen. In einer weiteren plazebokontrollierten Studie (Alam 1993) mit 35 Patienten wurden 500 mg orales MP (OMP) mit 500 mg IVMP verglichen. Es konnte kein Unterschied festgestellt werden. Das gleiche gilt für eine Studie an 80 Patienten im Vergleich von 1.000 mg für 3 Tage gegen 48 mg über 7 Tage und Ausschleichen über weitere 7 Tage (Barnes 1997). Gemessen wurde hier der EDSS-Grad. Die Studien sind allesamt aus methodischen Gründen in der Kritik (Barkhof u. Polman 1997). Ausgehend von den Arbeiten der Mayo-Klinik in Rochester wird heute die Kortison-Stoß-Therapie (Pulse-Therapie) mit 3 bis 5 Infusionen zu je 1.000 mg MP, aber ohne anschließendes Ausschleichen mit oralem Kortison, bevorzugt. Soll eine Ausschleichphase sich anschließen, so sollte diese kurz sein. Eine Überlegenheit der Pulse-Therapie gegenüber der niedrigdosierten Langzeittherapie ist bisher nicht nachgewiesen.

Orale Toleranz

Dem Ansatz der oralen Toleranz zur Therapie von Autoimmunkrankheiten liegt die Beobachtung zugrunde, daß solche Proteine, die durch den Darm, den Gastrointestinaltrakt, ins Blut übergehen, zu einer veränderten Antwort des Immunsystems, eben zu einer erhöhten Toleranz gegenüber dem Antigen führen. Auch die Passage durch andere innere Epithelien kann dies leisten, so beispielsweise durch die Mukosa des Atmungsorgans. Deshalb spricht man statt von oraler Toleranz oft auch von mukosaler Toleranz. Das System ist biologisch sehr sinnvoll, erlaubt es doch einem Organismus antigene Substanzen aufzunehmen, ohne dadurch dagegen sensibilisiert zu werden. Als Grundlage des Vorgangs wird diskutiert, daß dosisabhängig gegenregulatorische Zellen aktiviert werden oder daß bei den antigenspezifischen Zellen eine Anergie ausgelöst wird. Im Tierversuch ist diese orale Toleranz verschiedentlich nachgewiesen worden (Weiner 1994). Eine klinische Studie bei Patienten mit MS, die große Mengen an Markscheidenproteinen aus Rindern oral zugeführt bekamen, schlug allerdings fehl.

T-Zell-Impfung

Unter der Annahme, daß ein pathogenes Agens zur Auslösung einer Autoimmunreaktion analog betrachtet werden kann zum Auslösen einer Infektionskrankheit durch ein mikrobielles Agens, wurde ein Konzept entworfen, bei Immunerkrankungen entsprechend der Impfung bei Viruserkrankungen zu verfahren. Das pathogene Agens wären bei der MS organspezifische, autoaggressive Klone von T-Zellen. Bei der klassischen Impfung wird die Virulenz von Krankheitserregern abgeschwächt, attenuiert, ohne daß die antigenen Eigenschaften verloren gehen. Die abgeschwächten

Krankheitserreger werden dem Organismus bei der Impfung beigebracht, woraufhin dieser Antikörper bildet, ohne daß der geschwächte Erreger in der Lage wäre, eine Erkrankung auszulösen. Analog wird bei der T-Zell-Impfung davon ausgegangen, daß autoaggressive T-Zellen attenuiert werden können, wobei sie ihr pathogenes Potential verlieren, ihre Fähigkeit, gegenregulierende Zellen zu aktivieren aber behalten. Die Attenuierung geschieht durch Bestrahlung der Zellen, durch Behandlung mit hohen Drucken oder durch Behandlung mit Chemikalien. Das Konzept beruht auf der Annahme, daß im normalen Organismus stets eine gewisse Anzahl autoaggressiver T-Zellen vorhanden ist, deren Aktivität aber durch gegenregulatorische Systeme kontrolliert werden kann. Eine weitere Annahme ist, daß bei einer Autoimmunkrankheit das normalerweise vorhandene Gleichgewicht zwischen autoaggressiven T-Lymphozyten und den sie unterdrückenden Mechanismen gestört ist. Dieses gestörte Gleichgewicht gilt es wiederherzustellen, indem die gegenregulierenden Mechanismen gestärkt werden. Die Stärkung der gegenregulatorischen Immunmechanismen soll durch die Injektion von Autoantigen-spezifischen T-Zell-Klonen geschehen, die zuvor dem späteren Empfänger entnommen, in Kultur gehalten, abgeschwächt und wie ein Impfstoff wieder injiziert werden. Die abgeschwächten autoaggressiven T-Zellen sind zwar nicht mehr in der Lage, Autoimmunprozesse zu triggern, wohl aber die Abwehr der gegenregulatorischen T-Zellen zu aktivieren und so gegen die bestehende Autoimmunerkrankung zu aktivieren. Die Aktivierung geschieht dadurch, daß gegenregulatorische CD4+- oder CD8+-T-Zellen mit den autoaggressiven T-Zellen kreuzreagieren und die selektive Abtötung der Zellen ermöglichen. Es ist tatsächlich auch gelungen, durch T-Zell-Impfung von Patienten mit MS mit MBP-reaktiven T-Zellen gegen MBP gerichtete autoaggressive T-Zellen aus dem Blut für lange Zeit zu eliminieren (Medaer 1995). Die gegen MBP reaktiven T-Zellen traten jedoch bei solchen Patienten wieder auf, die danach einen Schub erlitten. Interessanterweise war die Spezifität dieser neu auftretenden T-Zellen gegen andere Regionen des MBP gerichtet als die der früheren (Zhang 1995), eine Verlagerung (Alteration/shift) der Spezifität mußte also stattgefunden haben.

Neuere Studien legen nahe, daß im Verlauf einer MS immer mehr verschiedene T-Zell-Rezeptoren in das Entzündungsgeschehen einbezogen werden, daß die Entfernung von einigen wenigen autoreaktiven Klonen nicht mehr ausreicht, um die Krankheitsaktivtät zu unterdrücken. Auch können andere Immunzellen (z. B. Makrophagen) und die von diesen produzierten Mediatoren zu weiteren Gewebeschädigungen führen. Deshalb dürfte der klinische Nutzen dieser praktisch nebenwirkungsfreien Therapie limitiert sein, und der Gedanke eines Einsatzes der T-Zell Impfung wird zurückhaltend gesehen oder aufgegeben.

Basierend auf der Theorie der T-Zell-Impfung wurde eine variierte Form der Impfung entwickelt, bei der statt ganzer T-Zellen nur deren T-Zell-Rezeptoren verwendet werden. Dahinter steht, daß T-Zell-Rezeptoren aus konstanten Teilen bestehen, die zahlreichen T-Zellen gemeinsam sind, und variablen Teilen, die für einen einzigen oder einige wenige T-Zellen charakteristisch sind. Die variabelste Region des T-Zell-Rezeptors ist die Region, mit der das spezifische Antigen erkannt wird, die »complementary determinig region« (CDR3). Bei der T-Zell-Rezeptor-Peptid-Impfung werden nun nur kurze Teile der CD-Region der autoaggressiven T-Zellen benutzt. Es wird angenommen, daß diese spezifischen Abschnitte ebenso funktionieren wie oben für die T-Zellen beschrieben.

T-Zell-Rezeptor-Peptid-Impfung

Unter einem Ligenden versteht man Molekülstrukturen, die sich bevorzugt an bestimmte Stellen eines anderen Moleküls binden. Kleine Eiweißbruchstücke, Peptide, müssen als Antigene fähig sein, Kontakte einerseits mit dem auf antigenpräsentierenden Zellen stehenden, großen MHC-Molekülen zu knüpfen, andererseits mit dem ebenfalls großen T-Zell-Rezeptor der T-Zelle. Die antigeninduzierte Stimulation der T-Zellen wurde lange als eine »Alles-oder-nichts«-Reaktion angesehen. Das bedeutet, wird der T-Zell Rezeptor fest mit dem spezifischen Antigen auf dem MHC-Molekül verbunden, folgt daraus stets die volle Immunantwort. Die T-Zelle wird aktiviert, teilt sich, produziert Zytokine, unterstützt B-Zellen bei der Antikörperproduktion oder tötet Zielzellen ab. Diese »Alles-oder-nichts«-Ansicht mußte zugunsten einer Teilwirksamkeit des gebundenen Antigens aufgegeben werden. Veränderte Bindungsstellen, veränderte Ligenden des T-Zellrezeptors, »altered pepide ligands«, APL, die in einer oder wenigen Aminosäuren vom ursprünglichen Ligenden abweichen, können eingeschränkte Reaktionen vermitteln. Es läuft nicht mehr das volle Programm der Immunantwort ab, sondern nur noch Teile davon. Ein APL kann beispielsweise T-Zellen dazu bringen, nur noch ein einziges Interleukin zu produzieren und damit zwar B-Zellen zu helfen, ihre Antikörper herzustellen, die Fähigkeit sich zu teilen aber kann entfallen. Das bedeutet, daß der T-Zell Rezeptor nicht streng monospezifisch auf nur ein ganz bestimmtes Antigen reagiert, sondern daß für die Kaskade der normalerweise erfolgenden vollen

Altered Peptid-Ligenden

Immunantwort mehrere Bindungsstellen des Liganden verantwortlich sind und daß der T-Zell Rezeptor mit verschiedenen Liganden reagieren kann. Umgekehrt heißt das, daß ein Antigen mehrere kritische Stellen aufweist, die je nach Bindungsstelle verschiedene Reaktionen triggern. Künstlich, etwa durch gentechnische Veränderungen hervorgebrachte veränderte Liganden, eröffnen noch kaum ausgelotete Möglichkeiten der Beeinflussung mittels Immuntherapie. Eine Möglichkeit könnte die Herunterregulierung der Expression von inflammatorischen Zytokinen sein.

Eine Studie zur Behandlung von Patienten mit schubförmiger MS mit einem APL auf der Basis von einer veränderten Aminosäuresequenz aus dem Myelin-basischen Protein wird z. Z. durchgeführt.

Manipulation des Zytokin-Netzwerks

Tierexperimentelle und In-vitro-Forschungen am Zytokin-Netzwerk haben in den vergangenen Jahren erhebliche Fortschritte gemacht. Die CD4+-T-Zellen werden heute in zwei Untergruppen eingeteilt, die Th1-Zellen und die Th2-Zellen. Sie gehen aus ihrer Vorläuferzelle, der Th0-Zelle hervor. Th1-Zellen gelten als die Entzündungs-T-Zellen, sie induzieren entzündliche Prozesse, sind an deren Aufrechterhaltung beteiligt und tragen zur Zerstörung von Geweben an den entzündeten Stellen bei. Sie sezernieren die Zytokine IL-2, Lymphotoxin und Interferon-gamma. Th2-Zellen gelten als die Gegenspieler der Th1-Zellen, sie stimulieren die Antikörperproduktion der B-Zellen und vermitteln Th1-dämpfende Prozesse. Die typischen Zytokine der Th2-Zellen sind die Interleukine, IL-4, Il-5, IL-6, IL-10 und IL-13. Beiden Zellen gemeinsam ist die Bildung von IL-3, TNF-α, GM-CSF und Chemokinen. Th0-Zellen geben vor allem IL-2, Il-4, Il-10 und Interferon-gamma ab. Gelänge es, die Ausschüttung von Zytokinen gezielt zu verändern, könnte dies zu einer Verschiebung von der Th1-Zell-Aktivität zur Th2-Zell-Aktivität führen. Erste Schritte in diese Richtung sind im Tierversuch unternommen. Interferon-gamma hemmt die Teilung von Th2-Zellen, Il-10 die von Th1-Zellen. Es könnte also möglich werden, die dominante Rolle der Th1-Zellen bei Autoimmunkrankheiten zur Th2-Zell-Dominanz hin zu verschieben.

Das Konzept der dichotomen Verteilung von T-Helferzellen als Th1- oder Th2-Zellen wird, wie gesagt, aus Zellkulturen und Tierexperimenten abgeleitet. Beim Menschen gibt es aber nun T-Helferzellen, die gleichzeitig Th1- und Th2-Zytokine sezernieren, weshalb sich das Konzept zwar als nützlich, aber als zu sehr vereinfachend erweist. Auch die Annahme, daß die MS eine »durch Th1-Zellen vermittelte Erkrankung« sei, ist so nicht aufrechtzuerhalten. Diese Annahme resultiert aus Tiermodellen der MS, bei der die Erkrankung von einem Tier auf ein anderes, gesundes, durch Transfer von Th1-Zellen übertragen werden kann, nicht aber durch den Transfer von flüssigen Blutbestandteilen. Bei der Demyelinisierung, die ja ein zentrales Merkmal der Multiplen Sklerose ist, spielen aber auch Autoantikörper und Komplementbestandteile eine Rolle. Im Tierexperiment gut belegt ist, daß Autoantikörper gegen Myelin-Oligodendrozyten-Glykoprotein (MOG) zu einer Demyelinisierung führen.

Eine Stärkung des »Th2-Zügels« des Immunsystems führt zu einer Stimulation von B-Zellen, auch von B-Zellen, die Autoantikörper produzieren. Es ist also möglich, daß bei MS-Patienten, bei denen dieser Weg der Demyelinisierung eine Rolle spielt, sich eine »immune deviation« Richtung Th2 auch negativ auswirken kann (Wekerle 1999). Es ist auch möglich, daß bei klinisch gesunden Individuen, die niedrigtitrige Autoantikörper z. B. gegen Schilddrüsengewebe haben, durch eine vermehrte Stimulation von B-Zellen Autoimmunerkrankungen auftreten.

TGF-β wird von zahlreichen Zellen, darunter auch den Thrombozyten, gebildet. Seine Wirkungen sind vielfältig, sie stehen im Zusammenhang mit Entzündungen, der Tumorbildung und den Gewebe-Reparatur-Mechanismen. Es kommt in drei Isoformen vor (TGF-β1, TGF-β2 und TGF-β3), deren Wirkungen weitgehend identisch sind (Stavnezer 1995). TGF-β-Rezeptoren werden ebenfalls in drei Isoformen von fast allen Zellen ausgebildet. TGF-β zeigte in Tiermodellen positive Wirkungen auf die der MS ähnlichen pathologischen Prozesse (Schluesener u. Lider 1989; Fabry 1995). Auch verschlechtern Antikörper gegen TGF-β1 den Schweregrad solcher der MS ähnlichen Modellkrankheiten. TGF-β2 wurde auch schon an Patienten mit MS geprüft. Trotzdem scheint es noch ein weiter Weg zu sein, bis dieser Ansatz eine klinische Relevanz erreicht. Die vielfältigen Wirkungen von TGF-β lassen keine Voraussage zu.

TGF-β

Interleukin-10 wird von Th2-Zellen, Makrophagen und Immunzellen biosynthetisiert. Unter anderem unterdrückt es die Produktion von Entzündungsmediatoren, hemmt die Expression von B7-Korezeptoren, vermindert die Teilungsrate von T-Zellen und induziert einen anhaltenden anergen Zustand der CD4+-T-Zellen (Groux 1996). Die Wirkungen bei MS sind kontrovers einzuschätzen, einerseits können im

IL-10

Tierversuch MS-artige Schübe reduziert werden, andererseits kann sich das Krankheitsbild verschlechtern (Crisi 1995; Canella 1996). Bei Probanden induzierte IL-10 Neutrophilie, Monozytose und Lymphopenie, die T-Zellen-Proliferation und die Produktion proinflammatorischer Zytokine wurden unterdrückt (Chernoff 1995).

IL-1-Inhibitoren

IL-1 gilt als das wichtigste proinflammatorische Zytokin in Zusammenhang mit der MS. Es wird von Zellen der Monozyten/Makrophagen-Reihe produziert. Es existiert in zwei Formen (IL-1α und IL-1β), deren Aktivitäten die nämlichen sind. Die Aktivität von Il-1 wird von drei Inhibitoren kontrolliert, dem löslichen IL-1-Rezeptor, dem Interleukin-1-Rezeptor-Antagonisten und dem membranständigen Typ-II-Rezeptor. Der lösliche IL-1-Rezeptor bindet IL-1 und behindert so dessen Wirksamkeit. Der Interleukin-1-Rezeptor-Antagonist geht eine kompetitive, verdrängende Bindung am IL-1-Rezeptor ein, gibt selbst aber kein aktivierendes Signal und behindert so die Wirkung des IL-1. Der membranständige Typ-II-Rezeptor gibt ebenfalls kein aktivierendes Signal und kann die Abgabe eines Signals durch den Typ-I-Rezeptor verhindern. Ein Einsatz von IL-1-Inhibitoren in der praktischen Therapie der MS liegt noch fern.

Chemokine

Chemokine (»chemoattractant cytokines«) sind niedermolekulare Eiweiße, die eine zentrale Rolle beim Übertritt von Immunzellen aus den Blutgefäßen ins Gewebe spielen und Leukozyten an den Ort einer Entzündung locken. Sie sind allesamt Mitglieder dreier miteinander nahe verwandter Gruppen einer Polypeptid-Familie. Chemokine zeichnen sich durch sehr konservative Konstellationen von Schwefelbrücken bildenden Cysteinen aus. Erwähnt sollen sein die Substanzen RANTES (»regulation on activation, normal T-cell expressed and secreted«), MIP-Proteine (»macrophage inflammatory proteins«) und MCP-Proteine (»monocyte chemoattractant proteins«). In akuten und chronischen MS-Läsionen, aber nicht bei Kontrollen aus normalen Gehirnen, wurden entsprechend MCP-1, -2 und -3 gefunden (McManus 1998). Die therapeutische Nutzung zielt auf die Blockade der Chemokine durch fest an deren Rezeptoren gebundene synthetische Peptide, wodurch die Wirkung der Chemokine unterbunden werden kann.

Matrix-Metallo-
proteinase-
Inhibitoren

Matrix-Metalloproteinasen (MMP) verdauen Bestandteile der amorphen Grundsubstanz des Bindegewebes und stören so die Integrität von Geweben (s. S. 288). Sie beschleunigen die Sekretion von TNF-α durch die Freisetzung der membrangebundenen Form aus Makrophagen und T-Zellen und erleichtern die Wanderung der T-Zellen durch das Gewebe und die

Basalmembran der Blutgefäße. Aufgrund dieser für den Körper potentiell gefährlichen Wirkungen werden sie strikt kontrolliert. Eine Schlüsselrolle spielen dabei die Zytokine. IL-4 und IL-10 hemmen die Sekretion aus Makrophagen, spezifische Gewebeinhibitoren (TIMPs, »tissue inhibitors of MMP«) binden MMP und deaktivieren es. Synthetische MMP-Inhibitoren wie Hydroxamat könnten die Wirkungen der MMP bei der MS mindern. In Tiermodellen sind sie in der Lage, entzündliche Schäden und Ödeme zu verhindern. Penicilline, die MMP hemmen, unterdrücken die EAE (s. S. 283) in Mäusen. Die Hemmung der Gelatinase Aktivität und der T-Zell-Wanderung sind Wirkmechanismen des Interferon-beta bei MS (Leppert 1996; Stüve 1996).

Pharmakologie –
Schlüssel zu manchem Verständnis

Dynamik, Kinetik, Toxikologie

Die Pharmakologie ist eine medizinische Wissenschaft, die sich mit wirksamen Substanzen, deren Bau und Stoffwechsel, deren erwünschten und unerwünschten Wirkungen beschäftigt. Sie umfaßt die Teilgebiete Pharmakokinetik, Pharmakodynamik und Toxikologie. Die Pharmakokinetik beschreibt die Umsetzung einer Wirksubstanz im menschlichen oder im tierischen Körper. Die Pharmakodynamik beschreibt die Wirkungen, die ein Stoff im Organismus hervorruft. Die Toxikologie beeinhaltet die Erfassung und Beschreibung der nicht erwünschten Wirkungen, auch, nicht ganz korrekt, als Nebenwirkungen bezeichnet, sowie die Wechselwirkungen zwischen der eigentlichen Wirksubstanz und anderen in den Körper verbrachten Substanzen wie Giftstoffen, Nahrungs- oder Genußmitteln.

Allgemeine Pharmakologie

Definition der Wirksubstanz

Interferone sind eine Substanzklasse, die aufgrund ihrer antiviralen Eigenschaften definiert worden ist.
- Interferone sind Eiweiße, die im Körper auf einen äußeren Reiz hin gebildet werden.
- Menschliche Interferone sind gegen alle humanpathogenen Viren wirksam, sie weisen keine Virusspezifität auf.
- Die Wirksamkeit eines Interferons ist auf den Organismus beschränkt, aus dem es stammt. Interferone gehören zu den seltenen hochgradig artspezifischen Substanzen.
- Interferone wirken nur antiviral, wenn eine Zelle präinfektiös, also vor der Infektion durch einen Virus, mit Interferon in Kontakt gekommen ist.

Wirkungen der Interferone

Interferone zeigen vier Wirkqualitäten. Die biochemischen und zellulären Grundlagen dieser Wirkqualitäten überlagern sich und sind, trotz eines großen Wissenszuwachses in den letzten Jahren, noch immer nur teilweise verstanden. Es gilt, Interferone binden an Zellrezeptoren und »up«- oder »down«-regulieren zelluläre Gene. Dadurch wird die Synthese von Zellproteinen induziert, reduziert oder unterbunden (Revel 1986). Interferone wirken: immunmodulierend, antiviral bzw. antiinfektiös, antiproliferativ und zelldifferenzierend.

Immunmodulierende Aktivitäten von Interferonen sind sehr vielfältig und noch nicht in allen Einzelheiten bekannt. Sie betreffen vornehmlich die Aktivität der T-Lymphozyten in allen ihren Subfamilien und die der natürlichen Killerzellen (NK), die B-Zellaktivität mit der Antikörperproduktion und die Aktivität der Makrophagen (MΦ) und Monozyten. Häufig im Zusammenhang mit pharmakologischen Untersuchungen anzutreffende Begriffe wie HLA-Antigene, β_2-Mikroglobulin, Tumornekrosefaktoren (TNFα und TNFβ), Expression des Fc-Anteils des IgG, tumorizide und inflammatorische Systeme (IDO und Neopterin), tumorassoziierte Antigene (TAA) oder antikörperabhängige zelluläre Zytotoxizität (ADCC) werden im Glossar (s. S. 275) aufgelistet und erläutert.

Immunmodulation

Antiviral sind Interferone, besonders ausgeprägt das IFN-β, wirksam gegen alle bislang geprüften humanpathogenen Viren in vitro, gegen alle akuten Viruserkrankungen in vivo und gegen chronische Viruserkrankungen, solange das Virusgenom noch nicht im Zellgenom integriert ist.

Antivirale Aktivität

Antiproliferativ, also teilungshemmend, wirken Interferone auf schnell wachsende, sich teilende Zellen, gleichgültig, ob diese gut- oder bösartig sind. Interferone, insbesondere IFN-β halten die Teilung der Zellen in einem bestimmten Teilungsstadium an. Interferone wirken hemmend gegen alle bisher in vitro geprüften malignen Zellen, wenngleich von Zelltyp zu Zelltyp unterschiedlich stark. Interferone können eine Reihe von malignen Neubildungen in vivo hemmen.

Antiproliferative Wirkung

Krebszellen ähneln embryonalen Zellen, sie sind entdifferenziert. Zelldifferenzierend bewirken Interferone die Neuspezialisierung oder Differenzierung neoplastischer Zellen. Sie können auch bösartige, maligne Zellen, also Krebszellen, zu gutartigen, benignen Körperzellen umwandeln. Diese Eigenschaft ist noch wenig untersucht.

Zelldifferenzierung

Bedeutung neutralisierender Antikörper

Neutralisierende Antikörper werden gemessen in neutralisierenden Einheiten. Eine neutralisierende Einheit (1 NE) ist diejenige Menge neutralisierender Antikörpern, die eine Einheit

Interferon-beta (1 IU) neutralisiert. Sind NE an einem internationalen Standard kalibriert, so heißen sie INE (internationale neutralisierende Einheit). Neutralisierende Antikörper gegen Interferon-beta heben dessen Wirksamkeit bei Viruskrankheiten (von Wussow 1994), Krebserkrankungen (Fierlbeck 1994) und Autoimmunerkrankungen wie der MS (Sadio 1995) auf. Heute verwendet man das MxA-Protein zur Bestimmung der neutralisierenden Aktivität von Antikörpern. Das Mx-Protein tritt in zwei Formen auf, als MxA und MxB. Seine biologische Relevanz liegt in der Induktion eines antiviralen Zellstatus (vgl. S. 290). Mx-Proteine haben ein Molekulargewicht von 75 kD. MxA-Protein wird von allen denjenigen Zellen gebildet, die mit Interferon-beta in Berührung gekommen sind (von Wussow 1990). Die Menge des Mx-Proteins ist dabei abhängig von der Anzahl der biologisch aktiven Interferon-beta-Moleküle, die auf eine Zelle eingewirkt haben. Sie stellt damit ein Maß dar für die Wirksamkeit von Interferon-beta im Körper. Beim MxA-Test auf neutralisierende Antikörper wird das Serum von Patienten, die mit Interferon-beta behandelt wurden, in Zellkulturen auf lebende menschliche Zellen gegeben und die Menge des von diesen Zellen gebildeten MxA gemessen. Ruft das auf die Zellkultur gegebene Serum keine oder nur eine geringe Synthese von MxA-Protein hervor, so war das Interferon-beta im Serum des Patienten durch neutralisierende Antikörper wirkungslos gemacht worden.

MxA-Protein

Klinisch relevante Titer

Gegen IFN-β bildet der menschliche Körper, wie gegen alle exogen und nicht über den Magen-Darmtrakt zugeführten Eiweiße, mit der Zeit Antikörper. Erst vor kurzem hat die WHO eine internationale Einheit für NAB herausgebracht. Die verschiedenen Tests auf neutralisierende Antikörper sind jedoch noch nicht durchgängig international standardisiert. Für Typ-I-Interferone liegt der therapeutisch relevante Antikörpertiter (Steis 1988) bei etwa 400 neutralisierenden Einheiten (NE), oberhalb dieses Titers werden die therapeutischen Wirkungen des zugeführten Interferons eingeschränkt und schließlich unterbunden (von Wussow 1987, 1994; Fierlbeck 1994; Sadio 1995), das zugeführte Interferon wirkt nicht mehr. Das Ausmaß der Antigenität ist präparate- und/oder herstellungsspezifisch.

Soweit zu den grundsätzlichen Eigenschaften der Antikörper, es muß jedoch angefügt werden, daß nach neueren Erkenntnissen Antikörper gegen Interferon-beta trotz weiterlaufender Therapie wieder verschwinden können (The IFNB Multiple Sclerosis Study Group and the University of British Columbia MS/MRI Analysis Group 1996; von Wussow 1999; S. 207).

Gegen das aus Ovarzellen des chinesischen Hamsters (CHO) gewonnene IFN-β 1a (Präparat: Beneferon®, Firma Rentschler, Deutschland) werden von etwa 20% der Patienten Antikörper gebildet (Fierlbeck 1994). Jacobs (1994) beschreibt für dasselbe Präparat nach einem Jahr Behandlung bei 19% und nach zwei Jahren bei 24% der Patienten Antikörper. Für das Interferon-beta 1a (Rebif®) der Firma Ares-Serono sind neutralisierende Antikörper beschrieben bei 7% (Abdul-Ahad 1997) und 13% der Patienten nach einem Jahr Behandlung (von Wussow 1999) und bei 16% (Antonelli 1998), 12% (132-µg-Gruppe) bzw. bei 24% (66-µg-Gruppe) der Patienten in der Langzeittherapie (PRISMS 1998; Paty 1999). Für das aus dem Bakterium E. coli hergestellte IFN-β1b (Präparat: Betaferon®/Betaseron™, Firma Schering, Deutschland, werden bei 58% (Knobler 1993), 54% (IFNB MS Study Group 1993) und 38% (IFNB MS Study Group 1995) der behandelten Patienten neutralisierende Antikörper beschrieben. In einer Untersuchung der Langzeit-Serumtiter (Fierlbeck 1992) mit natürlichem, niedrig gereinigtem Interferon-beta (Präparat: Fiblaferon®, Firma Dr. Rentschler, Deutschland) bildeten nach 60 Tagen die ersten Patienten neutralisierende Antikörper. Nach 180 Tagen, hatten alle 13 in der Untersuchung dargestellten Patienten Antikörper entwickelt. Die Antikörpertiter erreichten hohe Werte bis zu 45.000 NE. Fernandez (1995) beschreibt für das hochgereinigte, ebenfalls natürliche Interferon-beta (Präparat Frone®, Firma Ares-Serono) für keinen seiner 60 behandelten Patienten nach einem halben Jahr Antikörper.

Als Faustregel kann für die schubförmig verlaufende MS gelten: neutralisierende Antikörper gegen hochgereinigtes Interferon-beta treten nach 6 monatiger Behandlung auf. Nach 12 Monaten läßt die Neigung zur Bildung neutralisierender Antikörper deutlich nach. Nach 18 Monaten Behandlung ist kein weiterer Anstieg der Antikörpertiter mehr zu erwarten (Paty 1996). Die Rate Antikörper-positiver Patienten ist von der Art des verwendeten Präparates und von dessen Reinigungsgrad abhängig. Niedrigreines natürliches Interferon-beta und das aus Bakterien hergestellte Interferon-beta zeitigen die höchsten Antikörperraten. Aufgetretene Antikörper können wieder verschwinden.

Die höhere Anfälligkeit von Patienten gegen Virusinfektionen nach Induktion von Antikörpern gegen Interferon-beta (Belardelli 1984; Zawatzky 1982; Kirchner 1983; Virelizier 1978; Haller 1979; Gresser 1976), der Verlust der biologischen Aktivität von Interferon-beta bei Patienten mit malignem Melanom (Fierlbeck 1994a) sowie der Verlust der klinischen antiviralen Aktivität gegen das Hepatitis-B-Virus nach

Antikörperraten

Klinische Bedeutung

Auftreten von Anti-IFN-α-Antikörpern in therapeutisch relevanter Menge, was, je nach verwendetem Testsystem 400 bis
1.000 neutralisierende Einheiten pro ml Serum entspricht (von
Wussow 1994), zeigt, daß neutralisierende Antikörper die
Wirksamkeit eines Interferons beeinträchtigten. Bei den antiviralen oder den antineoplastischen Wirkungen kann in vivo
die wegen neutralisierender Antikörper fehlende Aktivität des
Interferon-beta durch die des natürlicherweise gebildeten
Interferon-alpha verdeckt sein (Treuner 1980). Bei Wirkungen,
die nicht beiden Interferontypen gemeinsam sind, wie die
immunologischen, greift dieser gegenseitige Ersatz nicht oder
nicht in ausreichendem Maße. Der Bildung von Antikörpern
durch Interferon-beta-Präparate kommt deshalb eine hohe
therapeutische Bedeutung bei Autoimmunerkrankungen wie
der MS zu. Dies war bis vor kurzem noch unklar oder wurde
grundsätzlich heftig bestritten. Inzwischen zeigen neuere
Ergebnisse (Sadio 1995; The IFNB Multiple Sclerosis Study
Group and the University of British Columbia MS/MRI Analysis Group 1995), daß auch die Wirkung von Interferon-beta bei
MS schwindet, wenn sich neutralisierende Antikörper bilden.

Nach Absetzen der Therapie oder, was dem gleichkommt,
nach dem Auftreten neutralisierender Antikörper lassen sich
die einmal erreichten positiven Auswirkungen auf die
Schubrate noch Monate oder gar Jahre lang messen (Jacobs
1981; The IFNB Multiple Sclerosis Study Group and the
University of British Columbia Multiple Sklerosis/MRI
Effekte bei MS   Analysis Group 1996). Abbildung 26 zeigt die Verhältnisse
dauern an   bezüglich der Schubrate bei Patienten unter Therapie mit

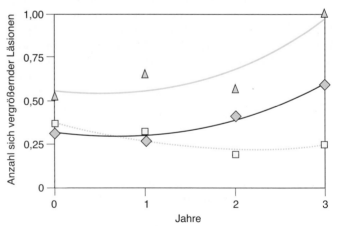

Abb. 26. Die Schubrate bei Patienten unter Interferon beta-1b ohne (◇)und mit
(□) neutralisierenden Antikörpern im Vergleich zu Plazebo (△)

1,6 MIU Interferon-beta 1b. Die Schubrate bei Patienten, die das Plazebopräparat erhielten, steigt während der Beobachtungszeit an. Bei allen Patienten, die mit Interferon behandelt wurden, geht die Schubrate zurück. Nach etwa 6 Monaten, dem Zeitpunkt, zu dem die neutralisierenden Antikörper auftreten, hört der Rückgang bei den antikörperpositiven Patienten auf. Die Steigung der Kurve verläuft jetzt etwa parallel zu der aus der Pazebogruppe, der erreichte Unterschied zwischen den beiden Gruppen bleibt aber erhalten. Bei antikörpernegativen Patienten dagegen nimmt die Schubrate weiter ab. Die bislang untersuchten Seren von antikörperpositiven Patienten kreuzreagieren mit allen heute verwendeten Interferon-beta-Präparaten (Fierlbeck, pers. Mitteilung), d. h. auch diese Interferon-beta-Moleküle werden neutralisiert. Deshalb kann eine Empfehlung zur Umsetzung antikörperpositiver Patienten auf ein anderes Interferon-beta-Präparat nicht gegeben werden.

IFN-β-Präparate kreuzreagieren

Sind bei einem Patienten mit MS neutralisierende Antikörper aufgetreten, so müssen diese nicht in jedem Falle unter fortlaufender Therapie persistieren. Es sind seit Jahren immer wieder anekdotische Fälle bekannt geworden, in denen trotz weiterer Behandlung die Antikörpertiter im Laufe der Zeit wieder deutlich rückläufig waren oder ganz verschwanden. Erst eine systematische Untersuchung bei 723 Patienten, die mindestens ein Jahr lang wöchentlich mit einer Dosis von 44 µg Interferon-beta 1a (Rebif®) behandelt wurden, konnte durch die große Zahl Klarheit in diese kontrovers diskutierte Frage bringen (von Wussow 1999). Das Serum der Patienten wurde vor Beginn der Studie, nach einem Monat und nach 6, 12 und 18 Monaten auf neutralisierende Antikörper (N-AB) mittels eines Assays zur Neutralisation des MxA-Proteins untersucht (s. S. 290). In dem sehr empfindlichen speziellen Assay galten Patienten mit bis zu 100 neutralisierenden Einheiten (NE), welche nicht identisch sind mit den bisher beschriebenen Internationalen neutralisierenden Einheiten (INE), als Antikörper-negativ, solche mit < 1.000 NE als niedrigtitrig positiv und solche mit > 1.000 NE als positiv. Jeder positive Antikörperbefund wurde zur Bestätigung nach 6 Monaten überprüft.

Antikörper können verschwinden

Vor der Therapie oder nach einem Monat war bei keinem Patienten eine neutralisierende Aktivität feststellbar. Nach einem halben Jahr traten bei 2% der Patienten niedrigtitrige N-AB auf, ein Patient war positiv. Nach einem Jahr waren 12% der Patienten antikörperpositiv, davon 10% niedrigtitrig und 2% höhertitrig. Insgesamt sind bei über 60% der geprüften Patienten die Antikörper in dem vergangenen halben Jahr nicht angestiegen, waren rückläufig oder ganz verschwunden. Nach 18 Monaten wurden nur diejenigen Patienten weiteruntersucht, die nach einem Jahr erstmals positive Antikörpertiter aufgewiesen hatten. Von den 35 hier geprüften Patienten wiesen noch 29 Antikörper auf, davon 13 höhere Titer als zum ersten Zeitpunkt, 16 fallende oder nicht weiter steigende Titer und bei 6 Patienten waren die Antikörper wieder verschwunden. Die zusätzlich gemessenen MxA-Spiegel zeigen an, ob biologisch wirksames Interferon-beta 1a auf die Körperzellen eingewirkt hat oder ob das exogen zugeführte Interferon-beta 1a neutralisiert worden ist (s. S. 207 und S. 290). Bei N-AB-positiven Patienten waren die MxA-Spiegel von Antikörper-positiven Patienten zu jedem Meßzeitpunkt niedriger als diejenigen von Antikörper-negativen. Dies zeigt meßbar und nachprüfbar, daß neutralisierende Antikörper in vivo die Aktivität des Interferon-beta tatsächlich mindern.

Es kann somit bei Vorliegen eines einmalig positiven Antikörperbefundes keine Aussage über die weitere Entwicklung getroffen werden. Der hohe Anteil von Patienten mit trotz fortgeführter Therapie nicht weiter steigenden oder mit fallenden Antikörpertitern läßt schließen, daß es nicht gerechtfertigt ist, nach Auftreten von Antikörpern eine bis dahin erfolgreiche Interferon-beta-Therapie abzubrechen. Allenfalls kann über eine graduelle Erhöhung der Interferon-beta-1a-Dosis nachgedacht werden. Ob schließlich nach einer Alternativtherapie zu suchen ist oder ob es gerechtfertigt ist, mit der Interferon-beta-1a-Therapie fortzufahren, kann erst nach wiederholter Prüfung entschieden werden, dann nämlich, wenn die Antikörpertiter weiter stetig ansteigen.

Applikationsformen

Bei rekombinanten Beta-Interferonen kommen vier Applikationsformen zur Anwendung.

s.c. und i.m.   Die subkutanen (s.c.) oder intramuskulären (i.m.) Injektionen dienen zur adjuvanten Therapie maligner Erkrankungen, der MS oder zur Behandlung chronischer Virusinfektionen. Das vorgegebene Injektionsvolumen ist 1 ml oder, moderner, 1/2 ml. Die injizierte Wirkstoffmenge liegt zwischen 3 und 12 MIU (»mega international units«/Millionen Internationale Einheiten), das sind 11 bis 44 µg Interferon-beta 1a. Serumspiegel nach s.c.- oder i.m.-Injektion sind niedrig und können nur in spezialisierten Labors einwandfrei nachgewiesen werden. Die intravenöse (i.v.) Dauerinfusion über 24 Stunden pro Tag, für 5 Tage wird verwendet zur Therapie aku-

i.v.

ter Viruserkrankungen. Infundiert wird das Interferon-beta in einer physiologisch eingestellten Glukose-Kochsalz-Lösung. Die Infusionsvolumina sind bei Erwachsenen 500 ml, bei Kindern maximal 50 ml pro 24 Stunden. Die infundierte Wirkstoffmenge soll 0,5 MIU/kg Körpergewicht betragen, jedoch nicht mehr als 25 MIU pro Tag. Die Serumspiegel erreichen kurzzeitig sehr hohe Werte und können einfach nachgewiesen werden. Die intratumorale (i.t.) Injektion dient zur lokalen Behandlung von Metastasen und Hauttumoren. Bei dieser Behandlungsform kommen geringe Volumina (Teile eines ml) und geringe Wirkstoffmengen (meist 1 MIU) zur Anwendung. Deshalb und weil Interferon-beta sich durch eine sehr ausgeprägte Gewebsaffinität auszeichnet, sind bei dieser Applikationsform unter normalen meßtechnischen Bedingungen keine Serumspiegel für Interferon-beta nachweisbar. Die intrathekale (i.th.) Injektion wurde wegen Wirkstoffmangels früher zur Behandlung der Virusenzephalitis und der MS verwendet. Der Wirkstoff wird in kleinen Dosen in den untersten Teil des Rückenmarks, in die Theka folliculi, zwischen äußeres und inneres Durablatt oder in den Liquorraum gegeben. Heute ist diese Form der Applikation für Interferon-beta nicht mehr üblich.

i. t.

i.th.

Vergleich der i.m.- mit der s.c.-Injektion

In den großen klinischen Studien zur Behandlung der schubförmig verlaufenden MS mit Interferon-beta wurde sowohl die i.m.-Injektion (Jacobs 1994) als auch die s.c.-Injektion (The IFNB MS Study Group 1993; Fieschi 1995; Fernandez 1995; PRISMS 1998; Paty 1999) geprüft. Intramuskuläre Injektionen von Interferon-beta (Avonex®) werden einmal wöchentlich gegeben, subkutane (Betaferon®, Rebif®) dagegen dreimal wöchentlich.

Neuerdings ist eine Diskussion entstanden, welche Form der Applikation zu höheren Interferon-beta-Serumspiegeln führe und deshalb vorzuziehen sei. Ob eine solche Diskussion überhaupt sinnvoll ist, kann entschieden werden, wenn wir die dazu gehörigen Daten diskutiert haben. Am Ende dieses Abschnitts gehen wir wieder auf diese Frage ein.

Bedeutung des Serumspiegels

Vorab stellen wir aber fest, die neuerdings behauptete Depotwirkung von i.m. injiziertem Interferon-beta 1a in seiner gängigen Handelsform existiert nicht. Depotwirkungen werden ausschließlich mittels spezieller Arzneimittelzubereitungen erreicht. Solche pharmazeutischen Präparate sind für Interferon-beta bisher nicht entwickelt.

Keine Depotwirkung

Bioassay –
ein kritischer Punkt

Ein sehr wichtiger Aspekt zur Beurteilung von Interferon-beta-Serumspiegeln ist das verwendete Meßsystem und dessen Handhabung. In der Regel wird zur Bestimmung des Serum-interferonspiegels ein biologischer Assay benutzt (s. S. 244). In den Bioassays wird die biologische Aktivität, nicht die Masse des im Serum vorhandenen Interferon-beta bestimmt. Bestandteile des Tests sind die Zielzelle oder *Target,* nicht humanpathogene Viren, das sog. *Challenge* und Vitalfarb-stoffe.

Die einzelnen Untersucher verwenden verschiedene Bio-assays. Sie unterscheiden sich bezüglich Zielzellen, Viren und Vitalfarbstoffen. Theoretisch und *per definitionem* sollte dies für das Ergebnis der Tests keine Rolle spielen. Ob dies wirklich so ist, war aber stets umstritten. Eine ausführliche Unter-suchung zur Reproduzierbarkeit der Interferon-Bioassays hat Antonetti (1997) vorgelegt. Es wurde der Inhalt zweier Interferon-beta-1a-Präparate (Rebif®, deklariert mit 11 µg ent-sprechend 3 MIU und Avonex®, deklariert mit 33 µg, entspre-chend 6 MIU) untersucht und bei den zytopathischen Assays zwei verschiedene Targets (A549, eine menschliche Lungen-karzinom Zellinie; WISH, eine menschliche Amnion-epithelia-le Zellinie), zwei verschiedenen Challenges (EMC, Enze-phalomyokarditis-Virus; VSV, Vesicular-Stomatitis-Virus), zwei verschiedene Standards (den internationalen WHO-Standard NIH531; BILS, einen hochgereinigten Laborstandard aus nIFN-β), drei verschiedene Vitalfarbstoffe (NBB, Naphtol-Blau-Schwarz; MTT, Methylthiazotetrazolium; CV, Cristall-violett) und die Ablesung des Ergebnisses mittels des Auges oder mittels automatischer Absorption verschiedenenr Wellenlängen des Lichtes verwendet. Die Ergebnisse waren überraschend. In ein und demselben Test (WISH/VSV/MTT; NIH/BILS) entsprechen 10,5 µg Rebif® gemessen an dem BILS-Standard oder dem NIH-Standard jeweils 3,1 MIU. 33 µg Avonex® entsprechen gemessen am BILS-Standard 9,3 MIU und am NIH-Standard 9,2 MIU. Werden nun mehrere Test-variablen verändert, so ergibt sich eine starke Variabilität der Ergebnisse je nach verwendeter Testmethode (Tabelle 23). Bei Benutzung des internationalen Standards NIH 531 schwanken die einzelnen Werte bezogen auf jeweils 9 MIU Interferon-beta um 3,9 bis 4,2 MIU. Bei Verwendung des hochgereinigten Standards liegen die Schwankungen niedriger, bei 1,6 bis 2,7 MIU. Die Untersucher führen dies auf den niedrigen Rein-heitsgrad des internationalen Standards mit einem hohen Gehalt an IL-6 zurück.

Pharmakokinetik

Grundsätzlich und unabhängig vom Interferon-beta unter-scheidet man in der Pharmakologie zwischen den beiden

Tabelle 23. Biologische Aktivität und spezifische Aktivität von Rebif® und Avonex® in unterschiedlichen Bioassays und mit verschiedenen Standards

Testsystem	Rebif® (10,5 µg) biol. Akt. [× 10⁶]	spez. Akt [× 10⁸]	Avonex® (33 µg) biol. Akt. [× 10⁶]	spez. Akt. [× 10⁸]
Standard: NIH 531				
WISH/VSV/MTT	2,80	2,66	8,9	2,69
A549/EMC/MTT	3,17	3,02	9,71	2,94
A549/EMC/CV	1,7	1,62	6,0	1,82
A549/EMC/NBB	2,4	2,29	7,99	2,42
Standard: BILS				
WISH/VSV/MTT	2,94	2,8	9,2	2,78
A549/EMC/MTT	3,76	3,54	11,48	3,47
A549/EMC/CV	2,98	2,75	10,0	3,33
A549/EMC/NBB	3,3	3,19	11,06	3,35

Abkürzungen: *A549* menschliche Lungenkarzinom-Zellinie; *BILS* hochgereinigter Laborstandard aus nIFN-β; *CV* Cristallviolett; *EMC* Enzephalomyokarditis-Virus; *MTT* Methylthiazotetrazolium; *NBB* Naphtol-Blau-Schwarz; *NIH 531* internationaler, gering-gereinigter IFN-β-Standard; *VSV* Vesicular Stomatitis-Virus; *WISH* menschliche Amnion epitheliale Zellinie.

Applikationsformen intramuskulär und subkutan, weil deren Pharmakokinetik, d. h. hier, ihre aktuell nach Injektion entstehenden Serum-Spiegel, unterschiedlich verlaufen. Nach i.m.-Injektion wird eine beliebige Wirksubstanz schneller ins Blut freigesetzt als nach s.c.-Injektion. Abbildung 27 zeigt die

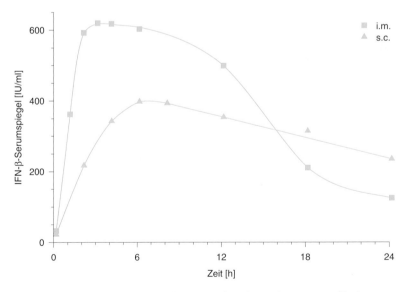

Abb. 27. Vergleich der Serum-Interferon-Spiegel nach s.c.- bzw. i.m.-Applikation von 1 MIU im Affen. Die Flächen unter der Kurve sind nach s.c.-Injektion AUC = 6.397 IU/h/ml und nach i.m.-Injektion 6.908 IU/h/ml. Die Bioverfügbarkeit ist jeweils 40%

Verhältnisse mit Interferon-beta beim Affen. Es wurde dazu eine Million Internationale Einheiten (MIU) Interferon-beta 1a pro Kilogramm Körpergewicht s.c. appliziert. Während der ersten 12–18 Stunden liegen die Serumspiegel nach i.m.-Gabe über denen nach s.c.-Gabe. Da aber die Serumspiegel nach i.m.-Gabe schneller absinken, kehren sich die Verhältnisse der Serum-Spiegel danach um. Die maßgeblichen pharmakologischen Parameter, hier die Fläche unter der Kurve zeigen, daß die Verfügbarkeit im Körper, die Bioverfügbarkeit für beide Applikationsarten gleich ist. Das bedeutet, daß der wesentliche Unterschied nicht in der einmaligen maximalen Verfügbarkeit des Wirkstoffes liegt, sondern in der Zeit, in deren Verlauf er zur Verfügung gestellt wird.

Gleiche Bioverfügbarkeit

Unterschiede im Serumspiegel?

Wie sind die Verhältnisse beim Menschen? Hier hat es eine Reihe von Untersuchungen zu den pharmakokinetischen Unterschieden zwischen der s.c.- und der i.m.-Applikation im Laufe der letzten Jahre gegeben (Palmisano 1990). Die Mehrzahl der Untersucher findet keine Unterschiede in der Höhe der Serumspiegel zwischen s.c.- und i.m.-Applikation (Treuner 1981; Darragh 1990; Munafo 1998; Salmon 1996; Fierlbeck 1996). Nur in die beiden Arbeiten ein und desselben Autors sind ganz deutliche Unterschiede beschrieben (Alam 1997a; Alam 1997b). Eine gute Übersicht und Bewertung dazu findet sich bei Gruber (1998), der nach Analyse der verfügbaren Publikationen feststellt, daß nach s.c.- oder i.m.-Verabreichung der CHO-Interferon-beta-Präparate in gleicher Dosierung auch gleiche Wirkspiegel erreicht werden und die resultierenden biologischen Wirkungen ebenfalls gleich sind. Abbildung 28 gibt je ein Beispiel, in dem kein Unterschied in der Pharmakokinetik zwischen s.c.- oder i.m.-Applikation besteht, und ein Beispiel, in dem die Serumspiegel nach den beiden Applikationsformen deutlich unterschiedlich dargestellt sind.

Was können die Gründe dafür sein, daß mit Interferon-beta beim Menschen das grundsätzlich geltende pharmakokinetische Mustern nicht oder nicht deutlich auftritt? Einem Menschen werden bei der Behandlung der MS wesentlich niedrigere Dosen verabreicht als dies in einem Tierversuch geschieht. Es sind also ohnehin niedrigere Serumspiegel zu erwarten. Die tatsächlich beim Menschen meßbaren Serumspiegel sind aber noch geringer, als aufgrund der Tierversuche anzunehmen wäre. Menschliche Interferone verhalten sich aufgrund ihrer ausgeprägten Artspezifität im Menschen anders als im Tier. Interferon-beta zeichnet sich durch eine hohe Affinität im Gewebe aus, bleibt also lange am Injektionsort haften. Die Tatsache, daß derart niedrige Serumspiegel

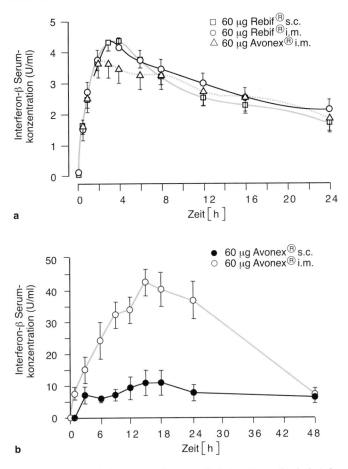

Abb. 28. Ein Beispiel für Untersuchungen, die keine Unterschiede bei den Serumspiegeln nach s.c.- oder i.m.-Injektionen von Interferon-beta finden (**a;** Munafo 1998) und eines, bei dem ein deutlicher Unterschied beschrieben ist (**b;** Alam 1995)

resultieren, macht es in der Regel nicht möglich, die grundsätzlich vorhandenen pharmakokinetischen Unterschiede zwischen s.c.- und i.m.-Applikationen beim Menschen meßtechnisch zu erfassen, auch wenn sie grundsätzlich vorhanden sein sollten.

Welche Auswirkungen haben die unterschiedlichen Applikationsmodi auf die Pharmakodynamik, also die Wirkungen im menschlichen Organismus? Bis vor einigen Jahren galt, nach i.m.- oder s.c.-Applikation sind keine Serumspiegel von Interferon-beta nachweisbar (Treuner 1981; Goldstein 1989).

Pharmakodynamik

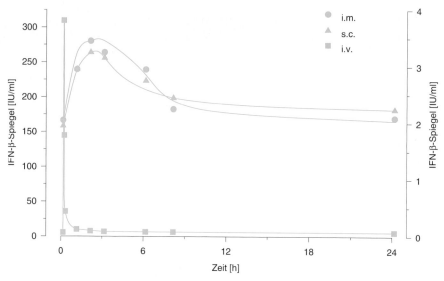

Abb. 29. Serum-Interferon-Spiegel im Menschen nach s.c.- oder i.m.- (*rechts*) und i.v.-Injektion (*links*) von jeweils 6 MIU huIFN-β1a (Darragh 1990)

*Hohe Spiegel
nach i.v.*

*Niedrige Spiegel
nach s.c. und i.m.*

Deshalb wurden die s.c.- oder die i.m.-Injektionen von Interferon-beta als auch nicht wirksam angesehen und der i.v.-Infusion der Vorzug gegeben. Abbildung 29 gibt die Serum-Interferon-beta-Spiegel nach intravenöser, intramuskulärer und subkutaner Injektion von je 6 MIU Interferon-beta 1a wieder. Nach i.v.-Gabe steigt der Serumspiegel, wie zu erwarten, schnell auf hohe Werte, hier 300 IU/ml Serum an. Er fällt aber innerhalb von einer Stunde wieder in die Nähe des Ausgangsniveaus zurück. Nach drei Stunden ist kein Interferon-beta mehr im Serum nachweisbar. Nach s.c.- oder i.m.-Gabe werden nur sehr niedrige, hier 3–4 IU/ml Serum und nahe bei der Nachweisschwelle liegende Serumspiegel erreicht. Sie bleiben aber bis zu 48 Stunden nachweisbar. Ein Unterschied zwischen der s.c.- und der i.m.-Injektion ist nicht festzumachen, wenngleich das allgemein gültige pharmakokinetische Muster – die i.m.-Anwendung erreicht schneller höhere Serumspiegel als die s.c.-Anwendung und nach i.m.-Injektion verschwindet die Substanz schneller aus dem Blut – als Trend in Abbildung 29 noch erkennbar ist (Darragh 1990). Vergleicht man nun in demselben Versuch die Humanpharmakodynamik in vivo, also die durch die drei unterschiedlichen Applikationsformen i.v., s.c. und i.m. hervorgerufenen Wirkungen anhand eines bei Interferonen häufig verwendeten sekundären Indikators, des Enzyms 2'-5'OAS (Abb. 30), so stellt man fest, daß die unter-

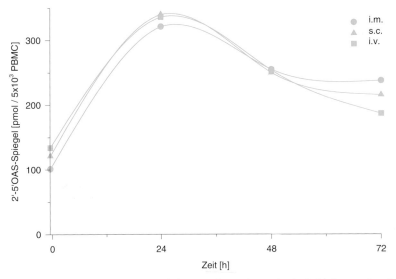

Abb. 30. Serum-Spiegel des Enzyms 2'-5'OAS nach s.c.-, i.m.- oder i.v.-Injektion von jeweils 6 MIU huIFN-β1a (Daragh 1990)

schiedlichen Applikationsformen mit sehr hohen bzw. sehr niedrigen Serumspiegeln keine Unterschiede in der Wirksamkeit bewirken. Intravenöse, intramuskuläre oder subkutane Injektion zeitigen gleiche hohe Serumspiegel der 2'-5'OAS (Darragh 1990). Hohe Interferonspiegel im Blut bestimmen demnach nicht die Wirksamkeit des Interferon-beta in vivo (Bocci 1984; Goldstein 1989).

Kein Unterschied in der Wirkung

Nach s.c.-Injektionen von Interferon-beta kommen bei empfindlichen Personen Hautreizungen, Entzündungen, Infiltrationen, Verhärtungen und Hautnekrosen vor, nach intramuskulärer Injektion sind Hautirritationen weniger häufig. Ein Nachteil der i.m.-Injektion ist ihre relativ hohe Komplikationshäufigkeit. Von den in der Bundesrepublik Deutschland erfaßten Haftpflichtverfahren wegen Behandlungskomplikationen entfallen immerhin 5% auf Schädigungen durch intramuskuläre Injektionen (Müller-Vahl 1983; Rossi 1995). Ein möglicher weiterer Nachteil, der besonders für MS-Patienten unter Interferon-beta relevant sein kann, ist die erhöhte Provokation entzündlicher Prozesse im Körper nach i.m.-Injektionen. Der Serumspiegel des Entzündungsanzeigers Neopterin steigt nach intramuskulären deutlich höher als nach subkutanen Injektionen (Alam 1995).

Hautverträglichkeit

Wir kommen zurück auf unsere eingangs gestellte Frage, welcher der beiden Applikationsformen, der i.m.- oder der s.c.-

i.m. oder s.c.?
Vor- und Nachteile

Injektion von Interferon-beta zur Erzielung eines höheren Serumspiegels der Vorzug zu geben ist. Wir fassen die Ergebnisse,
die zu einer Antwort auf diese Frage führen, zusammen:
– Die Bioverfügbarkeit, die Fläche unter der Kurve der
  Serumspiegel, ist für die i.m.- und s.c.-Injektion von Interferon-beta gleich. Subkutane Injektionen führen zu einem
  verlängerten Effekt. Es gibt keine Depotwirkung für die gängigen Präparate.
– Die Mehrzahl der Untersucher finden keine Unterschiede in
  der Höhe der Serum-Interferon-beta-Spiegel nach i.m.- und
  s.c.-Injektion.
– Unterschiedlich hohe Serumspiegel nach derselben Dosis
  haben keinen Einfluß auf die Effektivität des Interferon-beta.
– Intramuskulär sind dreimal wöchentliche Injektionen nicht
  routinemäßig möglich.

Die s.c.-Injektion ist mit einer Injektionshilfe einfach durchzuführen. Subkutane Injektionen erregen niedrigere Neopterinspiegel, also weniger entzündliche Prozesse im Körper. Jeder
MS-Patient behält ein Höchstmaß an Unabhängigkeit. Eine
medizinisch angezeigte Dosiserhöhung ist einfach durchzuführen. Die Verteilung der Wochendosis zur Erhöhung der
Wirksamkeit kann vorgenommen werden. Die Individualisierung der Theapie ist möglich. Es treten vermehrt Hautirritationen auf.

Nach einer i.m.-Injektion treten kaum Hautirritationen auf.
Obwohl das Erlernen der i.m.-Injektionstechnik durch den
Patienten prinzipiell möglich ist, wird die i.m.-Injektion von
Arzneimitteln in Deutschland als ärztliche Aufgabe angesehen.
Ein Patient hat sich in seiner Zeiteinteilung nach dem
Medikament zu richten. Eine medizinisch angezeigte Dosis-
erhöhung ist ausgeschlossen, die Erhöhung der Wirksamkeit
durch mehrere Teildosen ist nicht möglich. Es gibt keine
Möglichkeit zur Individualisierung der Therapie.

IFN-β1a einmal oder dreimal pro Woche?

In der jüngsten Vergangenheit spielte die Frage eine Rolle, ob
eine einmalige Wochendosis, wie für das Präparat Avonex®
vorgegeben, für die Behandlung der MS hinreichend ist oder
mehrere wöchentliche Gaben von Interferon-beta, wie für
Rebif® und Betaferon® vorgegeben, notwendig sind. Mit den
neueren Erkenntnissen zum Pathomechanismus der MS muß
diese Problematik neu überdacht werden. Bisher konnte man
der Ansicht sein, eine einmalige wöchentliche Gabe reiche aus.

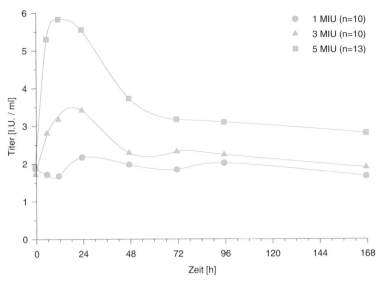

Abb. 31. Serumspiegel von Interferon-beta 1a beim Menschen nach einmaliger s.c.-Injektion unterschiedlich hoher Dosen (Fierlbeck 1992)

Der Serumspiegel der Beta-Interferone sei zwar nach 48 Stunden (Abb. 31, s. Abb. 28) wieder auf sein Ausgangsniveau abgesunken, die induzierten Genprodukte seien aber länger nachweisbar. Heute setzt sich zunehmend die Ansicht durch, Interferon-beta im Serum spiele eine Rolle bei der Kontrolle der akuter Entzündungen und spiele eine Rolle bei der Behinderung der Passage von Entzündungszellen durch die Blut-Hirn-Schranke. Unter solchen neuen Prämissen ist darüber nachzudenken, ob die zu fordernden antiinflammatorischen und antimigratorischen Wirkungen nach 5 Tagen unterbrochen werden können oder ob ein ständiger Serumspiegel und eine permanente Wirksamkeit notwendig seien. Eine gute Zusammenfassung über die unzureichende Wirksamkeit einmal wöchentlicher Injektionen geben Williams et al. (1998).

Nach einer i.v.-Bolus-Injektion oder einer 30minütigen Infusion von Interferon-beta ist ein Serumspiegel gleichartig nach etwa 6 Stunden im Serum nicht mehr nachweisbar (Hawkins 1984) oder hat einen niedrigen Spiegel nahe der Nachweisgrenze erreicht (Alam 1997a). Nach einmaliger subkutaner Injektion von 4, 11, 22, 30 oder 60 µg Interferon-beta 1a (Bruchelt 1992, Salmon 1996; Alam 1997a; Munafo 1998) ist der Serumspiegel nach 48 Stunden wieder völlig oder nahezu auf seinen Ausgangswert abgesunken. Es ist keine wesentliche Abhängigkeit von der Höhe der injizierten Dosis festzustellen. Nach einmaliger i.m.-Injektion von 22, 30 oder 60 µg, (Salmon 1996; Alam

Serumspiegel

1997a 1997b; Munafo 1998; Khan 1998) ist der Serumspiegel ebenfalls nach 24 bis 48 Stunden nach Injektion abgebaut. Die mehrfach wöchentliche subkutane Injektion von Interferon-beta führt im Gegensatz zur einmal wöchentlichen zu anhaltend erhöhten Serumspiegeln (Fierlbeck 1992; Munafo 1997).

Wirksamkeit

Ein ähnliches Bild geben die durch Interferon-beta induzierten Sekundärprodukte β_2-Mikroglobulin, 2'-5'OAS, Neopterin, Mx-Protein (Williams 1998) oder Tryptophan. Die Höhe der Induktion ist zwar dosisabhängig, kann aber auch bei extrem niedrigen Serumspiegeln beobachtet werden (Goldstein 1989). Nach einmaliger wöchentlicher Gabe erreichen die Sekundärprodukte nach etwa 48 Stunden ihr Maximum. Sie bleiben, unabhängig von der Applikationsart, im Serum für 3 bis maximal 5 Tage nachweisbar (Salmon 1996; Witt 1993; Munafo 1998; Liberati 1994; Alam 1997b; Bruchelt 1992; Jacobs u. Munschauer 1992). Veränderungen klinischer Parameter wie Rückgang der Leukozyten (Fierlbeck 1992) sind ebenfalls 3 bis 5 Tage andauernd, während Erhöhung von Körpertemperatur und Herzschlag nach 24 Stunden wieder normal sind (Salmon 1996). Unter fortlaufender mehrfacher wöchentlicher Gabe hingegen, geprüft wurde bevorzugt die dreimalige, bleiben die Spiegel der Sekundärprodukte auf einem relativ hohen Niveau, nehmen aber im Laufe der Behandlungszeit trotz fortlaufender Zufuhr exogenen Interferon-beta ab (Fierlbeck 1992; Munafo 1997). T-Lymphozyten sezernieren proinflammatorische Zytokine, die bei MS den Entzündungsprozeß am demyelinisierten Axon aufrechterhalten. Von besonderer Bedeutung ist der Befund, daß die mehrmalig wöchentliche Gabe *ex vivo in vitro* zu einer Reduktion der Expression der proinflammatorischen und zu einer vermehrten Expression der antiinflammatorischen Zytokine führt. Nach einmalig wöchentlicher Gabe von 66 µg Interferon-beta 1a beträgt die Hemmung von IFN-γ, TNF-α, TNF-β, IL-1β, und IL-6 nur etwa 10%. Wird dieselbe Dosis in drei Einzelinjektionen zu je 22 µg über die Woche verteilt gegeben, so verdreifacht sich die Hemmung der Bildung dieser proinflammatorischer Zytokine (Munafo 1997). Antiinflammatorische Zytokine wie IL-10 werden dagegen unter mehrfach wöchentlicher Gabe vermehrt gebildet. Nach dem heutigen Kenntnisstand deutet somit alles daraufhin, daß eine einmalige wöchentliche Injektion von Interferon-beta zur Kontrolle der MS nicht ausreicht, sondern daß mehrmalig wöchentliche Gaben notwendig sind.

Einmal pro Woche – unzureichend

Klinische Pharmakokinetik

Serumspiegel nach einmaliger IFN-Injektion

Eine Besonderheit von Interferon-beta ist seine hohe Gewebsaffinität (Koyama 1983). Wird Interferon-beta ins Gewebe injiziert, so verbleibt es dort und wird nur langsam freigesetzt.
Aus diesem Grunde sind nach i.m. oder s.c. gegebenem Interferon-beta keine erhöhten Serumspiegel meßbar (Treuner
1981). Die Höhe der Serumspiegel ist dosisabhängig (Fierlbeck
1992; s. Abb. 31). Die Nachweisgrenze bei dem benutzten
Bioassay liegt bei 1 IU pro ml Serum. Eine einmalige subkutane Injektion von 1 MIU Interferon-beta 1a pro Patient erbringt
keine meßbare Erhöhung des Interferon-beta-Spiegels im
Serum. Die subkutane Injektion von 3 MIU Interferon-beta 1a
pro Patient ergibt einen kaum meßbaren, geringen Anstieg des
Interferon-beta im Blut. Nach 24 Stunden der Injektion
erreicht der Serumspiegel sein Maximum, er liegt doppelt so
hoch wie vor der Injektion. Nach 48 Stunden ist der Ausgangswert wieder erreicht. Meßbar erhöht sind die Serumspiegel
nach s.c.-Injektion von 5 MIU Interferon-beta 1a. Es werden
Spiegel bis 6 IU pro ml Serum erreicht. Serumspiegel in dieser
Höhe werden auch bei Dauerinfusionen zur antiviralen Therapie erreicht und entwickeln dabei eine hochgradige Wirksamkeit. Auch mit dieser höheren Dosis sinken die Spiegel bis zum
Zeitpunkt 48 Stunden nach Injektion wieder deutlich ab. Ähnliche Ergebnisse für die s.c.-Injektion zeigt auch Alam (1995)
für 5 MIU Interferon-beta 1a. Allerdings stellt er fest, daß nach
intramuskulärer Injektion die Serumspiegel deutlich höher
seien als nach s.c.-Injektion (Abb. 28b, s. S. 213). Dies wider-
spricht den Ergebnissen von Darragh und Salmon (1990). Sie
finden keine Unterschiede in den Serumspiegeln nach s.c.-
oder i.m.-Injektionen eines Interferon-beta 1a.

*Serumspiegel
dosisabhängig*

Für die unterschiedlichen Wirkungen des Interferon-beta
(antiviral, antiproliferativ, immunmodulierend) kommt dem
Serumspiegel eine unterschiedliche Bedeutung zu. Eine antivi-
rale Wirkung bei akuten Virusinfektionen kann nur dann
erzielt werden, wenn ein zwar niedriger, aber konstanter
Serumspiegel erreicht und aufrecht erhalten wird (Obert 1983).
Es dominiert der direkte antivirale Effekt. Unterbrechung der
Zufuhr des Interferons, auch nur für wenige Stunden, gefähr-
det den Erfolg (Heidemann 1984). Bei chronischen Viruserkrankungen ist die konstante Aufrechterhaltung eines
Serumspiegels nicht erforderlich. Beispielsweise genügt für
Hepatitis B eine tägliche Kurzzeitbehandlung, um die Virus-
replikation zu unterbinden, den Verlust des HBe-Antigens

*Bedeutung der
Serumspiegel*

herbeizuführen oder anti-HBe zu bilden (Caselmann 1987). Hier zeigt sich ein indirekter, über immunologische Vorgänge gesteuerter Wirkmechanismus. Sehr deutlich wird dies bei den chronisch persistierenden, sexuell übertragbaren Kondylomen. Diese Viruserkrankung bildet kleine Hauttumore aus. Sie kann durch eine Therapieform erfolgreich behandelt werden, bei der über 6 Monate hinweg nach jedem Behandlungszyklus von etwa einer Woche Dauer, eine Therapiepause über drei Wochen eingelegt werden muß (Gross 1986). Möglicherweise sinkt nach jeder Interferongabe der Serumspiegel soweit ab, daß danach eine erneute Aktivierung des Immunsystems erfolgen kann.

Nicht alle Parameter, die für die MS von klinischer Relevanz sind, verhalten sich abhängig vom Serumspiegel. Zytotoxische T-Zellen spielen beim Angriff auf die Myelinscheide eine entscheidende Rolle. Die Aktivität dieser Zellen, ihre zytotoxische Aktivität, ist meßbar. Sie hängt nicht von der eingesetzten Dosis ab. Allerdings ist dies der einzige Parameter, der bislang als nicht von der Interferon-beta-Dosis abhängig identifiziert wurde. Die zytotoxische Aktivität mononukleärer Blutzellen wird unter 1 MIU Interferon-beta gleichartig wie unter 3 oder 5 MIU zunächst gehemmt und dann stimuliert (s. Abb. 39, S. 230). Dabei ist zu beachten, daß für 1 MIU Interferon-beta 1a überhaupt keine Serumspiegel bestimmt werden können und daß nach 3 MIU oder 5 MIU das Interferon-beta nach 48 Stunden stark abgesunken oder aus dem Serum eliminiert ist. Trotzdem induzieren alle 3 Dosierungen die Zytotoxizität der Monozyten völlig gleichartig. Es sei betont, daß die Mehrzahl der Wirkungen von Interferonen dosisabhängig ist. Dies gilt vor allem für durch Interferon-beta induzierte Genprodukte. Eine Dosisabhängigkeit besteht jedoch nur bis zu einer optimalen Konzentration, oberhalb welcher die Wirksamkeit wieder nachläßt. Genauer beschrieben ist dies am Beispiel des Interferon-gamma (Kleinermann 1986; Brzoska 1987; Tamalgade 1987) und des Interferon-alpha (Edwards 1985).

Serumspiegel nach mehrfacher Injektion

Von Interferonen ist bekannt, daß täglich wiederholte Injektionen auch relativ geringer Dosen zur Kumulation im Serum führen (Munafo 1997; von Wussow, persönliche Mitteilung). Dies trifft auch für Interferon-beta zu (Abb. 32). Obwohl die biologische Halbwertszeit nach s.c.-Injektion nur etwa 1,5 Stunden beträgt, steigt bei einmal täglicher Gabe von 3 MIU Interferon-beta 1a der Serumspiegel kontinuierlich an. Nach einer Woche hat er bereits das Doppelte seines Ausgangswerts

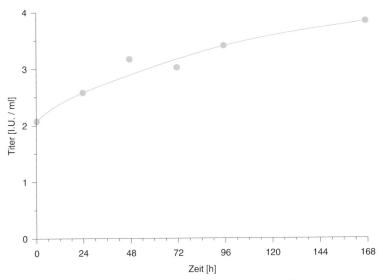

Abb. 32. Serumspiegel beim Menschen (n = 7) nach täglicher Applikation von 3 MIU Interferon-beta 1a (Fierlbeck 1992)

erreicht. Auch bei Gaben jeden zweiten Tag ist eine gewisse Kumulation noch zu beobachten (Munafo 1997). Diese Befunde gelten nur für die untersuchten kurzen Zeiträume. Wie lange sich eine Kumulation fortsetzen läßt, ist nicht untersucht.

Klinische Pharmakodynamik

Vergleich nIFN-β und IFN-β 1a

Interferon-beta 1a ist physiko-chemisch identisch mit dem im menschlichen Körper gebildeten, humanen Interferon-beta. Wozu dienen die vergleichenden Untersuchungen zwischen natürlichem und rekombinanten Interferon-beta-Präparaten? Kann pharmakologisch gezeigt werden, daß ein rekombinantes Interferon-beta in seinen pharmakodynamischen Eigenschaften, die im Rahmen von *Ex-vivo-* oder *Ex-vivo-in-vitro-* Untersuchungen am Menschen erfaßt werden, sich identisch verhält wie das natürliche Interferon-beta, so läßt dies den Schluß zu, daß die rekombinante Form die gleichen klinischen Wirkungen im menschlichen Körper aufweist wie die natürliche. Der Begriff »ex vivo« bedeutet, daß Teile des menschlichen Organismus, meist Blut- oder Gewebszellen, entnommen und auf eine bereits im Körper induzierten Reaktionen geprüft werden. »*Ex vivo in vitro*« bedeutet, daß dem Organismus

Problemstellung

2'-5'OAS

Zellen entnommen werden *(ex vivo)*, um sie im Reagenzglas *(in vitro)* auf bestimmte, durch ein Pharmakon ausgelöste Reaktionen hin zu untersuchen.

Die 2'-5'Oligoadenyl-Synthetase (2'-5'OAS) gilt klassischerweise als Maßstab, ob exogenes, in den menschlichen Körper verbrachtes Interferon seine Wirksamkeit entfaltet. Das Enzym 2'-5'OAS ist Teil des 2'-5'A-Systems, das durch jedes Interferon induziert und aktiviert wird (Preble 1983, 1985). Es ist beteiligt an den antiviralen, antiproliferativen und immunmodulierenden Wirkungen der Interferone. Wenige Stunden, nachdem Interferon-Rezeptoren auf einer Zellmembran von Interferon besetzt wurden, ist in der Zelle eine Nukleinsäure, eine RNA, angehäuft. Sie wird translatiert (Pestka 1985). Die so entstehende 2'-5'A-Synthetase liegt zunächst inaktiv vor, nach Bindung an Doppelstrang RNA bildet sie 2'-5'Oligoadenylate. In der Zelle aktivieren diese ein Enzym, eine RNAse, welche Einzelstrang-Anteile der RNA abbaut und dadurch deren Translation in Proteine als Körperbausteine verhindert. Das Enzym ist ein Inhibitor der Protein- oder Eiweißsynthese. Es zeigt einerseits die kürzliche oder aktuelle Anwesenheit von Interferon im Serum und im Gewebe an, andererseits aber ist es auch ein Anzeiger für die biologische Aktivität des verabreichten Interferons. Das Enzym 2'-5'OAS kann deshalb zur Diagnose unterschiedlicher mit Interferondysfunktionen verbundener Krankheiten genutzt werden (Williams 1981; Schattner 1981; Read 1985a 1985b; Lodemann 1985; Preble 1983 1985; Sugino 1986; Saito 1986; Hearl 1987; Shindo 1988).

Die Induktion von 2'-5'OAS ist sowohl nach intravenöser (Abb. 33) als auch nach intramuskulärer (Abb. 34) Gabe von natürlichem und von rekombinantem Interferon-beta 1a zu beobachten. Nach *intravenöser* Applikation (Abb. 33) tritt der Effekt der Induktion von 2'-5'OAS schnell ein. Bereits nach 6 bis 12 Stunden werden maximale Werte erreicht. Die Wirkung klingt aber auch rasch wieder ab. Drei Tage nach Injektion sind die Ausgangswerte wieder erreicht. Die Kurve der 2'-5'OAS-Serumtiter nach Interferon-beta 1a liegt oberhalb derjenigen nach Stimulation mit natürlichem Interferon-beta. Die Unterschiede in den Verläufen der beiden Kurven sind jedoch nicht signifikant. Sie liegen im normalen Bereich der statistischen Abweichungen der Einzelwerte und sind deshalb nicht von Bedeutung. Intravenös appliziertes, aus normalen menschlichen Zellen gewonnenes, natürliches Interferon-beta induziert das Enzym 2'-5'OAS gleichermaßen wie aus CHO-Zellen gewonnenes menschliches Interferon-beta.

Nach *intramuskulärer* Injektion (Abb. 34) werden die maximalen Werte der 2'-5'OAS im Serum kaum später als nach i.v.-

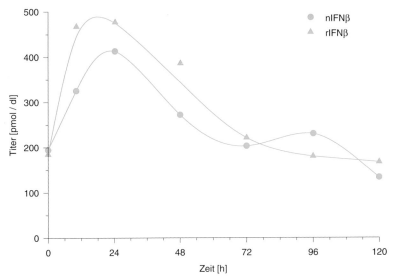

Abb. 33. Die 2'-5'OAS-Spiegel im menschlichen Serum nach einmaliger i.v.-Bolus-Injektion von 6 MIU natürlichem bzw. 6 MIU rekombinantem Interferon-beta 1a (Liberati 1994)

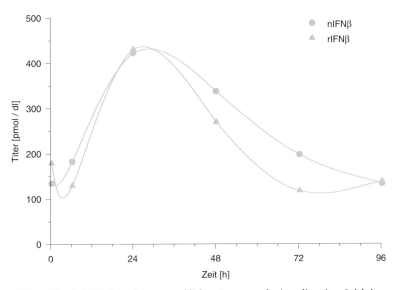

Abb. 34. Die 2'-5'OAS-Spiegel im menschlichen Serum nach einmaliger i.m.-Injektion von 6 MIU natürlichem bzw. 6 MIU rekombinantem Interferon-beta 1a (Liberati. 1992)

Injektion erreicht. Nach einem vorübergehenden leichten Rückgang der Aktivität steigen die Serumspiegel der 2'-5'OAS langsam an. Sie sind zum Zeitpunkt 24 Stunden nach Injektion an ihrem Maximum angelangt. Der Rückgang verläuft praktisch symmetrisch, so daß eine glockenförmige Kurve resultiert. Nach 72 bis 96 Stunden, also gegenüber der i.v.-Injektion zeitlich nur wenig verschoben, sind die Werte für die 2'-5'OAS sowohl nach dem Einfluß von natürlichem als auch nach dem des Interferon-beta 1a wieder auf dem Ausgangsniveau angekommen. Scheinbare Unterschiede im Verlauf der Kurven sind unwesentlich, sie liegen allesamt im Bereich der statistischen Standardabweichung. Auch i.m. verabreichtes natürliches Interferon-beta und i.m. gegebenes rekombinantes Interferon-beta aus CHO-Zellen induzieren das Enzym 2'-5'OAS gleichermaßen. Vergleichende Untersuchungen zwischen rekombinantem und natürlichem Interferon-beta speziell für die s.c.-Injektion sind mir nicht bekannt. Solche zwischen der i.v.-, der s.c.- und der i.m.-Injektion (Darragh u. Salmon 1990) zeigen im Gegensatz zu den oben angeführten keine wesentlichen Unterschiede bei der Induktion von 2'-5'OAS nach diesen drei pharmakokinetisch unterschiedlichen Anwendungsformen.

Zytotoxizität mononukleärer Blutzellen

Die mononukleären Blutzellen (MNBC) besitzen lytische Funktion gegen verschiedene Zielzellen, sie greifen diese Zellen an und zerstören sie. Diese Vorgänge sind Teil des Abwehrsystems. Sie dienen vorrangig zur Elimination von Noxen, von infektiösen Keimen, von Krankheitserregern, Fremdkörpern und körperfremden Zellen. Aufgrund einer noch nicht bekannten Ursache kann sich dieser Abwehrmechanismus auch gegen körpereigene Strukturen richten, es kommt zur Entstehung von Autoimmunerkrankungen. Zu den MNBC zählen die B- und T-Lymphozyten, letztere mit den Subtypen CD4- und CD8-Lymphozyten, auch als »T-Helfer-« und »T-Suppressorzellen« bezeichnet, und wiederum deren Subtypen (Royer 1987), die natürlichen Killerzellen (NK-Zellen) aus der Gruppe der großen granulierten Lymphozyten (LGL), die mit ihnen funktionell wahrscheinlich weitgehend identischen Killerzellen, sowie die Monozyten/Makrophagen. Aufgrund der Art der methodischen Aufarbeitung von aus dem menschlichen Organismus entnommenen Blutzellen und der Methode zur Auftrennung nach den verschiedenen Klassen der zu untersuchenden Zellen, sind die NK-Zellen dominierend in den Untersuchungen zur Aktivität der MNBC. Die im folgenden angegebenen Werte spiegeln deshalb weitgehend die Aktivität der NK-Zellen wieder.

Interferone erhöhen die zytotoxische Aktivität von mononukleären Zellen im menschlichen Blut. Die Messung des erhöhten lytischen Potentials, der erhöhten Fähigkeit der Blutzellen, andere Zellen zu zerstören, geschieht im sog. Chromfreisetzungstest. Er zeigt die Aktivierung der aus dem Blut eines Patienten isolierten Zellen durch den Einfluß des

Interferon-beta und damit die Wirksamkeit des dem Patienten vorher verabreichten Interferon-beta auf diese Zellen genau an. Beim Chromfreisetzungstest wird bestimmten, definierten Zielzellen, meist langlebigen Krebszellen, radioaktives Chrom inkorporiert. Werden diese Zielzellen dann von aktivierten MNBC angegriffen und wird die Zellmembran zerstört, so wird das radioaktive Chrom freigesetzt und die Radioaktivität in Form von Gamma-Strahlung kann in einem Zählgerät gemessen werden. Die Methode ist sehr sensitiv und erlaubt eine genaue Quantifizierung. Angegeben wird das lytische Potential der MNBC als relative spezifische Lyse. Die im Test gemessene Radioaktivität wird dabei bezogen auf die maximal mögliche Freisetzung von radioaktivem Chrom nach Zerstörung aller Zellen, unter Berücksichtigung der spontan, also ohne Einfluß der angreifenden MNBC auftretenden Lyse von Zellen. In Abbildung 35 ist der zeitliche Verlauf der Hemmung oder Aktivierung der zytotoxischen Aktivität von MNBC in Patienten dargestellt, die entweder 3 MIU natürliches oder 3 MIU rekombinantes Interferon-beta 1a erhalten hatten. Aus dem entnommenen Blut wurden die MNBC isoliert und auf ihre lytische Potenz hin untersucht. Nach s.c.-Verabreichung von Interferon-beta fallen die Kurven für beide Präparate zunächst steil ab, die zytolytische Aktivität der MNBC wird vermindert. Nach 6 Stunden ist die spezifische Lyse der Ziel-

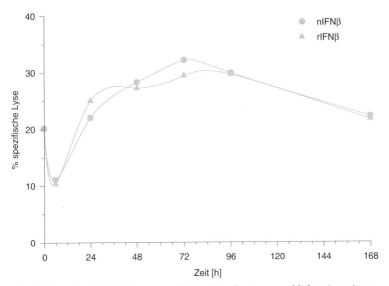

Abb. 35. Zytotoxische Aktivität mononukleärer Blutzellen im menschlichen Organismus, angegeben als relative spezifische Lyse, nach einmaliger s.c.-Injektion von 3 MIU natürlichem Interferon-beta bzw. 3 MIU Interferon-beta 1a; n = 4 pro Gruppe (Fierlbeck 1992)

zellen gerade noch halb so stark wie vor Beginn der Interferon-beta-Injektion. Anschließend steigt das lytische Potential der MNBC ebenso steil an, wie es zuvor abgefallen ist. Dieser Anstieg setzt sich 3 Tage lang fort. Erst 4 Tage nach der einmaligen Interferon-beta-Gabe wird die Aktivität der MNBC langsam rückläufig. Die Aktivierung für natürliches bzw. aus CHO-Zellen stammendes humanes Interferon-beta verläuft identisch.

MxA-Protein

Ein MxA-Protein ist ein 75 kD schweres Protein, das einen antiviralen Zustand der Zelle hervorruft (Jaschkies 1994; Roers 1994). Die Beziehung zwischen humanem Mx-Protein und der biologischen Aktivität der Interferone ist noch unklar. Das intrazelluläre Eiweiß wird unter dem Einfluß der Typ-I-Interferone vermehrt synthetisiert (von Wussow 1990). Interferon-gamma dagegen erhöht die Synthese des huMxA-Proteins nicht (Horisberger 1987; Schiller 1990). Das huMxA-Protein zeigt sehr zuverlässig an, ob eine Zelle des Körpers mit Interferon im Kontakt war. Es ist somit ein empfindlicher Marker für Interferon im Gewebe. Natürliches oder rekombinantes Interferon-beta aus CHO-Zellen induzieren gleichartig das menschliche Mx-Protein im Gewebe, gleichgültig ob die Wirksubstanz, i.v. gegeben, schnell anflutet oder i.m. verabreicht nur niedrige Serumspiegel ergibt (Liberati 1994).

β_2-Mikroglobulin

Neben dem Enzym 2'-5'OAS gilt β_2-Mikroglobulin als empfindlicher Anzeiger für das Vorhandensein von Interferon-Aktivität auf zellulärer Ebene im Organismus. Interferon-beta induziert HLA- (MHC-) Antigene auf Astrozyten, Makrophagen/Monozyten und anderen Zellen. Beta$_2$-Mikroglobulin wurde als leichte Kette der HLA-Klasse-I-Antigene identifiziert. Deshalb korreliert die Induktion von β_2-Mikroglobulin mit der Induktion von Histokompatibilitätsantigenen (HLA/MHC) der Klasse I auf Monozyten. Die Expression der Antigene wird indirekt angezeigt durch erhöhte β_2-Mikroglobulin-Spiegel. Beta$_2$-Mikroglobulin wird im Serum bestimmt. Das Protein β_2-Mikroglobulin wird nach i.v.-Injektion von natürlichem oder rekombinantem, aus CHO-Zellen stammendem, humanem Interferon-beta vermehrt gebildet. Innerhalb von 24 Stunden erreichen die Spiegel an β_2-Mikroglobulin im Serum des Menschen ihre höchsten Werte. Sie steigen von 1.000 auf 1.500 mg/l an. Danach sinken sie ab und sind nach 4 Tagen wieder verschwunden. Die beiden Interferon-Präparate wirken gleichartig (Liberati 1994). Nach i.m.-Applikation von natürlichem oder von rekombinantem Interferon-beta 1a steigen die Serumspiegel des β_2-Mikroglobulin ebenfalls an. Der Anstieg macht etwa 400 mg/l aus. Zwischen 24 und 48 Stunden sind erhöhte Werte zu verzeichnen, danach ist das Ausgangsniveau wieder erreicht (Liberati 1992). Beide Substanzen wirken gleichartig.

Neopterin ist ein Abbauprodukt des Guanosintriphosphats, welches als energiereiche Verbindung an der Proteinsynthese und im Zuckerstoffwechsel eine Rolle spielt. Neopterin entsteht unter dem Einfluß von Interferonen in aktivierten T-Lymphozyten und wird durch aktivierte Makrophagen zusammen mit Interferon-gamma ausgeschieden. Es kann in allen Körperflüssigkeiten nachgewiesen werden. Neopterin ist ein empfindlicher Indikator für die Entstehung, Ausbreitung oder Persistenz von Entzündungen im menschlichen Körper. Deshalb dient es auch als Parameter zur Überwachung von Transplantaten. Die biologische Funktion des Neopterins, soweit ihm überhaupt eine zukommt, ist ungeklärt. Neopterin gilt aber als Sekundärmetabolit, dessen Anstieg Aussagen über die Wirkung von Interferonen auf Makrophagen und T-Lymphozyten und so auf den Grad der Stimulation des Immunsystems und letztlich dem Grad bestehender entzündlicher Prozesse zuläßt. Die gängigen Bestimmungsmethoden, Radioimmunassays, für Neopterin erfassen nur das Neopterin selbst, nicht aber dessen hydrierte Derivate, die in konstanten Verhältnissen neben dem Neopterin vorliegen. Auf diesen Umstand ist bei quantitativen Angaben und beim Vergleich von Meßwerten mit anderen Werten aus der Literatur zu achten.

Neopterin

Nach einmaliger i.v.-Applikation (Abb. 36) von entweder natürlichem oder Interferon-beta 1a beim gesunden Menschen steigen die Serum-Neopterinspiegel deutlich an. Die erhöhten Werte sind über 4 Tage zu beobachten, danach werden die Ausgangswerte wieder erreicht. Beide Substanzen führen zu einer gleichartigen, kurzzeitigen Stimulation von Makrophagen und T-Lymphozyten, des Immunsystems und zu einem entzündlichen Zustand irgendwo im Körper. Nach i.m.-Injektion von natürlichem oder aus CHO-Zellen hergestelltem Interferonbeta (Abb. 37) steigen die Serumspiegel des Neopterins ebenfalls an. Der Anstieg ist flacher als nach i.v.-Anwendung. Die Kurven der Serumspiegel verlaufen für die beiden Beta-Interferone absolut identisch.

Aus den Ovarzellen des chinesischen Hamsters (CHO) hergestelltes menschliches Interferon-beta 1a wirkt gleich wie das natürliche Interferon-beta, hergestellt durch Superinduktion in Zellkulturen normaler, diploider und endlicher Zellen des menschlichen Körpers. Aus der Sicht der klinischen Pharmakologie ist es gerechtfertigt, die beiden Substanzen als identisch zu behandeln. Von den beiden Substanzen sind aller Voraussicht nach auch identische klinische Wirkungen zu erwarten. Die i.v.-Applikation und die i.m.-Applikation sind

IFN-β 1a und nIF-β sind identisch

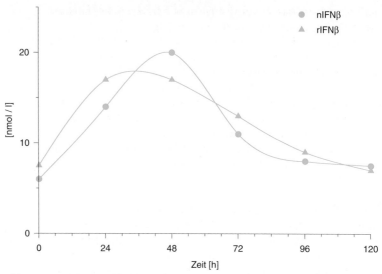

Abb. 36. Neopterinspiegel bei 12 Probanden nach 6 MIU natürlichem oder Interferon-beta 1a als i.v.-Injektion (nach Liberati 1994)

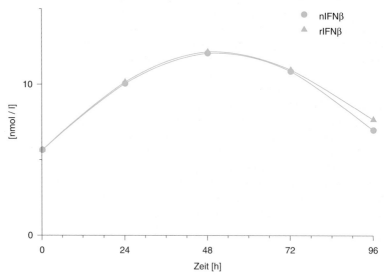

Abb. 37. Neopterinspiegel bei 12 Probanden nach 6 MIU natürlichem oder Interferon-beta 1a als i.m.-Injektion (nach Liberati. 1992)

bei Interferon-beta 1a grundsätzlich als gleichwertig zu betrachten. Das zeigt, daß hohe Serum-Interferon-beta-Spiegel wie nach i.v.-Applikation nicht für eine bessere Wirksamkeit sorgen als niedrige Spiegel wie nach i.m.-Injektionen. Höhere Interferon-beta-Serumspiegel führen nicht zu einer besseren

Wirksamkeit. Dasselbe dürfte für die niedrigen s.c.-Serum-Interferon-beta-Spiegel gelten.

Wirkungen von Einzeldosen

Die Änderung der Konzentration des Enzyms 2'-5'OAS im Serum ist eindeutig dosisabhängig (Abb. 38). Nach 1 MIU Interferon-beta 1a steigt sie kaum merklich an. Deutlich ist der Anstieg der 2'-5'OAS nach 3 MIU oder noch ausgeprägter nach 5 MIU. Das Maximum wird nach 72 Stunden oder 3 Tagen erreicht.

2'-5'OAS

Nach einer einzelnen Gabe von Interferon-beta 1a wird die Aktivität der mononukleären Blutzellen (MNBC) zunächst inhibiert, dann stimuliert (Abb. 39). Die Hemmung erfolgt während der ersten 6 Stunden, dann setzt die Aktivierung ein, deren Maximum nach 24 bis 48 Stunden erreicht ist und die lange andauert. Noch eine Woche nach einer Injektion ist eine maximale Stimulation der MNBC nachzuweisen. Die verwendete Dosis spielt hierbei keine Rolle, 1 MIU, 3 MIU oder 5 MIU wirken völlig gleichartig.

Zytotoxische Aktivität

Einmalige Gaben von Interferon-beta 1a führen zu einer deutlichen Änderung in der relativen Anzahl der natürlichen Killerzellen (NK-Zellen) an der Gesamtpopulation der

Natürliche Killerzellen

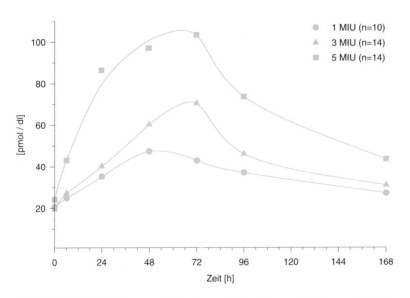

Abb. 38. Die 2'-5'OAS im Serum von Patienten nach einmaliger s.c.-Injektion vo n1 MIU, 3 MIU und 5 MIU Interferon-beta 1a (Fierlbeck 1992)

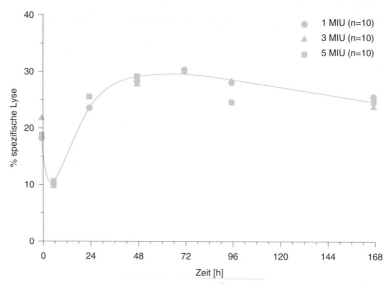

Abb. 39. Die zytotoxische Aktivität der mononukleären Blutzellen (MNBC) im Patienten nach einmaliger s.c.-Injektion von 1 MIU, 3 MIU und 5 MIU Interferon-beta 1a (Fierlbeck 1992)

Lymphozyten (Fierlbeck 1992). Zunächst nimmt die Zahl der NK-Zellen stark ab. Dieses Phänomen ist seit langem bekannt. Die verminderte Zellzahl bleibt für etwa 24 Stunden erhalten, später werden relativ mehr NK-Zellen im Blut festgestellt. Dieser Zustand dauert 48 Stunden, danach sind die Verhältnisse wieder so wie vor der Interferon-beta-Injektion. Gleichzeitig mit dem Rückgang der Zahl der NK-Zellen nimmt die zytotoxische Aktivität dieser Zellen ab. Dies dürfte direkt auf dem zahlenmäßigen Rückgang der Zellen beruhen. Der Vorgang der Reduktion der Zellzahl ist dosisabhängig. Sowohl niedrige, mittlere als auch höhere Dosen führen zu einem Rückgang, wenngleich einem von unterschiedlicher Stärke. Die anschließende Vermehrung der NK-Zellen kann dagegen im wesentlichen nur mit der höheren Dosis von 5 MIU CHO-Interferon-beta bewerkstelligt werden.

Wirkungen täglicher Gaben

2'-5'OAS

Wie verhalten sich die bisher nach Einzelinjektionen dargestellten Parameter unter einer erhöhten Frequenz der Applikation von Interferon-beta 1a? In Abbildung 40 ist die Konzentration der 2'-5'OAS im Serum von Patienten dargestellt, die

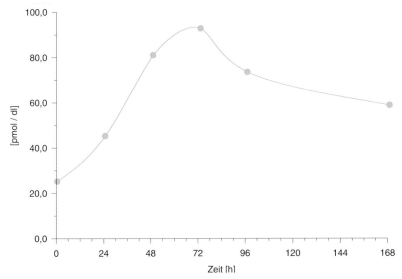

Abb. 40. Die 2'-5'OAS-Konzentration im Serum von Patienten unter täglicher Gabe von 6 MIU Interferon-beta 1a (Fierlbeck 1992)

täglich 3 MIU Interferon-beta 1a erhalten. Die Konzentration steigt bis zum 3. Tag an, danach geht sie, trotz weiterlaufenden Injektionen, zurück. Der Vergleich mit den Verhältnissen nach einmaliger Injektion (Abb. 38) zeigt, wie sich auch hier die Verhältnisse gleichen. Lediglich der Rückgang der Serum-Konzentration der 2'-5'OAS ist unter Dauertherapie etwas verlangsamt.

Abbildung 41 zeigt den Verlauf der zytotoxischen Aktivität der MNBC bei Patienten, welche die zuvor beschriebene Dosis von 3 MIU Interferon-beta 1a (11 µg) eine Woche lang täglich subkutan injiziert bekamen. Nach 24 Stunden, also nach der zweiten Injektion, beginnt die zytotoxische Aktivität der MNBC anzusteigen. Sie erreicht aber nach 72 Stunden ein Plateau, auf dem sie, trotz weiterer Zufuhr von Interferon-beta 1a bis zum Ende des einwöchigen Untersuchungszeitraums verharrt. Dies ist bemerkenswert, da wir in Abbildung 32 gesehen haben, daß bei täglicher Injektion von Interferon-beta der Serum-Interferon-Spiegel stetig ansteigt. Wie verhält sich die zytotoxische Aktivität der MNBC nach täglicher Applikation zu der nach einmaliger Gabe? (Abb. 39). Bei diesem Vergleich ist zu beachten, daß die Meßwerte in Abbildung 39 zunächst einen Abstand von 6 Stunden haben, in Abbildung 41 aber konstant 24 Stunden betragen, der zwischen dem Zeitpunkt 0 und 24 Stunden statthabende Abfall der zytotoxischen Aktivität aus

Zytotoxische Aktivität

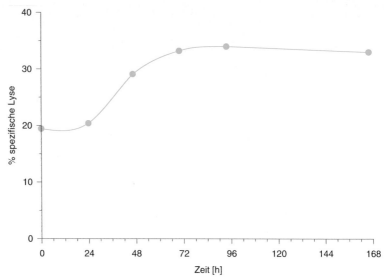

Abb. 41. Zytotoxische Aktivität der mononukleären Blutzellen (MNBC) nach täglicher Gabe von 3 MIU Interferon-beta 1a (Fierlbeck 1992)

meßtechnischen Gründen also in Abbildung 41 nicht erfaßt ist. Ein Vergleich der beiden Kurven läßt unschwer erkennen, daß sich die zytotoxische Aktivität unter einer einmaligen Applikation genauso ändert, wie unter einer fortgesetzten Anwendung von Interferon-beta 1a. Die gegenüber der einmaligen Gabe von 3 MIU auf 21 MIU pro Woche vermehrte Zufuhr von Interferon und die dadurch bedingt anwachsenden Serumspiegel haben somit keinen Einfluß auf die Aktivität der MNBC.

NK-Zellen   Werden Patienten über eine Woche hinweg täglich mit 3 MIU Interferon-beta 1a behandelt, so steigt die Zahl der NK-Zellen nach 24 Stunden an, das Maximum wird nach 48 Stunden erreicht. Ein Vergleich der Verhältnisse nach nur einmaliger Gabe von Interferon-beta 1a zeigt, daß die Kinetik in den ersten 48 Stunden gleichartig ist. Nach der 48. Stunde unterscheiden sich die Ergebnisse nach einmaliger und nach mehrmaliger Applikation dadurch, daß die Mehrfachapplikation ein Absinken der Zahl der NK-Zellen verhindert. Sie steigt aber auch nicht weiter an. Daraus kann geschlossen werden, daß schon nach einmaliger Gabe das Reservoir an NK-Zellen ausgeschöpft war (Fierlbeck 1992).

Wirkungen der Langzeitapplikation

Wie verhalten sich die in den beiden letzten Abschnitten dargestellten und verglichenen Parameter über einen langen Therapiezeitraum? Zur Beantwortung dieser Frage wurde eine halbjährige Untersuchung bei 12 Patienten durchgeführt, während der jeder Patient an 3 Tagen pro Woche je 3 MIU (11 µg) natürliches Interferon-beta subkutan injiziert bekam. Die Konzentration der 2'-5'OAS (Abb. 42) steigt am Beginn der Therapie steil an. Der Anstieg dauert nur kurze Zeit, schon nach 1 Woche erreicht die Konzentration ihren höchsten Wert und fällt dann schnell ab. Nach dem ersten Monat sind die Werte der 2'-5'OAS im Serum nur noch geringfügig erhöht. Sie gehen weiter zurück und erreichen bis zum Ende des 6monatigen Behandlungszeitraums Werte unter dem Ausgangswert. In Abbildung 43 ist der Verlauf der zytotoxischen Aktivität der mononukleären Blutzellen während einer sechsmonatigen Dauertherapie mit Interferon-beta dargestellt. Am Beginn der Therapie während des ersten Monats kommt es zunächst zu einer starken Steigerung der zytotoxischen Aktivität. Aber schon am Ende des ersten Monats ist der Ausgangswert nicht nur wieder erreicht, sondern sogar unterschritten. Der Rückgang hält über den gesamten Zeitraum an. Die zytotoxische Aktivität ist nach 6monatiger Therapie mit 3 Injektionen von 3 MIU Interferon-beta pro Woche erheblich vermindert.

2'-5'OAS

Zytotoxische Aktivität

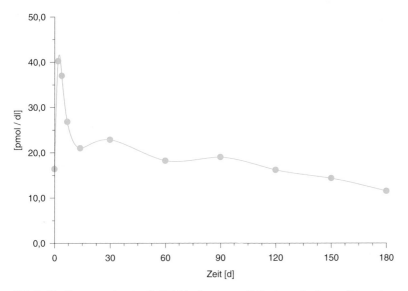

Abb. 42. Die Konzentration der 2'-5'OAS im Serum von Patienten unter Langzeittherapie mit 3 MIU Interferon-beta (Fierlbeck 1992)

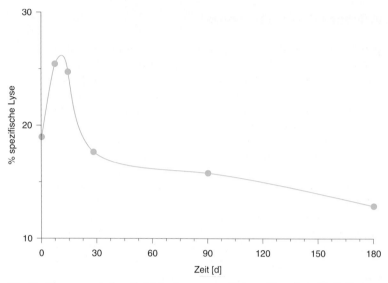

Abb. 43. Die zytotoxische Aktivität der mononukleären Blutzellen (MNBC) unter Langzeitbehandlung über 180 Tage mit 3 MIU Interferon-beta an 3 Tagen pro Woche (Fierlbeck 1992)

NK-Zellen

Ein entsprechendes Bild bieten die natürlichen Killerzellen. Nach einem anfänglichen Anstieg während der ersten Woche folgt ein Rückgang der Zahl dieser Zellen erheblich unter das Ausgangsniveau. Erst in den letzten 3 Monaten erholen sich die NK-Zellen wieder leicht, erreichen ihren Ausgangswert jedoch nicht mehr (Fierlbeck 1992).

Zusammenfassung

Es läßt sich festhalten, die für die Aktivität des Immunsystems aussagekräftigen Parameter zeigen unter Dauertherapie mit Interferon-beta an, daß das Immunsystem nach einer anfänglichen, etwa einen Monat dauernden Stimulation gedämpft wird und dann recht stabil in einem gedämpften Zustand verharrt.

Präklinische Pharmakologie

Unter präklinischer Pharmakologie werden in der Regel Untersuchungen mittels *In-vitro*-Modellen oder an Tieren verstanden. Bei artspezifisch wirksamen Substanzen wie den Interferonen sind auch Untersuchungen an freiwilligen, gesunden Probanden, Phase-I-klinische Prüfungen, unter dieser Rubrik zu betrachten.

Interferonprüfung am Tier – möglich?

Für die Arzneimittelprüfung von Interferon sind wesentlich weniger Tierversuche vorgeschrieben als für andere Arzneimittel. Der Grund liegt in der ausgeprägten artspezifischen Wirksamkeit von Interferonen, die pharmakodynamischen Wirkungen von menschlichem Interferon-beta können am Tier nicht aussagekräftig geprüft werden. Lediglich an höheren Säugetieren wie Affen, insbesondere Menschenaffen, gewonnene Ergebnisse lassen gewisse, eingeschränkte Aussagen auf die Wirkungen der Substanz bezüglich Verteilung und Ausscheidung im menschlichen Organismus zu (Schellekens 1981). Die Prüfung der Pharmakokinetik an Labortieren orientiert sich an der für den Menschen geplanten Applikationsform (Hilfenhaus 1981; Cantell 1983; S. 209). Im Tierversuch werden relativ zum Körpervolumen viel höhere Konzentrationen geprüft als beim Menschen angewandt werden sollen. Verteilung und Elimination des rekombinanten Interferon-beta folgt im tierischen Organismus den klassischen Konzentrationsverläufen von Pharmaka. Nach intravenöser Applikation werden die Spitzenkonzentrationen schon nach wenigen Minuten erreicht, die Eliminationshalbwertszeiten liegen zwischen 1 und 1,5 h. Nach intramuskulärer Applikation werden die Spitzenkonzentrationen relativ schnell, nach subkutaner Injektion langsamer erreicht. Die Elimination ist nach i.m.-Injektion etwas, nach s.c.-Applikation deutlich verzögert. Dies deutet darauf hin, daß mit einer s.c.-Injektion die optimale Pharmakokinetik für Interferon-beta erreicht werden kann. Der geringe Wissenszuwachs, der aus Tierversuchen resultiert, rechtfertigt diese insgesamt nicht. Die folgenden Angaben beziehen sich auf das rekombinante Interferon-beta 1a, Rebif®. Die Daten wurden von der Firma Ares-Serono, Genf, zur Verfügung gestellt.

Ratte

Zur Bestimmung der Pharmakokinetik bei der Ratte wurden intravenöse, intramuskuläre oder subkutane Injektionen an 30 männlichen und 30 weiblichen Ratten des Stammes *Sprague Dawley* untersucht. Jede der 60 Ratten erhielt je eine MIU Interferon-beta 1a in die leicht zugängliche Schwanzvene als Kurzzeit- oder Bolusinjektion, in den Oberschenkelmuskel oder in die Bauchhaut injiziert. In kurzen Zeitintervallen wurde danach Blut entnommen und der Gehalt an menschlichem Interferon-beta bestimmt. Innerhalb etwa einer halben Stunde erreicht nach i.v.-Injektion der Serumspiegel sein Maximum (Abb. 44). Die Verteilungshalbwertszeit wird mit 0,3 h angegeben. Der Spiegel geht danach schnell zurück. Bereits nach 1–2 h ist die Hälfte des Interferons aus dem Blut

i.v.

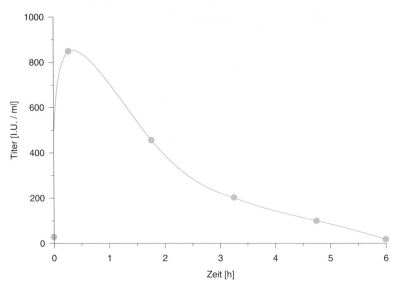

Abb. 44. Serumspiegel in IU/mL von humanem Interferon-beta in der Ratte nach i.v.-Bolusinjektion von 1 MIU ($\cong$ 4 µg) Interferon-beta 1a pro kg Körpergewicht im Verlauf von 6 Stunden

verschwunden. Die Eliminationshalbwertszeit beträgt 1,6 h; 3 h nach Injektion sind die Serumspiegel kaum mehr erhöht. Die Fläche unter der Kurve (AUC, »area under the curve«), als Maß für die pro Zeiteinheit verfügbare Menge eines Pharmakons wird angegeben zu: AUC = 6.228 IU/h/ml. Nach i.m.-Injektion

i.m.

steigt der Serum-Interferon-Spiegel weniger schnell an als nach i.v.-Injektion (Abb. 45). Nach 1–2 Stunden ist das Maximum erreicht. Die Elimination geschieht langsamer, die Serumtiter sinken über 12 Stunden hinweg geringfügig ab, noch nach 24 h ist etwa die Hälfte des maximalen Interferongehaltes nachweisbar. Die Fläche unter der Kurve wird mit: AUC = 1.447 IU/h/ml angegeben, sie liegt damit wesentlich unter der nach i.v.-Injektion. Die absolute Bioverfügbarkeit errechnet sich zu 20%. Intramuskulär appliziertes Interferon-

s.c.

beta bleibt somit länger im Körper. Nach s.c.-Applikation steigt der Plasmaspiegel in der Ratte langsam an (Abb. 46). Nach etwa 3–4 Stunden erst ist das Maximum erreicht. Humanes Interferon-beta wird nach s.c.-Applikation sehr langsam eliminiert. Noch 24 Stunden nach der Injektion liegen die Titer nahe beim Maximum. Die Fläche unter der Kurve wird errechnet zu: AUC = 1.064 IU/h/ml. Die absolute Bioverfügbarkeit beträgt ebenfalls 20%. Subkutan injiziertes Interferon-beta bleibt somit lange im Organismus aktiv erhal-

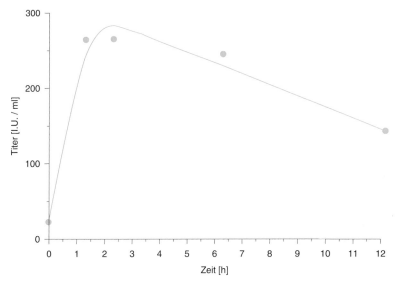

Abb. 45. Serumspiegel in IU/ml von humanem Interferon-beta in der Ratte im Verlauf von 12 Stunden nach i.m.-Injektion von 1 MIU ($\cong$ 4 µg) Interferon-beta 1a pro kg Körpergewicht

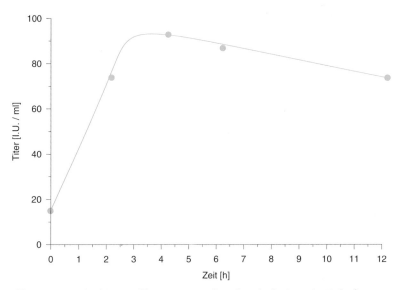

Abb. 46. Serumspiegel in IU/ml humanem Interferon-beta in der Ratte im Verlauf von 12 Stunden nach s.c.-Injektion von 1 MIU ($\cong$ 4 µg) Interferon-beta 1a pro kg Körpergewicht

ten, weist eine lange Verweildauer im Gewebe auf und zeigt für über 12 Stunden maximale Titer.

Affe

Versuche an Affen sind für die Arzneimittelzulassung von Interferonen in Europa nicht vorgeschrieben. Trotzdem werden sie, insbesondere von amerikanischen Firmen, fast immer unternommen. Dadurch ist ein gewisser Zwang zur Vorlage solcher Daten auch in Europa entstanden. Bei Versuchen an Affen wird immer ein wesentlich höherer Aufwand an Messungen betrieben als bei anderen Tieren.

Zur Darstellung der Pharmakokinetik wurden 3 männlichen und 3 weiblichen Tieren (Cynomolgus) je 1 MIU menschliches Interferon-beta pro kg Körpergewicht in die Armvene, in den Muskel des Oberschenkels oder in die Bauchhaut gespritzt.

i.v.

Nach i.v.-Injektion wurde den Tieren alle 15 min, später alle 2 h Blut entnommen und dessen Interferongehalt bestimmt (Abb. 47). Die Serumtiter steigen steil an. Die Verteilungshalbwertszeit wird mit 0,14 ± 0,3 h angegeben. Nach etwa 15 min ist der maximale Serumspiegel erreicht. Das Interferon-beta verschwindet rasch aus dem Blut, nach 2 h ist noch die Hälfte des Serumspiegels nachweisbar, nach 10–12 h ist das menschliche Interferon-beta aus dem Körper der Affen verschwunden. Die Fläche unter der Kurve wird angegeben zu

i.m.

AUC = 16.743 ± 3.256 IU/h/ml. Zur Beurteilung der Pharmakokinetik von humanem Interferon-beta nach i.m.-Applikation

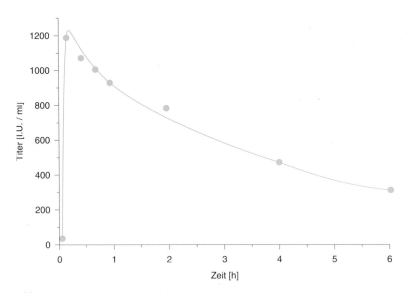

Abb. 47. Serumspiegel in IU/ml humanem Interferon-beta im Affen (Cynomolgus) während 6 Stunden nach i.v.-Injektion von 1 MIU (≅ 4 µg) Interferon-beta 1a pro kg Körpergewicht

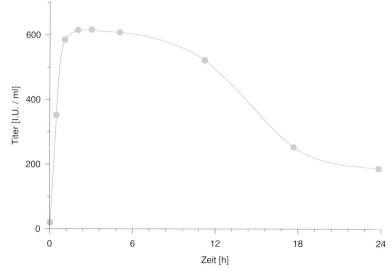

Abb. 48. Serumspiegel in IU/ml humanem Interferon-beta im Affen (Cynomolgus) während 6 Stunden nach i.m.-Injektion von 1 MIU ($\cong$ 4 µg) Interferon-beta 1a pro kg Körpergewicht

wurden die Serumspiegel zunächst stündlich, dann alle 6 h bestimmt (Abb. 48). Nach etwa 3 h wird der höchste Serumtiter erreicht. Sein Wert wird angegeben zu C_{max} = 617 ± 373 IE/ml. Er bleibt für 4–5 h konstant und dann 12 h lang auf einem Niveau. Danach fällt er aber rasch ab. Nach 24 h sind die Serumtiter nach i.m.-Applikation des menschlichen Interferon-beta im Affen nur noch leicht erhöht. Die Fläche unter der Kurve wird angegeben mit AUC = 6.908 ± 4.936 IU/h/mL. Die absolute Bioverfügbarkeit beträgt 40%; nur dieser Wert unterscheidet sich somit von den Daten, wie sie an Nagetieren erhoben werden konnten. Die Serumspiegel nach s.c.-Applikation wurden zunächst zweistündlich, später alle 4 h bestimmt (Abb. 49). Nach s.c.-Injektion steigen die Titer langsam an und erreichen niedrigere Spitzenwerte als nach i.m.-Injektion. Die Maximalkonzentration C_{max} = 389 ± 251 IE/ml wird nach 4–6 h erreicht und hält für 10–12 h an. Nach 24 Stunden ist noch mehr als die Hälfte der Maximalkonzentration im Plasma nachweisbar. Die Fläche unter der Kurve ist: AUC = 6.397 ± 4.791 IU/h/mL, und damit gleich wie nach i.m.-Injektion. Die Bioverfügbarkeit ist ebenfalls 40%. Auch beim Affen bleibt subkutan injiziertes Interferon-beta lange im Organismus aktiv erhalten. Es weist eine längere Verweildauer im Gewebe auf als nach i.m.-Injektion. Es wird stärker verzögert in das Serum freigesetzt und erscheint des-

s.c.

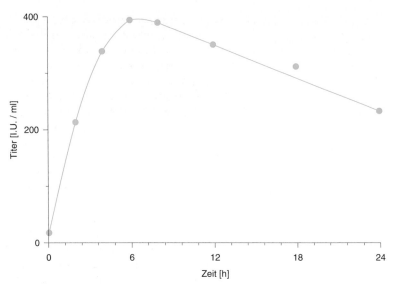

Abb. 49. Serumspiegel in IU/ml von humanem Interferon-beta in Cynomolgusaffen im Verlauf von 24 Stunden nach s.c.-Injektion von 1 MIU (≅ 4 μg) Interferon-beta 1a pro kg Körpergewicht

Elimination

halb erst nach rund 6 h mit maximalem Spiegel im Blut. Seine Elimination geschieht ebenfalls verzögert, die biologische Halbwertszeit dürfte bei mehr als 24 h liegen. Da etwa 10 Halbwertszeiten bis zur völligen Elimination gerechnet werden, zirkuliert es als aktives Molekül etwa 5 Tage im Blutkreislauf. Somit kann auch beim Affen mit einer subkutanen Injektion die optimale Kinetik für eine Daueranwendung mit langer Verfügbarkeit in hohen Dosen erwartet werden. Über den Metabolismus der Interferone, ihren Abbau und ihre Ausscheidung gibt es insgesamt nur wenige Studien. Es gilt als sicher, daß das Eiweiß über Leber und Niere etwa zu gleichen Teilen abgebaut wird und nicht im Urin nachweisbar ist (Bocci 1985).

Toxikologie – blutiger Verwaltungsakt?

Definition

Die Toxikologie, ein eigenständiges Teilgebiet der pharmakologischen Wissenschaften, befaßt sich mit der Erforschung und Beschreibung unerwünschter schädigender Wirkungen von Arzneimitteln auf den Organismus. Letztlich zielt die Arzneimitteltoxikologie auf die Kenntnis der Nebenwirkungen im menschlichen Organismus, sie bedient sich dazu jedoch

Versuchen mit Tieren, mit Organen von Tieren, wozu auch Befunde in Blut, Serum oder Urin zählen, mit Kulturen tierischer oder menschlicher Zellen, mit physikochemischen Modellen nichttierischen Ursprungs wie künstlicher Haut oder neuerdings mit der rechnerischen Simulation mittels Computerprogrammen.

Zur Zulassung eines Wirkstoffs als Arzneimittel sind ganz bestimmte Untersuchungen vorgeschrieben. Neben den klassischen Tierversuchen an einer Nagetier- und einer Nichtnagetierart werden heute zunehmend tierfreie Modelle als Ersatz für Tierversuche auch von den Zulassungsstellen akzeptiert. Aufgrund seiner strengen artspezifischen Wirkung wurden in den vergangenen Jahren glücklicherweise die Anforderungen an toxikologische Untersuchungen bei Interferonen gesenkt und dadurch das Leben vieler Tiere geschont. Zwingend vorgeschrieben für die Arzneimittelzulassung eines Interferons sind Versuche zur akuten Toxizität und zur subchronischen Toxizität sowie solche zur Sicherheitspharmakologie. Soll ein Interferon über lange Zeit verabreicht werden, so sind auch Untersuchungen zur chronischen Toxizität, zum mutagenen Potential und zur Reproduktionsbiologie verlangt.

Die akute Toxizität beschreibt die durch ein Pharmakon hervorgerufenen Veränderungen nach einmaliger Anwendung des betreffenden Stoffes. Die Dosen werden dabei um ein Vielfaches höher gewählt, als für die Anwendung am Menschen vorgesehen. Die subchronische Toxizität umfaßt Veränderungen im Organismus nach wiederholter Gabe eines Pharmakons. Wie oft die Wiederholung der Verabreichung notwendig ist, wird von Fall zu Fall festgelegt und bemißt sich nach der voraussichtlich notwendigen Anwendungshäufigkeit beim Menschen. Die chronische Toxizität wird erfaßt nach täglicher Anwendung des Pharmakons über einen längeren Zeitraum hinweg, meist über 12 Wochen. Tierversuche zur chronischen Toxizität von menschlichem Interferon beim Tier stoßen an gewisse Grenzen der Aussagekraft. Interferone sind Eiweiße, und Eiweiße einer anderen Art werden als fremdartig erkannt, angegriffen und eliminiert. Der tierische Empfängerorganismus bildet Antikörper gegen das fremdartige Eiweiß. Das zugeführte Eiweiß kann nach Bindung an Antikörper weder eine Wirksamkeit noch eine spezifische Nebenwirksamkeit entfalten. Die häufig wiederholte Zufuhr eines artfremden Eiweißes unter Umgehung des Darmes löst heftige Reaktionen des Organismus aus und führt zum Tod des Versuchstieres durch allergischen Schock. Allergische Antworten eines Versuchstieres unter Langzeitanwendung dürfen deshalb nicht zur Bewertung der Toxizität eines Pharmakons nach regel-

Toxikologische Methoden

gerechter Anwendung am Menschen herangezogen werden. Mutagenitätsuntersuchungen befassen sich mit dem Potential einer Substanz, das Erbgut auf chromosomaler oder molekularer Ebene zu verändern. Bei körpereigenen menschlichen Substanzen ist der Aussagewert der Mutagenitätsuntersuchungen eingeschränkt. Die Reproduktions-Toxikologie untersucht Einflüsse auf die Fortpflanzungsfähigkeit der Elterntiere und die Schädigung der Nachkommenschaft, insbesondere im Hinblick auf Teratogenität, also der Mißbildung von Gliedmaßen oder Organen. Die Sicherheits-Pharmakologie erforscht Einflüsse eines Pharmakons auf alle Organsysteme tierischer Organismen. Dadurch sollen Langzeitschädigungen erkannt werden.

Unnötiges
Blutvergießen

So wertvoll die pharmakologischen Untersuchungen am Tier oder an tierischen und nichttierischen Modellen für die Beurteilung des Schädigungspotentials eines Stoffes sein mögen, so unzureichend sind sie in der Sicherheit ihrer Aussage für den Menschen. Dies betrifft insbesondere solche Stoffe, die nur in dem Organismus wirken, aus dem sie stammen. Dieses pharmakologische Problem hat sich theoretisch schon längere Zeit, praktisch aber erst mit der ersten Zulassung eines Interferons als Arzneimittel 1981 gestellt. Es ist bis heute weder wissenschaftlich noch administrativ zufriedenstellend gelöst. Der deutsche Gesetzgeber hat sich mit dieser Fragestellung, dem sog. »Deutsch-Problem«, benannt nach dem pharmajuristischen Gutachter in der betreffenden Regierungskommission, längere Zeit befaßt und hat für solche Stoffe Selbstversuche des Herstellers betroffener Arzneimittel empfohlen.

Akute Toxizität
in Nagetieren

Die akute Toxizität für Rebif® wurde in Sprague-Dawley-Ratten und CD1-Mäusen untersucht. Intravenös oder intramuskulär erhielt jedes Tier 10 bzw. 20 MIU/kg Körpergewicht des rekombinanten Interferon-beta 1a injiziert. Vergleichsgruppen bekamen das Lösungsmittel (physiologische Kochsalzlösung) ohne Wirkstoff. Während der 14tägigen Beobachtungszeit verhielten sich die Tiere normal und nahmen an Gewicht zu. Keines der Tiere verstarb. Eine LD_{50}, also diejenige Dosis, unter der 50% der Tiere versterben, ergab sich nicht, sie liegt somit oberhalb von 20 MIU/kg Körpergewicht. Anatomische Veränderungen wurden nicht festgestellt.

Akute Toxizität
beim Affen

Die akute Toxizität nach i.m.- und i.v.-Gabe von menschlichem Interferon-beta aus CHO-Zellen wurde in Javaner Affen (Cynomolgus) untersucht. Primaten taugen eingeschränkt als Modelle für solche Untersuchungen, da menschliches Interferon teilweise an Interferon-Rezeptoren der Tiere binden (Schellekens 1981). Die Dosierung betrug bei je einem Affenmännchen und einem -weibchen 20 MIU. Klinisch (klinische Zeichen, Körpergewicht, Körpertemperatur) und labormedizinisch (Hämatologie, Blutchemie, Urinstatus) wurden die Tiere für 2 Wochen beobachtet. Außer einem Anstieg der Körpertemperatur unmittelbar nach den Applikationen traten keine unerwünschten Wirkungen auf. Die Tiere verhielten sich normal, kein Tier starb. Pathologische Veränderungen konnten nicht gefunden werden. Zusammenfassend ist festzustellen, daß die Untersuchung der akuten Toxizität keine Anhaltspunkte für eine Unverträglichkeit von Interferon-beta 1a erbringt.

Jeweils 20 männliche und weibliche Sprague-Dawley-Ratten pro Gruppe wurden über 4 (subchronisch) oder 13 Wochen (chronisch) mit täglich 0,25, 0,5 oder 1 MIU Interferon-beta 1a pro kg Körpergewicht als i.m.- oder i.v.-Injektion behandelt. Nach i.m.-Applikation konnten weder klinisch noch labormedizinisch oder histopathologisch negative Veränderungen festgestellt werden. Nach i.v.-Applikation traten nach der 4. Behandlungswoche Schwellungen an der Injektionsstelle sowohl bei den mit Interferon als auch bei den mit Plazebo behandelten Tieren auf. Die Schwellungen waren histologisch als Entzündungen, perivaskuläre Blutungen oder Ödeme zu verifizieren. In allen Gruppen traten in der Folgezeit Atemprobleme auf und es kam zu Todesfällen aufgrund bakterieller Pneumonie. Alle Tiere hatten zu dieser Zeit Antikörper gegen das menschliche Interferon-beta entwickelt. Das artfremde Eiweiß wurde also in der Langzeitanwendung von Nagetieren nicht vertragen. Dieses Ergebnis war vorhersagbar und ist ohne Aussagewert für den menschlichen Organismus.

Subchronische und chronische Toxizität bei Nagern

Affen sind dem Menschen stammesgeschichtlich näher verwandt. Sie vertragen humane Eiweiße besser als Tiere aus anderen Tierfamilien, dies gilt insbesondere für Schimpansen. In den subchronischen und chronischen Untersuchungen an Cynomolgusaffen wurden i.v.- oder i.m.-Dosen von 0,25, 0,5 oder 1,0 MIU menschliches Interferon-beta pro kg Körpergewicht für 4 bzw. 13 Wochen gegeben. Es resultierte ein leichter Anstieg der Körpertemperatur nach den ersten i.v.-Injektionen, keine weiteren Abnormalitäten wurden beobachtet. Nach i.m.-Injektion erfolgte ein leichter Anstieg des Blutzuckers und vorübergehend einer des Harnstoffs. Weitere Unverträglichkeiten traten nicht auf.

Subchronische und chronische Toxizität beim Affen

Eine Reihe von Mutagenitätsuntersuchungen wurde mit Rebif® durchgeführt:
– Ames-Test bis 5 MIU pro Platte,
– DNA-Synthese-Störung in kultivierten HeLa-Zellen bis 5 MIU/ml,

Mutagenitätsuntersuchungen

- Chromosomenabberationstest in Lymphozyten bis 0,2 MIU/ml,
- Chromosomenaberationstest *in vivo* im Knochenmark des Chinesischen Hamsters; bis 20 MIU/kg,
- Mikronukleus-Test in vivo im Knochenmark der Maus; bis 20 MIU/kg.

Keiner der angeführten Tests ergab irgendwelche Anhaltspunkte für eine mutagene Potenz des menschlichen Interferon-beta 1a.

Reproduktions-Toxikologie

An 48 Cynomolgus-Affen wurde die teratogene Potenz von Interferon-beta untersucht. Die Tiere erhielten 0,2, 0,6 oder 1,8 MIU menschliches Interferon-beta pro kg Körpergewicht und Tag als i.m.-Injektion ab dem 12. Tag nach Gestation bis zum 89. Tag oder vom 90. bis zum 150. Tag nach Gestation. Es traten keine Störungen der Trächtigkeit auf, die Jungtiere waren in klinischer, organklinischer oder laborchemischer Hinsicht völlig normal und gesund. Anzeichen auf Mißbildungen waren nicht zu erkennen.

Sicherheits-pharmakologie

Keine Organsysteme wie Herz-Kreislaufsystem, ZNS oder Atmungssystem bei der Ratte wurden durch i.v.- oder i.m.-Injektionen gestört. Zusammenfassend ist festzustellen, daß die vorklinische Pharmakologie und Toxikologie Anhaltspunkte dafür ergibt, daß bei der Anwendung von Interferon-beta beim Menschen besonderes Augenmerk zu richten sein wird auf den Anstieg der Körpertemperatur, Irritationen an der Injektionsstelle, Anstieg des Blutzuckers und des Harnstoffs. Übereinstimmend mit älteren Befunden ist festzustellen, daß Interferon-beta keine nachweisbare teratogene Potenz besitzt. Akute oder Langzeitschädigung von Organsystemen konnte bislang nicht gefunden werden.

Grundlagen der Immunologie

Das Immunsystem schützt den Körper vor Gefahren. Gefahren für die Integrität des Organismus können von außen auf ihn einwirken oder aus seinem Inneren kommen. Das Immunsystem ist spezialisiert auf die Abwehr von Bedrohungen des Körpers von außerhalb durch infektiöse Keime wie Bakterien, Viren oder Pilze sowie auf die Beseitigung von Noxen oder entarteten Geweben. Die allgemeinen Aufgaben des Immunsystems sind:

Aufgaben des Immunsystems

– Prävention von Infektionen,
– Bekämpfung von Infektionen,
– Bekämpfung entarteter Zellen (Krebszellen),
– Elimination von Toxinen (Giften),
– Beseitigung fremder Organismen oder Organismenteile,
– Beseitigung funktionsloser oder abgestorbener körpereigener Strukturen.

Für diese Zwecke haben die Lebewesen eine Reihe stammesgeschichtlich unterschiedlich alter Abwehrmechanismen zur Verfügung. Wir unterscheiden die stammesgeschichtlich älteren, allgemeinen oder unspezifischen Immunabwehrsysteme von jüngeren, spezifischen Abwehrsystemen und innerhalb jeder der beiden Gruppen zellgebundene, zelluläre und nicht zellgebundene, humorale. Der Begriff »humor« kommt aus der griechischen Sprache und steht hier für die Körperflüssigkeit.

Komponenten des Abwehrsystems

Unspezifische, angeborene zelluläre Abwehr	Makrophagen; Phagozytose, Barrieren der Haut und Schleimhäute
Unspezifische, angeborene humorale Abwehr	Komplementsystem; Interferone; Akute-Phase-Proteine
Spezifische, erworbene zelluläre Abwehr	T-Lymphozyten (T-Zellen)
Spezifische, erworbene humorale Abwehr	B-Lymphozyten (B-Zellen)

Die unspezifische Abwehr ist angeboren. Sie umfaßt die von Antigenen unabhängigen Immunantworten; die spezifische Immunabwehr dagegen die antigenspezifischen Immunantworten. Jüngere und weitaus spezifischere Abwehrsysteme leiten sich von den zu den weißen Blutzellen gehörenden Lymphozyten und deren mannigfaltigen Funktionen ab. Die spezifische Immunabwehr ist anders als die angeborene Immunabwehr lernfähig. Das heißt, wenn ein Organismus einmal Kontakt mit einem Pathogen hatte, dann ist er in der Lage, beim zweiten Kontakt viel schneller zu reagieren. Dieses »Lernen« wird besonders beim Impfen ausgenützt. Der erste Kontakt mit einem abgeschwächten oder abgetöteten Pathogen erfolgt dabei durch die Impfung; bei einer Infektion mit dem eigentlichen Krankheitserreger kann das Immunsystem dann so schnell reagieren, daß die Erkrankung entweder nicht manifest wird oder milder verläuft. Die höhere Spezifizierung bringt eine höhere Komplexität mit sich. Der humorale Teil der spezifischen Abwehr besteht aus den von B-Lymphozyten gebildeten spezifischen Antikörpern. Sie flottieren frei in allen Körperflüssigkeiten, dem Serum, der Flüssigkeit des Zellzwischenraumes, der Lymphe und der die inneren Organe umgebenden Flüssigkeit. Der zelluläre Teil besteht aus den T-Lymphozyten und deren Interaktionen mit anderen Körperzellen wie B-Zellen oder Makrophagen. Alle T-Lymphozyten können sich aktiv fort bewegen.

Im folgenden sollen die allgemeinen Abwehrsysteme nur kursorisch behandelt werden. Für die Betrachtung der Rolle des Immunsystems bei der MS sind die spezifischen Teile des Immunsystems wichtiger. Die ständig zunehmende Komplexität unseres Wissens und unserer Hypothesen über das Immunsystem läßt jedoch an dieser Stelle trotzdem nicht mehr als einen kurzen Abriß zu, der genügen mag, an anderer Stelle aufgeführte Vorgänge verstehen zu helfen.

Unspezifische zelluläre Abwehr

Freßzellen

Einige weiße Blutkörperchen, insbesondere solche der sog. Monozyten/Makrophagen-Reihe, können Noxen oder Erreger aufnehmen und abbauen und sie so unschädlich machen. Die aktive Aufnahme von Partikeln nennen wir Phagozytose, die von flüssigen Schadstoffen Pinozytose. Die dazu befähigten Zellen werden auch Freßzellen genannt. Zur Phagozytose umfließen die Freßzellen amöbenartig die Fremdkörper mit ihrem Zelleib, dem Protoplasma, und nehmen sie in die Zelle auf. Solche Fremdkörper können lebendiger Natur sein wie Bakterien oder Pilzsporen oder es kann sich um feste Partikel toten Materials handeln wie beispielsweise mikroskopische Glassplitter oder Asbestfasern. Außerdem beseitigen diese Zellen körpereigene Strukturen, Zellen oder Gewebeteile, die funktionslos geworden oder abgestorben sind. Das Ergebnis der Phagozytose, die vollgefressenen toten Phagozyten, kennen wir als Eiter. Die Freßzellen stellen die Träger einer sehr urtümlichen, wenngleich hocheffizienten Form der Immunabwehr dar. Sie sind die zellgebundene Form der allgemeinen Immunmechanismen.

Zur Phagozytose befähigt sind:
– eosinophile Leukozyten/Granulozyten,
– neutrophile Granulozyten,
– Makrophagen/Monozyten/Mikrogliazellen/Astrozyten.

Die eosinophilen und die neutrophilen Leukozyten/Granulozyten tragen auch die Bezeichnung Mikrophagen, um sie von den größeren Monozyten/Makrophagen abzugrenzen. Makrophagen, insbesondere eine ihrer speziellen Formen, die dendritischen Zellen, sind darüber hinaus an den Prozessen der spezifischen Abwehr durch Interaktionen mit den T-Zellen beteiligt. Die phagozytierenden Zellen werden durch Enzyme, Bakterien- und Zellzerfallstoffe sowie durch ganze, nicht mehr intakte Zellen angelockt. Eine durch chemische Stoffe ausgelöste, zielgerichtete Bewegung nennen wir Chemotaxis. Die phagozytierende Zelle verdaut aufgenommene Partikel mit Hilfe von Enzymen, den Lysozymen, die in Zellbläschen, den Lysosomen, gespeichert sind. Zur Abtötung von Bakterien oder Krebszellen verwendet die Phagozyte Sauerstoffradikale $(O_2^{(-)})$. Sauerstoffradikale entstehen durch ein Enzym, das als Substrat ein Wasserstoff-Peroxid (H_2O_2) benötigt. Als Co-Enzym fungiert eine Häm-Gruppe (Peroxidase-System).

Phagozytierende Zellen erkennen die anzugreifenden Zellen durch deren Fähigkeit, bestimmte Eiweiße (Opsonine) an sich zu binden. Eine solche Bindung besteht aus:
– einem Zelloberflächenrezeptor (Fc-Rezeptor),
– einem Antikörper (Immunglobulin G; IgG),
– einem Teil des Komplementsystems.

Der Fc-Rezeptor des Phagozyten bindet den Fc-Teil eines Antikörpers (S. 256), der einen Fremdkörper gebunden hatte und ihn so zu markieren vermochte. Das Komplement aktiviert den Antikörper, auch erkennt es spezifische Strukturen auf der Zelloberfläche. IgG kann entweder alleine oder zusammen mit dem Komplementsystem eine Phagozytose aktivieren. Das Komplementsystem alleine ist dazu jedoch nicht in der Lage.

Unspezifische humorale Abwehr

Die Mechanismen zur unspezifischen humoralen Abwehr sind im Ablauf einer Infektion innerhalb von wenigen Stunden, also sehr früh aktivierbar. Das zeichnet diese Systeme aus gegenüber denen der spezifischen Abwehr, die Tage bis zur Aktivierung benötigen. Die unspezifische humorale Abwehr besteht aus den Komponenten:
- Komplementsystem,
- Interferonsystem,
- Akute-Phase-Proteine.

Komplementsystem   Komplement wurde bereits vor vielen Jahren als ein hitzeempfindlicher Bestandteil des normalen Plasmas entdeckt, der u. a. die antibakterielle Aktivität von Antikörpern sehr verstärkt, komplementiert. So entstand der Name. Das Komplementsystem besitzt Aufgaben unspezifischer Art, ist aber auch an der spezifischen humoralen Abwehr (B-Zellen, Antikörper) beteiligt. Es besteht aus 16–20 hochmolekularen Hauptsubstanzen, die in Zellen des Körpers gebildet werden (z. B. Leber, Darmepithel, Epithel des Urogenitaltraktes, Makrophagen). Es wirkt in einer typischen, aufeinanderfolgenden Reihe von Reaktionsschritten, in denen die einzelnen Komponenten ineinandergreifen (Komplement-Kaskade). Es spielt eine wichtige Rolle bei der Entstehung von Entzündungen. Das Komplementsystem wird aktiviert einerseits über Antigen-Antikörperkomplexe, der sog. klassische Weg (CPW = »classical pathway«), andererseits durch Erreger wie Bakterien, Viren oder Pilze, der sog. alternative Weg (APW = »alternative pathway«). In beiden Fällen mündet der Aktivierungsweg in den Zytolyse-Komplex oder Membranschädigungs-Komplex (MAC = »membrane attacking complex«) und damit in die Zerstörung des Erregers. Die einzelnen Faktoren des Komplementsystems werden mit Großbuchstaben und Zahlen bezeichnet und mit Kleinbuchstaben unterteilt (z. B. C4b).

Die Aufgaben des Komplementsystem sind:
- Stimulation der Abwehrfunktionen von Zellen wie Makrophagen (C3b, C5a),
- Kontaktschluß zur Einleitung der Phagozytose (Opsonierung, C3b) oder Zellkooperation z. B. zwischen Lymphozyten und Makrophagen,
- Lyse von Zellen,
- Lösung von Immunkomplexen.

Interferonsystem   Interferon bei MS ist der Hauptgegenstand dieses Buches. Hier angemerkt werden soll lediglich, daß den Interferonen, genauer gesagt, den Interferonen des Typs I, eine Frühwarnfunktion im gesamten immunologischen Prozeß zukommt. Das Interferon-System gehört systematisch zu den allgemeinen humoralen Abwehrmechanismen. Interferone sind hochaktive körpereigene Stoffe, die als erste aktivierte Barriere gegen Erreger wirksam werden, noch bevor andere Abwehrmechanismen aktiviert sind.

Normalerweise zirkulieren Interferone des Typs I im gesunden Körper nicht. Dringt ein Virus in eine Zelle ein und beginnt die intrazelluläre Virusvermehrung, so bildet die befallene Zelle innerhalb weniger Minuten Interferone des Typs I, also Alpha-Interferone und Interferon-beta. Die Interferone sind somit keine obligaten, sondern fakultative Substanzen, die auf einen äußeren Reiz hin nur dann gebildet werden, wenn ihre Funktion benötigt wird. Die von einer infizierten Zelle synthetisierten Interferone werden in die Körperflüssigkeit zwischen den Zellen, die interstitielle Körperflüssigkeit, abgegeben, flottieren zu anderen Zellen, binden an deren Interferon-Rezeptoren und veranlassen, von der Zelloberfläche ausgehend, die Zelle zur Bildung von Stoffwechselprodukten, die ihre Information kaskadenartig bis zur Erbsubstanz im Zellkern weiterleiten, dort zur Synthese von Proteinen führen, die ihrerseits bewirken, daß die »gewarnte« Zelle in einen antiviralen Zustand übergeführt wird. Jetzt oder später ankommende Viren, gleichgültig welcher Art – Interferone sind nicht virusspezifisch –, können nun die antiviral gestimmte Zelle nicht mehr infizieren. Das Interferonsystem ist die erste, sehr schnell aktivierte Stufe der Abwehr. Nicht nur Viren können so niedergehalten werden, sondern über die Aktivierung natürlicher Killerzellen auch komplexer gebaute Organismen wie Bakterien, Pilze, pathogene Einzeller und sogar parasitäre Würmer.

Auch der antiproliferative Effekt, sofern er gegen sich schnellteilende, maligne entartete Zellen richtet, kann als Teil der Immunabwehr betrachtet werden. In der Praxis kommt dieser antiproliferative, immununterstützende Effekt jedoch nur gegen wenige Krebserkrankungen zum Tragen, beispielsweise gegen systemische Blutkrebse oder lokal appliziert gegen Metastasen. Um gegen großvolumige solide Tumoren wirksam werden zu können, ist die natürlicherweise bestehende Interferon-Produktion zu gering und die notwendige Serumkonzentration von extern zugeführtem Interferon müßte sehr hoch sein. Gegen Tumoren nutzt man vielmehr Sekundäreffekte der Interferone, beispielsweise ihre Fähigkeit, schnell teilende Gewebe in einer bestimmten Phase der Zellteilung anzuhalten, in der die Zellen gegen ionisierende Strahlung

Akute-Phase-Proteine

besonders sensibel sind und deshalb bei einer Bestrahlung alle zusammen erfaßt und bekämpft werden können.

Als Akute-Phase-Reaktion bezeichnet man eine komplexe allgemeine Entzündungsreaktion, ausgelöst durch Gewebeschädigung und die dagegen eingeleiteten unspezifischen Reaktionen des Körpers. Diese unvermittelt auftretende Hauptphase einer Entzündung wird durch Lymphokine ausgelöst und führt zu einer Erhöhung der sog. Akute-Phase-Proteine. Das sind Glykoproteine des Serums, meist aus der Leber stammend, zu denen Eiweiße gehören, die Lipide aus zerstörten Zellmembranen beseitigen (C-reaktives Protein, Serum-Amyloid-A-Protein), Proteasen, die Enzyme hemmen (Antitrypsine), Gerinnungsfaktoren sowie einige Komplementfaktoren (C3, C4). Den Akute-Phase-Proteinen wird eine Rolle bei der Infektabwehr zuerkannt.

Spezifisches Abwehrsystem

Unter dem Begriff des spezifischen Abwehrsystems werden diejenigen Mechanismen gefaßt, die auch im Zusammenhang mit der Pathogenese der MS ein Rolle spielen. Das spezifische Abwehrsystem gliedert sich ebenfalls in einen zellulären und einen humoralen Teil. Träger der spezifischen Abwehr sind spezielle weiße Blutzellen, die Lymphozyten. Die erste Form, der spezifischen Abwehrmechanismen ist die humorale Form, sie ist die von Antikörpern vermittelte Abwehr (ADCC = »antibody dependant cellular cytotoxicity«). Die zweite Form ist die zelluläre Form, sie ist durch T-Lymphozyten vermittelt (CDCC = »cell dependant cellular cytotoxicity«). Der Organismus ist mittels seines spezifischen Immunsystems in der Lage, jede denkbare Störung gezielt zu erkennen und zu eliminieren. Die Informationen für das Immunsystem sind genetisch festgelegt. Es ist jedoch lange Zeit rätselhaft geblieben, wie der menschliche Organismus, der insgesamt nur etwa 5×10^6 Gene enthält, gegen eine viel höhere Anzahl von Antigenen Antikörper bilden kann.

Organe des Immunsystems

Zu den Organen des Immunsystems gehören die lymphoiden Organe mit den Lymphknoten, der Thymusdrüse und der Milz. Blut enthält Blutserum, Blutzellen und Lymphe. Im Gegensatz zum Blutkreislauf ist der Lymphkreislauf nicht geschlossen. In der Peripherie des Körpers tritt Lymphe aus den kleinen und kleinsten Blutgefäßen aus. Sie sammelt sich zunächst in Gewebespalten und dann in mit Epithel ausgekleideten Lymphkapillaren, die sich zu Lymphgefäßen vereinigen. Die Lymphe durchfließt auf ihrem Weg herzwärts die Lymph-

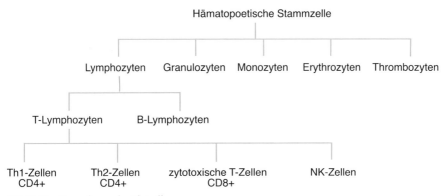

Abb. 50. Der Stammbaum der Blutzellen

knoten. Schließlich sammelt sie sich im Brustmilchgang, der in die untere große Hohlvene mündet, mit der sie durch die rechte Herzkammer, die Lunge und die linke Herzkammer wieder in die Peripherie des Körpers strömt.

Alle Zellen des Blutes stammen von einem bestimmten Zelltyp im Knochenmark, den Blutbildungs-Stammzellen oder hämatopoetischen Stammzellen ab (Abb. 50). Den größten Anteil (99%) an den zellulären Bestandteilen des Blutes haben die roten Blutkörperchen oder Erythrozyten. Das sind kernlose Zellen, die nicht mehr teilungsfähig sind, dem Sauerstofftransport zu den Geweben und Körperzellen dienen und in unserem Zusammenhang nicht weiter betrachtet zu werden brauchen. Ihre rote Farbe erhalten sie von einem roten Farbstoff, dem Hämoglobin. Mit 250.000 bis 400.000 pro mm^3 ebenfalls sehr häufig sind die Thrombozyten. Sie sind unscheinbar klein, farblos und besitzen einen kleinen Zellkern. Sie sind im zytologischen Präparat schlecht anzufärben. Sie produzieren diejenigen Substanzen, die zur Blutgerinnung benötigt werden, die Gerinnungsfaktoren. Thrombozyten entstehen, abstammend von der hämatopoetischen Stammzelle, aus Riesenzellen, deren Zellkern in zahlreiche Kernsegmente zerfällt, von denen jedes, zusammen mit einem winzigen Anteil des Zellplasmas, sich von der Riesenzelle abspaltet und eine Thrombozyte oder ein Blutplättchen bildet.

Ein bedeutender, aber zahlenmäßig geringer Anteil der Blutzellen (5.000 bis 10.000 pro mm^3) sind die weißen Blutkörperchen oder Leukozyten. Sie stellen eine uneinheitliche Gruppe kernhaltiger Zellen dar. Im Gegensatz zu den roten Blutzellen enthalten sie keinen Farbstoff und erscheinen deshalb im mikroskopischen Blutausstrich farblos oder eben weiß. Bei der Betrachtung und Beschreibung der klassischen

Blutzellen

Weiße Blutkörperchen

Zusammensetzung des Differentialblutbildes werden die Leukozyten nach ihren anatomischen Merkmalen und ihrer Anfärbbarkeit im mikroskopischen Präparat unterschieden. Die Lymphozyten besitzen einen meist im Verhältnis zum Zytoplasma großen runden Zellkern. Die übrigen Leukozyten sind polymorphkernig, sie verfügen über einen segmentierten, gelappten, bohnenförmigen oder hantelförmigen Zellkern. Angefärbt werden die Zellen auf Blutausstrichen mittels des basischen Farbstoffs Hämatoxylin und des sauren Farbstoffs Eosin. Die größte Gruppe der polymorphkernigen Leukozyten stellen mit 70% die Granulozyten. Sie verfügen über ein gekörntes Zellplasma und färben sich mit Eosin (eosinophile Granulozyten), Hämatoxylin (basophile Granulozyten) oder gar nicht an (neutrophile Granulozyten). Diese letzte Gruppe wird nach ihrer Kernform nochmals unterteilt in stabkernige neutrophile Granulozyten und segmentkernige neutrophile Granulozyten. Ausgereifte Granulozyten teilen sich nicht mehr. Die größten Leukozyten sind die Monozyten, die einen bohnenförmigen Kern aufweisen. Zu dieser Gruppe gehören die Makrophagen, die Mikrogliazellen und die dendritischen Zellen (s. S. 246). Monozyten und neutrophile Granulozyten sind zur Phagozytose befähigt. Beide sind hochgradig, amöboid beweglich. Sie besitzen so die Fähigkeit, aus der Gefäßbahn aktiv auszuwandern und können praktisch jeden Ort im Körper erreichen. Die basophilen Granulozyten enthalten das gerinnungshemmende Heparin, können IgE binden und produzieren IL-2. Sie sind damit den Mastzellen des Gewebes vergleichbar. Innerhalb der Vielzahl an Leukozyten sind zwei verschiedene funktionale Gruppen von Immunzellen hervorzuheben. Zum einen die Monozyten/Makrophagen, insbesondere ihre hochaktive Form, die dendritischen Zellen (DC), die Pathogene mittels Antigen-unabhängigen Reaktionen erkennen (Antigene, s. S. 277). Zum anderen die Lymphozyten, die antigenspezifische Immunreaktionen vermitteln.

Makrophagen   Makrophagen sind Freßzellen, die körperfremde Partikel oder funktionslos gewordene eigene Zellen oder Zellbestandteile in ihren Zelleib aufnehmen, sozusagen auffressen und eliminieren. Ebenso verfahren sie mit eingedrungenen Krankheitserregern, die sie enzymatisch abbauen und in ihre Bestandteile zerlegen (s. S. 247). Sie sind deshalb eine wichtige Komponente des unspezifischen Abwehrsystems. Diese ihre ursprüngliche Funktion ist eng verknüpft mit einer zweiten, die sie innerhalb des spezifischen Immunsystems ausüben. Die Bruchstücke der abgebauten Erreger werden von in den Makrophagen gebildeten Proteinen, den MHC-Molekülen gebunden und an die Zelloberfläche der Makrophage transportiert, wo sie fest verankert werden und nach außen zeigen. Die Bruchstücke der Erreger werden nach außen präsentiert (s. S. 263). Deshalb bezeichnet man Makrophagen und einige mehr oder weniger mit ihnen verwandte Zellen aus der Monozytenfamilie als antigenpräsentierende Zellen.

Eine besonders hervorstechende Form aus der Makrophagen/Monozytenreihe sind die myeloiden dendritischen Zellen, auch als interdigitierende retikuläre Zellen oder interdigitierende dendritische Zellen bezeichnet. Sie stammen von denselben Vorläuferzellen ab wie die Monozyten/Makrophagen (Peters 1996). Sie sind vor allem in den lymphatischen Geweben, der Lymphe und dem Blut lokalisiert. Dendritische Zellen (DC) sind zytologisch schon lange bekannt, ihre hervorragende Rolle im spezifischen immunologischen Prozeß wurde jedoch erst spät beschrieben (Veermann 1974; Steinmann, 1978). Die dendritischen Zellen – es gibt noch eine zweite, funktionell nahe verwandte Form, in der Haut und Schleimhaut lokalisierte lymphatische dendritische Zellen (s. S. 281) und jeweils Unterformen – haben vom Prinzip her die gleiche Funktion wie Makrophagen, die Präsentation von Antigenen. Sie sind jedoch in der Lage, die T-Zell-Antworten bis zu 100fach stärker zu stimulieren (Sallusto 1995; Jiang 1995; Tan 1997). Ihre Aktivität entfalten sie weniger bei der antikörpervermittelten Phagozytose (Steinman 1991), vielmehr nehmen sie Antigene bevorzugt in Flüssigkeiten zu sich (Sallusto 1995), was als Pinozytose bezeichnet wird. Ihre Funktionen sind vielfältig, die Vielfalt scheint geradezu ein Kennzeichen der dendritischen Zellen zu werden; Übersichten geben Austyn (1998) oder Banchereau u. Steinman (1998). Aktiviert werden die myeloiden dendritischen Zellen selbst durch eine lange Reihe der von Mikroorganismen ausgehenden molekularen Signalen (Reis u. Sousa 1999). Sie sind danach in der Lage, naive T-Zellen zu aktivieren und deren klonale Expansion zu initiieren; sie induzieren so die primäre Immunantwort (Steinman 1983, 1991). Im Gegensatz zu anderen Monozyten/Makrophagen exprimieren sie hohe Spiegel von MHC-Klasse-II-Molekülen auf ihrer Zelloberfläche (Klareskog 1977). Sie können T-Zellen in einen anergen, also reaktionslosen Zustand versetzen (Chen 1993), beeinflussen die Selektion der T-Zellen im Thymus, regulieren also apoptotische Vorgänge (DeSmedt 1996) und kontrollieren die Toleranz von T-Zellen gegen körpereigene Antigene. Sie induzieren die Reaktion von zytotoxischen T-Zellen (CTL) gegen virusinfizierte Zellen (Kast 1988), schützen sich selbst gegen das Absterben nach Virusinfektionen (Bender 1998) und präsentieren tumorassoziierte Antigene (TAA; Knight 1985;

Dendritische Zellen

Shimizu 1989). Sie veranlassen andere dendritische Zellen, aus Haut oder Schleimhaut zu emigrieren und die Lymphknoten aufzusuchen, um dort ihre MHC-gebundenen Antigene zu präsentieren (Austyn 1988; Larsen 1990). Sie produzieren Zytokine wie IL-6, IL-10, IL-12, TNFα und IFN-β und up-regulieren die Ausbildung von MHC-Klasse-I- und Klasse-II-Molekülen, von kostimulatorischen Signalen der B7-Rezeptor-Reihe, von Adhäsionsmolekülen wie ICAM-1 und von Signalmolekülen wie CD40 (Freudenthal 1990). Sie erhöhen die Fähigkeit der MHC-Moleküle, Peptidbruchstücke zu binden (Cella 1997; Svensson 1997; Pierre 1997; Rescigno 1998). Ihre Unterformen, DC1- und DC2-Zellen genannt, sind jeweils an unterschiedlichen solchen Immunantworten beteiligt.

Mikrogliazellen Ebenfalls zu den Monozyten gehören die Mikrogliazellen, sozusagen die Makrophagen des ZNS. Sie sind durch regelmäßig sternförmige Ausläufer gekennzeichnet. Mikrogliazellen bilden sich sehr früh während der Entwicklung des Individuums, in der Ontogenese. Unmittelbar nach dem Schluß des Neuralrohrs, nach Entstehen der ersten Nervenzellen, bilden sich ausschließlich im dorsalen, oberen Teil des Neuralrohrs *Oligodendrozyten* diese Zellen aus. Nach frühen Hypothesen sollten Mikroglia und Astrozyten zur Bildung der Oligodendrozyten beitragen, sie oder ihre Progenitor-Zellen wären damit die letzten im ZNS entstandenen Zellen. Diese Ansicht ist heute überholt (Zalc 1999). Vorläuferzellen, Prekursor-Zellen der Progenitor-Zellen, bilden sich parallel zu den Mikroglia unmittelbar nach Schluß des Neuralrohrs, allerdings ausschließlich im unteren, ventralen Bereich des Neuralrohrs. Von dort aus wandern sie nach dorsal. Im Gehirnbläschen, der embryonalen Gehirnanlage verbreiten sie sich in Längs- und Querrichtung. Schwanzwärts, kaudal, unterhalb des Rhombenzephalons, wandern sie dann nur noch horizontal im gleichen Segment.

Lymphozyten Von den immunologisch aktiven Leukozyten interessieren uns im Zusammenhang mit dem spezifischen Immunsystem insbesondere die Lymphozyten. Sie treten im Blutausstrich auf als Mikrolymphozyten oder Makrolymphozyten. Obwohl dieser Unterscheidung keine funktionelle Bedeutung zukommt, ist sie doch noch immer gebräuchlich und wird deshalb hier besprochen. Diese ursprünglichen Begriffe sind lediglich eine Beschreibung des mikroskopischen Bildes des Verhältnisses von Zellkern zu Zellplasma, sie beschreiben ein und denselben Zelltyp. Sie haben für die unterschiedlichen Funktionen der Lymphozyten keine Bedeutung. Mikrolymphozyten besitzen einen großen Zellkern, der mit einem kaum erkennbaren Saum von Zellplasma umgeben ist. Makrolymphozyten bestehen ebenfalls aus einem großen Zellkern, der aber von reichlich Zellplasma umgeben ist. Die Lymphozyten können als Mikro- wie als Makrolymphozyt mit allen Abstufungen dazwischen auftreten. Der Unterschied ist, Lymphozyten mit einem zarten Saum von Zellplasma befinden sich in Stoffwechselruhe, solche mit viel Zytoplasma sind hochaktiv und produzieren große Mengen an Stoffwechselprodukten, überwiegend Proteinen.

Funktionell sind die beiden Zelltypen der B-Lymphozyten und der T-Lymphozyten zu unterscheiden. Beide haben ganz unterschiedliche Funktionen. Die B-Lymphozyten oder B-Zellen stellen gegen jeden nur denkbaren Eiweißstoff Antikörper her, die T-Lymphozyten oder T-Zellen vermitteln Immunantworten. B-Zellen sind funktional eine einheitliche Gruppe von Zellen, von denen zwar praktisch jede einen anderen Antikörper herstellt, die aber doch alle zusammen nur einen einzigen Zelltyp repräsentieren, eben die B-Zelle. T-Zellen dagegen sind eine Gruppe von Zellen mit unterschiedlichen Funktionen und unterschiedlichen Bezeichnungen. Bei dieser Gruppe der Lymphozyten sind noch eine ganze Reihe von Fragen der Zuordnung und der Funktion von Zellen offen, so daß die weiter unten gebenen Angaben als vorläufiger Stand der Einordnung zu betrachten sind, zumal der Kürze wegen auf Einzelheiten nicht eingegangen werden soll, womit manches zwar richtig dargestellt ist, aber eben trotzdem so nicht stimmt. Zur Vertiefung sei auf eine Reihe von Standard- und Spezialwerken verwiesen (z. B. Janeway u. Travers 1995; Hohlfeld 1997).

Die Entwicklung der beiden Linien immunkompetenter Zellen verläuft unterschiedlich (Tabelle 24). Beide entstehen im Knochenmark, reifen jedoch an unterschiedlichen Stellen des Körpers und üben unterschiedliche Funktionen aus. Die T-Lymphozyten (T steht für Thymus) wandern im Laufe ihrer Reife vom Knochenmark zum Thymus und erhalten dort ihre immunologische Prägung. Sie sind Träger des zellulären, an Zellrezeptoren gebundenen Teils des Abwehrsystems. B-Lymphozyten (B steht für Bursa oder sekundär für »bone marrow«, Knochenmark) wandern bei den Vögeln zu einem lymphatischen Organ, der Bursa Fabricii, und reifen dort zu Immunzellen heran. Beim Menschen übernimmt das

Tabelle 24. Entwicklung und Aufgaben der Lymphozyten

B-Lymphozyten	T-Lymphozyten
Entstehen im Knochenmark	Entstehen im Knochenmark
Differenzieren im Knochenmark	Differenzieren im Thymus
Antikörper vermittelte Abwehr	Zellvermittelte Abwehr

Knochenmark diese Reifungsfunktion. Sie sind Träger des humoralen, antikörperproduzierenden Teils des Immunsystems. Lymphozyten sind völlig frei bewegliche Zellen. Sie wandern nach ihrer Reife in die sekundären lymphatischen Organe wie Lymphknoten oder Milz, diese dienen als Speicher- und Bereitstellungsort.

Spezifische humorale Abwehr, B-Lymphozyten, Antikörper

Entwicklung der B-Lymphozyten

Die Träger der humoralen spezifischen Abwehr sind die B-Zellen. Reife B-Zellen sind Immunzellen, die auf ihrer Oberfläche Antikörper aufweisen, exprimieren. Lösliche, von den B-Zellen sezernierte Antikörper binden sich an Fremdproteine (Antigene, s. S. 277) und markieren die Träger der Fremdproteine dadurch als Ziel für einen Angriff durch Abwehrzellen. Zur Ausprägung der Antikörper werden in der Prä-B-Zelle zuerst die schweren Ketten angelegt, danach die leichten Ketten des zukünftigen Antikörpers an die schweren Ketten angebaut. B-Zellen haben somit nur eine einzige Funktion. Sie machen eine relativ einfache Entwicklung durch.

Die hämatopoetische Stammzelle im Knochenmark teilt sich. Sie bringt Tochterzellen hervor. Das Signal, aus einer Tochterzelle solle eine B-Zelle werden, stammt von bindegewebigen Stromazellen im Knochenmark. Das Signal wird durch das Zytokin Interleukin-7 (Il-7) vermittelt. Il-7 interagiert mit Oberflächenmolekülen, den Il-7-Rezeptoren. Die prädestinierten Tochterzellen teilen sich, es entstehen Prä-B-Zellen.

Leichte und schwere Ketten vereinigen sich in den fertigen B-Zellen. Die schweren Ketten bestimmen den Isotyp (IgG, IgA, IgM, IgE, IgD) des Antikörpers. Die Antigen-Rezeptor-Einheit erkennt das zu ihr passende Antigen. Hat ein passendes Antigen die Antigen-Rezeptor-Einheit erreicht, so signalisiert diese dem Zellkern, eine große Menge der gegen das Antigen gerichteten Antikörper zu produzieren. Die B-Zelle wird aktiviert, ihr Zellplasma, in dem die Antikörpersynthese vonstatten geht, vergrößert sich. Die Antikörper werden anschließend in das Plasma ausgeschüttet und gehen dort auf die Suche nach weiteren dort vorkommenden, für sie spezifischen Antigenen. Jede B-Zelle trägt nur eine einzige Art eines spezifischen Antikörpers.

Immunglobuline

Immunglobuline (Ig) sind eine Gruppe von Serumproteinen, zu denen alle Antikörper gehören. Immunglobuline definieren den Isotyp oder die Klassen des Antikörpers. Insgesamt gibt es fünf Klassen von Immunglobulinen oder Antikörpern.

– *IgA* dominiert in den Sekreten des Menschen (Kolostrum = Erstmilch, Speichel, Tränen, Nasenschleim, Bronchialsekret, Darmsekrete). Es ist gegen eiweißspaltende Enzyme resistent. Seine Aktivität richtet sich gegen Mikroorganismen und Viren, es neutralisiert Pathogen an inneren oder äußeren Oberflächen.

– *IgD* liegt in sehr geringer Konzentration im menschlichen Normalserum vor. Es ist der dominierende antigenspezifische Rezeptor der B-Lymphozytenoberfläche. Über seine weiteren Funktionen ist wenig bekannt.

– *IgE* ist bei allergischen Reaktionen des Typs I (Soforttyp) beteiligt. Es wird bevorzugt in den Schleimhäuten und in den diese drainierenden Lymphknoten gebildet. Im Kolostrum erreicht es sehr hohe Werte.

– *IgG* gliedert sich in 4 Subklassen IgG1, IgG2, IgG3 und IgG4. Andere Bezeichnungen sind: γ-Globulin, γ_2-Globulin, γ_{ss}-Globulin. Es ist das dominierende (75%) Ig im menschlichen Serum. Im Normalserum dominiert mit 66% die IgG1-Subklasse. Die 4 Subklassen differieren nur gering in ihrem Aufbau, sie sind unterschiedlich empfindlich gegenüber proteolytischem Abbau. IgG ist in der Lage, lösliche und feste Antigene zu binden und zusammen mit dem Komplement zu lysieren. IgG ist der Hauptträger der Immunreaktion.

– *IgM* ist stammesgeschichtlich das älteste Ig. IgM ist der vorherrschende Antikörper in frühen Phasen einer primären Immunantwort, also bei ersten Kontakt des Körpers mit einem Antigen. Es tritt als Antigen-spezifisches Rezeptormolekül auch auf der Oberfläche von B-Zellen auf. IgM fungiert als Opsonin (s. S. 247).

Aufbau eines Antikörpers

Ein Antikörper (AK) oder Immunglobulin (Ig; Abb. 51) besteht aus vier Polypeptidketten, zwei schweren h-Ketten (h für »heavy«) mit etwa 440 Aminosäuren und 2 leichten l-Ketten (l für »light«) mit etwa 220 Aminosäuren. Die beiden schweren Ketten untereinander und die leichten und schweren Ketten sind mittels Disulfidbrücken verbunden (s. S. 17). Das Ende der schweren Ketten wird als C-Terminus (-COOH), das der leichten und schweren als N-Terminus (-NH$_2$) bezeichnet. Papain (ein Enzym aus Mohn) spaltet den AK in ein kristallbildendes Fc-Fragment (c für »cristalline« oder »constant«) und 2 Antigenbindungsstellen-tragende Fab-Fragmente (ab für »antigen binding«). Das Fc-Fragment ist konstant, die Fab-Fragmente sind zur Hälfte (äußeres N-terminales Viertel der schweren Ketten und Position 191) variabel. Nach Spaltung durch Pepsin, einem anderen eiweißspaltenden Enzym, bleiben die beiden Fab-Fragmente zusammen (Fab')$_2$. Ein AK ist

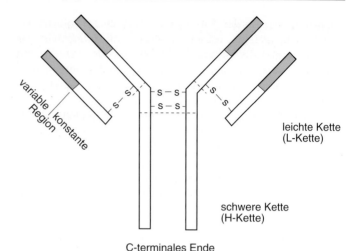

variable Region / konstante

leichte Kette
(L-Kette)

schwere Kette
(H-Kette)

C-terminales Ende
Abb. 51. Schematischer Bau eines Antikörpers

Ypsilon-förmig gebaut. Unterschiedliche Teile haben dabei unterschiedliche Funktionen. Die variable V-Region (V-Domäne) bindet an die unterschiedlichen Antigene. Die konstante C-Domäne aktiviert das Komplement und so die Freßzellen. Um zu den etwa 109 möglichen verschiedenen AK zu kommen, muß das an distinkten Stellen im Genom positionierte genetische Material für jeden AK spezifisch komponiert werden. Für therapeutische Zwecke werden sowohl komplette, Y-förmige IgG-Moleküle eingesetzt, wie auch Pepsin-gespaltene V-förmige Fab-Fragmente. Aufgrund der unterschiedlichen Sedimentationskonstanten werden komplette IgG auch als »7s-Immunglobuline« bezeichnet, Fab-Fragmente auch als »5s-Immunglobuline«.

Domänen   Ein Antikörper ist aus sich wiederholenden Domänen aufgebaut, das sind unabhängige Faltungseinheiten der Polypeptidketten. Eine leichte Kette besteht aus zwei solchen Domänen, die schweren Ketten aus vier. In der Domäne ist die Polypeptidkette auf charakteristische Weise gefaltet: Einige Abschnitte darin bilden eine sog. Beta-Faltblattstruktur. Die variable Region jeder Kette beschränkt sich auf eine einzige Domäne am Amino-Ende. In ihr gibt es drei Schleifen (die hypervariablen Regionen), die zur Antigen-Bindungsstelle beitragen. Ähnliche Domänen kommen in den Rezeptoren der T-Zellen vor sowie in den Proteinen des Haupthistokompatibilitäts-Komplexes (MHC), welche die körpereigenen Zellen kennzeichnen. Alle drei Molekülfamilien haben sich wahrscheinlich aus einem gemeinsamen Vorfahren entwickelt. Bei den Immunglobulinen unterscheiden wir zunächst 2 Typen. Sie werden nach dem Bau der leichten Kette in einen K-Typ (nach k kappa) und den L-Typ (nach λ lambda) unterteilt. Jeder Typ teilt sich weiter auf in die Hauptklassen IgG, IgM, IgA, IgD, IgE. Die Hauptklassen werden je nach Bau ihrer schweren Ketten noch weiter unterteilt, beim IgG in die Subklassen IgG1 bis IgG4 (auch γ_1 bis γ_4). Bei jeder der Kettenarten treten Unterschiede auf, die entsprechend den Mendelschen-Regeln vererbt werden, sog. allele Formen, von denen es in einem homozygoten Individuum nur 2 gleiche gibt, bei einem heterozygoten aber 2 verschiedene. Darüber hinaus kann man noch eine große Zahl, einem Individuum ganz spezifisch eigene Formen, Idiotypen unterscheiden. Diese Vielfältigkeit ist einer der beiden Gründe, warum eine so riesige Mannigfaltigkeit an AK auftritt.

Typen, Klassen, Unterklassen der Antikörper

Der menschliche Körper beherbergt in seiner Erbsubstanz Vorlagen, Gene, für etwa 5×10^6 Proteine. Er ist aber in der Lage etwa 1×10^9 Antikörper herzustellen. Die Gene für die Antikörper sind nicht bereits im Genom der Zelle fertig vorhanden. Sie werden vielmehr aus räumlich getrennt gelagerten Komponenten zusammengebaut.

Vielzahl der Antikörper

Wir kennen 4 Genfamilien, verteilt auf 3 Chromosomen, die für Antikörper kodieren. Sie verteilen sich auf:
- 100 V-Gene (Variable),
- 12 D-Gene (Diversity),
- 50 J-Gene (Joining),
- 10 C-Gene (Constant).

Zur Komposition eines Antikörpers »springt« ein Mitglied jeder Familie aus seiner Position im Gen und die 4 Mitglieder der verschiedenen Familien vereinigen sich zu kompletten V-D-J-C-Genen. Es entstehen so endlos viele Kombinationsmöglichkeiten. Hinzu kommen noch die oben angegebenen Möglichkeiten über Allele.

B-Lymphozyten sind die Träger der spezifischen humoralen Immunabwehr. Lymphokine aktivieren die B-Lymphozyten. Sie tragen Rezeptormoleküle, die Antikörper, die spezifisch ein einziges freies Antigen oder genauer, bestimmte Strukturen eines Antigens erkennen können. Sobald die B-Lymphozyten aktiv sind, teilen sie sich und differenzieren sich zu antikörperproduzierenden Plasmazellen. Antikörper sind frei abgegebene Rezeptoren der B-Lymphozyten. Treffen sie auf das entsprechende Antigen, lagern sie sich an; dadurch können sie es neutralisieren oder seinen Abbau durch Komplement (eine Gruppe von Enzymen) bzw. durch Freßzellen beschleunigen.

Wirkungsweise der B-Lymphozyten

Einige B-Zellen werden zu Gedächtniszellen, die im Kreislauf zirkulieren. Sie sind bereit, bei neuerlichem Kontakt mit dem gleichen Antigen sofort loszuschlagen (Pöhlau 1996).

Spezifische zelluläre Abwehr, T-Lymphozyten

Nomenklatur

Träger dieses zellulären Abwehrsystems sind die T-Lymphozyten. Sie vermögen, anders als die B-Lymphozyten, keine freien, sondern an bestimmte Rezeptoren, die MHC-Moleküle, gebundene Antigene zu erkennen. Bei der Einteilung der T-Zellen wurden bisher Trivialnamen benutzt. Diese werden, wo notwendig, angemerkt. Neuerdings werden die Zellen danach unterschieden, welche Rezeptoren oder Korezeptoren sie an der Zelloberfläche exprimieren, also ausbilden. Die Bezeichnungen der Rezeptoren werden mit einem +Zeichen oder einem –Zeichen versehen, je nachdem, ob der zu beschreibende Zelltyp den Rezeptor trägt, für diesen Rezeptor also positiv ist, oder ob der Rezeptor fehlt, für diesen Rezeptor also negativ ist.

γδ+-T-Zellen

Die γδ+-T-Zellen sind selten, sie machen ca. 3% der T-Zellen aus. Sie können in Läsionen von Kranken mit MS vermehrt nachgewiesen werden (Selmaj 1991). γδ+-T-Zellen erkennen Antigene ohne MHC-Restriktion, nach Kontakt mit mikrobiellen Pathogenen oder auch Streßproteinen, z. B. sog. »heat shock Proteinen« bilden sie Interferon-gamma (Selmaj 1991) und spielen damit wohl eine gewisse Rolle bei der Abwehr akuter Infektionen. Hierzu sind noch zahlreiche Fragen ungeklärt.

αβ+-T-Zellen

Die wesentlich wichtigeren αβ+-T-Zellen tragen den αβ-Rezeptor. Sie machen die weit überwiegende Zahl aller T-Zellen aus. Je nachdem, welchen Korezeptor sie tragen, werden sie als CD4+-T-Zellen (kurz CD4 oder T4) oder CD8+-T-Zellen (kurz CD8 oder T8) bezeichnet. CD steht für »cluster of determination«. CD8-T-Zellen erkennen Antigene nur dann, wenn sie mit MHC-Molekülen der Klasse I präsentiert werden. CD4-T-Zellen erkennen Antigene nur dann, wenn sie auf MHC-Molekülen der Klasse II präsentiert werden. CD4-T-Zellen sind die Ausgangszellen für die Th-Zellen, die auch als T-Helferzellen bezeichnet worden waren, bevor sie in zwei unterschiedliche Typen differenziert werden mußten. Th-Zellen zeichnen sich dadurch aus, daß sie eine Vielzahl von Zytokinen synthetisieren und diese, auf bestimmte Signale hin, in die Körperflüssigkeit abgeben. Th1-Zellen und Th2-Zellen entstehen aus einem gemeinsamen Vorläufer, der Th0-Zelle.

Th1-Zellen geben T-Zell-vermittelte Zytokine ab, die Entzündungen fördern, zelluläre Immunreaktionen aufrechterhalten oder T-Zell-vermittelte Autoimmunreaktionen unterstützen, das sind u. a. Interleukin-2 (IL-2), Lymphotoxin und Interferon-gamma. Th2-Zellen geben Zytokine ab, die zelluläre Immunreaktionen bremsen oder unterdrücken, IL-4, Il-5, IL-6, IL-10 und IL-13. Bezüglich der Autoimmunerkrankung MS gelten diese als »gute« T-Zellen. Zur Dichotomie von Th1 und Th2 Zellen siehe Abbildung 52.

T-Lymphozyten entstehen, ebenso wie B-Lymphozyten aus Stammzellen des Knochenmarks. Die Tochterzellen der Stammzellen wandern dann aber in den Thymus. Sie bilden an der Zelloberfläche Rezeptoren aus, die sog. T-Zellrezeptoren oder die Oberflächenmarker, die entweder als CD4 oder als CD8 ausgebildet sind. T-Lymphozyten, die an MHC-Moleküle der Klasse I binden, also CD8-Rezeptoren tragen, werden überwiegend zu zytotoxischen oder Killerzellen, solche, die an MHC-Moleküle der Klasse II binden, also CD4-Rezeptoren tragen, werden zu Helferzellen oder inflammatorischen T-Zellen. Diese Differenzierungsvorgänge spielen sich bei der Reifung der T-Lymphozyten im Thymus ab. Es sei jedoch gleich angemerkt, der Thymus kann nicht der einzige Ort im Körper sein, in welchem diese T-Zellreifung sich abspielen kann. Kinder

Entwicklung der
T-Lymphozyten

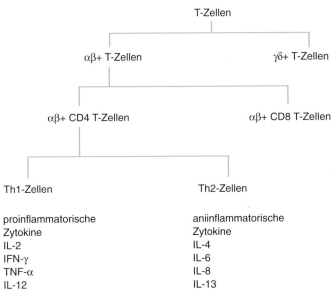

Abb. 52. Stammbaum der T-Lymphozyten

ohne Thymusdrüse leisten die T-Zellreifung ebenso wie solche mit Thymus. Definitiv Näheres ist dazu nicht bekannt. Der Einfachheit halber bleiben wir aber bei der Besprechung der T-Zellreifung im Thymus. Werden T-Lymphozyten im Thymus nicht positiv nach einer der beiden Gruppen selektiert, d. h. erkennen sie keine körpereigenen MHC-Moleküle, so gehen sie zugrunde, man spricht vom programmierten Zelltod, der Apoptose. Ebenso gehen diejenigen Zellen zugrunde, die auf körpereigene Antigene reagieren und dem Körper gefährlich werden könnten.

MHC-/HLA-System   Die Bezeichnung MHC steht für Major Histocompatibility Complex. Er verdankt seinen Namen der Entdeckung als ein wichtiger Bestandteil der Abstoßung oder Toleranz von Transplantaten. Die viel weiterreichende Bedeutung wurde erst relativ spät entdeckt (Übersicht bei: Zinkernagel u. Doherty 1997). Das schon seit langem bekannte HLA-System des Menschen ist ein Teil des MHC-Systems. HLA steht für Human Leucocyte Antigen. Es handelt sich beim MHC-Protein um einen Zellrezeptor, dessen leichte Kette im Falle des MHC-Klasse I das β_2-Mikroglobulin darstellt. Von einer Makrophage aufgenommene Fremdproteine werden intrazellulär verdaut und in Bruchstücke zerlegt. Diese Bruchstücke kann sich das MHC-Protein anlagern. Sodann wandert das MHC-Protein mitsamt dem angelagerten Bruchstück an die Zellmembran des Makrophagen. Dort positioniert es sich so, daß das eingelagerte Eiweißbruchstück nach außen, von der Makrophage weg zeigt. Man spricht von Antigenpräsentation, bzw. bei den Makrophagen/Monozyten von antigen-präsentierenden Zellen.

Das HLA-System des Menschen ist das komplexeste Antigensystem, das wir bislang kennen. Die Antigene werden über zahlreiche eng gekoppelte autosomale Chromosomenregionen kontrolliert. Man nennt sie die HLA-Loci. Solche Loci oder Determinanten sind:

– für HLA-Typ I: HLA-A, -B und -C
– für HLA-Typ II: HLA-DR, -DQ und -DP

Die Gene verhalten sich wie multiple Allele, jeder Locus wird nur durch ein Allel besetzt. Deshalb kann jedes Individuum nur 2 Antigene für jeden HLA-Locus besitzen. Bekannt sind derzeit 24 Ag des A-Locus, 50 Ag des B-Locus, 11 Ag des C-Locus, 18 Ag des DR-Locus, 9 Ag des DQ-Locus und 6 Ag des DP-Locus. Aus der Kombinationsvielfalt ergeben sich, ähnlich wie bei der besprochenen Zusammensetzung der Antikörper (s. S. 259), eine enorme Kombinationsmöglichkeit von Milliarden verschiedener HLA-Phänotypen des Menschen.

Eine wesentliche Rolle spielt das HLA-System bei Transplantationen. Sie gehen mit um so weniger Abstoßungsreaktionen vor sich, je weniger die HLA-Phänotypen zwischen Spender und Empfänger unterschiedlich sind. Das HLA-System ist Bestandteil des allgemeinen MHC-Systems. Bei den MHC-Rezeptoren gibt es zwei verschiedene Typen, hier als Klassen bezeichnet. MHC-Klasse-I-Moleküle werden von allen Körperzellen exprimiert. Das MHC-Klasse-I-Molekül dient zur Erkennung von Pathogenen, die sich im Zellplasma (Cytosol) vermehren, meist sind dies Viren. Solche Pathogene können nur beseitigt werden, indem die befallene Zelle zerstört wird. MHC-Klasse-I-Moleküle, die auf nichtinfizierten Zellen exprimiert werden, werden als »Eigen-Peptide« eingestuft und vom Immunsystem ignoriert. MHC-Klasse-I-Moleküle und ihr spezifisches Antigen können nur von solchen T-Lymphozyten erkannt werden, die neben ihrem T-Zell-Rezeptor gleichzeitig den CD8-Korezeptor tragen. Die Interaktion des T-Zell-Rezeptors mit dem MHC-Antigen-Komplex entspricht einer Antigen-Antikörper-Reaktion. Der aus dem MHC-Molekül, dem darauf gebundenen Antigen und dem T-Zell-Rezeptor gebildete Molekülkomplex wird als trimolekularer Komplex bezeichnet. Die Tatsache, daß T-Zellen Antigene nicht in löslicher Form erkennen können, sondern nur dann, wenn sie von MHC-Molekülen präsentiert werden, wird MHC-Restriktion genannt.

MHC-Restriktion

MHC-Klasse-II-Moleküle werden bevorzugt von Zellen des Immunsystems exprimiert (Makrophagen, B-Zellen, T-Zellen). MHC-Klasse-II-Moleküle binden Peptide, die in intrazellulären Vesikeln abgebaut wurden. Diese Pathogene können von außen stammen oder von intrazellulär sich entwickelnden Parasiten. MHC-Klasse-II-Moleküle werden von T-Lymphozyten nur dann erkannt, wenn diese neben dem T-Zell-Rezeptor noch den Korezeptor CD4 auf ihrer Zelloberfläche tragen. Der Vorgang wird als MHC-Klasse-II-restringiert bezeichnet.

Wir kommen zurück zu der Reifung der T-Lymphozyten im Thymus. αβT-Lymphozyten können sich zu zwei Typen differenzieren, den CD4+-αβT-Lymphozyten und den CD8+-αβT-Lymphozyten. T-Lymphozyten werden im Thymus auf ihre Funktionsfähigkeit geprüft. Nur etwa 2% der Zellen bestehen diese Prüfung. Alle anderen gehen durch Apoptose zugrunde. Die Differenzierung durchläuft zwei Schritte. Im ersten Schritt wird geprüft, ob die T-Lymphozyten überhaupt in der Lage sind, Antigene auf Körperzellen ausmachen zu können. Die Antigene werden den Zellen von MHC-Molekülen präsentiert. Die präsentierten Antigene sind Protein-Bruchstücke mit

Reifung der T-Lymphozyten

einer Länge von 8–15 Aminosäuren (Peptide). Die präsentierten Peptide entstehen in den antigenpräsentierenden Zellen durch Abbau. MHC I präsentieren gegenüber CD8-tragenden T-Lymphozyten, MHC II präsentieren gegenüber CD4-tragenden T-Lymphozyten.

Im zweiten Schritt werden solche T-Lymphozyten, die mit körpereigenen Zellen reagieren, ausgelesen. Zunächst tragen die T-Lymphozyten beide Arten von Oberflächenmarkern (CD4 und CD8) sowie T-Zellrezeptoren auf ihrer Oberfläche. Die nicht benötigte Art von Rezeptoren wird nach Spezifizierung durch MHC I oder MHC II eingestellt. Dadurch differenzieren sich die Zellen unwiderruflich zu CD4-Lymphozyten oder CD8-Lymphozyten.

Kooperation zwischen B- und T-Zellen

Zur Kooperation der B- und T-Lymphozyten kommt es in den peripheren lymphatischen Organen, sobald ihre Rezeptoren auf für sie spezifische körperfremde/körpereigene Substanzen treffen. Erst nach einer solchen Antigenstimulation reagieren die Zellen in mancherlei Weise miteinander. Die beiden zwar reifen, aber noch nicht immunologisch aktiven Zellen halten sich normalerweise in getrennten Bereichen der Lymphknoten auf. Von dort aus gehen sie aktiv auf Wanderschaft in den Blutstrom und die Gewebe. Einige Zeit nachdem Rezeptoren der T-Zellen ihr adäquates Signal, nämlich das von antigenpräsentierenden Zellen präsentierte Antigen, empfangen haben, schüttet die Zelle Lymphokine aus. Die von CD4-Zelle produzierten Lymphokine bewirken Teilung der CD4-Zelle. Die ausgeschütteten Lymphokine aus den T-Zellen aktivieren auch die B-Zellen.

Die B-Zellen vermehren sich zu Klonen. Diese Ausreifung von B-Zellen zu Klonen ist keine Sofortreaktion, vielmehr dauert dies Tage. Damit kann auch dieser spezifische Mechanismus der Immunabwehr erst nach einer geraumen Zeit greifen. Viele der Zellen im B-Zell-Klon werden zu Plasmazellen, die Antikörper ausschütten. Andere werden zu Zellen mit noch besser bindenden Antikörpern, indem sich der konstante Teil der Antikörper ändert, also ein neuer Isotyp entsteht. Wieder andere werden zu Gedächtniszellen, die sich nicht sogleich an der Abwehr beteiligen, sondern eine molekulare Erinnerung an den Erreger bewahren und bei einer erneuten Infektion beschleunigt reagieren. Es vergeht dann nicht mehr eine Frist von etwa 5 Tagen, bis eine Antwort einsetzt. Die Beendigung einer Immunattacke wird heute vor allem auf den Mecha-

nismus des »activation induced daeth« den apoptotischen
Zelltod von aktivierten Lymohozyten zurückgeführt.

Zur Auslösung einer Reaktion nach der Bildung des trimolekularen Komplexes (T-Zell/Antigen/MHC-Komplex) reicht
eine einzige Bindung nicht aus. Vielmehr werden T-Zellen nur
aktiviert, wenn eine Schwelle von tausenden solcher Komplexbindungen überschritten wird (Viola 1996). Die Auslösung
einer Immunantwort wird nicht nur von einem molekularen
Signal geleistet. Vielmehr spielen stets mehrere Signale zusammen. Die Bindung zwischen Antigen und Oberflächenrezeptor
der T-Zelle ist lediglich der erste Schritt zur Auslösung einer
Antwort. Um einen Lymphozyten zu stimulieren, sind zwei
verschiedene Moleküle nötig. Ohne ein Antigen bleibt die T-
Zelle im Ruhezustand. Aber auch wenn sie ein passendes
Antigen findet, wird sie davon alleine noch nicht aktiviert. Ehe
eine T-Zelle Botenstoffe freisetzt, muß der Zellkern erfahren,
daß eine solche Bindung eingegangen worden ist. Diese
Signalkette wird von Hand-in-Hand-arbeitenden Proteinen
geleistet. Die Startproteine sind mit den Lymphozytenrezeptoren assoziiert. Es sind die bereits bekannten Rezeptoren CD4 und CD8 der T-Zellen und das Oberflächenprotein
CD19 der B-Zellen. Durch diese Rezeptoren wird eine
Proteinkinase aktiviert, die im Zellkern dafür sorgt, daß die
Proteinsynthese beginnt, die Zelle wächst und schließlich
Lymphokine produziert. Ein weiteres Protein, das zur Aktivierung von Lymphozyten beiträgt, ist das CD45, es unterbindet
die Aktivität phosphorylierter Proteine. Die Induktion einer
Kinase durch den MHC-CD4 -Komplex allerdings reicht für
die Aktivierung der T-Zelle nicht aus. Es wird ein weiteres
Signal benötigt, das von dem B7-Protein der antigenpräsentierenden Zelle getragen wird und mit dem Rezeptor CD28 des
Lymphozyten reagiert.

*Zusammenspiel
von Signalen*

Die Frage während langer Zeit der Erforschung des Immunsystems war, wie schafft es der Körper bei den vorgegebenen
Mechanismen eigenes Gewebe von fremdem zu unterscheiden,
d. h. körpereigene Strukturen unbehelligt zu lassen, körperfremdes aber anzugreifen und zu eliminieren?

Selbsttoleranz

Normalerweise toleriert eine Maus die Übertragung von
Hautstücken einer anderen Maus nicht. Das übertragene
Hautstück wird vom Immunsystem erkannt, angegriffen und
abgestoßen. Injiziert man einer Empfängermaus aber als
Neugeborenem Blutzellen einer anderen Spendermaus und
transplantiert später ein Hautstück der Spendermaus auf die
Empfängermaus, so toleriert die Empfängermaus die Haut
ohne Probleme. Das lehrt uns, daß das Immunsystem nicht
von Geburt an mit der Unterscheidungsfähigkeit zwischen

eigen und fremd ausgestattet ist, sondern diese Fähigkeit erst später erlernt.

Es existieren derzeit drei Hypothesen zur Erklärung des Phänomens der Selbsttoleranz.

1. Unreife Lymphozyten sterben ab, wenn ein T-Lymphozyt im Thymus oder ein B-Lymphozyt im Knochenmark mit einem körpereigenen Antigen reagieren (klonale Deletion).
2. Unreife Lymphozyten werden nach Antigenkontakt dauernd inaktiv oder anerg.
3. Autoreaktive T-Zellen werden aktiv unterdrückt.

Hypothese 1

Während der Reifung von Lymphozyten sind diese ständig von zahlreichen körpereigenen Stoffen umgeben. Unreife Lymphozyten, die mit Selbst-Antigenen reagieren, werden zerstört. Es gelangen nur Lymphozyten zur Reife, die einerseits MHC-Moleküle erkennen, andererseits nicht auf »Selbst«-Moleküle bzw. Antigene reagieren und im reifen Zustand das angebotene Antigen als fremd erkennen und eine Immunantwort auslösen.

Hypothese 2

Baut man ein Gen so in das Genom ein, daß es der Kontrolle des Insulingens untersteht, so kann das Genprodukt nur in den Inselzellen der Bauchspeicheldrüse entstehen. Da es dort sehr abgeschlossen ist, kann es nicht in den Thymus gelangen, um von den Lymphozyten als eigen erlernt zu werden. Es bleiben also eine Reihe von T-Lymphozyten übrig, die das Genprodukt erkennen können. Reife T-Zellen reagierten aber trotzdem nicht mit dem Genprodukt, woraus zu schließen ist, daß es einen Mechanismus gibt, der autoreaktive T-Zellen inaktiviert, anerg macht. T-Zellen brauchen zwei Signale, um von einem Antigen stimuliert zu werden. Die beiden Signale sind einerseits der MHC-Antigen-T-Zellrezeptor-Komplex und andererseits der Komplex zwischen CD28 der T-Zelle und dem B7-Protein der antigenpräsentierenden Zelle. B7 präsentiert ein Makrophage jedoch nur, wenn er eingedrungenes Fremdprotein abgebaut hat und Bruchstücke davon den T-Zellen anbietet. Reagiert ein T-Lymphozyt auf ein Antigen (Autoantigen), ohne ein zweites Signal zu empfangen, so wird er anerg. Weder der genaue Mechanismus der vermehrten Ausbildung von B7 nach Fremdproteinabbau, noch der der Inaktivierung können derzeit erklärt werden.

Der entsprechende Umgang des Körpers mit B-Lymphozyten läßt sich ebenfalls experimentell zeigen. Auch konnte man hier nachweisen, daß Kontakt zu löslichen Autoantigenen zur Inaktivierung der B-Zellen führt, der Kontakt zu membrangebundenen aber zu ihrem Tod. Fremd und Eigenerkennung werden also den Lymphozyten bei ihrer Reifung beigebracht. Falsch reagierende Zellen werden entweder eliminiert oder inaktiviert.

Ein in letzter Zeit intensiv untersuchter Weg, autoreaktive Zellen ruhigzustellen, ist die Induktion von T-Zellen, die antiinflammatorische, sog. Th2-Zytokine sezernieren. Man stellt sich vor, daß dann die Th2-Zellen mit dem von MHC-II-Molekülen präsentierten Auto-Antigen binden, aber statt IL-2 oder IFN-gamma IL-4 oder IL-10 oder TGF-beta (s. Abb. 52, S. 261) produzieren. Die Entwicklung von sog. veränderten Liganden des T-Zellrezeptors (»altered peptide ligands«) beruht auf diesem Mechanismus. Auch für die Wirkungsweise von Glatiramer-Acetat (s. S. 189) wird ein solcher Weg der Unterdrückung autoreaktiver Zellen angenommen (Miller 1998).

Hypothese 3

Anhang

Abkürzungen

µg	Mikrogramm, ein Tausendstel Milligramm
A	Base Adenin
ACTH	adrenokortikotropes Hormon
AG	Antigen
AK	Antikörper
ALT	Alanintransaminase
AMG	Arzneimittelgesetz
AMR	Arzneimittelrichtlinien
AP	alkalische Phosphatase, ein Leberenzym
APL	altered peptide ligands (s. TZR)
ASP	Aspartattransaminase
B-AB	Bindende Antikörper
BCDF	B-Zell differenzierender Faktor
BMFT	Bundesministerium für Forschung und Technologie
BOD	Burden of disease – Gesamtläsionslast im ZNS
Bp/bp	Basenpaare
CAHB	chronisch aktive Hepatitis B
CAM	Zell-Adhäsions-Moleküle
CD	Cluster of Differtiation – Oberflächenrezeptoren auf Lymphozyten
CDR	complementary determinig region (s. TZR)
CHO	Chinesische Hamster-Ovar-Zelle
CML	chronisch myeloische Leukämie
COO⁻	Karboxylgruppe
COOH	Karbonsäuregruppe
CSF	Gehirnflüssigkeit, Liquor cerebrospinalis
CTL	zytotoxische T-Lymphozyten
da	Dalton; Dimension der Molekülmasse
DC	dendritische Zellen
DMSG	Deutsche Multiple-Sklerose-Gesellschaft
DNA	Desoxiribonukleinsäure
DNAp	DNA-Polymerase
DSS	Disability Status Scale – Behinderungsskala nach Kurtzke
DTIC	Dakarbazin
EAE	experimentelle autoimmune Enzephalomyelitis
E.coli	Escherichia-coli-Bakterium

EDSS	Expanded Disability Status Scale – erweiterte Behinderungsskala nach Kurtzke
ELAM	Endothelium-Leukozyten-Adhäsions-Molekül
ELISA	Encyme linked immuno sorbent assay
EMEA	Europäische Zulassungsbehörde
ETH	Eidgenössisch Technische Hochschule, Zürich
EP	endogenes Pyrogen
FCI	functional composite index
FDA	Federal Disease Agency – amerikanische Zulassungsbehörde
FLAIR	fluid attenuated inversion recovery
FS4	verbreitete Produktionszelle für natürliches IFN-β
FS	Funktionssystem
FSH	Follikel-stimulierendes Hormon
g	Gramm
G	giga
G-CSF	Granulozyten-Kolonie-stimulierender Faktor
GM-CSF	Ganulozyten-Makrophagen-Kolonie-stimulierender Faktor
GKV	gesetzliche Krankenversicherungen
H; H$^+$	Atomsymbol für Wasserstoff; -ion (Proton)
HBeAg	lösliches Hepatitis-B-Antigen
HBsAg	Hepatitis-B-Virus-Envelope-Antigen
HBV	Hepatitis-B-Virus
hGH	humanes Wachstumshormon
HIV	Aids-Virus – human deficiency virus
HLA	Humanes Leukozyten-Antigen
HSV	Herpes-simplex-Virus
Hu/hu	human, menschlichen Ursprungs
ICAM	Interzelluläres Adhäsions-Molekül
IFN	Interferon
IDSS	Integrated disability status score
Ig [A, D, E, G, M]	Immunglobuline Subklassen A, D, E, G, M
IGF	Insulin Wachstums Faktor
IL	Interleukin
i.m.	intramuskulär
INE	Internationale Neutralisierende Einheit
ISRE	interferon-alpha stimulated response element
i.t.	intratumoral
i.th.	intrathekal
IU	International Unit – internationale Maßeinheit
i.v.	intravenös
IVIG	intravenös gegebene Immunglobuline
IVMP	intravenös verabreichtes Methylprednisolon
Kda	Kilodalton
KST	Kernspintomographie

KV	Kassenärztliche Vereinigung
L	Liter
MAB	monoklonale Antikörper
MAF	Makrophagen-aktivierender Faktor
MBP	Myelin-Basisches-Protein
MCP	monocyte chemoattractant protein
M-CSF	Makrophagen-Kolonie-stimulierender Faktor
MCGF	Mastzell-Differenzierungs-Faktor
MHC	Haupt-Histokompatibilitäts-Komplex
MIP	Makrophagen-inhibierendes Protein
MIU	Millionen Intenationale Units – Maßeinheit für Interferon
MLR	mixed lymphocyte reaction
MMP	Matrix-Metallo-Proteinasen
MNBC	mononukleäre Blutzellen
Mo	Monat
MOG	Myelin-Oligodendrozyten-Glykoprotein
MP	Methyl-Prednisolon
MPI	Max-Planck-Institut
mRNA	messenger-RNA
MRI	Magnetresonanzimaging
MRT	Magnetresonanztomographie
MS	multiple Sklerose
N-AB	Neutralisierende Antikörper
NAWM	Normale weiße Substanz im ZNS (»normal appearing white matter«)
NE	Neutralisierende Einheiten
NH$_2$	Aminogruppe
NIH	National Institut of Health – Gesundheitsministerium der USA
NK	natürliche Killerzellen
NMR	Nuklearmagnetische Resonanz – Kernspinresonanz
NRS	Neurological Rating Scale – neurologische Untersuchungsskala
n.s.	nicht signifikant
NSCLC	nicht kleinzelliges Lungenkarzinom
o.A.	ohne Angabe
OMP	oral gegebenes Methylprednisolon
PD-MRT	Protonendichte MRT
pH	potentia Hydrogenii – Maß für den Säuregrad
PLP	Proteolipid-Protein
R	Rest, Angabe in chemischen Formeln
RANTES	»regulation on activation, normal T-cell expressed and secreted«
RIA	Radio Immuno Assay
RNA	Ribonukleinsäure

RR-MS	remittierend schubförmige MS
SE	Spin-Echo
SP-MS	Sekundär progrediente Multiple Sklerose
ssDNA	Einzelstrang DNA
TAA	tumorassoziierte Antigene
THCGF	Thymozyten-Wachstums-Faktor
TGSE	Turbo-Gradienten-Spin Echo
TI	Inversionszeit
TIMP	tissue inhibitors of MMP
TIR	turbo inversion recovery
TNF	Tumor-Nekrose-Faktor
t-PA	tissue Plasminogen-Aktivator
TRF	T-Zell-Replacing-Faktor
TSE	Turbo-Spin-Echo
TZR	T-Zell-Rezeptor
USA	Vereinigte Staaten von Amerika
UV	ultraviolettes Licht
WHO	Weltgesundheitsorganisation
WM	weiße Gehirnsubstanz
Wo	Woche

Glossar

Häufig im Zusammenhang mit Interferon-beta auftretende Begriffe sind hier aufgelistet und erläutert. Für detaillierte nähere Auskünfte muß aufgrund des Umfangs der einzelnen Gebiete auf die einschlägigen Lehrbücher verwiesen werden. Die Auflistung stellt Begriffe, die mit einer arabischen Zahl beginnen an den Anfang, gefolgt von solchen mit griechischen Buchstaben. Dahinter erscheinen die Begriffe in alphabetischer Reihenfolge.

2'-5'OAS

Das Enzym 2'-5'Oligoadenyl-Synthetase ist ein Enzymkomplex, mit Molekulargewichten zwischen 40 und 100 Kda. Es wird durch Interferone induziert (Revel 1982) und wirkt als Inhibitor der Proteinsynthese. Doppelsträngige RNA reagiert mit 2'-5'OAS, das ATP in die seltenen 2'-5'-Oligoadenylate (im Gegensatz zu der normalen 3'-5'-Verknüpfung) polymerisiert und eine Endonuklease aktiviert, die Einzelstrang-RNA spaltet. Dieser Vorgang spielt insbesondere für die Proteinbiosynthese, und deshalb bei der antiviralen und antiproliferativen Wirkung (Affabris 1983; Marti 1981; Salzberg 1983; Baglioni 1979a; Baglioni 1979b), aber möglicherweise auch bei der Immunmodulation eine Rolle (Schmidt 1987). Die 2'-5'OAS gilt traditionell als der sekundäre Marker für die zelluläre Wirksamkeit eines Interferons.

β_2-Mikroglobulin

Beta$_2$-Mikroglobulin ist ein Protein mit einer Länge von 100 Aminosäuren. β_2-Mikroglobulin wurde als leichte Kette der HLA-Klasse-I-Antigene identifiziert. Deshalb korreliert die Induktion von β_2-Mikroglobulin mit der Induktion von Histokompatibilitätsantigenen (HLA/MHC Klasse I) auf Monozyten. Die Expression der Antigene wird indirekt nachgewiesen durch die Messung der Erhöhung des β_2-Mikroglobulin-Spiegels im Serum. Beta$_2$-Mikroglobulin ist ein häufig benutzter Sekundärmarker für Interferon-Aktivität in vivo.

ADCC

Antikörperabhängige zellvermittelte Zytotoxizität (»antibody dependant cellular cytotoxicity«). Normalerweise werden Proteine, die der Virussynthese in einer Zelle entstammen und die bestehende intrazelluläre Infektion anzeigen, durch T-Zellen (CD8 T-Zellen), auch T-Effektorzellen genannt, aufgespürt. Darüber hinaus können aber gegen auf der Zelloberfläche präsentierte Virusbruchstücke auch Antikörper gebildet werden. Zellen, die solche Antikörper binden, werden als natürliche Killerzellen bezeichnet, da sie die infizierte Zelle sofort und ohne ein weiteres Signal zu benötigen, abtöten. Die Zerstörung von antikörperbehafteten Zielzellen durch NK-Zellen wird als antikörperabhängige zellvermittelte Zytotoxizität bezeichnet.

Adhäsionsmoleküle

Moleküle, die Kontakte zwischen unterschiedlichen Körperzellen herstellen können; CAM (»cell adhesion molecules«), ICAM (»intercellular adhesion molecules«), VCAM (»vascular cell adhesion molecules«), ELAM (»endothelial leucocyte adhesion molecule«, E-Selektin).

Afferenz

Von der Peripherie zum ZNS geleitete elektrische Nervenerregungen. Gegenteil: Efferenz.

Allel

Die einander entsprechenden, sich jedoch im Erscheinungsbild eines Organismus (phänotypisch) unterschiedlich auswirkenden, mutierten Gene homologer Chromosomen. Im allgemeinen ist das ursprüngliche Gen des Wildtyps dominant über das mutierte Allel.

Antigene

Spezifische Sequenzen eines Proteins, das die Bildung von Antikörpern anregt und spezifisch an diese bindet. Der Name ist eine Zusammenziehung von Antikörper generierend. Nicht alle Antigene lösen auch eine Antikörperbildung aus. Diejenigen Antigene, die dies tun, werden auch als Immunogene bezeichnet.

Antikörper

Antikörper sind Plasmaproteine, werden von B-Lymphozyten gebildet und binden hochspezifisch an Eiweißbestandteile, die Antigene. Das Immunsystem verfügt nur über zwei Typen von Molekülen, die zur spezifischen Antigenerkennung in der Lage sind: Immunglobuline und T-Zell-Rezeptoren. Antikörper sind deshalb die Schlüsselmoleküle der humoralen Immunreaktionen. Sie können verschiedenen Klassen zugeordnet werden, besitzen jedoch untereinander eine gleichartige Struktur. Deshalb werden die Antikörper als Immunglobuline zusammengefaßt. Gegen Proteine, die als Wirkstoffe in Arzneimitteln verwendet werden, z.B. Interferon, können die B-Zellen des Körpers ebenfalls Antikörper bilden. Je nachdem, ob die Antikörper nur an das Interferon binden oder ob sie seine Funktion außer Kraft setzen, spricht man von bindenden oder neutralisierenden Antikörpern.

antiproliferativer Effekt

Interferone hemmen die Zellvermehrung sowohl maligner wie benigner Zellen (Paucker 1962). Diese Eigenschaft ist vor allen anderen Wirkmechanismen für die antineoplastische Wirkung verantwortlich. Es liegt kein direkter zytotoxischer Effekt vor, vielmehr verlängern die Interferone alle Phasen des Zellteilungszyklus, insbesondere werden die Zellen in der Phase G_2 angehalten. Die allgemeine antiproliferative Wirkung des Interferon-beta ist stärker als die der beiden anderen Interferone. Dies gilt besonders für solide Tumoren wie Magenkarzinom, Gliome oder malignes Melanom (Borden 1982; Borden 1984; Czarniecki 1984; Fiebig 1993; Yung 1987). Die antiproliferative Wirkung von natürlich gebautem Interferon-beta ist stärker ausgeprägt als diejenige eines veränderten Moleküls.

antiviraler Effekt

Interferon-beta hat den ausgeprägtesten antiviralen Effekt aller Interferone. Es wirkt in vitro und in vivo antiviral gegen alle bislang geprüften RNA- und DNA-Viren. Die Mechanismen sind vielfältig und betreffen das Eindringen von Viren in die Zelle (Whitaker-Dowling 1983), den Zerfall der Virushülle (Yamamoto 1975), Synthese und Methylierung von mRNA (Marcus 1971; Desrosiers 1979), die Proteinsynthese (Joklik 1966) und die Partikelaggregation (Billiau 1974). In präklinischen Versuchen wurde eine Wirksamkeit gegen folgende Viren gefunden: HSV-1 (Chatterjee 1985; Thiele 1988), HSV-2 (Epstein 1984; Rasmussen 1984), VZV (Baxt 1977; Simili 1980), HIV (Michaelis 1987; Poli 1989), HPV (Turek 1982) und CMV (Epstein 1984; Rasmussen 1984). Die Wirkung antiviraler Substanzen wie Vidarabinphosphat, Thyminarabinosid, Äthyldesoxyuridin, Trifluridin, Phosphonoameisensäure und ausgeprägt Aciclovir wird durch Interferon-beta verstärkt (Janz 1982).

Astrozyten

Astrozyten oder Makrogliazellen gehören zur Gruppe der Monozyten/Makrophagen, sie stehen mit Nervenzellen und Blutgefäßen in Verbindung und bilden einen Teil der Blut-Hirn-Schranke. Sie werden wegen ihrer sternförmigen Ausläufer als Astrozyten bezeichnet.

Ataxie

Störung der Koordination von Bewegungsabläufen. Bei MS überwiegend afferente Ataxie durch Läsionen der Hinterstrangbahnen des Rückenmarks.

Axon

Jede Nervenzelle hat einen langen Fortsatz, die Nervenfaser, auch als Axon bezeichnet. Man kann sich das Axon als Röhre vorstellen, die mit einer wäßrigen Salzlösung und mit Eiweißen gefüllt ist. Von der extrazellulären Lösung ist das Axon durch eine Membran getrennt. Über das Axon wird elektrische Erregung geleitet. Die Axone im ZNS sind meist isoliert, das heißt von Fett-Lipid-Membranen umgeben, dem Myelin. Eine Nervenzelle hat in der Regel zahlreiche bäumchenartige Ausläufer, die Dendriten. Sie nehmen nervöse Reize von anderen Nervenzellen auf und leiten sie zum Zellkörper der Nervenzelle. Erregungen oder Reize vom Zellkörper ausgehend, werden über den Axon an andere Nervenzellen oder an Effektororgane wie Muskeln weitergeleitet. Synonym zu Axon ist der Begriff Neurit.

Blut-Hirn-Schranke

Zwischen Blut und Hirngewebe ist eine für größere Moleküle nicht durchlässige Barriere geschaltet, die Blut-Hirn-Schranke (»blood-brain barreer«, BBB) und die Blut-Liquor-Schranke. Die Blut-Hirn-Schranke besteht aus zwei Komponenten, der Kapillarwand der Hirngefäße und dem Plexus chorioideus, der bindegewebigen Auskleidung der Hirnventrikel. Die BBB übt eine Kontrolle darüber aus, welche Stoffe zwischen Blut und zentralem Nervensystem ausgetauscht und welche Stoffe von dem empfindlichen Steuerungsorgan ferngehalten werden. Die BBB ist recht dicht. Sie ist selektiv durchlässig für gelöste Stoffe, größere Moleküle, Zellen oder Partikel sind dagegen nicht in der Lage, eine intakte BBB zu überwinden. Als morphologische Korrelate der Schrankenfunktion gelten das Endothel der Blutkapillaren und die äußere Umhüllung der Blutgefäße (Membrana perivascularis). Damit in Zusammenhang steht die Blut-Liquor-Schranke, eine zwischen Blutgefäßen und und der Flüssigkeit des ZNS, dem Liquor cerebrospinalis, geschaltete Barriere. Entzündliche Vorgänge, Tumoren oder Infarkte stören die BBB, es gelangen dann auch toxische Substanzen ins ZNS.

B-Lymphozyten

B-Lymphozyten sind kleine weiße Blutkörperchen und stellen einen Teil des Systems zur Immunabwehr dar. Sie bilden gegen eingedrungene, aber noch nicht abgebaute Erreger Antikörper. Diese Antikörper werden in das Serum entlassen, binden an die eingedrungenen Erreger und markieren sie so für einen Angriff durch Freßzellen, die Makrophagen. Niedrige Konzentrationen von Typ-I-Interferonen erhöhen in der Pokeweed-Mitogen-induzierten Antikörpersynthese die Zahl der Antikörper-sezernierenden B-Zellen. Unter hohen Konzentrationen dagegen vermindern sie deren Zahl (Shalaby 1984). Dabei spielt auch die zeitliche Exposition gegen Interferone eine Rolle; gleichzeitig mit dem Antigen gegeben, wird die Produktion von Antikörper sezernierenden Zellen unterbunden, 2–3 Tage nach der Antigenexposition gegeben, wird die Produktion stimuliert (Harfast 1981; Johnson 1976).

CAM

Zelladhäsionsmoleküle (»cell adhesion molecules«) sind Proteinrezeptoren der Zelloberfläche, die es anderen Zellen mit komplementär passenden Rezeptoren ermöglichen, an Zellen anzudocken und dort ihre jeweilige Wirkung zu entfalten. CAM spielen auch eine Rolle beim Durchtritt aktivierter Blutzellen vom Blut in den Gehirnraum, bei der Überwindung der Blut-Hirn-Schranke also. Zu den Zell-Adhäsions-Molekülen zählen die Selektine, die Integrine und die Cadherine. Spezielle Vertreter sind ICAM (»intercellular adhesion molecule«), ELAM (»endothelial leucocyte adhesion molecule«) und VCAM (»vascular cell adhesion molecule«). CAM spielen für T-Zellen eine Rolle bei dem Anheften an Epithelien, der Migration durch Zellzwischenräume, dem Verlassen der Blutbahn, der Zellvermehrung, der Wanderung der Zellen und schließlich bei der Phagozytose von Pathogenen (McMurray 1996).

Chaperon

Ein räumlich streng festgelegter Protein- und Enzymkomplex, der als Faltungshelfer Eiweißen in der Produktionszelle seine räumliche Struktur verleiht. Chaperone sind möglicherweise in der Lage, darüber hinaus Antigene auf der Zelloberfläche gegenüber T-Lymphozyten zu präsentieren und so das Immunsystem zu aktivieren.

Chemokine

Der Begriff Chemokine setzt sich zusammen aus »chemo attractant cytokines«. Das sind Eiweißstoffe, die weiße Blutkörperchen an den Ort einer Entzündung locken.

Chromatin

Der Komplex von DNA und speziellen Proteinen, den Histonen, im Kern eukaryontischer Zellen. Er bildet das Grundgerüst der Chromosomen.

Chromosom

Zwirnsförmig aufgewickelte Körperchen aus Chromatin, die das ganze genetische Material eines Organismus oder Teile davon enthalten. Eine haploide menschliche Zelle, beispielsweise eine Eizelle oder ein Spermium, enthält 23 Chromosomen, eine diploide Körperzelle 46.

c-myc

Interferone entfalten ihre Wirkungen durch Beeinflussung von Genen in der Zelle. So hemmen sie auch die Transkription von Genen, beispielsweise das Proto-Onkogen c-myc (Jonak 1984; Resnitzky 1986). Sie spielen damit eine Rolle bei der Zellregulation, der Differenzierung und Entdifferenzierung von Zellen. Die Erforschung des c-myc war einer der ersten Hinweise auf diese Funktion der Interferone.

Codon

Eine Sequenz aus drei Nukleotiden auf einem DNA- oder RNA-Molekül. Ein spezifisches Codon/Kodon steuert den Einbau einer spezifischen Aminosäure in ein Protein. Es gibt insgesamt 64 Kodons, 61 davon kodieren für 20 Aminosäuren, drei weitere dienen als Stopsignal bei der Translation.

Dalton

Die Maßeinheit für die Atommasse. Ein Dalton [da] entspricht der Masse eines Wasserstoffatoms ($1{,}66 \times 10^{-24}$ g). Kda = Kilodalton

Dendrit

Synonym zu Axon.

dentritische Zellen

Zwei Zellarten unterschiedlicher Herkunft aber ähnlicher Funktion werden als dentritische Zellen bezeichnet. Morphologisch gleichen sie sich, beide sind verzweigt, beide phagozytierend.

Die eine Form, als lymphoide dentritische Zellen, Langerhans-Epidermiszellen oder dendritische Epidermiszellen bezeichnet, stammen von denselben Zellen ab, von denen T-, B- und NK-Zellen abkommen, sind also spezialisierte Lymphozyten. Im Gegensatz zu manchen Tieren, konnten sie beim Menschen noch nicht sicher identifiziert werden. Sie besiedeln vor allem nichtlymphatische Organe, besonders Epidermis, Schleimhaut und Epithelien, Eintrittspforten für exogene Krankheitserreger oder Toxine also. Die zweite Form, als myeloide dendritische Zellen, interdigititierende retikuläre Zellen oder interdigitierende dendritische Zellen bezeichnet, stammen von denselben Vorläuferzellen ab wie die Monozyten/Makrophagen. Vom Prinzip her haben dendritische Zellen die gleiche Funktion wie die Makrophagen, sie sind antigenpräsentierende Zellen. Daneben zeichnen sie sich durch eine Vielzahl von Funktionen bei der Initiierung von Immunvorgängen, insbesondere der primären Immunantwort der T-Zellen aus.

Differenzierung neoplastischer Zellen

Krebszellen, maligne Neubildungen oder neoplastische Zellen kehren von einem spezialisierten, differenzierten Zustand in einen embryonalen, undifferenzierten zurück, sie entdifferenzieren. Interferone führen in vitro und in vivo zu einer verstärkten Redifferenzierung neoplastischer Zellen (Ball 1984; Hattori 1983) z.B. des malignen Melanoms (Fisher 1985). Die Differenzierungsphänomene korrelieren nicht mit der antiproliferativen Wirkung. Die Kombination des differenzierenden Prinzips mit Zytostatika oder Hormonen erscheint therapeutisch vielversprechend (Nelson 1989). Längere Exposition maligner Zellen kann den bösartigen, malignen Phänotyp partiell oder völlig in einen gutartigen, benignen umwandeln (Hicks 1981).

diploide Zelle

Eine Zelle mit einem doppelten Chromosomensatz, jede Körperzelle des Menschen mit Ausnahme der reifen Geschlechtszellen.

Down-Regulation

Bei der Proteinsynthese werden ausgehend von den Genen der Zelle Baupläne für spezifische Proteine abgeschrieben. Je nach

Aktivitätsgrad der Genbereiche wird mehr oder weniger Eiweiß produziert. Von Down-Regulation spricht man, wenn die Aktivität für ein bestimmtes Eiweiß gedrosselt, herunterreguliert wird. Beispielsweise können bestimmte Zellrezeptoren durch Interferon-beta in ihrer Entstehung gebremst, also down-reguliert werden. Der gegenteilige Vorgang wird als »up-regulation« bezeichnet.

EAE

Experimentelle autoimmune Enzephalomyelitis, ein Tiermodell zum experimentellen Studium der MS.

E. coli

Escherichia coli, ein darmbewohnendes Bakterium. Das Standarduntersuchungsobjekt der Molekularbiologie und Gentechnik, der wohl am besten untersuchte Organismus.

Episom

Ein extrachromosomales Genelement, normalerweise synonym gebraucht mit Plasmid.

Eukaryont

Organismus, dessen Zellen mit einem durch eine Zellmembran abgegrenzten Zellkern ausgestattet sind. Alle höheren Organismen gehören zu den Eukaryonten.

Exon

Die meisten eukaryontischen Strukturgene bestehen aus Exons und Introns. Nach der Transkription werden die Introns aus dem Transkript entfernt (Splicing) und die Exons zu einer mRNA zusammengebaut.

Fc-Rezeptor

Interferone induzieren die Expression zahlreicher Zellrezeptoren, so auch solche für den konstanten Fc-Anteil verschiedener

Immunglobulinisotypen wie des IgG. Fc-Rezeptoren sind ein wichtiges Bindeglied zwischen dem humoralen und dem zellulären Schenkel des Immunsystems. Das Fc-Fragment von Antikörpern des Typs Immunglobulin G ist beispielsweise verantwortlich für die Bindung zellulärer Rezeptoren und von Komplementproteinen oder für die Bindung eingedrungener Erreger.

Freßzellen

Diejenigen weißen Blutzellen der Monozyten/Makrophagen Reihe, die in der Lage sind, feste oder flüssige Pathogene oder Partikel amöboid zu umfließen und in ihren Zelleib aufzunehmen, werden als Freßzellen bezeichnet.

Gen

Die Region auf einem Chromosom, die für ein Protein kodiert. Ein Gen besteht aus kodierenden Regionen, nicht kodierenden Regionen wie Introns und regulierenden Regionen wie Promotoren und Terminatoren.

Genom

Das gesamte genetische Material eines Organismus, einer Zelle oder eines Virus.

haploide Zelle

Zellen mit dem halben Chromosomensatz, beim Menschen die Geschlechtszellen.

HLA-Antigene

Interferone, auch Interferon-beta, induzieren HLA-Klasse-I- und Klasse-II-Antigene auf Monozyten und verwandten Zellen. (Spear 1987; Grander 1990; Talpaz 1987; Liberati 1988). Der Begriff HLA-Antigen wird vor allem in der medizinischen Nomenklatur verwendet. Allgemein werden diese Moleküle als MHC-Moleküle bezeichnet. Das HLA-System (HLA = humanes Leukozyten-Antigen) umfaßt Genprodukte auf der Zelloberfläche, die für Verträglichkeit oder Unverträglichkeit von Gewebetransplantaten verantwortlich sind, deshalb werden sie auch als Histokompatibilitäts-Antigene bezeichnet. Bei Untersuchungen von Abstoßungsreaktionen wurden diese Genprodukte auch entdeckt. Bei den HLA-Antigenen handelt es sich um sehr zahlreiche, voneinander verschiedenen Genprodukten, weshalb die Gesamtheit auch als HLA-Komplex benannt sind. Der Polymorphismus innerhalb des HLA-Komplexes ist derart ausgeprägt, daß kaum völlig HLA-identische Personen zu finden sind. Eine Ausnahme machen lediglich eineiige Zwillinge.

ICAM

ICAMs (»inter cellular adhesion molecules«) sind eine Untergruppe der CAMs (»cell adhesion molecules«), Adhäsionsmoleküle (siehe CAM, S. 280), die Verbindungen zwischen zwei Zellen herstellen.

IDO und Neopterin

Aktivierten Sauerstoffmetaboliten kommt eine Bedeutung für die Abwehr von Erregern zu. Interferone spielen eine Rolle bei der Bildung hochaktiver Sauerstoffmetaboliten, die den Indolring der essentiellen Aminosäure Tryptophan durch das Enzym Indolamin 2,3 Dioxygenase (IDO) spalten (Borden 1987). Entgegen früheren Befunden erhöht auch Interferon-beta die sauerstoffgebundene tumorizide Wirkung der Makrophagen und Monozyten unter Anwesenheit von Lipopolysacchariden (Carlin 1987). Patienten unter Interferon zeigen einen erhöhten Spiegel an Neopterin, einem Co-Faktor der IDO-Aktivität, und erniedrigte Spiegel an Tryptophan (Krown 1988). Neopterin ist ein Entzündungsmediator und der empfindlichste Anzeiger für entzündliche Prozesse im Körper (Giovannoni 1995).

Integrine

Nicht einer einheitlichen Stoffgruppe zuzuordnende Proteine der Zelloberfläche, die an der Zell-Zell-Interaktion und Zell-Matrix-Wechselwirkungen beteiligt sind, werden als Integrine bezeichnet. Sie sorgen für die Adhäsion zwischen Lymphozyten und antigenpräsentierenden Zellen und sind von Bedeutung bei der Wanderung von Leukozyten durch die Gewebe. Zu den Zell-Adhäsions-Molekülen (»cell adhesion molecules«, CAMs) zählen die Selektine, die Integrine und die Cadherine (siehe CAM, S. 280).

Intron

Regionen in den meisten eukaryontischen Strukturgenen, die kodierende Sequenzen (Exons) unterbrechen.

Klon

Erbgleiche Organismen, die in der Regel durch einfache Zweiteilung entstehen; auch eine Population von Zellen, die alle von ein und derselben ausdifferenzierten Zelle durch Zweiteilung abstammen, also genetisch identisch sind und die gleichen Zellrezeptoren aufweisen. Der Begriff wird auch verwendet für gleichförmige DNA-Moleküle wie Phagen-Klone oder Plasmid-Klone.

Kombinationsbehandlungen

Die Wirkung von Arzneimitteln und anderen therapeutischen Prinzipien wie ionisierende Strahlen, lassen sich durch Kombination mit Interferon-beta wesentlich erhöhen. Die Kombination von Interferon-beta mit Interferon-gamma zeigt synergistische Effekte auf die Proliferation neoplastischer Gewebe (Schiller 1986a, b). Kombination mit dem Differenzierungsinduktor Dimethylsulfoxid führt zu einem ausgeprägten zytotoxischen Effekt gegen promyeloische Leukämiezellen, die das Dimethylsulfoxid allein nicht besitzt (Hamburger 1985). Interferon-beta und Interferon-gamma in Kombination gegeben, erhöhen den antiviralen Effekt bei chronischen Viruserkrankungen beträchtlich (Caselmann 1988). Interferon-beta sensibilisiert maligne Zellen gegen ionisierende Strahlen und schützt gesundes Gewebe vor Schädigung (Gould 1984; Chang 1987). Interferon-beta führt zur vermehrten Expression von Glukokortikoid-Rezeptoren (Sica 1990). Interferon-alpha zeigt diese Effekte ebenfalls, aber in geringerem Maße.

Komplement

Das Komplementsystem ist ein phylogenetisch ursprünglicher Teil des Abwehrsystems des Körpers. Es besteht aus zahlreichen Plasmaproteinen, die in einem komplizierten Zusammenspiel extrazellulär vorliegende Krankheitserreger angreifen. Bestimmte Komplementfaktoren können Erreger direkt abtöten, andere erleichtern die Lyse durch Phagozyten, indem sie sich an die Erreger anlagern. Als das Komplementsystem entdeckt wurde, war man der Ansicht, seine Funktion ermögliche es den Antikörpern, Bakterien effektiver abzutöten, es komplementiere die antibakterielle Aktivität der Antikörper, daher sein Name. Das Komplementsystem besteht aus über 20 Komponenten. Sie aktivieren sich der Reihe nach, weshalb man auch von der Komplementkaskade spricht.

Kovarianzanalyse

Methode zur Analyse von Kaplan-Meier-Darstellungen, in der Onkologie ist dies die gängigste Methode. Dabei werden vorab Varianzen definiert, in denen sich die zu prüfenden Gruppen unterscheiden und daraus diejenigen bestimmt, die voraussichtlich den stärksten Einfluß auf die zu betrachtende Population haben werden, die Kovariablen. Die Daten der Kovariablen werden dann in der Analyse normal verteilt, wodurch die Variabilität geringer wird und kleinere Unterschiede zwischen den Gruppen erkannt werden können.

Lymphokine

Als Lymphokine bezeichnet man die von Lymphozyten produzierten Zytokine.

Lymphotoxin

Lymphotoxin (TNF-β) ist neben dem Interferon-gamma das wichtigste für die Zerstörung der Myelinscheide verantwortliche Zytokin. Es wirkt auf Zellen oder Zellbestandteile direkt zytotoxisch.

Makrophagen/Mikrogliazellen

Interferone führen zu einer vermehrten Antigenexpression und Antigenpräsentation der Mikrogliazellen (Fierz 1985; Traugott 1983, 1985) sowie einer erhöhten Aktivität der Makrophagen (Huang 1971) einschließlich der Fc-Rezeptorvermittelten Aktivität (Imanishi 1975; Hamburg 1980). Die Makrophagen sezernieren weitere Zytokine wie CSF, Interleukin-1 oder TNF (Virelizier 1985; Arenzana-Seisdedos 1985; Stevenson 1985). Insgesamt sind diese Vorgänge zentrale Ereignisse der Stimulation des Immunsystems durch Interferone.

Mastzellen

Diese Zellen sind am Allergiegeschehen beteiligt. Außerdem beinhalten sie TNF-α zur sofortigen Aktivierung des Immunsystems gegen Infektionen.

Matrix-Metalloproteinase

Matrix-Metalloproteinasen (MMP) sind eine Familie eiweißspaltender Enzyme der Endoproteinasen. Ihr Kennzeichen ist der Gehalt an Zink-Atomen. Sie sind in der Lage, Bausteine der extrazellulären Matrix, der amorphen Grundsubstanz des Bindegewebes, zu zerstören und so die Integrität von Geweben aufzuheben. Es existieren drei Gruppen unterschiedlicher Funktion, die interstitiellen Kollagenasen (MMP-1; MMP-8), die Stromalysine (MMP-3, MMP-10, MMP-11) und die Gelatinasen (MMP-2, MMP-9). Interstitielle Kollagenasen spalten Kollagen der Typen I, II und II. Stromalysine spalten Laminin, Gelatinasen spalten Kollagen Typ IV.

Metalloproteine

Proteine, die ein Metallion als prosthetische Gruppe tragen

MHC-Moleküle

MHC-Moleküle, auch, nicht ganz richtig, als MHC-Komplex bezeichnet, sind Moleküle auf der Zelloberfläche. Sie sind zellmembranständig, kommen jedoch auch in löslicher Form im Plasma vor. Es handelt sich um Proteine, die von einer Gengruppe kodiert werden, die bei der Verträglichkeit von Transplantaten eine Rolle spielen und deshalb den komplizierten Namen Haupthistokompatibilitätskomplex tragen (»main histocompatibility complex«). Makrophagen sind große weiße Blutkörperchen, die in der Lage sind, eingedrungene Erreger wie Bakterien in sich aufzunehmen, zu fressen. In der Makrophage werden die eingedrungenen Bakterien, weil sie körperfremde Proteine enthalten, abgebaut und in kleine Bruchstücke zerlegt. Diese kleinen Bruchstücke werden von in der Makrophage synthetisierten Molekülen, eben den MHC-Molekülen, gebunden und an die Zelloberfläche transportiert. Die MHC-Moleküle mit ihrem gebundenen Fremdproteinbruchstück, dem Antigen, verankern sich in der Zellmembran und strecken das Antigen nach außen, sie präsentieren ein Antigen. Dieses Antigen wird von T-Lymphozyten des Immunsystems, über ihren T-Zell-Rezeptor erkannt. Die T-Zellen werden daraufhin gegen das spezifische Antigen aus dem Bakterium aktiviert und tragen über ein Zytokinsystem zur Abwehr der eingedrungenen Erreger bei. MHC-Moleküle treten in drei Ausprägungen auf. Die wichtigen sind die der MHC-Klasse-I- oder -Klasse-II. MHC-Klasse-I-Moleküle sind strukturell und ihrer Funktion nach unterschiedlich von denen der Klasse II. Handelt es sich bei dem Antigen um ein nicht im Körper synthetisiertes Fremdprotein, z.B. aus Bakterien, so wird es von MHC-Molekülen der Klasse II gebunden und von T-Zellen des Typs CD4 erkannt. Handelt es sich dagegen um virale Proteine, die nach Infektion einer Zelle mit einem Virus von der Körperzelle selbst nach dem Muster der viralen Erbinformation gebildet worden sind, also sozusagen Eigenproteine sind, so werden sie von den MHC-Molekülen der Klasse I gebunden und von T-Zellen des Typs CD8 erkannt.

Mikrogliazellen

Mikrogliazellen stellen eine besondere Form der Freßzellen im ZNS dar. Sie sind durch zahlreiche Zellausläufer gekennzeichnet und erscheinen im mikroskopischen Bild sternförmig. Sie übernehmen im ZNS die Funktion der Makrophagen.

monoklonal

Stoffe, die aus Nachkommen ein und derselben Zelle, einem Klon, stammen, werden als monoklonalen Ursprungs bezeichnet. Da alle Zellen eines Klons dieselbe genetische Ausstattung besitzen, sind Proteine monoklonalen Ursprungs absolut homogen aufgebaut.

Mx-Protein

Das Mx-Protein tritt in zwei Formen auf, als MxA und MxB. Seine biologische Relevanz liegt in der Herstellung eines antiviralen Zustandes von Zellen. Bezüglich unseres Themas ist hauptsächlich das MxA-Protein von Bedeutung. Es ist das Produkt eines Gens, das den Namen Myxovirus-Resistenz-Gen A trägt. MxA-Protein wird von allen denjenigen Zellen gebildet, die mit Interferonen des Typs I, also mit Interferon-alpha oder Interferon-beta in Berührung gekommen sind. Interferon des Typs II, also Interferon-gamma, stimuliert Mx-Proteine nur in geringem Umfang. Die Bildung des Mx-Proteins ist sehr streng abhängig von der Anzahl der biologisch aktiven Interferon-beta-Moleküle, die auf eine Zelle eingewirkt haben und stellt deshalb ein Maß dar für die Wirkung von Interferon-beta im Körper. Heute hat das MxA-Protein eine Bedeutung erlangt bei der Prüfung auf neutralisierende Antikörper gegen Interferon-beta. Beim MxA-Test auf neutralisierende Antikörper wird das Serum von Patienten, die mit Interferon behandelt wurden, auf lebende menschliche Zellen in Zellkultur gegeben und die Menge des von diesen Zellen gebildeten MxA gemessen. MxA kann auch über einen ELISA-Test bestimmt werden (vgl. S. 44 und 204). Spricht das biologische Meßsystem auf Interferon-beta nicht oder nur geringfügig an bzw. ist kein oder wenig MxA mittels ELISA im Serum nachweisbar, so war das Interferon-beta im Serum der Patienten durch Antikörper wirkungslos gemacht.

Myelin

Die erregungsleitenden Strukturen von Nervenzellen, die Axone oder Neuriten, des peripheren und des zentralen Nervensystems sind von einer Isolierschicht umhüllt, dem Myelin. Es besteht aus Eiweißschichten und zwischengelagertem fettreichem Gewebe. Im zentralen Nervensystem wird es von spezialisierten Zellen, den Oligodendrozyten, gebildet. Diese wickeln ihre Ausläufern buchstäblich um das Axon, wodurch eine dicke Lage von Myelin entsteht. Das Myelin ist in kleine, weniger als einen Millimeter umfassende Bereiche unterteilt. Zwischen den einzelnen Myelinpaketchen bleibt der Axon frei. Man bezeichnet diese sehr kleinen freien Bereiche als Ranvier-Schnürringe, Knoten oder Nodien. Die Myelinanteile zwischen den Nodien werden als Internodien bezeichnet. Nervenfasern mit einer Myelinhülle werden als markhaltig, solche ohne wesentliche Myelinbestandteile als markarm bezeichnet. Alle motorischen und sensorischen Nerven besitzen Myelin. Die Nerven des vegetativen Nervensystems, das die inneren Organe versorgt, ist von wenig oder keinem Myelin umhüllt. Das Myelin erlaubt einem Nerv eine beschleunigte, von Schnürring zu Schnürring springende, saltatorische Erregungsleitung. Bei der MS gilt die teilweise Zerstörung des Myelins der Internodien als ein wesentlicher Bestandteil der Pathogenese. Eine elektrische Erregung, die an einem Nerv entlangläuft, kann 8 fehlende Internodien überspringen.

Neovaskularisation in Tumoren

Humane Interferone hemmen die Versorgung mit neu gewachsenen Blutgefäßen, die Neovaskularisation, menschlicher Tumore, was auf die Hemmung der Bildung angiogener, gefäßbildender, Faktoren im Tumor zurückgeführt wird (Sidky 1987), das Tumorwachstum wird durch die fehlende Neovaskularisation gehemmt.

neutralisierende Antikörper

B-Lymphozyten können gegen Proteine Antikörper bilden. Solche, die lediglich an das Eiweiß binden, es in seiner Funktion aber nicht beeinträchtigen, werden als bindende Antikörper bezeichnet. Andere, welche die Funktion beeinträchtigen, als neutralisierende Antikörper. Neutralisierende Antikörper gegen Interferon-beta erhöhen die Anfälligkeit für virale Infektionen (Belardelli 1984; Zawatzky 1982; Kirchner 1983; Virelizier 1978; Haller 1979; Gresser 1976). Die Antikörperraten für Beta-Interferone sind von Präparat zu Präparat verschieden. Antikörper treten nach subkutaner/ intramuskulärer Injektion in Langzeitbehandlung erstmals nach 4–6 Monaten, gehäuft bis zum Ende des ersten Jahres auf. Nach intravenöser Infusion soll die Antikörperrate wesentlich geringer sein (Larocca 1989). Die Höhe der Antikörperrate hängt ab von der Art des Interferon-beta-Moleküls und von der Reinheit des Präparates, d.h. der Anwesenheit ko-immunogener Proteine. Niedrig gereinigtes, natürliches Interferon-beta induziert bei 80–100% der behandelten Patienten nach subkutaner Injektion neutralisierende Antikörper (Fierlbeck 1994a, 1994b). Hochgereinigtes, natürliches Interferon-beta dagegen ruft bei nur etwa 10% der Patienten neutralisierende Antikörper hervor (Fernandez 1996). Aus E.coli hergestelltes rekombinantes Interferon-beta erzeugt bei 38–58% der Patienten Antikörper (The IFNB MS Study Group 1995; Knobler 1993). Aus CHO-Zellen stammendes Interferon-beta induziert mit 10–24% deutlich weniger Antikörper (Antonelli 1998; Pozzilli 1996; Jacobs 1994).

NK-Zellaktivität

NK-Zellen gehören zur Gruppe der Lymphozyten. Sie können ohne vorhergehende Aktivierung infizierte oder entartete Zellen angreifen, lysieren und damit töten. Alle Interferone erhöhen die Aktivität der natürlichen Killerzellen (NK-Zellen) und führen so über die vermehrte Zytotoxizität dieser Zellen zu einer höheren lytischen Funktion (Herbermann 1979; Saksela 1979; Ortaldo 1981; Timonen 1981; Frey 1987). Der Effekt setzt 24–72 Stunden nach Exposition der Zellen gegenüber Interferon ein.

Oligodendrozyten

Die das Myelin bildenden Zellen des zentralen Nervensystems heißen Oligodendrozyten. Sie besitzen sternförmige Ausläufer, mittels deren Ende je ein kleiner Teil der Myelinscheide gebildet wird. Oligodendrozyten spielen die zentrale Rolle beim Prozeß der Remyelinisierung demyelinisierter Bezirke der Axone in den Nervenfasern. Das Myelin des peripheren Nervensystems wird von anderen Zellen, den Schwann-Zellen, gebildet.

Onkogene

Eine Klasse von Genen, die nach Expression eine Zelle in eine Tumorzelle verwandeln können. Sie werden beim Menschen als c-onc bezeichnet.

Operator

Kurze DNA-Sequenz, die mit Repressorproteinen interagiert.

Plasmid

Ringförmige DNA-Moleküle in Bakterien und Hefen, die sich autonom, unabhängig vom übrigen Genom zu teilen vermögen. Konjugative Plasmide enthalten Gene, die eine Übertragung des Plasmids in natürlicherweise plasmidfreie Zellen (Host) ermöglichen.

primäres Transkript

Das erste Produkt auf dem Weg zur mRNA. Bei Eukaryonten ist es die exakte Kopie der DNA, enthält also neben kodierenden Regionen aus den Exons auch nicht kodierende aus den Introns. Durch Splicing weren die nicht kodierenden Regionen entfernt und es entsteht die translatierbare mRNA, die in ein Protein übersetzt werden kann.

Prokaryont

Zellen ohne eigentlichen abgegrenzten Zellkern, z.B. Bakterien; Gegenteil: Eukaryont.

Promotor

Sequenzen auf der DNA, die durch RNA-Polymerasen erkannt werden, und die Transkription eines Gens in Gang setzen.

prosthetische Gruppe

Eine anorganische Komponente, z.B. ein Metallion, die an ein Enzym gebunden ist und für dessen Funktion unerläßlich ist.

Proteinkinase

Interferone induzieren Proteinkinase, einen Inhibitor der Protein-Synthese. Seine Aktivität ist an die Anwesenheit doppelsträngiger RNA, z.B. von infektiösen Viren, gebunden (Zilberstein 1978; Buffet-Janvresse 1986).

Pseudogene

Bei eukaryontischen Zellen solche Gene, die keine biologische Funktion haben und keine Introns oder Promotorregionen aufweisen. Vermutlich handelt es sich um DNA-Kopien von mRNA.

Reaktivität der T-Lymphozyten

Interferon-beta und Interferon-alpha erhöhen in menschlichen MLR (»mixed lymphocyte reactions«) die Reaktionsfähigkeit, die Reaktivität, der zytotoxischen T-Lymphozyten (Heron 1976).

Repressor

Proteine, die mit DNA-Sequenzen, den Operatorsequenzen, interagieren.

Restriktion

Spaltung oder Degradation eine fremden DNA durch Restriktionsendonukleasen, Enzyme aus Bakterien. Die DNA von Bakterien selbst wird nicht angegriffen, da sie an den bestimmten Stellen durch Methylierung geschützt wird.

Ribosom

Partikel in der Zelle, an denen die Translation von Proteinen stattfindet, Proteinnähmaschinen. Sie bestehen aus rRNA.

Serum

Die flüssigen und gelösten Bestandteile des Blutes ohne die Gerinnungsfaktoren.

Splicing

Die Umwandlung des primären RNA-Transkripts in translatierbare mRNA. Da Gene in der Regel nicht kodierende Introns und kodierende Exons enthalten, enthält auch das primäre Transkript RNA-Sequenzen, die nicht für Proteine kodieren. Diese werden entfernt und die Enden der Exons korrekt verbunden, gespliced.

Steroidrezeptoren

Interferon-beta up-reguliert Östrogen- und Progesteron-Rezeptoren hormonsensitiver Tumoren in vitro (Sica 1987;

De Cicco 1988) und in vivo (Pouillart 1982). Interferon-beta induziert die Expression von Glukokortikoid-Rezeptoren (Sica 1990). Interferon-beta und synthetische Hormone wirken synergistisch oder additiv (Porszolt 1989) z.B. bei der Hemmung des Tumorwachstums beim Brustkrebs (Sica 1987; Kangas 1985).

Terminator

Sequenz auf der DNA, die das Ende einer Transkription markiert.

TNF

Siehe Tumornekrosefaktor.

Transfektion

Wie Transformation beschreibt der Begriff das Einbringen von DNA in lebende höhere Zellen.

Transformation

Siehe Transfektion.

Translation

Aufbau eines Proteins anhand des durch mRNA vorgegebenen Musters, geschieht an den Ribosomen der Zelle.

Tumorassoziierte Antigene

Interferone induzieren tumorassoziierte Antigene (TAA) wie beispielsweise karzinoembryonale Antigene auf Tumorzellen in vitro (Doetsch 1981; Liao 1982; Greiner 1984) und in vivo (Rosenblum 1988). Dies führt zu erhöhter Fähigkeit zur Bindung spezifischer Antikörper und erhöhter antikörperabhängiger zellulärer Zytotoxizität (ADCC).

Tumornekrosefaktor

Interferone induzieren einerseits die Freisetzung einer Reihe von Zytokinen, andererseits verstärken sie die Ausbildung von Rezeptoren auf der Zelloberfläche für solche Zytokine. Von Bedeutung sind hier die Tumor-Nekrose-Faktoren (TNF). Sie werden von Monozyten, besonders von Makrophagen, sowie von Lymphozyten und Mastzellen sezerniert. TNFα, früher Kachektin genannt, beeinflußt den Fett- und Eiweißstoffwechsel und spielt eine Rolle bei der Immunabwehr. Er greift beispielsweise Tumorzellen an, verhindert deren Wachstum oder zerstört sie. TNF-α ist eines der Prinzipien, die bei MS die Myelinscheide angreifen. TNF-β oder Lymphotoxin, spielt ebenfalls eine Rolle bei der Abwehr von Infektionen, es greift eingedrungene Zellen an und reguliert auch Entzündungen. Bei MS greift TNF-β die Markscheiden an. Bei gestörtem Immunsystem können beide Stoffe auch andere als myelinbildende, körpereigene Zellen angreifen.

»up-regulation«

Bei der Proteinsynthese werden von den Genen der Zelle Eiweiße abgeschrieben. Je nach Aktivitätsgrad der Genbereiche wird mehr oder weniger Eiweiß produziert. Von Up-Regulation spricht man, wenn die Aktivität für ein bestimmtes Eiweiß erhöht, hinaufreguliert wird. Bestimmte Zellrezeptoren können durch Interferon-beta vermehrt entstehen, also upreguliert werden. Der gegenteilige Vorgang heißt Down-Regulation.

VCAM

Eine Untergruppe der CAMs sind die VCAMs, Adhäsionsmoleküle zwischen Zellen und der Wand von Blutgefäßen (»vascular cell adhesion molecules«). Es werden mehrere funktionelle und strukturelle Typen durch Anhängen einer arabischen Zahl unterschieden. So bindet beispielsweise ein während des Aktivierungsprozesses in T-Lymphozyten gebildetes Adhäsionsmolekül auf deren Zelloberfläche, das Integrin, an ein vaskuläres Adhäsionsmolekül des Typs VCAM-1 auf der Oberfläche der Endothelzellen der inneren Oberfläche des Gefäßes.

Zytokine

Als Zytokine bezeichnet man allgemein von Zellen produzierte Signalstoffe. Zu den proinflammatorischen Zytokinen, die Entzündungen unterhalten, zählen Interferon-gamma, Lymphotoxin, Tumonekrosefaktor (TNF)-α, und Interleukin (IL)-2, zu den antiinflammatorischen die Interleukine IL-4, -5, -6, -10 und –13.

Aktuelle Fragen zur Interferon-beta-Therapie

Im folgenden sind Fragen aufgelistet, die von Ärzten, Pharmazeuten oder Patienten häufig gestellt werden. Die Antworten sind so kurz wie möglich, auch wenn darunter die ins Detail gehende Erklärung im Einzelfall leiden mag. Im übrigen stehen die Autoren für weiterführende Fragen gerne zur Verfügung.

Zu Substanz und Präparaten

● Welche Interferon beta-Präparate gibt es
in der Bundesrepublik Deutschland?

Derzeit in Deutschland als Arzneimittel zugelassene Interferon-beta-Präparate sind:

– *Betaferon®*, Pharmazeutischer Hersteller und Vertrieb: Schering AG, Berlin. Betaferon® ist ein aus dem Bakterium Escherichia coli hergestelltes, hochgereinigtes Interferonbeta, das mit dem natürlichen Interferon-beta nicht identisch ist. Betaferon® ist in der Bundesrepublik Deutschland seit Ende 1995 zur Behandlung der schubförmigen MS und seit 1999 zur Behandlung der sekundär progredienten MS zugelassen.

– *Rebif®*, Pharmazeutischer Hersteller und Vertrieb: Serono Pharma GmbH, Unterschleißheim bei München. Rebif® ist ein aus CHO-Zellen hergestelltes, hochgereinigtes Interferon-beta 1a, das mit der natürlichen Substanz identisch ist. Rebif® ist seit 1998 zur Behandlung der schubförmigen MS mittels s.c.-Injektion zugelassen.

– *Avonex®*, Hersteller und Vertrieb: Biogen GmbH, München. Avonex® ist zur Behandlung der schubförmigen MS mittels i.m.-Injektion zugelassen.

– *Fiblaferon®*, Herstellung: Dr. Rentschler GmbH, Laupheim, Vertrieb: Biosyn GmbH. Fiblaferon® ist ein natürliches, teilgereinigtes Interferon-beta. Es ist in der Bundesrepublik Deutschland gegen Virus- und Krebserkrankungen seit 1983 zugelassen. Fiblaferon® muß intravenös injiziert werden. Zur subkutanen Anwendung bei MS ist es nicht geeignet.

● Welche Interferon-beta-Präparate
sind für die Behandlung der MS zugelassen?

Zur Behandlung der schubförmigen MS (RR-MS) sind das aus
dem Bakterium E. coli stammende Präparat Betaferon®,
Firma Schering AG, Berlin, in den USA, Europa und zahlrei-
chen weiteren Ländern zugelassen. Avonex® der Firma
Biogen, Cambridge, USA ist in den USA und in Europa zur
Behandlung von RR-MS zugelassen. Rebif® der Firma Ares-
Serono, Genf, besitzt eine Arzneimittelzulassung für RR-MS in
Europa, Kanada Australien und zahlreichen weiteren
Ländern. Betaferon® ist außerdem für die Behandlung der
sekundär progredienten MS (SP-MS) in Europa und
Nordamerika zugelassen.

● Bei dem Interferon-beta 1a-Präparat Rebif® gibt es zwei Stärken,
22 µg und 44 µg. Welche Stärke soll eingesetzt werden?

Zunächst eignet sich die Stärke 22 µg stets als Einstiegsdosis
und zur einschleichenden Behandlung. Das Angebot zweier
unterschiedlicher Stärken bei einem Interferon-beta 1a-Prä-
parat ermöglicht jedoch darüber hinaus die individuelle
Gestaltung der Immuntherapie mit Interferon-beta. Dies ist
schon ein bedeutender Vorteil gegenüber der Situation vor
einigen Jahren. Grundsätzlich wirkt Interferon-beta dosisabhängig, eine höhere Dosierung bei MS ist also grundsätzlich als wirksamer anzusehen. Die verfügbaren Daten aus klinischen Studien zeigen aber, daß nicht alle Patienten die
höchste Dosis benötigen. Der Arzt entscheidet über die
Notwendigkeit des Einsatzes der einzelnen Präparatestärken.
Patienten mit einem höheren Progressionsrisiko oder mit
einer schlechteren Prognose sollten aber stets sofort mit der
höheren Dosis behandelt werden. Dazu zählen solche
Patienten mit zwei oder mehr Schüben im Jahr vor der
Therapie, mit mehr als zwei aktiven, gadoliniumaufnehmen-
den Herden im ZNS, mit einer BOD von mehr als 1,23 cm³
(Patienten mit einer BOD bis 1,23 cm³ erreichen einen EDSS-
Wert von 5,5 erst 4 Jahre später als solche mit höherer BOD),
mit einer deutlichen klinischen Progredienz, mit einem weiter
fortgeschrittenen Behinderungsgrad von größer als 3,5 EDSS,
Patienten bei denen spinale oder zerebelläre Symptome im
Vordergrund stehen.

- Welches Interferon-beta, Interferon-beta 1a oder Interferon-beta
  1b ist mehr zu empfehlen?

Beide Interferon-beta-Typen haben in großen klinischen
Studien eine Wirksamkeit bei schubförmiger MS gezeigt. Für
beide konnte eine Reduktion der Schubrate und eine Verbesserung der MRT-Befunde nachgewiesen werden. Zusätzlich
ist für Interferon-beta-1a (Rebif®) eine Verlangsamung der
Krankheitsprogression bei Patienten mit schubförmiger und
mit sekundär progredienter MS eindeutig nachgewiesen. Es
scheinen sich – soweit bislang bekannt – Vorteile für Interferon-beta 1a abzuzeichnen, insbesondere für Rebif® aufgrund
der eindeutigen Aussagen aus klinischen Studien. Diese
Substanz zeigt ein günstigeres Nebenwirkungsprofil und ist
weniger antigen, macht also weniger Probleme bezüglich
Antikörperinduktion. Grundsätzlich zeigen alle bisher bei der
MS geprüften Interferon-beta-Präparate qualitativ das gleiche
Wirkspektrum bei MS. Sie senken die Schubrate um etwa ein
Drittel, vermindern die Zahl und Größe der aktiven Läsionen
im ZNS und beeinflussen die Geschwindigkeit des Fortschreitens der Erkrankung. Alleine für Rebif® ist dies aber für alle
drei Parameter in klinischen Studien zur schubförmigen MS
auch tatsächlich nachgewiesen worden. Um die Frage nach
dem geeignetsten Interferon-beta zu entscheiden, gibt es keinen anderen Weg als die Ergebnisse der klinischen Studien mit
den anderen Variablen der Therapie in Relation zu setzen.

- Die verschiedenen Präparate mit Interferon-beta 1a sollen
  unterschiedlich wirksam sein, welche Bedeutung hat das für
  die Therapie?

Alle für die Therapie der MS verfügbaren Interferon-beta-1a-
Präparate sind vom Molekül her gleich gebaut. Die bisher
bekannten Daten legen die Annahme einer grundsätzlich
gleichartigen Wirksamkeit nahe, sofern gleiche Dosen angewandt werden. Die exakte klinische Prüfung des Vergleichs der
beiden Präparate Rebif® und Avonex® steht noch aus. Ein
sicherer Unterschied besteht bezüglich des Auslösens lokaler
Entzündungen. Entzündungen führen zum Auftreten des
Entzündungsanzeigers Neopterin im Blut (Giovannoni 1995).
Intramuskulär verabreichtes Avonex® erzeugt die höchsten
Neopterinspiegel (Alam 1995). Subkutan injiziertes Avonex®
erzeugt deutlich niedrigere Neopterinspiegel, somit weniger
Entzündungsaktivität als intramuskulär injiziertes. Das
Präparat Rebif® erzeugt im Vergleich zu Avonex® nach der

genannten Untersuchung nochmals eine etwa 40% geringere Entzündungsaktivität. Dies würde heißen, daß Rebif® subkutan verabreicht der Vorzug vor Avonex® intramuskulär injiziert zu geben ist. Die Wirkung der Interferone ist dosisabhängig (S. 74). Avonex® muß einmal wöchentlich i.m. gegeben werden, es wird eine Dosis von 30 µg injiziert. Rebif® wird dreimal wöchentlich s.c. verabreicht, die injizierte Dosis reicht bis zu 132 µg.

● Wann wird es andere als die Injektionspräparate
für Interferon-beta geben?

Interferon-beta ist ein sehr säureresistentes Molekül, es passiert Schleimhäute und die Haut. Außer den Injektionspräparaten sind eine Reihe von anderen Applikationsformen denkbar. Infrage kommen Tabletten, in denen das gegen Magensäure resistente Interferon-beta zugeführt wird, Lutschtabletten, Nasensprays, Inhalationspräparate oder Suppositorien. Auch eine neuere moderne Technologie der transkutanen Injektion, bei der pulverisiertes oder flüssiges Interferon-beta unter Druck durch die Haut transportiert wird, ist denkbar. Bei diesen Applikationsweisen sind keine Schmerzen oder geröteten Hautstellen mehr zu befürchten. Alle Hersteller arbeiten an einer Verbesserung der Applikation von Interferon-beta. Eine orale Form wird derzeit klinisch geprüft, das Hauptproblem dürfte dabei sein, die notwendigen Serumspiegel zu erreichen. Interferon-beta ist zwar säurestabil, kann also den Magen passieren und kann auch durch die Darmwand hindurch transportiert werden. Unter pH_2-Bedingungen entfaltet sich das Protein jedoch, es verliert seine ursprüngliche dreidimensionale Form und damit seine biologische Aktivität. Auch wird so für eiweißverdauende Enzyme, die Proteasen leichter angreifbar. Wieviel biologisch aktives Interferon-beta das Serum oder die Lymphe erreicht kann kaum vorherbestimmt werden. In den kommenden 3–5 Jahren ist nicht mit einer fertig entwickelten nicht injektabilen Form zu rechnen.

Zu Neben- und Wechselwirkungen

● Wann muß mit welchen Nebenwirkungen gerechnet werden?

Es gibt eine Reihe von Nebenwirkungen, die für Interferonbeta typisch sind (S. 87 und 181). Dazu zählen Grippegefühl, Müdigkeit, sowie lokale Entzündungsreaktionen an der Injektionsstelle. Unter grippeartigen, grippeähnlichen oder grippalen Symptomen versteht man das gleichzeitige Auftreten von mindestens 2 Nebenwirkungen wie Fieber, Schüttelfrost, Kopfschmerz, Muskelschmerz, Gliederschmerz, Gelenkschmerz, Unwohlsein oder Schweißausbrüche. An labormedizinischen Nebenwirkungen dominieren die Erhöhung der Leberenzyme und der Rückgang von Leukozyten, besonders der Lymphozyten und der Thrombozyten. Nebenwirkungen sind vor allem in den ersten 6 Wochen zu erwarten, sie sind in diesem Zeitraum am ausgeprägtesten. Danach sollten die auftretenden Nebenwirkungen nur noch leicht sein, anderenfalls ist an eine Reduktion der Dosierung zu denken.

● Können die Nebenwirkungen abgemildert werden?

Interferon-beta erhöht die Körpertemperatur. Es beeinflußt den Prostaglandin-Stoffwechsel und greift so direkt in die Regulation der Körperwärme ein. Während der ersten 4–6 Wochen ist die fiebererzeugende Wirkung des Interferon-beta besonders ausgeprägt. Fieber kann MS-Schübe auslösen. Deshalb ist die Einnahme eines fiebersenkenden Mittels zumindest während der ersten 4–6 Wochen einer Interferon-Therapie angezeigt. Ein weitverbreitetes fiebersenkendes Medikament, die Acetylsalicylsäure ASS, z.B. Aspirin®, zeigt ebenfalls Auswirkungen auf den Prostaglandinstoffwechsel. Das ist der Grund, weshalb in der Frühzeit der Behandlung von Erkrankungen mit Interferonen auf eine Gabe von ASS während der Interferon-beta-Therapie verzichtet wurde. Eine gegenseitige Beeinflussung der beiden Substanzen Interferon-beta und ASS konnte jedoch nie dargestellt werden. Die Ansicht, es dürfe kein ASS zusammen mit Interferon-beta verabreicht werden, gilt heute nicht mehr. Jedes gängige fiebersenkende Medikament kann zusammen mit Interferon-beta verabreicht werden. Besonders gut wirksam ist Ibuprofen, (400–800 mg 1 h vor der Injektion und am Morgen danach), leider macht dieses Medikament aber häufig Magenprobleme.

Besonders wichtig ist die adäquate Aufklärung der Patienten vor der Einstellung. Ein Patient, der sich eine deutliche Verbesserung seiner MS-bedingten Behinderung durch eine Interferonbehandlung verspricht, wird enttäuscht und unzufrieden werden. Es muß auch von Anfang an mit dem Patienten besprochen sein, daß eine Interferontherapie eine Dauertherapie ist und daß unangenehme Nebenwirkungen in der Einstellungsphase in Kauf genommen werden müssen. Eine optimistische, aber realistische Erwartung über den

Nutzen einer Interferontherapie ist die beste Voraussetzung für eine gute Langzeit-Compliance. Zu Maßnahmen bei Nebenwirkungen siehe auch S. 87.

● Es wurden Antikörper gegen Interferon-beta festgestellt, muß die Therapie abgebrochen werden?

Obwohl sich die Hersteller von Interferon-beta derzeit bemühen, die verwendeten Antikörpertests einander anzugleichen, gibt es bis heute keinen standardisierten Test. Wenden Sie sich an den Hersteller des von Ihnen benutzten Präparates. Antikörper treten bei der RR-MS selten während der ersten 6 Monate der Therapie auf. Nach einem Jahr ist der Gipfel des Auftretens erreicht, nach zwei Jahren der Therapie treten dann nur noch sehr selten Antikörper auf. Höhere Dosen von Interferon-beta sind nicht *per se* antigener, vielmehr scheint die B-Zell Toleranz (S. 119) gegen höhere Dosen eine Rolle zu spielen. Prinzipiell kommt es für die klinische Relevanz auf die Höhe des Antikörperspiegels an. Bis zu einer für jeden Test spezifischen Höhe sind Antikörper klinisch nicht relevant. Der Hersteller gibt darüber Auskunft. Wird diese Schwelle überschritten, so wird die Wirksamkeit der Therapie nicht sofort eingeschränkt. Vielmehr vergeht eine Zeit, bis dies klinisch sichtbar wird. Die Therapie sollte nach dem Auftreten von Antikörpern fortgesetzt werden. Gegebenenfalls kann die Dosis erhöht werden. Nach einem weiteren halben bis einem Jahr sollte ein weiterer Antikörper-Test durchgeführt werden. In der Hälfte der Fälle wird sich die Antikörperrate nicht erhöht haben oder die Antikörper haben sich zurückgebildet. Die Therapie kann fortgeführt werden. Sind die Antikörper-Titer weiter angestiegen, sollte eine andere Form der Therapie geplant werden.

● Welche Wechselwirkungen mit anderen Medikamenten sind zu befürchten?

Grundsätzlich besitzt Interferon-beta eine Reihe von Wirkungen, die unerwünscht sind. Es senkt die Zahl der Thrombozyten und kann die Gerinnungszeit verlängern, es erhöht die Transaminasen der Leber, es senkt die Zahl der weißen Blutkörperchen und es hält Zellen in bestimmten Stadien der Zellteilung an. Besitzen Medikamente, die mit Interferon zusammen gegeben werden, gleichartige erwünschte oder unerwünschte Wirkungen, so werden diese durch Interferon verstärkt (S. 180). Eine höher dosierte Heparinisierung sollte bei gleichzeitiger Gabe von Interferon-beta vermieden werden. Eine »low dose«-Heparinisierung ist unproblematisch. Eine gleichzeitige Applikation von Zytostatika zeigt stärkere Auswirkungen auf das Blutbild, dies gilt auch für das bei MS häufig eingesetzte Imurek®. Entsprechende Überwachungsmaßnahmen sollten bei kombinierten Behandlungen eingeplant werden. Interferon-beta verstärkt die Ausbildung von Zellrezeptoren für Steroide. Nach jetzigem Wissen sind keine problematischen Wechselwirkungen mit solchen Medikamenten zu erwarten, die zur symptomatischen Therapie bei der MS eingesetzt werden. Wechselwirkungen mit Nahrungs- oder Genußmitteln sind nicht bekannt.

● Kann während der IFN-Behandlung
  eine Schutzimpfung durchgeführt werden?

Unter einer Impfung versteht man das Einbringen von Antigenen eines Krankheitserregers in den Körper, um diesen zu veranlassen, gegen den Erreger Antikörper zu bilden. Bei der hier nachgefragten Schutzimpfung handelt sich um die aktive Immunisierung, bei der entweder vermehrungsfähige, aber abgeschwächte, attenuierte Erreger (Lebendimpfung), abgetötete oder inaktivierte Erreger (Totimpfstoff), nicht vermehrungsfähige virale Antigene (parenterale Impfung) oder inaktivierte Toxine (Anatoxin-Impfung) verwendet werden. Von den vermehrungsfähigen aber attenuierten Erregern ist die Poliomyelitis, bei den abgetöteten Erregern die FSME (Fühsommer-Meningoenzephalitis) und Grippeimpfung (Influenza), bei den parenteralen Immunisierungen die gegen Masern, Mumps, Röteln oder Varizellen zu nennen.

Grundsätzlich besteht bei jeder Impfung mit Lebendvakzine die Gefahr einer Impfkomplikation, ja sogar eines Impfschadens. Die Vorkommnisse sind sehr selten, bei oraler Polio-Impfung etwa ein Fall unter über 3 Millionen geimpften Personen. Das hat zunächst nichts mit der Impfung von Patienten mit MS zu tun. Bei der Pathogenese der MS spielen Erreger als auslösende Antigene zur Aktivierung von Immunzellen vermutlich eine Rolle. Es ist deshalb theoretisch nicht auszuschließen, daß eine Schutzimpfung von MS-Patienten das Risiko einer Verschlechterung der MS nach sich zieht. Das wiederum hat nichts mit der Anwendung von Interferon-beta zu tun.

Bei nicht voll immunkompetenten Menschen, beispielsweise in hohem Lebensalter, schlägt eine Impfung manchmal nicht so an, wie man das bei immunkompetenten Menschen erwartet. Unter Interferonen, vor allem Interferon-gamma, aber auch Interferon-beta, ist berichtet, daß die Impfreaktion trotz verminderter Kompetenz voll einsetzt. Über die normale Impfreaktion hinausgehende Reaktionen können somit unter Interferonen nicht grundsätzlich ausgeschlossen werden. Uns sind in den zurückliegenden Jahren keine Fälle berichtet worden, bei denen eine nachteilige Wirkung von Impfungen bei MS-Patienten unter Interferon-beta aufgetreten sind. Die geringe Fallzahl läßt jedoch keine allgemeingültigen Aussagen zu.

Wird unter einer Interferon-beta-Therapie eine Impfung nötig und will man das theoretische Risiko mindern, so kann praktisch so verfahren werden, daß die Interferon-beta-Therapie ausgeschlichen wird. Dies kann nach einer normalerweise dreimal wöchentlichen Gabe von Interferon-beta über zweimal und einmal pro aufeinanderfolgender Woche geschehen. Nach 5 Tagen Interferon-beta-Pause kann dann die Impfung erfolgen. Nach weiteren 9 Tagen, also im gleichen Rhythmus wie vorher, kann über eine entsprechend gestaltete Einschleichphase die volle Dosierung von Interferon-beta wieder erreicht werden. Von der einmaligen Therapiepause wird einem Patienten nach allem Ermessen kein Nachteil erwachsen.

● Was ist zu Langzeitschädigungen nach Interferon bekannt?

Natürliches Interferon-beta wird jetzt seit knapp 20 Jahren zur Behandlung von Erkrankungen des Menschen eingesetzt. Die Erfahrungen aus dieser Zeit lassen aber nur einen eingeschränkten Rückschluß auf Langzeitauswirkungen zu. Bisher sind aus dieser Zeit keine Langzeitschädigungen unter Interferon-beta bekannt. Interferon-beta wirkt auch normalerweise lebenslang bei jeder Infektion auf den menschlichen Körper ein. Die dabei auftretenden Serumspiegel liegen in der gleichen Größenordnug wie nach exogener Zufuhr von Interferon-beta 1a.

● Ist eine Verschlechterung der MS unter Interferon-beta auszuschließen?

Eine verstärkte Progredienz von schubförmiger MS ist von L. Jacobs für mehrere Patienten beschrieben worden. Es scheint zwar selten der Fall zu sein, ist aber nicht auszuschließen. Insbesondere am Anfang einer Therapie klagen Patienten darüber, daß sie sich fühlen wie bei einem beginnenden Schub. Progredient verlaufende MS, ohne Anzeichen für aktive Herde im ZNS, sollten nicht mit Interferon-beta behandelt werden. Es kann, vor allem bei chronischen Verläufen zu einer Zunahme der Spastik und einer ausgeprägten, andauernden Verschlechterung der Gehfähigkeit kommen. Auch eine deutliche Verschlechterung des Allgemeinzustandes war zu beobachten, dies gilt insbesondere für schwerer behinderte Patienten.

● An den Injektionsstellen bilden sich
   schmerzhafte gerötete Stellen, was ist zu tun?

Interferone sind hochaktive Eiweiße. Bevorzugt bei subkutaner Gabe können Eiweiße allgemein, besonders aber immunologisch aktive, Rötungen, Entzündungen oder Irritationen der Haut, die auch schmerzhaft sein können, auslösen. Auch der für die Stabilität eines Interferonpräparates nötige niedrige pH-Wert der Lösung kann schmerzhafte Rötungen auslösen. Als Maßnahmen kommen infrage: steter Wechsel des Injektionsorts, Entfernen von Tröpfchen an der Injektionsnadel mit einem sterilen Tupfer, Kühlung der Einstichstelle, lokaler Auftrag antiphlogistischer Salben oder Gele, lokale Vorbehandlung der Injektionsstelle mit einer Lidokain-Salbe.

● Nach Injektion bilden sich dunkle bis schwarze Flecken
   am Injektionsort, wie können sie vermieden werden?

Solche sog. Nekrosen, oft entzündlich, treten bei der Behandlung mit Interferon-beta 1b (Betaferon®) deutlich häufiger auf (Schmid 1999; Knobler 1995). Von anderen Interferon-beta-Präparaten sind sie selten beschrieben und konnten meist auf falsche Handhabung der Spritzen zurückgeführt werden. Manchmal entstehen Nekrosen dadurch, daß zu häufig in ein und dieselbe Stelle gestochen wird. Ein Wechsel der Injektionstellen kann Abhilfe schaffen. Im übrigen können auftretende Nekrosen evtl. durch einen Wechsel des Präparates vermieden werden.

Zur Therapie

● Wie lauten die Einschlußkriterien für eine Interferon-Therapie?

Bisher galten als Kriterien für den Beginn einer Interferon-beta-Therapie, daß ein Patient eine schubförmig verlaufende MS haben muß, die Diagnose sollte eindeutig gesichert sein, es sollten bisher mindestens zwei Schübe oder ein schwerer Schub in den vergangenen 12 Monaten aufgetreten sein, die Gehfähigkeit ohne Hilfe oder Innehalten soll mindestens 100 Meter betragen und das Lebensalter von 50 Jahren nicht wesentlich überschritten sein. Diese Kriterien werden mit Fortschreiten der Erkenntnisse derzeit erweitert und modifiziert. Sie können deshalb immer nur als Richtschnur, nicht als strenge Kriterien gelten. Gesichert sein muß die Diagnose MS. Notwendigerweise muß, soviel wir heute von der Wirkungsweise des Interferon-beta wissen, ein aktiver Verlauf vorliegen. Wenn also gesichert ist, daß aktive, gadoliniumaufnehmende Herde kernspintomographisch feststellbar sind, kommt eine Behandlung mit Interferon-beta in Frage. Das Vorliegen einer schubförmigen MS ist keine Bedingung mehr, seit die Wirksamkeit auch bei der sekundär progredienten Form nachgewiesen ist (S. 145). Das Alter spielt sicherlich keine entscheidende Rolle. Der Schubzahl kommt bei vorliegendem, aktivem, positivem NMR-Befund wenig Bedeutung zu. Die neueren Behandlungskriterien aus den USA sagen demzufolge auch, daß jede RR-MS und SP-MS behandelt werden soll, unabhängig wie alt ein Patient ist, wieviele Schübe er hatte oder wie mobil er noch ist. Die Behandlung soll so früh wie möglich begonnen werden, die Dosis ist eher hoch anzusetzen.

Werden Patienten mit einem höheren EDSS Wert auf Interferon beta eingestellt, dann empfiehlt es sich, mit geringer Dosis z.B. einem Drittel der Enddosis anzufangen, die ersten Injektionsintervalle auf ca. 5 Tage zu verlängern und Ibuprofen 600–800 mg eine Stunde vor Injektion und am Morgen nach der Injektion zu geben. Auch bei diesen Patienten sollte die Injektion am Abend erfolgen, damit die ersten Nebenwirkungen »verschlafen« werden. Alle Interferone wurden nur bei Patienten untersucht, die zumindest mit Hilfe noch einige Meter gehen konnten. Für gehunfähige Patienten liegen kaum Daten vor. Die klinische Erfahrung zeigt, daß bei Patienten mit einem EDSS Wert von 7,0 oder höher die vorhandenen Restfunktionen durch eine Interferonbehandlung so weit reduziert werden, daß die Patienten keinen Nutzen von der Therapie haben und diese wieder abbrechen.

● Wie lauten die Ausschlußkriterien einer Interferontherapie?

Bezogen auf die MS sind die Ausschlußkriterien nur das Vorliegen einer primär chronisch progredienten Form. Allgemeine Kriterien, bei deren Vorliegen eine Interferon-beta-Behandlung sicher nicht in Frage kommt sind: Schwangerschaft in allen Trimestern, kürzlich überstandener Herzinfarkt, Anzeichen für eine bevorstehende Herzerkrankung, beispielsweise das Vorliegen einer Angina pectoris, Leberwerte fünffach über Norm, Blutplättchen unter 120.000, Lymphozyten deutlich unter normwertig, nachgewiesene Hypersensibilität gegenüber natürlichem oder rekombinantem Interferon-beta, gegenüber Humanalbumin oder einen anderen Bestandteil der jeweiligen Zubereitungsform und bekannte oder erblich verbreitete Anfallsleiden. Eine Behandlung darf nicht im akuten Schub begonnen werden. Zwischenzeitlich auftretende Gravidität ist ein Grund zur Unterbrechung der Therapie, nach den vorliegenden Daten und Erfahrungen aber kein Grund zum Schwangerschaftsabbruch.

● Ist die subkutane oder die intramuskuläre Injektion
  zu bevorzugen?

Grundsätzlich sind die subkutane (s.c.) und die intramuskuläre (i.m.) Injektion von Interferon-beta beim Menschen und bei Vorliegen einer MS als gleich wirksam zu betrachten, wenn gleiche Dosen der Medikamente zum Einsatz kommen. Eine Empfehlung zur Anwendung einer der beiden Applikationsformen für Interferon-beta kann einerseits theoretisch begründet werden, hängt andererseits aber von einigen Gegebenheiten ab. Pharmakodynamische Untersuchungen und praktische Aspekte legen unbedingt den Schluß nahe, die subkutane (s.c.) Injektion habe vor der intramuskulären (i.m.) Vorrang. Subkutan gegebenes Interferon-beta hat eine geringere Potenz zur Auslösung von Entzündungen. Subkutane Injektionen zeichnen sich durch einen stärkeren Depoteffekt und eine voraussichtlich längere Wirkdauer aus. Subkutane Injektionen können vom Patienten selbst oder von einer Nichtfachperson verabreicht werden, sie bergen bei fachgerechter Anwendung kein erhöhtes Komplikationsrisiko, ein Besuch beim Arzt oder der Besuch des Arztes ist nicht für jede Anwendung notwendig. Für die s.c.-Anwendung sind halbautomatisierte Injektionshilfen, ähnlich denen bei Zuckerkrankheit benutzten, erhältlich. Intramuskuläre Injektionen sollten nur dann bevorzugt werden, wenn bei einem Patienten eine erhöhte Empfindlichkeit für Hautreizungen an der Injektionsstelle besteht. Desweiteren kann durch eine i.m.-Injektionen die ärztliche Kontrolle erleichtert werden.

● Zu welcher Tageszeit soll die Injektion vorgenommen werden?

Grundsätzlich kann eine Interferon-beta-Injektion zu jeder Zeit des Tages vorgenommen werden. Kommt es nach der Injektion zu starker Müdigkeit, welche die Aktivität während des Tages einzuschränken droht, so kann eine Injektion etwa 2 Stunden vor Beginn der Nachtruhe gegeben werden. Zu verstärkter Müdigkeit kommt es vor allem im ersten, manchmal noch im zweiten Monat einer Therapie. Die Bevorzugung der Abendstunden für eine Injektion gilt auch bei Auftreten anderer Nebenwirkungen, die dann während des Schlafes als weniger einschränkend empfunden werden. Die Verfügbarkeit eines Flüssigpräparates (Rebif®) und einer einfach zu bedienenden Injektionshilfe (Serono Pharma GmbH) schafft und erleichtert die Möglichkeit, sich eine Injektion zu jedem beliebigen Tageszeit verabreichen zu können, ohne auf fremde Hilfe angewiesen zu sein.

● Wie muß eine Interferon-beta-Therapie kontrolliert und überwacht werden?

Obwohl weder akute Organtoxizität noch Langzeitschäden an Organsystemen bekannt sind, müssen während einer Interferon-beta-Therapie die unerwünschten Wirkungen auf Organsysteme überwacht und kontrolliert werden. Zu achten ist auf:
– Transaminasen der Leber,
– weißes Blutbild und Differentialblutbild (besonders Lymphozyten),
– rotes Blutbild (besonders Hämoglobingehalt),
– Schilddrüsenfunktion.

Zu erwartende, weitgehend dosisabhängige Nebenwirkungen, die keinesfalls obligat auftreten, sind:
– Fieber,
– Kopf-, Muskel-, Gelenk- und Gliederschmerzen,
– Müdigkeit, Abgeschlagenheit,
– Grippe- oder allgemeines Krankheitsgefühl,
– Wärme- oder Kältegefühl,
– lokale Reaktionen an der Injektionsstelle.

Treten rote oder dunkel sich verfärbende Hautflecken außerhalb von Injektionsorten auf, was für Interferon-beta 1a selten beschrieben worden ist, so ist sofort der Arzt zu konsultieren.

- Kann Interferon-beta während eines Schubes verabreicht werden?

Eine Interferon-beta-Therapie sollte nicht begonnen werden während eines Schubes. Tritt während der Behandlung mit Interferon-beta ein Schub auf, so wird dieser wie üblich hochdosiert mit Kortikosteroiden behandelt. Die Interferon-beta-Therapie wird während des Schubes weitergeführt.

- Sind Steroide kontraindiziert?

In den Packungsbeilagen von Interferon-Präparaten wird manchmal daraufhingewiesen, daß Kortikosteroide entweder nicht gleichzeitig mit Interferon genommen werden sollen oder daß über eine Wechselwirkung der beiden Substanzen nichts bekannt sei. Der Grund für diese Texte in den Packungsbeilagen ist, daß in klinischen Studien mit Interferon-beta längerdauernde Behandlungen mit Kortikosteroiden meist ausgeschlossen werden, weil sie die Wirkungen von Interferonbeta überlagern und so eine Entscheidung über eine Wirksamkeit erschweren. Neben diesen studientechnischen Gründen sprechen keine Argumente gegen eine Behandlung eines Schubes der MS mit Kortikosteroiden, wenn eine Interferonbeta-Therapie läuft.

- Sollen Kortikosteroide am Beginn einer Interferon-beta-Therapie gegeben werden?

Diese Frage ist wissenschaftlich noch nicht geklärt. In den USA wird es zunehmend üblich, Kortikosteroide während der ersten 8 Wochen einer Interferon-beta-Behandlung in Dosen bis 100 mg täglich parallel zu Interferon-beta zu verabreichen. Damit soll erreicht werden, daß die akut vorliegende Entzündung an den Nervenstrukturen zurückgedrängt wird und das Interferon-beta schneller seine Wirkung zu entfalten vermag. Die initiale Gabe von Kortikosteroiden in der Einstellungsphase auf ein Interferon vermindert auch die initialen Nebenwirkungen. Zusammen mit Ibuprofen sollten allerdings keine Kortikosteroide eingenommenwerden, da das Risiko für

Magenulzera unter einer solchen Kombination deutlich steigt. Aufgrund der typischen Nebenwirkungen von Kortison (u. a. Osteoporosen, Diabetes, Myopathien, Hautveränderungen) sollte jedoch damit bei der MS keine Dauertherapie durchgeführt werden. Da gerade bei depressiven Patienten Kortison auch gerne mißbräuchlich eingenommen wird, sollte die Verwendung von Kortison in der Einstellungsphase auf ein Interferon eine Ausnahme bleiben.

Bei Patienten, die an ausgeprägter Müdigkeit, Erschöpfbarkeit (»Fatigue«) leiden, verschlechtert sich diese Symptomatik evtl. während der Einstellungsphase. In diesen Fällen kann ein Behandlungsversuch mit Amantadin bis zu 300 mg (max. 400 mg) oft die Fatigue-Symptomatik bessern und die Einstellung erleichtern.

● Kann Imurek® zu Interferon-beta gegeben werden?

Azathioprin ist eine immunsuppressive Substanz. Es hat schon seit längerem die Überlegung gegeben, zu prüfen, ob die gleichzeitige Gabe von Imurek® und Interferon-beta einen besseren Effekt habe als eine Monotherapie mit einer der beiden Substanzen. Jedenfalls gibt es keinen theoretischen oder praktischen Grund, eine bestehende Imurek®-Behandlung wegen einer beabsichtigten Interferon-beta-Behandlung völlig abzusetzen. Allerdings ist zu beachten, daß beide Substanzen das Blutbild negativ beeinflussen. Eine engmaschige Überwachung der Blutwerte während der Umstellung auf die Kombinationstherapie ist notwendig. In den bisher berichteten Fällen war eine sukzessive Absenkung der Azathioprindosis bis auf die Hälfte möglich oder notwendig geworden.

● Kann die Interferon-beta mit symptomatischen Therapien kombiniert werden?

Es spricht generell nichts dagegen, während der Interferon-beta-Therapie mit Antibiotika, Antispastika, Antidepressiva oder Vitaminen zu behandeln.

● Kann es zu Beginn der Interferon-beta-Therapie zu einer initialen Befundverschlechterung kommen?

Bei den bislang durchgeführten Studien wurde eine initiale Befundverschlechterung nicht eindeutig publiziert. Es gibt jedoch Tendenzen und Einzelberichte, aus denen hervorgeht, daß eine anfänglich erhöhte Schubneigung möglich ist (Fernadez 1994; Milanese 1988; Jacobs 1985). Dem kann durch die begleitende Gabe von nichtsteroidalen, entzündungshemmenden Substanzen oder niedrigdosierten Kortikosteroiden entgegen gewirkt werden.

Zum praktischen Vorgehen

● Unter Interferon-beta ist es zu einer Schwangerschaft gekommen, was ist zu tun?

Besteht ein akuter Kinderwunsch, sollte mit der Interferon-beta-Therapie erst nach der Schwangerschaft begonnen werden. Während einer Schwangerschaft ist die MS häufig ohnehin ruhig. Interferon-beta besitzt eine wachstumshemmende Potenz. Insoweit ist bei einer Schwangerschaft erhöhte Aufmerksamkeit geboten. In Tierversuchen hat sich bei sehr hohen Dosierungen eine erhöhte Abortrate gezeigt. Eine fruchtschädigende Wirkung mit einer Zunahme von Mißbildungen ist jedoch nicht bekannt. Es liegen bislang nur eingeschränkte Erfahrungen über die Auswirkungen einer Interferon-beta-Dauertherapie auf den Verlauf einer Schwangerschaft und die Entwicklung des Fötus beim Menschen vor. Es ist aber bekannt, daß es unter Interferon-beta im ersten Trimester zu einer höheren Rate an spontanen Abgängen der Leibesfrucht kommt. Dies muß nicht in allen Fällen auch bemerkt werden. Systematische Untersuchungen, die diese Frage beantworten könnten, gibt es nicht. Nach Bekanntwerden der Gravidität muß vorsichtshalber die Interferon-beta-Behandlung unterbrochen werden. Um einen Therapieunterbruch zu vermeiden, sind während der Interferon-beta-Therapie effektive Verhütungsmaßnahmen zu empfehlen. Sollte es dennoch zu einer Schwangerschaft kommen, muß die Interferon-beta-Therapie sogleich unterbrochen werden. Ein Abbruch der Schwangerschaft ist nach heutigem Wissensstand nicht erforderlich. Die Entscheidung, ob eine Schwangerschaft, die während irgendeinem Zeitpunkt der Interferon-beta-Therapie begonnen hat, künstlich beendet werden soll, liegt selbstverständlich bei der Mutter. Soweit bisher bekannt, ist bei keinem der unter einer Interferon-beta-Therapie gezeugten Kinder, soweit sie natürlicherweise ausgetragen wurden, irgendein auf Interferon-beta zurückzuführender Schaden bekannt geworden. Eine Unterbrechung der Schwangerschaft ist also keineswegs zwingend geboten. Selbstverständlich sollte eine Schwangerschaft unter diesen Umständen häufiger als sonst üblich überwacht werden.

● Kann während einer Interferon-beta-Therapie eine orale Kontrazeption angewandt werden?

Es gibt keine Hinweise auf Wechselwirkungen zwischen der »Pille« und einer Behandlung mit Interferon-beta. In allen großen klinischen Studien war eine effektive Form der Empfängnisverhütung vorgeschrieben. Bevorzugt wurde dabei stets die orale Kontrazeption.

● In der Packungsbeilage ist eine Form des einschleichenden Therapiebeginns vorgesehen, dabei soll am Anfang ein Teil des Interferon-beta verworfen werden, ist das notwendig?

Der einschleichende Beginn einer Interferon-beta-Therapie ist heute Stand der Technik. Insoweit sollte dies auch erfolgen. Die in Beipackzetteln vorgesehenen Formen des Einschleichens sind keine zwingenden Vorschriften, sondern Empfehlungen, an die sich ein behandelnder Arzt halten sollte. Ist er aber im Einzelfall seines Patienten der Ansicht, von einer solchen Empfehlung abweichen zu sollen, so kann er das im Rahmen seiner Therapiefreiheit unbeschadet und ohne einen Kunstfehler zu begehen tun. Zu empfehlen ist bei solchen Präparaten, die mehrmals wöchentlich gegeben werden (Rebif® und Betaferon®), daß in den ersten beiden Wochen eine Flasche oder Spritze injiziert wird, in den nächsten beiden Wochen zwei Flaschen oder Spritzen und erst danach die volle empfohlene Dosis. Eine andere Form des Einschleichens ist die Injektion von 3mal 22 µg Interferon-beta 1a während der ersten beiden Wochen, um dann erst auf 44 µg überzugehen. Auf diese Art kann einerseits der Empfehlung des Einschleichens und andererseits der ökonomischen Vernunft genüge getan werden.

● Wo soll Interferon-beta 1a injiziert werden?

Wird Interferon-beta subkutan injiziert, so bieten sich für die Injektionen auf jeder Körperhälfte die laterale Bauchhaut, die Oberschenkelhaut, das Gesäß oder die Rückseite der Oberarme an.

● Kann der Patient die Injektion selbst vornehmen?

Die Technik der subkutanen Injektion von Interferon-beta kann leicht erlernt werden. Die Injektionen können dann vom Patienten selbst oder von einem Familienangehörigen vorgenommen werden. Ihr behandelnder Arzt oder eine Krankenpflegeperson werden sicherlich eine entsprechende Unterweisung geben. Für Rebif® ist eine automatische Injektionshilfe, der Rebiject®, über die Apotheke nach Rezept des Arztes kostenlos erhältlich. Damit kann eine Injektion problemlos selbst vorgenommen werden. Die Selbstinjektion dieses Präparates wird zusätzlich erleichtert durch die Verfügbarkeit einer fertigen Injektionslösung mit 6 MIU Inhalt pro 0,5 ml. Auch für Betaferon® gibt es inzwischen eine, allerdings umständlicher zu handhabende Injektionshilfe. Die Vornahme intramuskulärer Injektion ist in der Bundesrepublik Deutschland in der Regel dem Arzt oder dem Fachpersonal unter Aufsicht eines Arztes vorbehalten, um sonst häufig vorkommende Verletzungen (S. 216) zu vermeiden.

● Ich habe eine Injektion versäumt, was ist zu tun?

Falls Sie mit Interferon-beta mehrmals wöchentlich behandelt werden, geben Sie sich einfach die nächste Injektion sofort. Werden Sie mit Interferon-beta 1a behandelt, das nur jede Woche einmal gegeben wird, so holen Sie die versäumte Injektion ebenfalls jetzt nach. Wahlweise können Sie die nächste Injektion dann in dem neuen Wochentags-Turnus oder in Ihrem gewohnten, alten Turnus geben. Sie haben keine negativen Folgen zu befürchten.

● Was ist bei der Kühlung von Interferon-beta während einer Reise zu beachten?

Das E.-coli-Beta-Interferon Betaferon® muß grundsätzlich immer gekühlt werden, sowohl während der Lagerung als auch während der Aufbewahrung oder des Transportes oder während einer Reise. Es gibt zu diesem Zweck große Kühltaschen oder für kurze Reisen kleinere Kühltäschchen. Interferon-beta 1a muß nur bei Lagerung, also beim Fachhandel gekühlt werden. Die Aufbewahrung beim Patienten ist nicht der Kühlpflicht unterworfen. Trotzdem sollten alle Präparate so oft wie möglich im Kühlschrank aufbewahrt werden. Der Transport beispielsweise von der Apotheke nach Hause oder während einer Reise kann ohne Kühlung erfolgen. Bei etwas Sorgfalt, es darf nicht auf Heizungen oder in die pralle Sonne gestellt werden, können sie Interferon-beta 1a ungekühlt mit auf die Reise nehmen. Sobald sich die Gelegenheit ergibt, stellen Sie es dann in einen Kühlschrank. Wollen Sie ganz sicher gehen, so transportieren Sie es in einer ebenfalls von den Herstellern angebotenen kleinen Kühltasche. Sie brauchen sich jedoch keine Sorgen zu machen, wenn die Kühlkapazität vorübergehend nachlassen oder nicht mehr kühlen sollte. Das Präparat leidet darunter aller Voraussicht nach nicht.

● Es steht eine stationäre Operation an,
 soll Interferon-beta weiter genommen?

Im Falle der Unterbrechung einer Interferon-beta-Therapie ist bisher nicht von negativen Wirkungen auf die MS berichtet worden. Eine Interferon-beta-Therapie kann jederzeit unterbrochen werden, ohne nachteilige Folgen befürchten zu müssen. Während längerer Krankenhausaufenthalte wird häufig zur Vermeidung von Durchblutungskomplikationen eine Heparinbehandlung durchgeführt. Eine »low dose«-Heparinisierung hat sich als unproblematisch herausgestellt. Heparin in höherer Dosis sollte aber nicht zusammen mit Interferon-beta gegeben werden, da sich eine Blutungsneigung entwickeln kann. Die Interferon-beta-Therapie wird nach Beendigung des Krankenhausaufenthaltes wieder aufgenommen.

Zu rechtlichen Aspekten

● Wie sind die gesundheitspolitischen Rahmenbedingungen einer
 ambulanten Interferon1-beta-Therapie der multiplen Sklerose?

Die Interferon-beta-Therapie ist eine innovative und damit teure Therapie. Sie bietet sich deshalb für Gesetzgeber und Verbände als Mittel an, Arzneimittelkosten per Gesetz zu senken. Mit verschiedenen Gesetzen und Verordnungen wurde bislang versucht, den Anstieg der Kosten im Gesundheitswesen zu begrenzen. Die rechtliche Lage ändert sich laufend. Dies kann aber hier außer Betracht bleiben, weil die grundsätzlichen Empfehlungen in jedem Falle (Globalbudget, Pauschalregreß, Verordnungsrichtgrößen, individueller Regreß) gelten. Die Befolgung dieser Empfehlungen schützt zuverlässig vor einem Regreß bei der Behandlung der MS mit Interferon-beta. Sie lauten:

– indikationsbezogen verordnen,
– genau dokumentieren,
– vierteljährlich Praxisbesonderheiten anmelden.

Der Arzneimittelverschreibung durch den Arzt liegen gesetzliche Vorschriften zugrunde. Die Leistungspflicht der Krankenversicherung hinsichtlich Arzneimitteln ist im Dritten Kapitel des Fünften Sozialgesetzbuches (SGB V) festgelegt. Der Patient hat Anspruch auf Behandlung (§11). Die Behandlung umfaßt Arzneimittel (§27, Abs. 1, Satz 2 SGB V). Der Versicherte hat einen Rechtsanspruch auf Versorgung mit Arzneimitteln (§31, Abs. 1 SGB V), soweit sie nicht durch eine Negativliste ausgeschlossen sind (§34 SGB V). Arzneiverordnungen müssen dem Wirtschaftlichkeitsgebot genügen, sie müssen ausreichend und zweckmäßig sein und dürfen das Notwendige nicht überschreiten (§12 SGB V). Diese Vorschrift wird konkretisiert durch Arzneimittelrichtlinien (AMR) des Bundesausschusses der Ärzte und Krankenkassen. Die Rechtsgrundlage der Verordnungsrichtgrößen ist §106 SGB V, der die Wirtschaftlichkeitsprüfung und Regreßzahlung regelt. Alle diese Regelungen gelten nicht im privatärztlichen Bereich für Selbstzahler oder Privatversicherte.

● Wie sind die Regelungen der Budgetierung?

Das Arzneimittelglobalbudget war für alle niedergelassene Ärzte eines KV-Bezirks eine Sippenhaftung. Wurde das Arzneimittelbudget in einem KV-Bezirk überschritten, mußte die KV die Überschreitung an die Kassen zurückzahlen. Dadurch wurden alle Ärzte eines Bezirks belastet. Anders als beim Arzneimittelbudget haftet der Arzt bei den budgetablösenden Verordnungsrichtgrößen individuell. Daß die Überschreitungen einer Wirtschaftlichkeitsprüfung unterzogen werden ist nur scheinbar ein Nachteil. Hier hat der Arzt nämlich gesetzlich das Recht, Praxisbesonderheiten zu begründen und so einer individuellen Haftung völlig zu entgehen.
Zusammengefaßt: Überschreitungen der Verordnungsrichtgrößen führen in die Wirschaftlichkeitsprüfung; Abhilfe kann die Geltendmachung von Praxisbesonderheiten schaffen.

● Wie sind die Regelungen der Wirtschaftlichkeitsprüfung?

Individuelle Wirschaftlichkeitsprüfungen bei Überschreitung eines Referenzwertes, separat für Honorarforderungen und

Arzneimittelverordnungen, sind seit Jahren üblicher Standard. Sie werden durchgeführt von autonomen Institutionen, paritätisch besetzt von den gesetzlichen Kassen (GKV) und den Kassenärztlichen Vereinigungen (KV). Durch Urteile der Sozialgerichte gibt es dazu eine umfangreiche Rechtsprechung. Überschreitet der Arzt mit seinen Verordnungen einen Refenzwert, so löst das eine Wirtschaftlichkeitsprüfung aus. Der Referenzwert ist zukünftig die Verordnungsrichtgröße. Für den bisher maßgebenden Fachgruppendurchschnitt gilt das Entsprechende. Eine Überschreitung um 15% löst automatisch die Prüfung aus. Die Überschreitung selbst ist noch kein Beweis einer unwirtschaftlichen Verordnungsweise. Bis zu einem Grenzwert von 50% muß das Prüfgremium dem Arzt an konkreten Einzelfällen nachweisen, er habe unwirtschaftlich verordnet. Gelingt dies, so ist ein Regreß fällig. Eine Strategie der Regreßvermeidung muß darauf abzielen, das Überschreiten der Referenzwerte zu vermeiden. Dies gelingt dadurch, daß Verordnungen transparent gemacht werden. Eine Möglichkeit dazu ist die Geltendmachung einer Praxisbesonderheit.

- Wie läuft die Wirschaftlichkeitsprüfung ab?

Die KV unterrichtet den Arzt über den Prüfantrag bzw. die Einleitung der Prüfung. Ein ehrenamtlicher Prüfreferent, ein Fachkollege, beurteilt die vorliegenden Krankenscheine, die Diagnosen und die beiliegenden Rezepte auf Plausibilität. Er schreibt ein Prüfreferat mit beispielhaften Fällen. Dieses Referat ist die Diskussionsbasis für die Verhandlung des Prüfungsausschusses (Vorprüfung), zu der der Arzt nicht eingeladen werden muß. Ein Beschluß wird gefaßt und mitgeteilt. Erhebt der Arzt Widerspruch gegen den Beschluß, was unbedingt sofort anzuraten ist, so findet in einer zweiten Sitzung eine Anhörung statt (Abhilfevefahren). Der Prüfausschuß besteht aus 2 bis 4 Beisitzern der beteiligten Kassen und der Ärzte. Diese werden von der KV gewählt, sie müssen nicht aus demselben Fachgebiet kommen. An der Verhandlung nehmen der Prüfreferent, der Betroffene und, sofern dieser es wünscht, ein Kollege seines Vertrauens, was in diesem Stadium angeraten ist (siehe Anmerkung unten) oder ein Anwalt teil. Die Entscheidung wird dem Arzt mündlich und danach schriftlich mitgeteilt. Innerhalb eines Monats kann er dagegen Beschwerde mit aufschiebender Wirkung einlegen. Das gleiche Verfahren wiederholt sich dann vor dem Beschwerdeausschuß mit anderer personeller Besetzung und neuem Prüfreferat.

Eine Überprüfung der Entscheidung des Beschwerdeausschusses ist durch eine Klage beim Sozialgericht möglich, das feststellt, ob Verfahrensfehler vorliegen.

Anmerkung: Wird der beim Abhilfeverfahren in die Verhandlung mitgenommene ärztliche Kollege, etwa der Hausarzt von MS-Patienten, vor Beendigung der Anhörung beispielsweise wegen eines medizinischen Notfalles vorzeitig abgerufen und muß die Sitzung verlassen, so ist sofort mündlich eine Unterbrechung zu beantragen, diesem Antrag muß entsprochen, das Abhilfeverfahren muß unterbrochen und neu anberaumt werden. Seitens des Prüfungsausschusses muß in der Folgesitzung vom zuvor vorliegenden Faktenstand ausgegangen werden. Es dürfen keine neuen Vorbringungen getätigt werden. Seitens des Arztes kann die Zwischenzeit jedoch durchaus für die Formulierung neuer Argumente und Beibringung von Beweisen genutzt werden.

● Wie kann die formale Richtigkeit einer Wirtschaftlichkeitsprüfung geprüft werden?

Stellen Sie sich folgende Fragen:
- Wurde ich über die Einleitung eines Verfahrens frühzeitig informiert?
- Um wieviel Prozent habe ich die Verordnungsrichtgrößen überschritten?
- Wurde mir eine Anhörung angeboten? Anfordern!
- Wurden mir vor der Anhörung beispielhafte Fälle benannt? Anfordern!
- Kann meine Dokumentation die Wirtschaftlichkeit in diesen Fällen begründen?
- Welchen sachkundigen Kollegen könnte ich in die Verhandlung mitnehmen?
- Wie ist der aktuelle Stand des Verfahrens (Vorprüfung, Abhilfe-, Beschwerdeverfahren)?
- Was ist der nächste Schritt?
- Welche Fristen für Reaktionen wurden mir gesetzt? Einhalten!
- Ist schon ein Regreßbescheid ergangen?
- Kann ich die aufschiebende Wirkung eines fristgerechten Widerspruchs noch nutzen?
- Habe ich eine Frist versäumt? Rechtsanwalt! Wiedereinsetzung in den vorigen Stand!

● Was ist eine Praxisbesonderheit?

Durch Geltendmachung einer Praxisbesonderheit kann eine Wirtschaftlichkeitsprüfung abgewehrt werden. Praxisbesonderheiten sind Gegebenheiten, die wesentlich von der durchschnittlichen Gegebenheit in einer Vergleichsgruppe abweichen. Maßstab sind die Bedürfnisse der Patienten. Entscheidend sind die tatsächlichen Anforderungen der Patientenklientel (BSG Urteil vom 9.5.1985 – 6 Rka 31/84). Technische Ausstattung oder Spezialkenntnisse sind keine Praxisbesonderheit. Erst wenn sich Patienten einer bestimmten Gruppe in der Praxis einfinden, wird das eine Praxisbesonderheit. Beispiele sind überdurchschnittlich viele alte Menschen, Pflegebedürftige, Ausländer, teure Einzelfälle oder besondere extern vorgegebene Behandlungsbedingungen wie ein besonderes soziales oder geographisches Umfeld. Die Praxisbesonderheit ist für die Argumentation immer dann von Bedeutung, wenn die entsprechende Patientengruppe eine überdurchschnittlich teure Therapie benötigt. Schon ein MS-Patient ist eine Praxisbesonderheit, weniger kritisch beurteilt und leichter anerkannt werden mehrere MS-Patienten. Die Therapie muß medizinisch gesichert und notwendig sein. Die ist bei der Therapie der MS mit Interferon-beta nach regelgerechter Indikationsstellung immer gegeben. Praxisbesonderheiten sollten in jedem Fall dem Prüfungsasschuß regelmäßig mitgeteilt werden, auch wenn die Verordnungsrichtgröße nicht überschritten wird. Der Prüfungsausschuß darf die Entgegennahme der Erklärung nicht verweigern (§ 20, Abs. 3 SGB X). Kommt es dann doch zu einer Überschreitung, muß sich der Arzt unbedingt sachgerecht über seine Praxisbesonderheiten äußern, um finanziellen Schaden abzuwenden.

● Welche Rolle spielt die Praxisbesonderheit in der Wirtschaftlichkeitsprüfung?

Die Prüfinstanz muß aufgrund der Aufklärungspflicht (§ 20, Abs. 1 SGB X) und der Begründungspflicht (§ 35, Abs. I SGB X) herausstellen, welche Praxisbesonderheit vorliegt und welchem Betrag (in DM) diese entspricht. Die Beträge können geschätzt werden. Obwohl der Prüfungsausschuß die Praxisbesonderheit oft nicht anerkennt, können die Prüfgremien nicht ohne stichhaltige Begründung die Anerkennung verweigern (§ 20, Abs. 2 SGB X). Da die reine Benennung einer Praxisbesonderheit ohnehin nicht hinreichend ist, ist es vorteilhaft, der Arzt legt dem Prüfgremium eine eigene Berechnung des Mehraufwandes für jedes Abrechnungsquartal vor. Bei einer überzeugenden Darstellung von Praxisbesonderheiten steht also am Ende ein Betrag. Viele Regresse erfolgen nicht, weil der Arzt unwirtschaftlich verordnet, sondern weil er seine Praxisbesonderheiten und die davon abzuleitenden Rechte nicht kennt, oder weil die Argumente nicht plausibel vorgetragen werden.

● Ist die Betreuung von MS-Patienten eine Praxisbesonderheit?

Jeder MS-Patient erfordert einen hohen Aufwand, diese Gruppe der Patienten, auch schon ein einzelner, stellt deshalb selbstverständlich eine Praxisbesonderheit dar. Im Honorarbereich sind erhöhte Erörterungsleistungen unzweifelhaft zu begründen. Die hohen Arzneimittelkosten einer effizienten Therapie überschreiten bei weitem die durchschnittlichen Aufwendungen pro Patient in einer neurologischen oder allgemeinärztlichen Praxis und damit die Verordnungsrichtgrößen. Schon mit einem MS-Patienten kann die statistische Auffälligkeit, die zu einer Wirschaftlichkeitsprüfung führt, erreicht werden. Die Praxisbesonderheit ist dann deutlich zu machen, Diagnosen und Indikationsstellungen der Therapie sind präzise zu formulieren, die Kosten pro Fall müssen genau erfaßt werden. Es kann sogar vorteilhaft sein, eine Schwerpunktpraxis mit Praxisbesonderheiten gezielt aufzubauen.

● Wie prüfe ich meine Praxisbesonderheit?

Stellen Sie sich folgende Fragen:
– Ist meine Praxis auf bestimmte Fallgruppen, z.B. MS-Patienten, spezialisiert?
– Sind diese Fallgruppen in ihrer adäquaten Arzneimitteltherapie überdurchschnittlich teuer?
– Wieviele Patienten gehören zu dieser Fallgruppe?
– Welche Aufwendungen pro Patient sind für Arzneimittel erforderlich?
– Welche Mehraufwendungen (Gesamtaufwendungen minus Verordnungsrichtgrößen) sind pro Patient erforderlich?
– Welcher Mehraufwand in DM ergibt sich für die Praxisbesonderheit?

● Wie melde ich eine Praxisbesonderheit an?

Benutzen Sie nach jedem Erhalt der Abrechnugsunterlagen ein Schreiben etwa wie folgt:

An den Prüfungsausschuß für die Wirtschaftlichkeit
der kassenärztlichen Versorgung
bei der Kassenärztlichen Vereinigung ...

(Arztnummer)
Berücksichtigung von Praxisbesonderheiten bei der Wirtschaftlichkeitsprüfung »Arzneimittelverordnung für das Quartal ...«

Sehr geehrte Damen und Herren,

Für das o.g. Quartal melde ich die im folgenden benannten Praxisbesonderheiten an, die geeignet sind, Überschreitungen meiner Verordnungsvolumina gegenüber dem Fachgruppendurchschnitt/den Verordnungsrichtgrößen hinreichend zu begründen. Aufgrund der genannten Praxisbesonderheiten ist meine Praxis mit einer durchschnittlichen Praxis der Fachgruppe nicht vergleichbar.

Die Praxisbesonderheiten werden in ihrer Struktur und hinsichtlich ihrer Auswirkungen anhand der folgenden Angaben qualitativ und quantitativ so genau beschrieben, wie es die erreichbaren Daten zulassen. Die Anforderungen der einschlägigen Rechtsprechung an eine »substantiierte Darstellung« von Praxisbesonderheiten werden damit voll erfüllt. Folgende Praxisbesonderheiten liegen vor: MS-Patienten, (ggf. andere Patientengruppen).

Die Auswirkungen der Praxisbesonderheiten auf die Verordnungskosten meiner Praxis stellen sich – für jede Praxisbesonderheit separat – wie folgt dar:
Anzahl betroffener Patienten:
Durchschnittliche Verordnungskosten pro Patient dieser Fallgruppe:
Begründung dieser Verordnungskosten: (z.B. Interferon-beta-Therapie mit dem Präparat...)
Durchschnittliche Verordnungskosten der Fachgruppe (FDG):
Mehraufwand pro Patient dieser Fallgruppe:
Mehraufwand für alle Patienten der Praxisbesonderheit:
Sämtliche Belege der o.g. Zahlenangaben können auf Anforderung aus den Krankendokumentationen beigebracht werden.

Ich bitte, die jeweils angegebenen Mehraufwendungen für die genannten Praxisbesonderheiten in der angegebenen Höhe zu berücksichtigen und die von Ihnen berechnete Überschreitung der Bezugswerte entsprechend zu bereinigen.
Mit freundlichen Grüßen

Die Verfasser danken Herrn Dr. E. Schröder

Literaturverzeichnis

Abdul-Ahad AK, Galazka AR, Revel M et al. (1997) Incidence of antibodies to interferon-β1a from mammalien cells. Cytokine Cellular Molecular Ther 3:27-32

Achiron A, Gabbay U, Hassin-Baer S et al. (1998) Intravenous immunoglobulin treatment in multiple sclerosis. Effect on relapses. Neurology 50:398-402

Adolf GR et al. (1987) Antigenic structure of human interferon omega 1 (interferon α II1): Comparison with other human interferons. J Gen Virol 68: 1669-1676

Adolf GR et al. (1990) Monoclonal antibodies and enzyme immunoassays specific for human interferon (IFN) omega 1: evidence that Interferon-omega 1 is a component of human leucocyte IFN. Virology 175: 410-417

Affabris E, Romeo G, Belardelli F (1983) 2',5'-OA synthetase activity does not increase in interferon-resistant Friend leukemia cell variants treated with alpha/beta interferon despite the presence of high affinity receptor sites. Virology 125:508-512

Aimard G, Confavreux C, Trouillas P et al. (1983) Etude de 213 cas de sclérose en plaques traités par l'azathioprine. Rev Neurol 139: 509-513

Aita JF, Snyder DH, Reichl W (1974) Myasthenia gravis und multiple sclerosis: an unusual combination of diseases. Neurology 24: 72-75

Alam J, Goelz S, Rioux P et al. (1997b) Comparative pharmacokinetics and pharmacodynamics of two recombinant human Interferon-beta 1a (IFNß-1a) products administered intramuscularily in healthy male and female volunteers. Pharm Res 14: 546-549

Alam J, McAllister A, Scaramucci J et al. (1997a) Pharmacokinetics and pharmacodynamics of Interferon-beta 1a (IFN-β-1a) in healthy volunteers after intravenous, subcutaneous or intramuscular administration, Clin Drug Invest 14: 35-43

Alam SM, Kyriakides T, Lawden M et al. (1993) Methylprednisolone in multiple sclerosis: A comparison of oral with intravenous threapy at equivalent high dose. J Neurol Neurosurg Psychiatry 56: 1219-1220

Andersen O, Lycke J, Tollesson PO et al. (1996) Linomide reduces the rate of active lesions in relapsing remitting multiple sclerosis. Neurology 47: 895-900

Antonelli G, Bagnato F, Pozilli C et al. (1998) Development of neutralizing antibodies in patients with relapsing-remitting multiple sclerosis treated with IFN-β1a. J Interferon Cytokine Res 18:345-350

Antonetti F, Mascia M, Terlizzese M et al. (1997) Controversies in the measurement of biological activity of beta interferons. In: 7th Meeting of the European Neurological Society (ENS) Rhodes, Greece, 14-18 June

Arenzana-Seisdedos F, Virelizier JL, Fiers W (1985) Interferons as macrophage-activating factors. III. Preferential effects of interferon-gamma on the interleukin-1 secretory potential of fresh or aged human monocytes. J Immunol 134: 2444-2448

Arnason BGW, Reder AT (1994) Interferons and multiple sclerosis. Neuropharmacol 17: 495-547

Arnason BWG, Reder AT (1994) Interferons and multiple sclerosis. Clin Neuropharmacol 6: 495-547

Arnon R (1996) The development of Cop 1 (Copaxone), an innovative drug for the treatment of multiple sclerosis. Immunol Letter 50: 1-15

Atzpodien J et al. (1990) Home therapy with recombinant interleukin-2 and interferon-α2b in advanced human malignancies. Lancet June 23, 1509-1512

Austims Research Group (1989) Interferon and transfer factor in the treatment of multiple sclerosis: a double blind, placebo-controlled trial. J Neurol Neurosurg Psychiatr 52:566-574

Austyn JM (1998) Dendritic cells. Curr Opin Hematol 5:3-15

Austyn JM, Kupic-Weglinski JW, Morris PJ (1988) Migration pattern of dendritic cells in the mouse. Homing to T-cell dependent areas of the spleen, and binding within marginal zone. J Exp Med 167:646-651

Baglioni C (1979) Interferon-induced enzymatic activities and their role in the antiviral state. Cell 17:255-264

Baglioni C, Maroney, PA, West DK (1979) 2'-5' Oligo (A) polymerase activity and inhibition of viral RNA synthesis in interferon-treated Hela-cells. Biochemistry 18:1765-1770

Ball ED, Guyre PM, Shen L (1984) Gamma interferon induces monocytoid differentiation in the HL-60 cell line. J Clin Invest 73:1072-1077

Banchereau J, Steinman RM (1998) Dendritic cells and the control of immunity. Nature 392:245-252

Barkhof F, Poman C (1997) Oral or intravenous methylprednisolone for acute relapses of MS? Lancet 349: 893-894

Barnes D, Hughes RAC, Morris RW et al. (1997) Randomized trial of oral and intravenous methylprednisolone in acute relapses of multiple sclerosis. Lancet 349: 902-906

Baxt B, Sonnabend JA, Bablanian R (1977) Effects of interferons on vesicular stomatitis virus transcription and translation. J Gen Virol 35:325-334

Beck J, Rondot P, Catinot L et al. (1988) Increased production of interferon gamma and tumor necrosis factor precedes clinical manifestation in multiple sclerosis: Do cytokines trigger off exacerbations? Acta Neurol Scand 78: 318-323

Belardelli F, Vignaux F, Proietti E (1984) Injection of mice with antibody to interferon renders peritoneal macrophages permissive for vesicular stomatitis virus and encephalomyocarditis virus. Proc Natl Acad Sci USA 81:602-606

Bender A, Albert M, Reddy A et al. (1998) The distinctive features of influenza virus infection of dendritic cells. Immunobiology 198:552-567

Ben-Nun A, Mendel I, Bakimer R et al. (1996) The autoimmune reactivity to myelin oligodendrocyte glycoprotein (MOG) in multiple sclerosis is potentially pathogenic: Effect of copolymer 1 on MOG-induced disease. J Neurol 243 Suppl 1: S14-S22

Berk MA, Sloan JB, Fretzin DF (1988) Lupus erythematosus in a patient with a long standing multiple sclerosis. J Am Acad Dermatol 969-972

Berthold F, Kaatsch P, Evers G (1984) Intensive Kombinationschemotherapie und β-Interferon zur Behandlung von Kindern mit metastasiertem Neuroblastom: Studie GPO-NB 79/82. Klin Pädiat 196:143-149

Beutler E, Sipe J, Romine J et al. (1996b) Treatment of multiple sclerosis and other autoimmune diseases with cladribine. Semin Hematol 33: 45-52

Beutler E, Sipe J, Romine JS et al. (1996a) The treatment of chronic progressive multiple sclerosis with cladribine. Proc Natl Acad Sci USA 93: 1716-1720

Billiau A, Edy VG, Sobis H (1974) Influence of interferon on virus particle synthesis in oncornavirus-carrier lines. II Evidence for a direct effect on particle release. Int J Cancer 14:335-340

Blumhardt L (1999) Secondary progressive efficacy clinical trial of recombinant interferon-beta-1a (Betaseron) in MS. 9th Meeting of the ENS Milano, Italy, June 5-9

Bö L, Mörk S, Kong PA et al. (1994) Detection of MHC class II-antigens on macrophages and microglia, but not on astrocytes and endothelia in active multiple sclerosis lesions. J Neuroimmunol 51:135-146

Bocci V (1984) Evaluation of routes of administration of interferon in cancer: A review and proposal. Cancer Drug Delivery 1/4:337-350

Bocci V (1985) Distribution, catabolism and pharmacokinetics of interferon. In: Finter NB, Oldharn RK (eds) Interferon. In vivo and clinical studies. Elsevier, Amsterdam, pp 47-72

Böni A, Hofschneider PH, Obert H-J (1986) Chronische Poyarthritis. Erste Ergebnisse mit Interferon-gamma. DIA-GM 7(13):34-40

Borden E, Rosenzweig I, Byrne G (1987) Interferons: from virus inhibitor to modulator of amino acid and lipid metabolism. J Interferon Res: 7:591 -596

Borden EC, Groveman DS, Nasu T (1984) Antiproliferative activities of interferons against human bladder carcinoma cell lines in vitro. J Urol 132:800-803

Borden EC, Hogan TF, Voelkel JG (1982) Comparative antiproliferative activity in vitro of natural interferons alpha and beta for diploid and transformed human cells. Cancer Res 42: 4948-4953

Bramati P, Sessa E, Rifici C et al. (1998) Enhanced spacicity in primary progressive MS patients treated with intereron beta-1b. Neurology 51:1720-1723

Brosnan CF, Selmaj K, Raine CS et al. (1988) Hypothesis: A role for tumor necrosis factor in immune-mediated demyelination and its relevance to multiple sclerosis. J Neuroimmunol 18: 87-94

Bruchelt G, Fierlbeck G, Schiebel U et al. (1992) Determination of 2'-5'-oligoadenylate synthetase in serum and peripheral blood mononuclear cells before and after subcutaneous application of recombinant interferon-beta and gamma. Eur J Clin Chem Clin Biochem 30: 521-528

Brzoska J, Obert H-J (1987) Interferon gamma: Ein janusköpfiger Mediator bei Entzündungen. Arzneimittelforschung/Drug Res 37 [II]12:1410-1416

Brzoska J, Obert H-J (1990) Immunomodulating effects of interferons: Conclusion for therapy. In: Gross G, Jablonska S, Pfister H, Stegner HE (eds) Genital papillomavirus infections, modern diagnosis and treatment. Springer, Berlin Heidelberg New York Tokyo, pp 379-391

Buffet-Janvresse C, Vannier JP, Laurent AG et al. (1986) Enhanced level of doublestranded RNA-dependent protein kinase in peripheral blood mononuclear cells of patients with viral infections. J Interferon Res 6:85-96

Bundesminister für Forschung und Technologie (Hrsg) (1981) Interferon - Eigenschaften, Gewinnung und Wirkung. ISBN 3-9800384-2-4

Buraglio M, Trinchard-Lugan I, Munafo A et al. (1999) Recombinant human interferon-β-1a (Rebif®) vs recombinant interferon-β-1b (Betaseron®) in healthy volunteers. A pharmacodynamic and tolerability study. Clin Drug Invest 18:27-34

Camenga DL, Johnson KP, Alter M (1986) Systemic recombinant alpha-2 interferon therapy in relapsing remitting multiple sclerosis. Arch Neurol 43:1239-1246

Canella B, Gao YL, Bosnan C et al. (1996) IL-10 fails to abrogate experimental autoimmune encephalomyelitis. J Neurosci Res 45: 735-746

Cantell K, Hirvonen S, Pyala L (1983) Circulating interferon in rabbit and monkeys after administration of human gamma interferon by different routes. J Gen Virol 64:1823-1826

Carlin JM, Bordon EC, Sondel Ü et al. (1987) Biologic-response-modifier-induced indoleamine 2,3-dioxygenase activity in human peripheral blood mononuclear cell cultures. J Immunol 139:2414-2418

Caselmann WH, Eisenburg J, Hofschneider PH (1987) Interferon-beta und Interferon-gamma: eine schnelle und effektive Therapie der chronisch-aktiven Hepatitis B. In: Hofschneider PH (Hrsg) Aktuelle Immunologie, Bd 3. Zuckschwerdt, München, S 37-41

Caselmann WH, Eisenburg J, Hofschneider PH, Koshy R (1988) Interferon-beta and -gamma therapy of chronic active hepatitis B: A controlled trial. Viral hepatitis and liver disease. Allen, Lawrence/KS, pp 857-878

CBER (1996) CBER will not recognize "generic" biologics in near term. Biologics and Biotech Reguatory Report: September 1996

CBER, CDER (1996) FDA Guidance concerning demonstration of comparability of human biological products, including therapeutic biotechnology-derived products. April 1996

CDC (1999) Morbidity and mortality weekly reports 48:518-521

Cella M, Engering A, Pinet V et al. Inflammatory stimuli induce accumulation of MHC class II complexes on dendritic cells

Chang AYC, Keng PC (1987) Potentiation of radiation cytotoxicity by recombinant interferons, a phenomenon associated with increased blockage at the G2M phase of the cell cycle. Cancer Res 47:4338-4341

Chang AYC, Pandya KJ, Asbury RF (1985) Phase I study of recombinant beta interferon ser (rIFN-βser) in cancer patients by subcutaneous injection. Proc Am Soc Clin Oncol 4:226

Charcot M (1868) Histologie de la sclerose en plaques. Gaz Hosp 141: 554-5, 557-8

Chatterjee S, Hunter E, Whitley R (1985) Effect of cloned human interferons on protein synthesis and morphogenesis of herpes simplex virus. J Virol 56:419-425

Chatterjee S, Lakeman AD, Whitley RJ (1984) Effect of cloned human interferons on the replication of and cell fusion induced by herpes simplex virus. Virus Res 1:81-87

Chen BP, Sondel PM (1985) Recombinant DNA-derived interferon-alpha and -beta modulate the alloactivated proliferative response of bulk and cloned human lymphocytes. J Biol Response Mod 4:287-297

Chen L, Linsley PS, Hellstrøm KE (1993) Costimulation of T-cells for tumor immunity. Immunol Today 14:483-486

Chernoff AE, Granowitz EV, Shapiro L et al. (1995) A randomized conrolled trial of IL-10 in humans. Inhibition of inflammatory cytokine production and immun responses. J Immunol 154: 5492-5499

Chofflon M, Juillard C, Juillard P et al. (1992) Tumor necrosis factor alpha production as a possible predictor of relapse in patients with multiple sclerosis. Eur Cytokine Netw 3: 523-531

Clinton B, Gore A (1995) Reinventing the regulation of drugs made from biotechnology. National performance review: November 1995

Colosimo C; Pozzilli C; Frontoni M et al. (1997) No increase of serum autoantibodies during therapy with recombinant human interferon-beta1a in relapsing-remitting multiple sclerosis. Acta Neurol Scand, 96(6):372-374

Conclon KC, Urba WJ, Smith JW et al. (1990) Exacerbation of symptoms of autoimmune disease in patients receiving alpha-interferon therapy. Cancer 65: 2237-2242

Confavreux C, Chapuis-Cellier C, Arnaud P (1986) Oligoclonal »fingerprint« of CSF IgG in multiple sclerosis patients is not modified following intrathecal administration of natural Beta-Interferon. J Neurol Neurosurg Psychiatry 49: 1308-1312

Conradt HS, Egge H, Reiser W (1987) Structure of the carbohydrate moiety of human interferon-β secreted by a recombinant chinese hamster ovary cell line. J Biol Chem 262:14600-14605

Cornfield J: A statistical problem arising from retrospective studies. Proc 3rd Berkeley Symposium 4: 135-148

Corona T, Leon C, Ostrosky-Zeichner L (1999) severe anaphylaxis with recombinant interferon beta. Neurology 52:425

Crisi GM, Santanbrogio L, Hochwald GM et al. (1995) Staphylococcal enterotoxin B and tumor-necrosis factor-α induced relapses of experimental allergic encephalomyelitis: Protection by transforming growth factor-β and interleukin-10. Eur J Immunol 25: 3035-3040

Czarniecki LW, Fennie CW, Powers DB (1984) Synergistic antiviral and antiproliferative activities of Escherichia coli-derived human alpha, beta, and gamma interferons. J Virol 49:490-496

Dake H, Degre M (1976) Micro assay of mouse and human interferon. Acta Pathol Microbiol Scand Sect B 84:285-292

Damm JBL (1995) Application of glycobiology in the biotechnological production of pharmaceuticals. [Reprint of: Pharmaceutical Technology Europe incl. Bio-Pharm 1995, Publ No 0098]

Darragh A, Salmon P (1990) A phase I, placebo-controlled, randomized, crossover study, to examine the pharmacokinetics of a single dose of CHO-derived recombinant interferon-beta administered by iv, im and sc route. Technical report, Institute of Clinical Pharmacology, Sir Dun's Hospital, Dublin/Ireland

Davie CA, Barker GJ, Webb S et al. (1995) Persistant functional deficit in multiple sclerosis and autosomal dominant cerebellar ataxia is associated with axon loss. Brain 118: 1583-1592

De Cicco NF, Sica G, Benedetto MT (1988) In vitro effects of beta-interferon on steroid receptors and prostaglandin output in human endometrial adenocarcinoma. J Steroid Biochem 30:359-362

DeGrado WF, Wasserman ZR, Chowdhry V (1982) Sequence and structural homologies among type I and type II interferons. Nature (London) 300:379-381

DeKeyser J (1988) Autoimmunity in multiple sclerosis. Neurology 38: 371-374

DeSmedt T, Pajak B, Muraille E et al. (1996) Regulation of dendritic cell numbers and maturation by lipopolysacharide in vivo. J Exp Med 184:1413-1424

Desrosiers RC, Lengyel P (1979) Impairment of renovirus mRNA (CAP), methylation in interferon-treated mouse L929 cells. Biochem Biophys Acta 562:471

Dinarello CA, Mier JW (1987) Current concepts. Lymphokines. N Engl J Med 313:940-945

Doetsch P, Suhadolnik RJ, Sawada Y (1981) Core 2'5'oligoadenylate and the cordycepin analog: inhibitors of Epstein Barr virus induced transformation of human lymphocytes in the absence of interferon. Proc Natl Acad Sci USA 78:6699-6703

Durelli L, Bongoianni B, Ferrero S et al. (1998) Interferon treatment for multiple sclerosis: Autoimmune complications may be lethal. Neurology 50: 570

Durelli L, Cocito D, Riccio A et al. (1986) High dose intravenous methylprednisolone in the treatment of multiple sclerosis: Clinical-immunologic correlations. Neurology 36: 238-243

Durelli L, Ferrero B, Oggero A et al. (1999) Autoimmune events during interferon beta-1b treatment for multiple sclerosis. J Neurol Sci 162:74-83

Edwards BS, Merritt JA, Fuhlbridge RC (1985) Low doses of Interferon alpha result in more effective clinical natural killer cell activation. Clin Invest 75:1908-1913

EMEA/CPMP, The European Agency for the Evaluation of Medicinal Products (1997) Committee for Proprietary Medicinal Products European Public assessment Report (EPAR) Avonex (March 13)

Emödi G, Just M, Hernandez R (1975) Circulating interferon in man after administration of exogenous human leucocyte interferon. J Natl Cancer Inst 54: 1045-1049

Epplen C, Jäckel S, Santos EJM et al. (1997) Genetic disposition to multiple sclerosis as revealed by immunoprinting. Ann Neurol 41:341-352

Eppstein DA, Marsh YV (1984) Potent synergistic inhibition of herpes simplex virus-2 by 9-(1,3-dihydroxy-2-propoxy)methyl) guanine in combination with recombinant interferons. Biochem Biophys Res Commun 120:66-73

European Study Group on Interferon ß-1b in Secondary Progressive MS (1998) Placebo-controlled multicentre randomized trial of interferon ß-1b in treatment of secondary progressive multiple sclerosis. Lancet 352: 1491-1497

European Study Group on Interferon ß-1b in Secondary Progressive MS (1998) The Lancet 352: 1491-1497

Fabry Z, Topham DJ, Fee D et al. (1995) TGF-β2 decrease migration of lymphocytes in vivo and homing of cells into the central nervous system in vivo. J Immunol 155: 325-332

Fazekas F, Deisenhammer F, Strasser-Fuchs S et al. (1997) Randomized placebo-controlled trial of monthly intravenous immunglobulin therapy in relapsing-remitting multiple sclerosis. Lancet 349: 589-593

FDA (1996) Center for Biologics Evaluation and Research, Rockville. Assessment Report Interferon Beta-1a (Avonex®). PLA: # 95-0979, ELA: # 95-0975, March 1996

Feinstein AR (1956) Clinical biostatistics: The epidemiologic cohort, the ablative risk ratio, and retrospective research. Clin Pharmacol Ther 14: 291-307 (1973)

Feizi T, Bundle D (1994) Carbohydrates and glycoconjugates. Curr Opinion Structural Biol 4:673-676

Ferguson B, Matyszak MK, Esiri MM et al. (1997) Axonal damage in acute multiple sclerosis lesions. Brain 120: 393-399

Fernandez O (1994) Natural interferon beta in relapsing remitting multiple sclerosis: preliminary clinical results of a multicenter, randomized clinical trial with a parallel control group. Ectrims, Athen

Fernandez O, Antigüedad A, Arbizu T (1995) Results of a multicenter, randomized clinical trial phase II/III with natural, human Beta-Interferon for the treatment of exacerbating remitting multiple sclerosis. 5th Annual meeting of the European Neurological Society (ENS) München, Juni

Fiebig HH, Dengler WA, Berger DP (1993) Tumor regression of interferon-beta in human tumor stomach and renal cancer xenografts in-vivo. 2nd International Symposium-Cytokines and Growth Factors in Cancer, Munich, October: 27-30

Fierlbech G, Ulmer A Schreiner T et al. (1996) Pharmacodynamics of recombinant IFN-β during long-term treatment of malignant melanoma. J Interferon Cytokine Res 16: 777-781

Fierlbeck G (1992) Pharmakokinetische Untersuchungen mit rekombinantem IFN-β im Vergleich zu natürlichem IFN-β. Habilitationsschrift der Eberhard-Karls-Universität, Tübingen

Fierlbeck G (1994) Clinical relevance of nIFN-β antibodies in hairy cell leukemia. VIII. European Interferon Workshop: Antagonists and antibodies to IFNs. Medizinische Hochschule Hannover

Fierlbeck G, Schreiner T, Schaber B (1994) Neutralizing interferon β antibodies in melanoma patients treated, with recombinant and natural interferon β. Cancer Immunol Immunother 39:263-268

Fierz W, Endler B, Wekerle H (1985) Astrocytes as antigen-presenting cells. I. Induction of Ia antigen expression on astrocytes by T cells via immune interferon and its effect on antigen presentation. J Immunol 134:3785-3793

Filippi M, Paty DW, Kappos L et al. (1995) Korrelations between changes in disability and T2 weighted brain MRI activity in multiple sclerosis: A follow up study. Neurology 45:255-260

Fisher PB, Prignoli DR, Hermo HJ (1985) Effects of combined treatment with interferon and mezerein on melanogenesis and growth in human melanoma cells. J Interferon Res 5:11 - 22

Flores I et al. (1991) Human interferon-ω (omega) binds to α/β receptor. JBC 266: 19875-19877

Fog T (1980) Interferon treatment of multiple sclerosis patients: A pilot study. In: Boese A (ed) Search for the cause of multiple sclerosis and other chronic diseases of the nervous system. Verlag Chemie, Weinheim, pp 491-493

Freedman MS and The OWIMS Study Group (1999) Evidence of interferon-beta 1a dose response in relapsing-remitting MS: The OWIMS study. Neurology 53:679-686

Freudenthal PS, Steinman RM (1990) The distinct surface of human blood dendritic cells, as observed after an improved isolation method. Proc Natl Acad Sci USA 87:7698-7702

Frey JR, Kamber M, Peck R (1987) Recombinant interferons or interleukin-2 increase cytotoxicity by human monocytes and NK cells. Lymphokine Res 6:215-227

Gaines AR, Varicchio F (1998) Interferon beta-1b injection site reactions and necroses. Mult Scler 4: 70-73

Galvani DW (1988) Cytokines: biological function and clinical use. J Roy Cell Phys Lond 22:226-231

German Lymphokine Study Group (1992) Double blind controlled phase III multicenter clinical trial with interferon gamma in rheumatoid arthritis. Rheumatol Int 12:175-185

Giovannoni G, Lai M, Kidd D (1995) Serial urinary neopterin excretion as an immunological Marker of disease activity in multiple sclerosis. Annual Meeting of the Charcot Foundation, Brussels

Goldstein D, Sielaff KM, Storer BE (1989) Human biologic response modification by interferon in the absence of measurable serum concentrations: A comparative trial of subcutaneous and intravenous interferon-β serine. J Natl Cancer Inst 81:1061-1068

Goodkin DE (1995) Clinical review and pertinent questions, effect on course of disease, antibodies, dosage route. Emerging treatments of MS, European Charcot Foundation Symposium, Brussels, Nov 22-24

Goodkin DE, Plencner S, Palmer-Saxerund L et al. (1987) Cyclophosphamide pulses in chronic progressive multiple sclerosis. Arch Neurol 44: 823-827

Göpel W, Benkenstein H, Banzhaf M (1972) Die immunsuppressive Behandlung der multiplen Sklerose mit Cyclophosphamid und Azathioprin. Dtsch Gesundheitswesen 27: 1955-1961

Gould MN, Kakria RC, Olson S (1984) Radiosensitization of human broncho-genic carcinoma cells by interferon beta. J Interferon Res 4-123-128

Grander D, Oberg K, Lundquist M (1990) Interferon-induced enhancement of 2'5'-oligoadenylate synthetase in mid-gut carcinoid tumors. Lancet 336:337-340

Greiner JW, Hand PH, Noguchi P (1984) Enhanced expression of surface tumor-associated antigens on human breast and colon tumor cells after recombinant leukocyte alpha-interferon treatment. Cancer Res 44:3208-3214

Gresser I, Tovey MG, Bandu MT (1976) Role of interferon in the pathogenesis of virus disease in mice demonstrated by the use of anti-interferon serum. J Exp Med 144:1305-1315

Gross G (1990) Interferons in genital HPV disease. In: Gross G, Jablonska S, Pfister H, Stegner HE (eds) Genital papillomavirus infections, modern diagnosis and treatment. Springer, Berlin Heidelberg New York Tokyo, pp 393-412

Gross G, Ikenberg H, Roussaki A (1 986a) Systemic treatment of condylomata acuminata with recombinant Interferon α 2a: low dose superior to high dose regimen. Chemotherapie 32:537-541

Gross G, Roussaki A, Brzoska J (1988) Low dose of systemically administered recombinant interferon-gamma effective in the treatment of juvenile warts. J Invest Dermatol 90:242

Gross G, Roussaki A, Ikenberg H (1986b) Interferon α bei Condylomata acuminata und juvenilem Diabetes mellitus. Dtsch Med Wochenschr 111:1351-1355

Groux H, Bigler M, deVries JE et al. (1996) Interleukin-10 induces a long-term antigen-specific anergic state in human CD4+ T cells. J Exp Med 184: 19-29

Gruber R (1998) Vergleich pharmakokinetischer und pharmakodynamischer Daten von Interferon-beta 1a Präparaten nach intramuskulärer und subkutaner Applikation. Arzneim-Forsch/Drug Res 48 (II). 1043-1046

Gutterman JU (1988) The role of interferons in the treatment of haematologic malignancies. Sem Hematol 25: 3-8

Haller 0, Arnheiter H, Gresser I (1979) Genetically determined, interferon dependent resistance to influenza virus in mice. J Exp Med 149:601-612

Hamburger AW, White CP, Siebenlist RE (1985) Cytotoxicity of human beta-interferon for differentiating leucemic HL-60 cells. Cancer Res 45:5369-5373

Harfast B, Huddlestone JR, Casali P (1981) Interferon acts directly on human B lymphocytes to modulate immunoglobulin synthesis. J Immunol 127:2146-2150

Hartung HP et al. (1998) Mitoxanthrone in multiple sclerosis. Multiple Sclerosis 4,4: 327 (Abstract)

Hartung HP, Kieseier B (1996) Targets for therapeutic action of interferon-beta in multiple sclerosis. Ann Neurol 40: 824-852

Hattori T, Pack M, Bougnoux P (1983) Interferon induced differentiation of U937 cells. Comparison with other agents that promote differentiation of human myeloid or monocyte-like cell lines. J Clin Invest 72:237-244

Hauptmann A, Swetly P (1985) A novel class of human type 1 interferons. NAR 13: 4739-4749

Hauser SL, Dawson DM, Lehrich JR et al. (1983) Intensive immunosuppression in progressive multiple sclerosis. N Engl J Med 308: 173-180

Hawkins J, Krown SE, Borden EC et al. (1984) American cancer society phase I trial of naturally produced β-interferon. Cancer Res 44: 5934-5938

Hearl WG, Johnston MI (1987) Accumulation of 2'-5'-oligoadenylate in ence-phalo-myocarditis virus-infected mice. J Virol 61:1592-1686

Heidemann E, Dietz K, Obert H-J (1984) Günstigerer Verlauf des Herpes zoster bei immunsupprimierten Patienten unter Behandlung mit Fibroblasten-interferon. Onkologie 7:210-212

Herbermann RB, Ortaldo JR, Bonnard GD (1979) Augmentation by interferon of human natural and antibody-dependant cell-mediated cytotoxicity. Nature 277: 221-223

Heron I, Berg K, Cantell K (1976) Regulatory effect of interferon on T cells in vitro. J Immunol 117:1370-1373

Herrera WG, Balizet LB, Harberts SW et al. (1999) Occurrence of a TTP-like syndrome in two women receiving beta interferon therapy for relapsing remitting multiple sclerosis. Neurology 52:Abstract 135

Hicks NJ, Morris AG, Burka DC (1981) Partial revision of the transformed phenotype of murine sarcoma virus-transformed cells in the presence of interferon: A possible mechanism for the anti-tumor effect of interferon. J Cell Sci 49:225

Hilfenhaus J, Damm H, Hofstätter T (1981) Pharmacokinetics of human interferon-beta in monkeys. J Interferon Res 1:427-436

Hohlfeld R (1997) Biotechnological agents for the immunotherapy of multiple sclerosis. Principles, problems and perspectives. Brain 120: 865-916

Holland GN, Moore WS, Hawkes RC (1980) Nuclear magnetic resonance tomography of the brain. J Comput Assist Tomogr 4:1-3

Holmes FF, Stubbs DW, Larsen WE (1967) Systemic lupus erythematosus and multiple sclerosis in identical twins. Arch Intern Med 119:302-304

Horisberger MA, Hochkeppel HK (1987) IFN-α induced human 78kD protein: Purification and homologies with the mouse Mx protein, production of monoclonal antibodies, and potentiation effect of IFN-γ. J Interferon Res 7:331-343

Hosoi K et al. (1988) Structural characterisation of fibroblast human interferon-β. J Interferon Res 8: 375-384

Hsie ST, Crawford TO, Bouldin TW, Griffin JW (1993) Influence of demyelination and remyelination on axonal organisation. Brain Pathol 3: 307

Huang HY, Danahoe RM, Gordon FB (1971) Enhancement of phagocytosis by interferon-containing preparations. Infect Immun 4:582-588

Huber M, Bamborschke S, Assheuer J (1988) Intravenous natural beta-interferon treatment of chronic exacerbating multiple sclerosis: clinical response and MRI/CSF findings. J Neurol 235:171-173

IFNB Multiple Sclerosis Study Group (1993) Interferon beta 1 b is effective in Relapsing-remitting Multiple Sclerosis. I. Clinical Results of a Multicenter, Randomized, Double-blind, Placebo-controlled Trial. Neurology 43:655-661

IFNB Multiple Sclerosis Study Group (1993) Interferon beta-1b is effective in relapsing-remitting multiple sclerosis: I. Clinical results of a multicenter, randomized, double-blind, placebo-controlled trial. Neurology 43: 655-661

IFNB Multiple Sclerosis Study Group and the University of British Columbia MS/MRI Analysis Group (1995) Interferon beta-1b in the treatment of multiple sclerosis: Final outcome of the randomized controlled trial. Neurology 45:1277-1285

IFNB Multiple Sclerosis Study Group and the University of British Columbia MS/MRI Analysis Group (1996) Neutralizing antibodies during treatment of multiple sclerosis with interferon beta-1b: Experience during the first three years. Neurology 47: 889-894

Imanishi J, Yokota Y, Kishida T (1975) Phagocytosis-enhancing effect of human leukocyte interferon preparations on human peripheral monocytes in vitro. Acta Virol 19:52-58

Isaacs A, Lindenmann J (1957) Virus interference: 1. The interferon. Proc R Soc B147:258-267

Jacobs L (1994) I.m. recombinant beta interferon (IFN-β) as a treatment for multiple sclerosis. 119th Ann Meeting American Neurol Assoc, San Francisco

Jacobs L, Munschauer F (1992) Treatment of multiple sclerosis with interferons. In: Rudick AR, Goodkin DE (eds) Treatment of multiple sclerosis. Trial design, results and future perspectives. Springer, Berlin Heidelberg New York Tokyo, pp 233-250

Jacobs L, O'Malley A, Freeman A (1985) Intrathecal interferon in the treatment of multiple sclerosis, Patient follow up. Arch Neurol 42:841-847

Jacobs L, O'Malley J, Freeman A (1981) Intrathecal interferon reduces exacerbations of multiple sclerosis. Science 214:1026-1028

Jacobs L, Salazar AM, Herndon R (1986) Multicenter double blind study of effect of intrathecally administered natural human fibroblast interferon on exacerbations of multiple sclerosis. Lancet 11: 1411-1431

Jacobs L, Salazar AM, Herndon R (1987) Intrathecally administered natural human fibroblast interferon reduces exacerbations of multiple sclerosis: results of a multicenter double-blind study. Arch Neurol 44:589-595

Jacobs LD (1993) I.m. recombinant beta-Interferon as treatment for MS. Progress report 3/31/93. NINDS, 26321-04

Jacobs LD, Cookfair DL, Rudick RA (1995) A Phase III trial of intramuscular recombinant interferon beta as treatment for exacerbating-remitting multiple sclerosis: design and conduct of study and baseline characteristics of patients. Multiple Sclerosis 1:118-135

Jacobs LD, Cookfair DL, Rudick RA et al. (1996) Intramuscular interferon beta-1a for disease progression in relapsing multiple sclerosis. Ann Neurol 39: 285-294

Jacobson DL, Gange SJ, Rose NR (1997) Epidemiology and estimated population burden of selected autoimmune diseases in the United States. Clin Immunol Immunopathol 84:223-243

Jakschies D, Zachoval R, Müller R et al. (1994) Strong transient expression of the type I interferon-induced MxA protein in hepatitis A but not in acute hepatitis B and C. Hepatol 19:857-865

Janeway CA Travers P (1995) Immunologie. Spektrum Akademischer Verlag Heidelberg

Janz C, Wigand R (1982) Combined interaction of antiherpes substances and interferon-beta on the multiplication of herpes simplex virus. Arch Virol 73:135-143

Jiang W, Swiggard WJ, Heufler C et al. (1995) The receptor DEC-205 expressed by dendritic cells and thymic epithelial cells is invoved in antigen processing. Nature 375:151-155

Johnson HM, Baron S (1976) The nature of the suppressive effect of interferon and interferon inducers on the in vitro immune response. Cell Immunol 25:106-115

Johnson KP (1995) Copolymer-1 in der Behandlung der multiplen Sklerose. Springer, Berlin Heidelberg New York Tokyo

Johnson KP, Brooks BR, Cohen JA et al. and the Copolymer 1 Multiple Sclerosis Study Group (1998) Extended use of glatiramer acetate (Copaxone) is well tolerated and maintains its clinical effect on multiple sclerosis relapse rate and degree of disability. Neurology 50:701-708

Johnson KP, Knobler RL, Greenstein H (1998) Recombinant human interferon treatment of relapsing-remitting multiple sclerosis. Neurology 40:261

Joklik WK, Merigan TC (1966) Concerning the mechanism of action of interferon. Proc Natl Acad Sci USA 56:558-565

Jonak GJ, Knight EJ (1984) Selective reduction of c-myc mRNA in Daudi cells by human beta interferon. Proc Natl Acad Sci USA 81:1747-1750

June CH, Bluestone JA, Nadler LM et al. (1994) The B7 and CD28 receptor family. Immunol Today 15:321-331

Kanda Y, Shigano K, Matsuo H et al. (1995) Interferon induced sudden hearing loss. Audiology 34:98-102

Kangas L, Nieminen AL, Cantell K (1985) Additive and synergistic effects of a novel antiestrogen, toremifene (Fc-1157a), and human interferons on estrogen responsive MCF-7 cells in vitro. Med Biol 63:187-190

Karussis DM, Meiner Z, Lehmann D et al. (1996) Treatment of secondary progressive multiple sclerosis with an immunmodulator linomide. Neurology 47: 341-346

Kaskrukoff LF, Oger JJ, Hashimoto SA (1990) Systemic lymphoblastoid interferon therapy in chronic progressive multiple sclerosis. I. Clinical and MRI evaluation. Neurology 40:479-486

Kast WM, Boog CJP, Roep OB et al. (1988) Failure of success in the restauration of virus-specific cytotoxic T lymphocyte response of dendritic cells. J Immunol 140:3186-3139

Kath R, Knauf WU, Mitron PS et al (1995) Cladribin (2-CdA) Pharmakologisches Profil und klinische Anwendung. Onkologe 1:1-12

Kaupilla A, Cantell K, Janne O et al. (1982) Serum sex steroid and peptide hormon concentrations, and endometrial estrogen and progestin receptor levels during administration of human leucocyte interferon. Int J Cancer 29:291-294

Khan OA, Dhib-Jalbut SS (1998) Serum interferon β-1a (Avonex) levels following intramuscular injection in relapsing-remitting MS patients. Neurology 51: 738-742

Kirchner H, Engler H, Schröder CH (1983) Herpes simplex virus type-1-induced interferon production and activation of natural killer cells in mice. J Gen Virol 64:437-441

Kivisäkk P, Lundahl J, von Heigl Z et al. (1998) No evidence for increased frequency of autoantibodies during interferon-beta1b treatment of multiple sclerosis. Acta Neurol Scand, 97(5):320-323

Klapper JA (1994) To the editor of Neurology. Neurology 44:188

Klareskog L, Malmnäs-Tjerlund UM, Forsum U et al. (1977) Epidermal Langerhans cells express Ia antigens. Nature 268:248

Klausner JD, Freedman VH, Kaplan G (1996) Thalidomide as an anti TNF-α inhibitor: implications for clinical use. Clin Immunol Immunopathol 81: 219-223

Kleinermann ES, Kurzrock R, Wyatt D (1986) Activation or suppression of the tumoricidal properties of monocytes from cancer patients following treatment with human recombinant gamma-interferon. Cancer Res 46:5401-5405

Knobler RL, Greenstein JI, Johnson KP (1993) Systemic recombinant human interferon-β treatment of relapsing remitting multiple sclerosis: Pilot study analysis and six-year follow up. J Interferon Res 13:333-340

Knobler RL, Kelley CL, Webster GF (1995) β-interferon induced ulcerative skin lesions. J Neuro Immunol 1:40

Knobler RL, Panitch HS, Braheny SL (1984) Systemic alpha interferon therapy in multiple sclerosis. Neurology 34:1273 - 1279

Köchert R (1988) Erfahrungen mit der intravenösen Beta-Interferon-Therapie bei Multipler Sklerose. In: Hofschneider PH (ed) Aktuelle Immunologie, Bd. 3. Zuckschwerdt, München San Francisco, S 120-130

Kornek B, Lassman H (1999) Axonal pathology in multiple sclerosis. A historical note. Brain Pathology 9:651-656

Kornhuber HH, Mauch E (1994) Immunosuppressive and symptomatic therapy of multiple sclerosis. Neurol Psychiatr Brain Res 2:251 -257

Koyama Y (1983) Pharmacokinetics and clinical trials of HuIFN-β in malignant tumors. In: Kishida T (ed) Interferons. ISIFN Kyoto, Japan

Krown SE (1988) Interferons in malignancy.- Biological products or biological response modifiers? J Note Cancer Inst 80:306-3,09

Kuebler JP, Borden EC, Bryan GT (1985) In vitro growth inhibition of human renal carcinoma in the presence of recombinant interferon-beta and vinblastine. Proc Am Assoc Cancer Res 26:322

Kurtzke JF (1983) Rating neurologic impairment in multiple sclerosis: An expanded disability status score (EDSS). Neurology 33:1444-1452

Larocca AP, Leung SC, Marcus SG (1989) Evaluation of neutralizing antibodies in patients treated with recombinant Interferon-βser. J Interferon Res 9:551-560

Larsen CP, Steinman RM, Witmer-Pack M et al. (1990) Migration and maturation if Langerhans cells in skin transplants and explants. J Exp Med 172:1483-1493

Lassmann H, Vass K (1995) Are current immunological concepts of multiple sclerosis reflected by the immunopathology of its lesions? Springer Semin Immunopathol 17: 77-87

Lassmann H, Zimprich F, Rössler K et al. (1991) Inflammation in the nervous system. Basic mechanisms and immunological concepts. Rev Neurol (Paris) 147: 763-781

Lauterbur PC (1973) Image formation by induced local interactions: examples employing nuclear magnetic resonance. Nature 242:190-191

Lemmel EM, Brackertz D, Franke M et al. (1988) Results of a multicenter placebo-controlled double-blind randomized phase III clinical study of treatment of rheumatoid arthritis with recombinant interferon-gamma. Rheumatol Int 8: 87-93

Lemmel EM, Franke M, Gaus W et al. (1987) Results of a phase-II clinical trial on treatment of rheumatoid arthritis with recombinant interferon-gamma. Rheumatol Int 7: 127-132

Leppert D, Waubant E, Bürk MR et al. (1996) IFN-β1b inhibits gelatinase secretion and in vitro migration of T cells: A possible mechanism for treatment efficacy in multiple sclerosis. Ann Neurol 40: 845-852

Leppert D, Waubant E, Bürk MR, Oksenberg JR, Hauser SL (1996) Interferon-beta 1b inhibits gelatinase secretion and in vitro migration of human Tcells: A possible mechanism for treatment efficacy in multiple sclerosis. Ann Neurol 40: 846-852

Lesaux J, Jadbäck G, Harraghy C (1999) Improving the convenience of home based interferon-beta 1a therapy for multiple sclerosis. J Neurosci Nurs 31:174-179

Li DKB, Paty DW (1999) Magnetic resonance imaging results of the PRISMS trial: A randomized, double-blind, placebo-controlled study of interferon-beta 1a in relapsing remitting multiple sclerosis. Ann Neurol 46:197-206

Liao SK, Kwong PL, Khosravi M (1982) Enhanced expression of melanoma-associated antigens and beta 2 microglobulin on cultured human melanoma cells by interferon. J Natl Cancer Inst 68:19-25

Liberati AM, Fizotti M, DiClemente F (1990) Response to intermediate and standard doses of IFN-β in hairy cell leucaemia. Leukemia Res 14:779-784

Liberati AM, Fizotti M, Proietti MG (1988) Biochemical host response to interferon-beta. J Interferon Res 8:765-777

Liberati AM, Garofani P, DeAngelis V (1994) Double-blind randomized phase I study on the clinical tolerance and pharmacodynamics of natural and recombinant interferon-β given intravenously. J Interferon Res 14:61-69

Liberati AM, Horisberger MA, Palmisano L (1992) Double-blind randomized phase I study on the clinical tolerance and biological effects of natural and recombinant interferon-β. J Interferon.Res 12:329-336

Lind MJ et al. (1991) A phase II study of ifosfamide and α2b-interferon in advanced non-small-cell lung cancer. Cancer Chemother Pharmacol 28(2): 142-144

Liu C, Li Wan Po A, Blumhardt LD (1998) »Summary measure« statistic for assessing the outcome of treatment trials in relapsing-remitting multiple sclerosis. J Neurol Neurosurg Psychiatry 64:726-729

Lodemann E, Nitsche EM, Lang MH (1985) Serum interferon level and (2'-5') oligoadenylate synthetase activity in lymphocytes during clinical interferon application. J Interferon Res 5:621-628

Losseff SA, Wang L, Lai HM (1996b) Progressive cerebral atrophy in multiple sclerosis: A serial MRI study. Brain 119:2009-2020

Losseff SA, Webb SL, O'Riordan JI (1996a) Spinal cord atrophy and disability in multiple sclerosis. A new reproducible MRI method with potential to monitor disease progression. Brain 119:701-708

Mantel N, Haenszel W (1959) Statistical aspects of the analysis of data from retrospective studies of disease. J Nat Cancer Inst 22: 719-148

Marcus PI, Engelhardt DL, Hunt JM (1971) Interferon action: inhibition of vesicular stomatitis virus RNA synthesis induced by virion-bound polymerase. Science 174:593-598

Mark DF, Lu SD, Creasey R (1984) Site-specific mutagenesis of the human fibroblast interferon gene. Proc Natl Acad Sci USA 81:5662-5666

Marti J, Vandebusche P, Silhol M (1981) Effects of interferon on sensitive and resistant L1210 cell lines. J Interferon Res 1:287-295

Martin R, McFarland HF, McFarlin DE (1992) Immunological aspects of demyelinating diseases. Ann Rev Immunol 10:153-187

Martinez-Cáceres EM, Rio J, Barreau M et al. (1998)Amelioration of flulike symptoms at the onset of interferon β 1b therapy in multiple sclerosis by low-dose oral steroids is related to a decrease in interleukin-6 induction. Ann Neurol 44:682-685

Mäurer M, Toyka KV, Rieckmann P (1999) Interferon Therapie bei multipler Sklerose – erhöhtes Risiko für das Auftreten von Autoimmunerkrankungen? Akt Neurol 26: 165-170

McCombe PA, Chalk JB, Pender MP (1990) Familial occurrence of multiple sclerosis with thyroid disease and systemic lupus erythematsus. J Neuro Sci 97:163-171

McFarland H. The multiple sclerosis lesion: Ann Neurol 37;4:419-420

McManus C, Berman JW, Brett FM et al. (1998) MCP-1, MCP-2 and MCP-3 expression in multiple sclerosis lesions: an immunohistochemical and in situ hybridzation study. J Neuroimmunol 86 (1):20-29

McMurray RW (1996) Adhesion molecules in autoimmune diseases. Arthritis Rheum 25:215-233

Medaer R, Stinissen P, Truyen L et al. (1995) Depletion of myelin-basic protein autoreactive T-cells by T-cell vaccination: Pilot trial in multiple sclerosis. Lancet 346: 807-808

Michaelis BA, Levi JA (1987) Recombinant interferon beta reduces human immunodeficiency virus replication in peripheral blood mononuclear cells. Proc AARC 28:Abstract 1824

Milanese C, Salmaggi A, La-Mantia L (1988) Intrathecal beta-interferon in multiple sclerosis. Lancet 11/8610:563-564

Milanese C, Salmaggi A, La-Mantia L (1990) Double blind study of intrathecal beta-interferon in multiple sclerosis: clinical and laboratory results. J Neurol Neurosurg Psychiatry 53:554-557

Miller DH, Barkhof F, Berry I (1991) Magnetic resonance imaging in monitoring the treatment of multiple sclerosis: Concerted action guidelines. J Neurol Neurosurg Psychiatry 54:683-688

Milligan NM, Newcombe R, Compston DAS et al. (1987) A double blind controlled trial of high dose methylprednisolone in patients with multiple sclerosis: 1. Clinical effects. J Neurol Neurosurg Psychiatry 50: 511-16

Misset JL, Mathe G, Horoszewica JS (198 1) Intrathecal interferon in meningeal leucemia. N Engl J Med 304:1544

Montezuma-de-Carallo MJ (1983) A treatment for the chronic disabilities of stable multiple sclerosis. Acta Medicotechnica 31:155-160

Morgan GP Securities Inc (1999) Equity research, company report Biogen, New York Februar 11

Müller-Vahl H (1983) Adverse reactions after intramuscular injections. Lancet 1: 1050

Munafo A, Spertini F, Rothuisen L et al. (1997) Pharmacodynamic responses to r-hIFN β-1a administered subcutaneously once a week (QW) or three times a week (TIW), over one month. Multiple Sclerosis 3: 226

Munafo A, Trinchard-Lugan I, Nguyen TXQ et al. (1998) Bioavailability of recombinant human interferon-β-1a after intramuscular and subcutaneous administration. Eur J Neurol 5: 187

Munschauer FE, Kinkel RP (1997) Managing side effects of interferon-beta in patients with relapsing-remitting multiple sclerosis. Clin Ther 19:883-893

Myers LW, Fahey JL, Moody DJ et al. (1987) Cyclophosphamide pulses in chronic progressive multiple sclerosis. Arch Neurol 44: 828-838

Naylor SL et al. (1983) Human immune interferone gene is located on chromosome 12. J Exp Med 157: 1020-1027

Nelson BE, Borden EC (1989) Interferons: Biological and clinical effects. Semin Surg Oncol 5:391-401

Nestle FO, Zheng XG, Thompson CB et al. (1993) Characterisation of dermal dendritic cells obtained from normal human skin reveals phenotypic and functionally distinctive subsets. J Immunl 151:6535-6545

Niederle N, Wussow P von (1987) Interferone. Präklinische und klinische Befunde. Springer Verlag, Berlin

NINDS (1993) NS 26321-04: IM Recombinant Beta Interferon as treatment for MS. Progress Report 4/1/92 – 3/31/93: 9 (4/22/1993)

Obert H-J (1983) Praktische Aspekte der Interferontherapie. Inform Arzt 11:4-8

Obert H-J, Brzoska JF (1989a) Behandlung der chronischen Polyarthritis mit Interferon-gamma. Ergebnisse einer Therapiestudie der Phase II bei 476 Patienten. Rheuma 9: 286-292

Obert H-J, Brzoska JF (1989b) Interferon-gamma in der Therapie der chronischen Polyarthritis. Die Langzeitbehandlung in der Praxis. Arzneim-Forsch/Drug Res 39 (II), 7, 819-822

Obert H-J, Heidemann E (1983) Treatment of herpes zoster with human beta-interferon. Zentralbl Bakteriol Mikrobiol Hyg 245:176

Obert H-J, Hofschneider PH (1985) Interferon bei chronischer Poyarthritis. Dtsch Med Wochenschr 46:1766-1769

Opdenakker G, Rudd PM, Ponting CP (1993) Concepts and principles of glycobiology. Glycoform Struct Funct 7:1330-1337

Ortaldo JR, Lang NP, Timonen T (1981) Augmentation of human natural killer cell activity by interferon: Conditions required for boosting and characteristics of the effector cells. J Interferon Res 1:253-262

Otto B, Waschutzka G, Zakaria H (1998) Method for synthesizing soluble recombinant proteins from bacterian cells. US Patent 5,756,311

Pakulski LA, DiMarco LM (1997) Severe vaginal bleeding associated with recombinant Interferon beta-1b. Ann Pharmacother 31:50-52

Palmisano L, Salmon P, LeCotonnec JY (1990) Comparative pharmacokinetics and pharmacodynamics of beta interferon following 3 routes of administration. J Interferon Res 10: 125

Panitch HS, Hirsh RL, Schindler J (1986) Immunological correlates of disease activity in multiple sclerosis patients treated with gamma interferon. Am Neurol 20:124

Paty DW (1994) Interferon beta 1b as treatment of relapsing remitting multiple sclerosis (MS) Vortrag, Internationales DMSG Symposium: Neue Behandlungsmethoden der Multiplen Sklerose. Medizinische Hochschule, Hannover

Paty DW on behalf of the SPECTRIMS Study Group (1999) Results of the 3-year, double-blind placebo-controlled study of interferon beta-1a (Rebif) in secondary progressive MS. J Neurol 246 (1) I/15

Paty DW, Goodkin D, Thompson A et al. (1996) Guidelines for physicians with patients on IFNβ1b: The use of an assay for neutralizing antibodies (NAB). Neurology 47: 865-866

Paty DW, Koopmans RA, Redekop WK (1992) Does the MRI activity rate predict the clinical course of MS? Neurology 42:427

Paty DW, Li DKB, the UBC MS/MRI Study Group and the IFNB Multiple Sclerosis Study Group (1993) Interferon beta 1 b is effective in relapsing-remitting Multiple Sclerosis. II. MRI analysis results of a multicenter, randomized, double-blind, placebo-controlled trial. Neurology 43:662 - 667

Patzold U, Hecker H, Pocklington P (1982) Azathioprine in treatment of multiple sclerosis. J Neurol Sci 54: 377-394

Paucker K, Cantell K, Henle W (1962) Quantitative studies on viral interference in suspended L cells. III. Effect of interfering viruses and interferon on the growth rate of cells. Virology 17: 324

Perezo E, Cortes DM, Cuello LG (1999) Structural rearrangements underlying K+-channel activation gating. Science 289:73-78

Pestka S (1985) The human interferons: Structure, biological activity and receptors. In: Kirchner H, Schellekens H. (eds) The biology of the interferon System. Elsevier, Amsterdam, p 311

Peters JH, Gieseler R, Thiele B et al. (1996) Dendritic cells: from ontogenetic orphans to myelomonocytic descendants. Immunol Today 17:273-278

Pierre P, Turley SJ, Gatti E et al. (1997) Developmental regulation of MHC class II transport in mouse dendritic cells. Nature 388:787-792

Pöhlau D, Atkas E, Epplen HP et al. (1998) Remyelinisierungsförderung als zukünftiges Therapieprinzip der Multiplen Sklerose? Nervenarzt 69:841-850

Pöhlau D, Postert T, Hoffmann V et al. (1996) Die Behandlung der Multiplen Sklerose mit Copolymer I. Nervenheilkunde 15:110-115

Pöhlau D, Postert T, Rieks M et al. (1996) Wirkmechanismen intravenöser Immunglobuline. Fortschritte Medizin 31:42-48

Pöhlau DJ, Federlein T Postert M. et al. (1997) Intravenous Immunoglobulin (IVIG) treatment for patients with primary or secondary progressive multiple sclerosis – outline of a double-blind randomized, placebo-controlled trial. Multiple Sclerosis 3:149-152

Poli G, Orenstein JM, Kinter A (1989) Interferon-alpha but not AZT suppresses HIV expression in chronically infected cell lines. Science 244:575-577

Porszolt F, Otto AM, Trauschel B (1989) Rationale for combining tamoxifen and interferon in the treatment of advanced breast cancer. J Cancer Res Clin Oncol 115:465-469

Poser CM, Paty DW, Scheinberg L (1983) New diagnostic criteria for multiple sclerosis. Guidelines for research protocols. Ann Neurol 13:227-231

Pouillart P, Palange T, Jouve M (1982) Administration of fibroblast interferon to patients with advanced breast cancer – Possible effects on skin metastasis and hormone receptors. Eur J Cancer Clin Oncol 18/10:929-935

Pozilli C, Bastianelleo S, Koudriavtseva T et al. (1996) Magnetic resonance imaging changes with recombinant human interferon-β-1a: A short term study in relapsing-remitting multiple sclerosis. J Neurol Neurosurg Psychiatry 61: 251-258

Pozilli CC, Farina FM, Koudriavtseva T et al. (1997) No increase of serum autoantibodies during therapy with recombinant human interferon-β1a in relapsing-remitting multiple sclerosis. Acta Neuro Scand 96: 372-374

Prange HW (1994) Interferon-alpha. Zum Problem der persistierenden Neurotoxizität. Dtsch Ärzteblatt 91:C2159-C2163

Prange HW, Wismann H (1981) Intrathecal use of interferon alfa-2a in hairy cell leukemia associated with neutralizing anti-interferon antibodies. N Engl J Med 318:1409-1413

Preble OT, Rothko K, Klippel JH (1983) Interferon induced 2'-5' adenylate synthetase in vivo and interferon production in vitro by lymphocytes from systemic lupus erythematosus patients with and without circulating interferon. J Exp Med 157:2140-2146

Preble OT, Yeh TJ, Silverman RH (1985) Interferon and T-YA synthetase in patients with immune diseases. Proc Clin Biol Res 202:415-422

Prineas JW, Graham JS (1981) Multiple sclerosis: Capping of surface immunoglobulin G on macrophages engaged in myelin breakdown. Ann Neurol 10: 149-158

Prineas JW, Known EE, Cho ES, Sharer LR (1984) Continual breakdown and regeneration of myelin in progressive multiple sclerosis plaques. Ann N Y Acad Sci 436: 11-32

PRISMS (Prevention of Relapses and Disability by Interferon-beta 1a Subcutaneously in Multiple Sclerosis) Study Group (1998) Randomized double-blind placebo-controlled study of Interferon-β 1a in relapsing/remitting multiple sclerosis. The Lancet 352: 1498-1504

Quesada JR, Itri LM, Gutterman JU (1987) Alpha interferons in hairy cell leukemia: a five year follow up in 100 patients. J Interferon Res 8: 111-134

Rademacher TW (1988) Glycobiology. Ann Rev Biochem 57:785-838

Raine CS, Cross AH (1989) Axonal dystrophy as a consequence of long-term demyelination. Lab Invest 60: 714-725

Raine CS, McFarland HF, Tourtelotte WW (1991) Multiple sclerosis. Clinical and pathological basis. London: Chapman & Hall

Rasmussen L, Chen P, Mullenax J (1984) Inhibition of human cytomegalovirus replication by 9-(2-hydroxy-1(hydroxymethyl)ethoxy) methyl guanine alone and in combination with human interferons. Antimicrob Agents Chemother 26: 441-445

Read SE, LeBrocq FJ, Williams BRG (1985b) Persistant elevation of 2'-5' A synthetase and prognosis in the aids-related complex (ARC). Prog Clin Res 202: 405-413

Read SE, Williams BRG, Coates RA (1985a) Elevated levels of interferon-induced 2'-5'-oligoadenylate synthetase in generalized persistent lymphadenopathy and the acquired immunodeficiency syndrome. J Infect Dis 152:466-472

Rei e Sousa C, Sher A, Kaye P (1999) The role of dendritic cells in the induction and regulation of immunity to microbial infection. Curr Opin Immunol 11:392-399

Reimer P, Parizel PM, Stichnoth F-A (1998) A practical approach clinical MR imaging. Springer, Heidelberg, New York

Rescigno M, Citterio S, Thery C et al. (1998) Bacteria-induced neobiosynthesis, stabilization, and surface expression of functional class I molecules in mouse dendritic cells. Proc Natl Acad Sci USA 95:5229-5234

Resnitzky D, Yarden A, Zipori D (1986) Autocrine beta-related interferon controls c-myc suppression and growth arrest during hematopoietic cell differentiation. Cell 46:31-40

Revel M, Chebath J (1986) Interferon-activated genes. Trends Biochem Sci April: 166-170

Revel M, Schattner A, Wallach D (1982) Monitoring of interferon therapy, diagnosis on vital diseases, and detection of interferon deficiencies by assay of interferon-induced enzyme in human peripheral white blood cells. In: Kono R, Vilcek J (eds) The Clinical Potential of Interferons. University of Tokyo Press, Tokyo, pp 353-367

Rieckmann P, Albrecht M, Kitze B et al. (1994) Cytokine mRNA levels in mononuclear blood cells from patients with multiple sclerosis. Neurology 44: 1523-1526

Rieckmann P, Weber F, Günther A et al. (1996) Pentoxyfilline, a phosphodiesterase inhibitor, induces immune deviation in patients with multiple sclerosis. J Neuroimmunol 64: 193-200

Roers A, Hochkeppel HK, Horisberger A et al. (1994) MxA gene expression after live virus vaccination: A sensitive Marker for endogenous type I interferon. J Infectious Disease 169:807-813

Rosenberg SA (1989) Combination therapy with interleukin-2 and alpha-interferon for the treatment of patients with advanced cancer. J Clin Oncol 7: 1863-1874

Rosenblum MG, Lamki LM, Murray JL (1988) Interferon-induced changes in pharmacokinetics and tumor uptake of 111 In-labeled anti-melanoma antibody 96.5 in melanoma patients. J Natl Cancer Inst 80:160-165

Rossi L, Conen D (1995) Die intramuskuläre Injektion – eine überholte Applikationsart? Schweiz Med Wochenschr 125:1477-1482

Rothuisen LE, Buclin T, Spertini F et al. (1999) Influence of interferon beta-1a dose frequency on PBMC cytokine secretion and biological effect markers. J Neuroimmunol 99:131-141

Royer HD, Reinherz EL (1987) T lymphocytes: Ontogeny, function, and relevance to clinical disorders. N Engl J Med 317:1136-1142

Rudd PM, Joao HC, Coghill E (1994) Glycoforms modify the dynamic stability and functional activity of an enzyme. Biochemistry 33.17-22

Rudick RA, Ransohoff RM (1992) Cytokine secretion by multiple sclerosis monocytes. Relationship to disease activity. Arch Neurol 49: 265-270

Rudick RA, Ransohoff RM, Peppler R et al. (1996) Interferon-beta induces interleukin-10 expression. Relevance to multiple sclerosis. Ann Neurol 40:618-627

Ruiz-Moreno M et al. (1991) Prospective, randomized controlled trial of interferon-alpha in children with chronic hepatitis B. Hepatology 13(6): 1035-1039

Runkel L, Meier W, Pepinsky B et al. (1998) Structural analysis of human Interferon-β (IFN-β): Studies adressing the functional differences between IFN β-1a and IFN β-1b. Pharm Res

Sadio SA (1995) Antibodies to β-Interferon in patients with multiple sclerosis-detection and possible clinical effects in a pilot study. J Neuro Immunol 1:72

Saito TJ (1986) 2'5'-Oligoadenylate synthetase activity in serum of healthy subjects and of homosexual men infected with human immunodeficiency virus. Tokyo Women's Medical College 56:955-960

Saksela E, Timonen T, Cantell K (1979) Human natural killer cell activity is augmented by interferon via recruitment of pre-NK cells. Skand J Immunol 10:257-266

Sallustro F, Cella M, Danieli C et al. (1995) Dendritic cell use macropinocytosis and the mannose receptor to concentrate macromolecules in the major histocompatibility complex class II compartment: downregulation by cytokines and bacterial products. J Exp Med 182:389-400

Salmon P, Le Cotonec JY, Galatzka A et al. (1996) Pharmacokinetics and pharmacodynamics of recombinant human Intereron-β in healthy male volunteers. J Interferon Cytokine Res 16:759-764

Salzberg S, Wreshner D, Oberman F (1983) Isolation and characterisation of an interferon-resistant cell line in the induction of (2'-5') oligoadenylate synthetase activity. Mol Cell Biol 3:1759-1765

Sarvetnik N et al. (1988) Insulindependant diabetes mellitus induced in transgenic mice by ectopic expression of class I MHC and interferon-gamma. Cell 52:773-782

Schattner A, Wallach D, Merlin G, Hahn T (1981) Assay of an interferon induced enzyme in white blood cells as a diagnostic aid in viral diseases. Lancet 11:497-500

Schellekens H, De Reus A, Bolhuis R (1981) The activity of human interferons in Rhesus monkeys. In: De Maeyer E, Galasso G, Schellekens H (eds) The biology of the interferon system. Elsevier, Amsterdam (Biomedical Press, pp 335-338)

Schiller JH, Groveman DS, Schmid SM (1986b) Synergistic antiproliferative effects of human recombinant alpha 54- or beta-ser-interferon with gamma-interferon on human cell lines of various histogenesis. Cancer Res 46:483 - 488

Schiller JH, Storer B, Witt PL (1990) Biological and clinical effects of the combination of β- and γ-interferons administered as a 5-day continuous infusion. Cancer Res 30:4588-4594

Schiller JH, Willson JKV, Bittner G (1986a) Antiproliferative effects of interferons on human melanoma cells in the human tumor colony-forming assay. J Interferon Res 6:615-625

Schluesener HJ, Lider O (1989) Transforming growth factor β1 and β2: Cytokines with identical immunosuppressive effects and a potential role in the regulation of autoimmune T cell function. J Neuroimmunol 24: 249-258

Schmid M, Haas J (1999) Adverse events of interferon beta and reasons for discontinuation of therapy – a prospective surveillance of 540 patients. ECTRIMS/ACTRIMS Basel (Poster)

Schmidt A, Crisp, B, Krause D (1987) Involvement of the 2'-5' A pathway in the augmentation of natural killer activity. Nat Immun Cell Growth Regul 6:19-27

Schmidt S, Schlegel U, Ries F (1998) Tödliches Capillary leak Syndrom nach einmaliger Interferon-beta 1b Gabe bei C1-Esteraseinhibitor-Mangel und monoklonaler IgG-kappa Gammopathie. Akt Neurol 25:138

Schmid SR, Goodman AD, Mattson DH (1997) Autoimmune hyperthyreoidism in patients with multiple sclerosis treated with interferon beta-1b. Arch Neurol 54:1169-1190

Selmaj K, Brosnan CF, Raine CS (1991) Colocalization of lymphocytes bearing γδ-T-cell receptor and heat shock proein hsp65+ oligodendrocytes in multiple sclerosis. Proc Natl Acad Sci USA 88: 6452-6456

Selmaj K, Raine CS, Canella B et al. (1991) Identification of lymphotoxin and tumor necrosis factor in multiple sclerosis lesions. J Clin Invest 87: 949-954

Seyfert S, Klapps P, Meisel C et al. (1990) Multiple sclerosis and other immunologic diseases. Acta Neurol Scand 81:37-42

Shalaby MR, Weck PK, Rinderknecht E (1984) Effects of bacteria-produced human alpha, beta and gamma interferons on in vitro immune functions. Cell Immunol 84:380-392

Sharief MK, Hentges R (1991) Association between tumor necrosis factor-α and disease progression in patients with multiple sclerosis. N Engl J Med 325: 467-472

Shermata WA, Taylor JR, Elgart GW (1995) Severe necrotizing cutaneous lesions complicating treatment with interferon beta-1b. N Engl J Med 8:1584

Shimizu J, Suda T, Yoshioka T et al. (1989) Induction of tumor-specific in vivo protective immunity by immunisation with tumor antigen-pulsed antigen-presenting cells. J Immunol 142:1053-1059

Shindo M, Okuno T, Matsumoto M (1988) Serum 2',5'-oligoadenylate synthetase activity during interferon treatment of chronic Hepatitis B. Hepatology 8: 366-370

Sica G, Lama G, Tantaglione R (1990) Effects of natural beta-interferon and recombinant alpha-2b-interferon on proliferation, glucocorticoid receptor content, and antigen expression in cultured HL-60 cells. Cancer 65:920-925

Sica G, Natoli V, Stella C (1987) Effect of natural beta-interferon on cell proliferation and steroid receptor level in human breast cancer cells. Cancer 60:2419-2423

Sidky YA, Borden EC (1987) Inhibition of angiogenesis by interferons. Effects on tumor- and lymphocyte-induced vascular responses. Cancer Res 47:5155-5161

Simili M, De Ferra F, Bagliono C (1980) Inhibition of RNA and protein synthesis in interferon treated HeLa cells infected with vesicular stomatitis. J Gen Virol 47:373-384

Simon H, Jacobs LD, Campion MS et al. (1998) Magnetic resonance studies of intramuscular interferon ß-1a for relapsing multiple sclerosis. Ann Neurol 43: 79-87

Soerensen PS, Wanscher B, Jensen CV et al. (1998) Intravenous immunoglobulin G reduces MRI activity in relapsing multiple sclerosis. Neurology 50:1273-1281

Somer H, Müller K, Kinnunen E (1989) Myasthenia gravis associated with multiple sclerosis. Epidemiological survey and immunological findings. J Neuro Sci 89:37-48

Spear G, Paulnock D, Jordan R (1987) Enhancement of monocyte class I and II histocompatibility antigen expression in man by in vivo Beta-interferon. Clin Exp Immunol 69:107-115

Stavnezer J (1995) Regulation of antibody production and class switching by TGF-β. J Immunol 155: 1647-1651

Steinman RM (1991) The dendritic cell system and ist role in immunogenicity. Ann Rev Immunol 9:271-296

Steinman RM, Gutchinow B, Witmer MD et al. (1983) Dendritic cells are the principal stimulators of the primary mixed leucocyte reaction in mice. J Exp Med 157:613-627

Steinman RM, Witmer MD (1978) Lymphoid dendritic cells are potent stimulators of the primary mixed leucocyte reaction. Proc Natl Acad Sci USA 75:5132-5136

Steis RG, Smith II JW, Urba WJ (1988) Resistance to recombinant interferon-alpha 2a in hairy cell leukemia associated with neutralizing anti-IFN-antibodies. N Engl J Med 318:1409-1413

Stevenson HC, Dekaban GA, Miller PJ (1985) Analysis of human blood monocyte activation at the level of gene expression. J Exp Med 161:503-513

Storch MK, Piddlesden S, Haltia M et al. (1998) Multiple sclerosis: In situ evidence for antibody- and complement-mediated demyelination. Ann Neurol 43: 456-471

Stryer L (1988) Biochemistry, 3rd edn. Freeman, New York

Stüve O, Dooley NP, Uhm JH et al. (1996) Interferon beta 1-b decreases the migration of T lymphocytes in vitro: Effects on matrix metalloproteinase-9. Ann Neurol 40: 853-836

Sugino H, Mitani I, Koike M (1987) Detection of elevated levels of 2-5' A synthetase in serum from children with various infectious diseases. J Clin Microbiol 24.478-481

Svensson M, Stockinger B, Wick MJ (1997) Bone marrow-derived dendritic cells can process bacteria for MHC-I and MHC-II presentation to T cells. J Immunol 158:4229-4236

Swinburn WR, Liversedge LA (1973) Azathioprine and multiple sclerosis. J Neurol Neurosurg Psychiatry 36: 16-19

Symington FW, Brady W, Linsely PS (1993) Expression and function Of B7 on human epidermal Langerhans cells. J Immunol 150:1286-1295

Takeuchi M, Takasaki S, Miyazaki H et al. (1990) Role of sugar chains in the in vitro biological activity of human erythropoietin produced in recombinant Chinese hamster ovary cells. J Biol Chem 265:12127-12130

Talpaz M, Kantarjian H, McCredie K (1987) Therapy of chronic myelogenous leukemia. Cancer 59:664-667

Tamalgade JE, Tribble HR, Pennington RW (1987) Immunomodulatory and immunotherapeutic properties of recombinant gamma-interferon and recombinant tumor necrosis factor in mice. Cancer Res 47:2563-2570

Taniguchi T et al. (1980) The nucleotide sequence of human fibroblast interferon cDNA. Gene 10: 11-15

Teitelbaum D, Fridkis-Hareli M, Arnon R et al. (1996) Copolymer 1 inhibits chronic relapsing experimental allergic encephalomyelitis induced by proteolipid protein (PLP) peptides in mice and interferes with PLP-specific T cell responses. J Neuroimmunol 64: 209-217

Thiele K, Kirchner H (1988) Effects of different interferons on the replication of herpes simplex virus in human T lymphocytes. J Interferon Res 8:507-515

Thompson AJ, Kermode AG, Wick D (1991) Major differences in the dynamics of primary and secondary multiple sclerosis. Ann Neurol 29:53-62

Timonen T, Ortaldo JR, Herbermann RB (1981) Characteristics of human large granular lymphocytes and relationship to natural killer and K cells. J Exp Med 153:569-582

Toone EJ (1994) Structure and energetics of protein-carbohydrate complexes. Current Biology 4:719-728

Trapp BD, Nishiyama A, Cheng D et al. (1997) Differentiation and death of premyelinating oligodendrocytes in developing rodent brain. J Cell Biol 137:459-468

Trapp BD, Peterson J, Ransohoff RM et al. (1998) Axonal transection in the lesions of multiple sclerosis. N Engl J Med 338: 278-258

Traugott U, Raine CS (1985) Multiple sclerosis: Evidence for antigen presentation in situ by endothelial cells and astrocytes. J Neurol Sci 69:365-370

Traugott U, Reinherz EL, Raine CS (1983) Multiple Sclerosis: distribution of T-cells, T-cell subsets and Ia-positive macrophages in lesions of different ages. J Neuroimmunol 4:201-221

Treuner J, Dannecker G, Joester KE (1981) Pharmacological aspects of clinical stage I/II trials with human interferon beta in children. J Interferon Res 1:373-380

Treuner J, Niethammer D, Hofschneider PH (1980) Successful treatment of nasopharyngeal carcinoma with interferon. Lancet 1:817-818

Ubara Y, Hara S, Takedatu H et al. (1998) Hemolytic uremic syndrome associated with β-interferon therapy for chronic hepatitis C. Nephron 80:107-108

Uhlenbrock D, Mödder U (1998) MRT und MRA des Kopfes, Indikationsstellung – Wahl der Untersuchungsparameter – Befundinterpretation. Springer, Heidelberg

Utsumi J, Yamazaki S, Hosoi K (1987) Characterization of E.coli-derived recombinant human interferon-β as compared with fibroblast human interferon-β. J Biochem 10 1:1199-1208

van Oosten BW, Rep MHG, van Lier RAW et al. (1996) A pilot study investigating the effects of orally administered pentoxyfilline on selected immune variables in patients with multiple sclerosis. J Neuroimmunol 66: 49-55

Veerman AJP (1974) On the interdigitating cells in the thymus-dependent area of the rat spleen: A relation between the mononuclear phagozyte system and T-lymphocytes. Cell Tissue Res 148:247-257

Ververken D, Carton H, Billiau A (1979) Intrathecal administration of interferon in MS patients. In: Karcher D (ed) Humoral immunity in neurological disease. Plenum, New York, pp 625-627

Vial T, Descotes J (1994) Clinical toxicity of the interferons. Drug Safety 10:115-150

Vial T, Descotes J (1995) Immune mediated side effects of cytokines in humans. Toxicol 105:31-57

Vilcek J et al. (1985) Interferon-gamma: A lymphokine for all seasons. Lymphokines 11: 1-32

Vilcek J, DeMaeyer E (1984) Interferons and the immunsystem. Interferons, vol. 2. Elsevier, Amsterdam

Viola A, Lancavecchia A (1996) T cell activation determined by T cell receptor number and tunable thresholds. Science 273: 104-106

Virelizier JL, Arenzana-Seisdedos F (1985) Immunological functions of macrophages and their regulation by interferons. Med Biol 63:149-159

Virelizier JL, Gresser I (1978) Role of the interferon in the pathogenesis of viral diseases of mice as demonstrated by the use of anti-interferon serum. J Immunol 120:1616-1619

von Wussow P, Stenzel S, Zessack N et al. (1999) Neutralising antibodies against IFN-ß 1a (Rebif) in multiple sclerosis patients: The Multi-Center-MASTER-Study. (Abstract), ECTRIMS/ACTRIMS Annual Meeting Basel

Weber F, Polak T, Gunther A et al. (1998) Synergistic immunomodulatory effects of interferon-beta 1b and the phosphodiesterase inhibitor pentoxifylline in patients with relapsing-remitting multiple sclerosis. Ann Neurol 44:27-34

Weber F, Polak T, Günther A et al. (1998) Synergistic immunomodulatory effects of interferon-β 1b and the phosphodiesterase inhibitor pentoxifylline in patients with relapsing-remitting multiple sclerosis. Ann Neurol 44:27-34

Weber F, Polak T, Janovskaja J, Poser S, Rieckmann P (2000) Effect of IFN beta on human, MBP specific T cell lines: Comparison of IFN beta-1a and 1b. Neurology (in press)

Webster GF, Knobler RL, Lublin YD et al. (1996) Cutaneous ulcerations and pustular psoriasis flare caused by recombinant interferon beta injections in patients with multiple sclerosis. J Am Acad Dermatol 34:365-367

Weiner HL, Friedman A, Miller A et al. (1994) Orale tolerance: Immunological mechanisms and treatment of animal and human organ-specific autoimmune diseases by oral administration of autoantigens. Ann Rev Immunol 12: 809-837

Weinshenker BG, Bass B, Rice GP et al. (1989) The natural history of multiple sclerosis: A geographically based study. I. Clinical course and disability. Brain 112: 133-146

Wekerle H (1999) Remembering MOG: autoantibody mediated demyelination in multiple sclerosis? Nature Medicine 5(2):153-154

Wertmann E, Zilber N, Abramsky O (1994) An association between multiple sclerosis and type I diabetes mellitus. J Neuro 239:43-35

Whitaker-Dowling PA, Wilcox DK, Widnell CC (1983) Interferon-mediated inhibition of virus penetration. Proc Natl Acad Sci USA SO:1083-1086

Will M, Finke E (1997) Schwerste Hautnekrosen und hämorrhagischer Hirninfarkt unter Therapie mit Interferon β-1b bei multipler Sklerose. Akt Neurol 24: 122-123

Williams BRG, Read SE (1981) Detection of elevated levels of the interferon-induced enzyme, T-YA synthetase in infectious diseases and on parturition. In: De Maeyer E, Galasso G, Schellekens H (eds) The biology of the interferon system. Elsevier, Amsterdam, pp 111-114

Williams GJ, Witt PL (1998) Comparative study of the pharmacodynamic and pharmacologic effects of Betaseron and Avonex. J Interferon Cytokine Res 18:967-975

Winkler K, Beron G, Kotz R (1983) Adjuvant chemotherapy in osteosarcoma – Effects of cisplatinium, BCD, and fibroblast interferon in sequential combination with HD-MTX and adriamycin. J Cancer Res Clin Oncol 106:1-7

Wismann H (1981) Intrathecal use of interferon in encephalitis. N Engl J Med 305:1283-1284

Witt PL, Storer BE, Bryan GT et al. (1993) Pharmacodynamics of biological response in vivo after single and multiple doses of interferon-β. J Immunotherapy 13: 191-200

Witwer AJ (1989) Effects on N-glycosylation on in vitro activity of Bowes melanoma and human fibroblast derived tissue plasminogen activator. Biochemistry 28:7662-7669

Wussow P von, Freund M, Block B (1987) Clinical sigificance of anti-IFN-alpha antibody titers during interferon therapy. Lancet 11:635-636

Wussow P von, Hehlmann R, Nolte KU, Deicher H (1994) rIFN-α2A (Roferon) is more immunogenic than rIFN-α2B (Intron A) in patients with CML. VII. European Interferon Workshop: Antagonists and Antibodies to IFN. Medizinische Hochschule Hannover

Yamamoto FI (1990) Molecular genetic basis of histo blood group ABO system. Nature 345:229-233

Yamamoto K, Yamaguchi N, Oda K (1975) Mechanism of interferon induced inhibition of early simian virus 40 functions. Virology 68:58-70

Yung WKA, Steck PA, Kelleher PJ (1987) Growth inhibitory effect of recombinant alpha and beta interferon on human glioma cells. J Neuro Oncol 5:

Zalc B (1999) Origin of oligodendrocytes. Symposium Year of the brain, Vienna Oct 2

Zawatzky R, Engler H, Kirchner H (1982) Experimental infection of inbred mice with herpes simplex virus. III Comparison between newborn and adult C57BL/6 mice. J Gen Virol 60:25-29

Zhang J, Markovic S, Lacet B et al. (1994) Increased frequency of IL-2 responsive T-cells specific for myelin basic protein and proteolipid protein in peripheral blood and cerebrospinal fluid of patients with multiple sclerosis . J Exp Med 179:973-984

Zhang J, Vandevyver C, Stinissen P et al. (1995) In vivo clonotypic regulation in human myelin basic protein-reactive T cells by T cell vaccination. J Immunol 155: 5868-5877

Zilberstein A, Kimchi A, Schmidt A et al. (1978) Isolation of two interferon-induced translational inhibitors: A protein kinase and an oligo-isoadenylate synthetast Proc Natl Acad Aci USA 75:4734-4738

Zilly A, Obert H-J (1986) Therapie der chronischen Polyarthritis. MMW 128:87-89

Zinkernagel RM, Doherty PC (1997) The discovery of MHC restriction. Immunol Today 18: 14-7

Verzeichnis der Abbildungen

Abb. 1. Molekülmodell des natürlichen oder IFN-beta 1a mit Glykosylierung (*oben*) und das aus E.coli gewonnene IFN-beta 1b ohne Zuckerrest (*unten*); N Beginn, C Ende der Aminosäurekette. Einzelne Aminosäuren sind bezeichnet

Abb. 2. Hypothetisches Polypeptid als Kette von Aminosäuren mit N-terminalem Anfang und C-terminalem Ende. Jede zehnte Aminosäure ist numeriert. Die Cysteine mit Schwefelbrücken sind hervorgehoben

Abb. 3. Einfaches Schema einer Aminosäure (*links oben*) und die Aminosäure Tryptophan mit einem kompliziert gebauten Rest (*R*) (*oben Mitte*). Zwei mittels Peptidbindung zum Dipeptid verknüpfte Aminosäuren (*oben rechts*). Eine Kette von Aminosäuren, durch Peptidbindungen miteinander zu einem Protein verknüpft (*unten*)

Abb. 4. Relativer Anteil der Oligosaccharide im Molekül des natürlichen (Fibroblastenzelle) und des rekombinierten Interferon-β 1a (CHO-Zelle)

Abb. 5. Darstellung der elektrischen Oberflächenladung des natürlichen und des glykosylierten Interferon-beta 1a (*oben*) und die des aus Bakterien stammenden, nicht glykosylierten Interferon-beta 1b (*unten*). *Rot*: elektronegativ; *blau*: elektropositiv; *weiß* elektroneutral

Abb. 6. Strickleiter-Struktur der DNA. Phosphatgruppen und Zucker (Desoxyribose) bilden die Holme, die komplementären Basen (Guanin/Cytosin; Adenin/Thymidin) die Sprossen

Abb. 7. Replikation eines DNA-Moleküls. Aus dem ursprünglichen Elternmolekül (*oben*) bilden sich durch Verdoppelung Tochtermoleküle der ersten Generation (*Mitte*), der zweiten Generation (*unten*) usw.

Abb. 8. Transkription und Translation. Die Information der aufgetrennten DNA im Zellkern wird in eine Boten-RNA (mRNA) umgeschrieben (Transkription). Die mRNA wandert in das Zellplasma, wird an Ribosomen abgelesen und in Proteine umgesetzt (Translation)

Abb. 9. Schematische Darstellung der Rekombination von Genen. (Erklärung der Abkürzungen im Text S. 271)

Abb. 10. Der natürliche Verlauf der MS. Angegeben ist die durchschnittliche Verweildauer auf jedem Grad der DS-Skala. (Weinshenker 1989)

Abb. 11. Schubreduktion unter ansteigenden Dosen von IFN-β1a nach einjähriger Behandlung relativ zum Ausgangswert in Prozent

Abb. 12. Anzahl aktiver Läsionen pro Patient und MRI-Aufnahme in Abhängigkeit von der Dosis IFN-β 1a innerhalb eines halben Jahres der Behandlung

Abb. 13. Relative Reduktion der aktiven Läsionen unter verschiedenen Dosen Rebif® nach 6 Monaten Behandlung. Angegeben ist die Differenz gegen Plazebo

Abb. 14. Reduktion der BOD bei beeinträchtigten (Basis-EDSS < 3,5) *links* und bei behinderten MS-Patienten (Basis-EDSS > 3,5) *rechts*

Abb. 15. Reduktion der Schubrate unter 22 μg oder 44 μg bei Patienten mit einem Basis-Behinderungsindex < 3,5 (*links*) oder > 3,5 (*rechts*)

Abb. 16. Schubrate unter ansteigenden Dosen von Interferon-beta 1b

Abb. 17. Serumspiegel von β_2-Mikroglobulin bei MS-Patienten nach einmaliger Gabe von 22 μg Interferon-beta 1a

Abb. 18. Relative Minderung der Ex-vivo-in-vitro-Produktion entzündungsunterhaltender Zytokine durch periphere mononukleäre Blutzellen: IFN-γ (*oben*) und TNF-α (*unten*) nach Applikation von wöchentlich einmalig 22 μg oder 66 μg Interferon-beta 1a und nach 66 μg verteilt auf 3 Injektionen pro Woche

Abb. 19. Frontale Kernspintomographische Aufnahmen des Gehirns von Patienten mit multipler Sklerose. T2-gewichtete Aufnahme (*links*), wie sie in der Regel zur Diagnose verwendet wird. Wasserhaltige Strukturen sind signaldicht, sie erscheinen im Bild weiß, die Ventrikel sind deutlich vergrößert, es sind entlang des Ventrikelrandes ausgeprägte Entmarkungsherde sichtbar. T1-gewichtete, gadolinium verstärkte Aufnahme (*rechts*). Wasserhaltige Gewebe sind signalarm, sie erscheinen hier schwarz, die aktiven, gadoliniumaufnehmenden Herde treten deutlich weiß hervor

Abb. 20. Die Reduktion der Schubrate unter unterschiedlich hohen Dosen Interferon-beta 1a (Rebif®) über 2 Jahre (PRISMS-Studie)

Abb. 21. Kaplan-Meier-Analyse zur Hemmung der Progression der schubförmigen MS unter Rebif® (PRISMS-Studie)

Abb. 22. Subgruppenanalyse nach Kaplan-Meier zur Progression der schubförmigen MS bei Patienten mit < 3,5 EDSS und > 3,5 EDSS unter Rebif® (PRISMS-Studie)

Abb. 23. *Oben* das Expressionsplasmid der CHO-Zelle, deren Genprodukt (Betaferon®) von Lawrence Jacobs in seiner klinischen Studie geprüft wurde (Bioferon: pSVtss- AsuIFN); *unten* dasjenige der CHO-Zelle aus der das zugelassenen Produkt Avonex® stammt (Biogen: pBetaB10)

Abb. 24. Kaplan-Meier-Analyse zur Progression der schubförmigen MS bei Patienten unter Interferon-beta 1a- (*obere Kurve*) oder Plazebobehandlung (*untere Kurve*) über die zweijährige Behandlungszeit

Abb. 25. Kaplan-Meier-Analyse zur Progression von weiblichen (*links*) und männlichen (*rechts*) Patienten mit sekundär progredienter MS in der SPECTRIMS-Studie

Abb. 26. Die Schubrate bei Patienten unter Interferon beta-1b ohne ($\diamond$)und mit ($\square$) neutralisierenden Antikörpern im Vergleich zu Plazebo ($\triangle$)

Abb. 27. Vergleich der Serum-Interferon-Spiegel nach s.c.- bzw. i.m.-Applikation von 1 MIU im Affen. Die Flächen unter der Kurve sind nach s.c.-Injektion AUC = 6.397 IU/h/ml und nach i.m.-Injektion 6.908 IU/h/ml. Die Bioverfügbarkeit ist jeweils 40%

Abb. 28. Ein Beispiel für Untersuchungen, die keine Unterschiede bei den Serumspiegeln nach s.c.- oder i.m.-Injektionen von Interferon-beta finden (a; Munafo 1998) und eines, bei dem ein deutlicher Unterschied beschrieben ist (b; Alam 1995)

Abb. 29. Serum-Interferon-Spiegel im Menschen nach s.c.- oder i.m.- (*rechts*) und i.v.-Injektion (*links*) von jeweils 6 MIU huIFN-beta1a (Darragh 1990)

Abb. 30. Serum-Spiegel des Enzyms 2'-5'OAS nach s.c.-, i.m.- oder i.v.-Injektion von jeweils 6 MIU huIFN-beta1a (Daragh 1990)

Abb. 31. Serumspiegel von Interferon-beta 1a beim Menschen nach einmaliger s.c.-Injektion unterschiedlich hoher Dosen (Fierlbeck 1992)

Abb. 32. Serumspiegel beim Menschen (n = 7) nach täglicher Applikation von 3 MIU Interferon-beta 1a (Fierlbeck 1992)

Abb. 33. Die 2'-5'OAS-Spiegel im menschlichen Serum nach einmaliger i.v.-Bolus-Injektion von 6 MIU natürlichem bzw. 6 MIU rekombinantem Interferon-beta 1a (Liberati 1994)

Abb. 34. Die 2'-5'OAS-Spiegel im menschlichen Serum nach einmaliger i.m.-Injektion von 6 MIU natürlichem bzw. 6 MIU rekombinantem Interferon-beta 1a (Liberati. 1992)

Abb. 35. Zytotoxische Aktivität mononukleärer Blutzellen im menschlichen Organismus, angegeben als relative spezifische Lyse, nach einmaliger s.c.-Injektion von 3 MIU natürlichem Interferon-beta bzw. 3 MIU Interferon-beta 1a; n = 4 pro Gruppe (Fierlbeck 1992)

Verzeichnis der Tabellen

Sachverzeichnis